临床基础技能教学案例和操作视频汇编

主　编　赖金明

中国协和医科大学出版社
北　京

图书在版编目（CIP）数据

临床基础技能教学案例和操作视频汇编 / 赖金明主编. -- 北京：中国协和医科大学出版社，2024. 12（2025.9重印）. -- ISBN 978-7-5679-2584-7

Ⅰ. R4-42

中国国家版本馆CIP数据核字第2024U5A253号

主　　编　赖金明
策　　划　栾　韬
责任编辑　高淑英　姚佳悦
封面设计　锋尚设计
责任校对　张　麓
责任印制　黄艳霞
出版发行　**中国协和医科大学出版社**
（北京市东城区东单三条9号　邮编100730　电话010-65260431）
网　　址　www.pumcp.com
印　　刷　天津画中画印刷有限公司
开　　本　787mm×1092mm　1/16
印　　张　33
字　　数　880千字
版　　次　2024年12月第1版
印　　次　2025年9月第2次印刷
定　　价　198.00元

编者名单

主　　编　赖金明

副主编　王　昆　章能华　项明方

编　　者　（按姓氏笔画排序）

王　昆　深圳市卫生健康能力建设和继续教育中心
王　爽　香港大学深圳医院
王黎醒　深圳市第三人民医院
尤嘉怡　深圳市卫生健康能力建设和继续教育中心
文楚琦　深圳市卫生健康能力建设和继续教育中心
邓　刚　中山大学附属第七医院
邓春涛　深圳市罗湖区人民医院
叶凤丽　北京大学深圳医院
叶剑锋　深圳市罗湖区人民医院
邝艺华　深圳市南山区人民医院
任　锋　深圳市儿童医院
刘　礼　深圳市卫生健康能力建设和继续教育中心
刘　圆　深圳市卫生健康能力建设和继续教育中心
刘文娟　香港大学深圳医院
刘碧君　深圳市卫生健康能力建设和继续教育中心
齐　颖　深圳市儿童医院
李亚珍　深圳市人民医院
杨　玮　深圳市第二人民医院
杨　莹　北京大学深圳医院
杨明利　深圳市人民医院
吴定宇　北京大学深圳医院
佘　鹏　中山大学附属第七医院

张得胜　深圳市南山区人民医院
陈传煌　深圳市南山区人民医院
陈志桥　武汉大学中南医院
陈丽芳　深圳市罗湖区人民医院
陈剑尉　深圳大学第一附属医院（深圳市第二人民医院）
武宇辉　深圳市儿童医院
范卫填　香港大学深圳医院
范晓燕　深圳市卫生健康能力建设和继续教育中心
周　敏　深圳市儿童医院
周昭雄　南方医科大学坪山医院
郑　妍　深圳市卫生健康能力建设和继续教育中心
项明方　深圳大学第一附属医院（深圳市第二人民医院）
赵小红　深圳市人民医院
胡智立　深圳市南山区人民医院
姜鹏君　深圳市南山区人民医院
徐晨光　深圳市龙华区人民医院
高焱章　深圳市第三人民医院
涂楚云　深圳市第二人民医院
黄雀兰　深圳市儿童医院
黄葵梅　深圳市罗湖区人民医院
黄瑞杰　深圳市罗湖医院集团
崔雄俭　深圳市儿童医院
矫元君　北京大学深圳医院
章能华　深圳市卫生健康能力建设和继续教育中心
温　童　深圳市人民医院
赖金明　深圳市卫生健康能力建设和继续教育中心
廖福朋　深圳市罗湖区人民医院
薛　磊　深圳市卫生健康能力建设和继续教育中心

编写秘书　（按姓氏笔画排序）

卢可缘　深圳市卫生健康能力建设和继续教育中心
田似秀　深圳市卫生健康能力建设和继续教育中心

主编简介

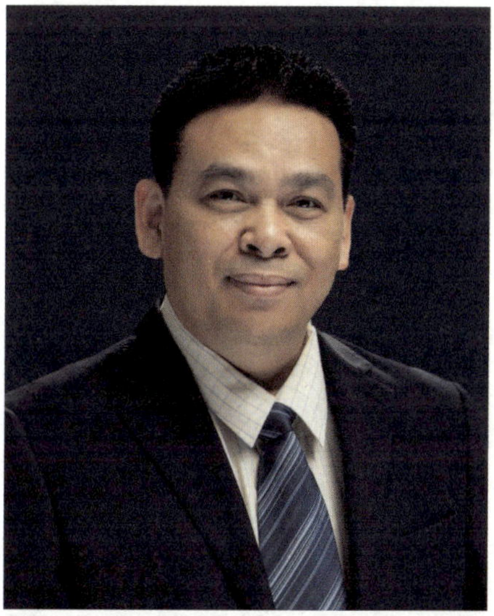

赖金明，深圳市卫生健康能力建设和继续教育中心党总支书记、主任，深圳市卫生人才交流服务中心主任，深圳市卫生健康人才协会会长。

赖金明主任具有丰富的医疗卫生管理工作经验，深度参与深圳市“1＋N”医学模拟教育体系的论证、立项及实施，主导深圳市医学模拟培训与研究中心的规划、建设和运营。牵头创建国家医师资格考试（临床类别、公卫类别）实践技能考试基地，推动深圳市公立医院临床技能模拟中心的互联互通，主导推进模拟师资库（含考官库）、模拟教案库和标准化病人库建设，并通过信息化平台实现全市共享。致力将医学模拟技术系统整合到住院医师规范化培训、全科医师培训和继续医学教育项目中，积极推动“真实模拟”教育理念在医学教育中的应用和推广。

副主编简介

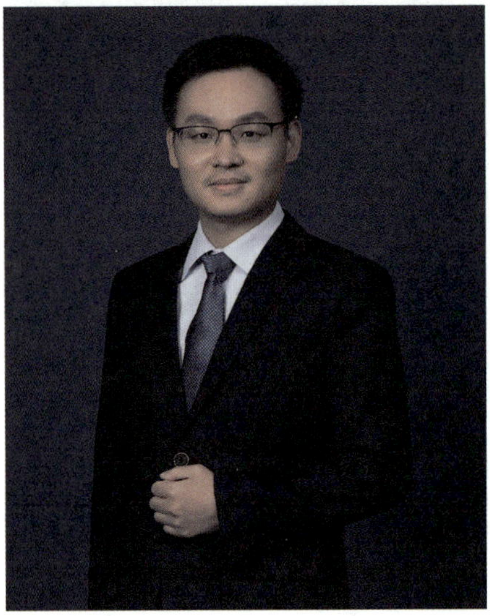

王昆，医学硕士，深圳市卫生健康能力建设和继续教育中心副主任。

毕业于华中科技大学同济医学院社会医学与卫生事业管理专业。长期致力医学继续教育体系优化与住院医师规范化培训实践研究，深度参与“1＋N”医学模拟教育体系创新建设及标准化实施路径设计，参与构建“三库一平台”教学资源矩阵（师资库、教案库、标准化病人库及信息化平台），实现医学技能培训的数字化升级。组织协调深圳市卫生健康能力建设和继续教育中心国家医师资格考试基地建设项目，促成中心建立符合国际标准的OSCE考站与考官培训体系。担任《社区全科医学急诊急救手册》主编。

副主编简介

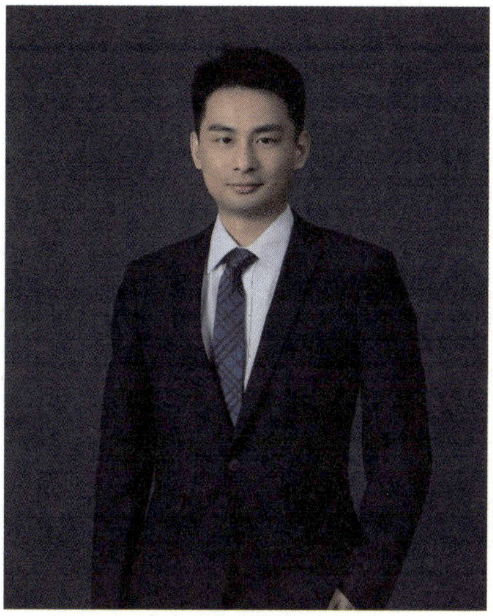

章能华，医学硕士，高级工程师，深圳市卫生健康能力建设和继续教育中心副主任。深圳市医学会医学模拟教育分会首届主任委员，广东省医学教育协会医学模拟教育专业委员会副主任委员，中国医药教育协会医学模拟教育专业委员会常委。

毕业于华中科技大学同济医学院社会医学与卫生事业管理专业。全程参与深圳市“1＋N”医学模拟教育体系规划与建设，负责模拟师资库、教案库和标准化病人库建设和管理；参与深圳市卫生健康能力建设和继续教育中心国家医师资格考试基地、中国医师协会腹腔镜外科医师培训基地等创建和工作实施，主持多项面向深圳市医疗机构的情境模拟培训项目的开发和实施。担任《社区全科医学急诊急救手册》副主编、《临床多学科情境模拟教学案例集》编委。

副主编简介

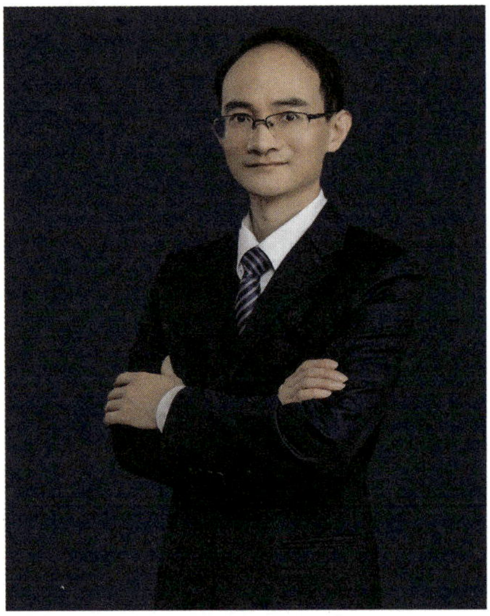

项明方，硕士研究生，主任医师，深圳大学第一附属医院（深圳市第二人民医院）技能中心主任，深圳市医学会模拟教育分会副主任委员。

长期从事麻醉临床和教学工作，组织开展麻醉危机资源管理等各类急救处置培训，致力提升临床医疗安全和质量。2019年从美国匹兹堡大学WISER医学模拟中心访学回国后，在深圳市卫生健康能力建设和继续教育中心支持下，开发并实施了“夜班急救”“社康急诊急救原位模拟培训”等系列原创课程。同时，还以核心导师身份参与了复旦大学附属儿科医院“中国儿童医学模拟导师通识课程”及市内多项师资教学能力提升培训。

前 言

PREFACE

医学是一门实践性极强的学科，临床基础技能是每一位医务工作者必须掌握的基石。随着医疗技术的快速发展和人民群众健康需求的不断提升，如何有效提升临床医师的基础技能水平、规范操作标准，成为医疗教育领域的重要课题。深圳市作为中国特色社会主义先行示范区，始终致力探索医疗卫生人才培养的创新路径。为此，深圳市卫生健康能力建设和继续教育中心精心组织编写了《临床基础技能教学案例和操作视频汇编》，旨在通过系统性、规范化的教学资源整合，为临床教学与实践提供科学指引。

当前，我国基层医疗机构普遍存在临床技能培训资源分散、教学案例缺乏标准化等问题。传统教材多以理论阐述为主，难以满足临床医生对直观化、场景化学习的需求。尤其在突发公共卫生事件频发的背景下，医务人员快速、规范执行基础技能的能力至关重要。本书的编写正是基于这一现实需求，力求通过真实案例与可视化操作相结合的方式，为临床教学、技能考核和继续教育提供一套权威、实用的工具书。

本书以“夯实基础－对接临床－规范引领”为三维编撰纲领，内容架构严格遵循医学教育认知规律，创新构建了“案例引导－多维互动－能力生成”的教学设计体系，系统整合34项核心临床操作技能，形成从基础体格检查到复杂临床处置的梯度化能力培养矩阵。在编写过程中，我们严格遵循循证医学教育原则，历经多轮案例筛选和操作标准论证，所构建的“情境－任务－能力”三维教学设计模型，能更好地引导学员在拟真临床环境中完成从机械模仿到临床思维的跨越式发展。在教学设计实施层面，我们倡导构建“以学生为中心、问题为导向”的混合式教学模式。建议教师运用翻转课堂、案例辩论等多元策略，将操作视频转化为动态教学媒介，使技能教学从单向传授升级为能力孵化生态。

本书的诞生凝结着医学教育共同体的集体智慧，在此特别致敬每一位为本书倾注心力的同行者，共同铸就了这本融合临床智慧与教育创新的著作。我们期待本书能成为临床医师技能提升的得力助手、医疗机构开展规范化培训的标准化工具，更希望借此推动“理论－模拟－实践”三位一体教学模式的发展，助力基层医疗同质化建设。

当然，医学发展日新月异，医学教育始终是动态发展的生态系统。部分案例仍可能存在临床思维演绎深度不足、最新指南衔接时间滞后等问题。诚邀广大同仁提出宝贵意见和建议，为未来修订完善指明方向。

“工欲善其事，必先利其器。”医学教育的真谛不在于提供终极答案，而在于搭建持续精进的阶梯。愿这本凝聚深圳医疗智慧的作品，能助力临床教师从“技能传授者”蜕变为“临床思维建筑师”，共同培育兼具精湛技艺与人文温度的新时代健康守护者。

赖金明

2024年12月

目录

CONTENTS

第一章

成人心肺复苏术

(Cardiopulmonary Resuscitation in Adults, CPR in Adults)

第一节　成人心肺复苏术教学教案

<table>
<tr><th colspan="5">总体教学设计</th></tr>
<tr><td>课程名称</td><td colspan="4">成人心肺复苏术</td></tr>
<tr><td>授课教师</td><td></td><td>职称</td><td></td><td>专业</td></tr>
<tr><td>辅助教师</td><td></td><td>职称</td><td></td><td>专业</td></tr>
<tr><td>学情分析</td><td colspan="4">教学对象：住院医师规范化培训医师（一年级）。
学习基础：一年级住院医师规范化培训医师已经接受完整的本科阶段学习，掌握临床医学的基础理论知识，如生理、解剖、内科学等，并且通过本科阶段的临床见习及实习，对于心肺复苏知识也有一定的掌握，但该项技能需要定期复训，以保持对该项技能的掌握。
学习特点：授课对象具备一定的分析、概括、归纳、类比能力，对心肺复苏术有较强的求知欲和探究欲，喜欢在实践中学习。但学员接受专业知识的水平有差距，认知能力、思维能力的不同对教学效果有影响，所以需要按照学员特点分组练习，提高操作熟练度，加强记忆。
学习需求：本课程适用于住培医师或其他需要规范心肺复苏操作流程的学员。心肺复苏术（CPR）是医护人员需掌握的基本急救技能之一，心搏骤停是临床小概率高风险事件，作为医护人员，需对临床突发情况迅速做出反应，并且养成规范的操作习惯。</td></tr>
<tr><td>教学需求分析</td><td colspan="4">心搏骤停是急诊常见急症，是院内外都可能会出现的急危重症。心源性猝死的最佳抢救时间和方式是在发病最初4分钟内进行心肺复苏和电除颤。心肺复苏术是用以抢救突发心搏骤停患者的重要临床技能，及时、正确、规范地实施可以提高心搏骤停患者的抢救成功率。
住培医师有一定的医学基础，在学校期间已在模型上进行过单人心肺复苏术的训练，但由于临床实践较少，对临床上突发情况的应变处理可能存在经验不足、技能生疏等问题。及时、正确、规范地进行心肺复苏术需要规培医师深入学习、掌握标准操作的细节，并反复训练。</td></tr>
<tr><td>师生比</td><td colspan="2">1∶6</td><td>授课学时</td><td>2学时（90分钟）</td></tr>
<tr><td>授课时间</td><td colspan="2"></td><td>授课地点</td><td></td></tr>
<tr><td>学习目标</td><td colspan="4">（一）知识认知目标（knowledge）
1. 识别心肺复苏的启动时机。
2. 正确说出至少5个心脏按压的操作要点。
3. 正确使用并说出AED的注意事项。
（二）动作技能目标（skill）
正确实施成人双人心肺复苏术（包括AED的使用）。
（三）情感价值目标（attitude）
1. 体现良好的人文关怀和团队合作精神。
2. 树立争分夺秒的抢救意识，行动迅速、反应敏捷。</td></tr>
</table>

教学重点及教学方法	**教学重点** 1. 识别心肺复苏的启动时机。 2. 心肺复苏术的规范化操作流程。 3. AED的使用。 **教学方法** 1. 讲解法：通过PPT及视频展示心肺复苏的启动时机、整体操作流程及要点。 2. 案例导入法：通过模拟心搏骤停的临床案例场景，导入课程，让学员代入到场景中进行思考、操作。 3. 情境模拟法：利用心肺复苏模型展示临床情境和练习技巧，促进学习方法的掌握。 4. 启发式教学：通过提问学员“接下来怎么处理患者、需要采取什么抢救措施”来启发学员对患者的整体思考。 5. 演示示范：教师进行完整或分解示范，对重点技巧进行强调。 6. 合作学习：在学员分组操作练习过程中，学员通过对自己操作的正负反馈，以及教师和学员对该学员的反馈加深印象。
教学难点及教学方法	**教学难点** 1. 胸外心脏按压的频率、深度及姿势。 2. 开放气道的手法。 3. AED的使用方法。 4. 现场急救意识的养成。 **教学方法** 1. 多媒体教学：利用PPT及视频展示心肺复苏的整体操作流程及要点。 2. 案例导入法：通过模拟心搏骤停的临床案例场景，导入课程，让学员代入到场景中进行思考、操作。 3. 仿真模型法：利用心肺复苏模型展示临床情境和练习技巧，促进学习方法的掌握。 4. 演示示范：教师在学员前示范，通过语气、语言、行动来体现抢救的紧迫感。 5. 合作学习：在学员分组操作练习过程中，学员通过对自己操作的正负反馈，以及教师和学员对该学员的反馈加深印象。
学员易错点	1. 胸外按压的频率过快或过慢。 2. 胸外按压深度过浅或过深。 3. 按压时手臂弯曲，或手掌离开胸壁。 4. 人工呼吸时未开放气道。 5. AED操作顺序错乱，或贴电极片的位置错误。
课程思政元素/案例及融合方法	1. 人文精神、责任感、职业认同、安全意识：课前收集现实生活中行人突发心搏骤停的热点新闻及现场视频，课中利用标准化模拟人演练，课后学生加强训练，培养学生尊重生命和爱护生命的人文精神，增强社会责任感、职业认同感和安全意识。 2. 科学严谨、精益求精的工作态度：利用心肺复苏模拟人帮助学生准确定位、正确把握按压深度与频率。 3. 团结协作、自主探索、评判思辨能力：小组共同学习、探讨救护方案，并组织训练，学生相互核查反馈，共同提高救护技能。
总体教学策略	改良Peyton教学法、合作式学习、启发式教学法、鼓励性教学法、互动法、情境教学法、讲授法、多媒体教学、讨论法、刻意练习、反馈法、形成性评价。

<table>
<tr><td rowspan="15">主要教学
内容与时间分配</td><td colspan="2">教学环节</td><td>内容</td><td>时间
（分钟）</td></tr>
<tr><td rowspan="4">1</td><td rowspan="4">导入阶段
（8分钟）</td><td>开场白，互相介绍，破冰</td><td>3</td></tr>
<tr><td>介绍环境、课程，学员分组</td><td>2</td></tr>
<tr><td>确认教学目标</td><td>1</td></tr>
<tr><td>学员心理安全建设</td><td>2</td></tr>
<tr><td rowspan="7">2</td><td rowspan="7">教学阶段
（71分钟）</td><td>通过模拟情境展示导入课程</td><td>3</td></tr>
<tr><td>PPT展示心肺复苏概念、适用场景</td><td>2</td></tr>
<tr><td>引入心肺复苏启动时机</td><td>4</td></tr>
<tr><td>介绍心肺复苏操作流程、要点</td><td>10</td></tr>
<tr><td>播放完整操作视频</td><td>4</td></tr>
<tr><td>教师分步示范讲解、学员分步练习</td><td>33</td></tr>
<tr><td>学员分组整合练习并反馈</td><td>15</td></tr>
<tr><td rowspan="3">3</td><td rowspan="3">反馈阶段
（11分钟）</td><td>抽取2名学员操作并核查反馈</td><td>7</td></tr>
<tr><td>总结，并提出课后思考问题</td><td>3</td></tr>
<tr><td>学员完成评价表</td><td>1</td></tr>
<tr><td>教师准备</td><td colspan="4">1. 教师获院级及以上师资认证，接受过专项培训并取得授课资格。
2. 至少参加1次集体备课，初次授课应在课前进行试讲。
3. 开课前1周，预定教学场地，向培训部提供用物清单（包括核查表、评分表电子版）。
4. 认真阅读教案，明确教学目标。
5. 根据教学对象课前测试情况做好学情分析，确定本次技能课程的重点和难点，需要拓展的知识点。
6. 向学员发送课前信，安排课前学习任务，预习相关理论知识、操作视频等资料。
7. 开课前1天确定课程包是否完整，再次阅读教案，复习流程。
8. 开课前半小时到培训地点，检查用物及资料是否齐全、教室布置是否合理，调试多媒体设备，试播PPT和视频等。</td></tr>
<tr><td>学员准备</td><td colspan="4">1. 课前信
阅读课前信相关注意事项。
2. 课前学习资源
（1）Merchant RM，Topjian AA，Panchal AR，et al. Part 1：executive summary：2020 American Heart Association Guidelines for Cardiopulmonary Resuscitation and Emergency Cardiovascular Care［J］. Circulation，2020，142（suppl 2）：S337-S357.
（2）人民卫生出版社，姜保国、陈红主编《中国医学生临床技能操作指南》第三版，36～38页。
（3）人民卫生出版社，刘原、刘成玉主编《临床技能培训与实践》第二版，468～470页。
（4）操作视频和操作流程。
3. 完成课程要求
（1）完整参加课程。
（2）完成评价表、课后作业，经考核，评分超过90分者合格。</td></tr>
</table>

场地准备

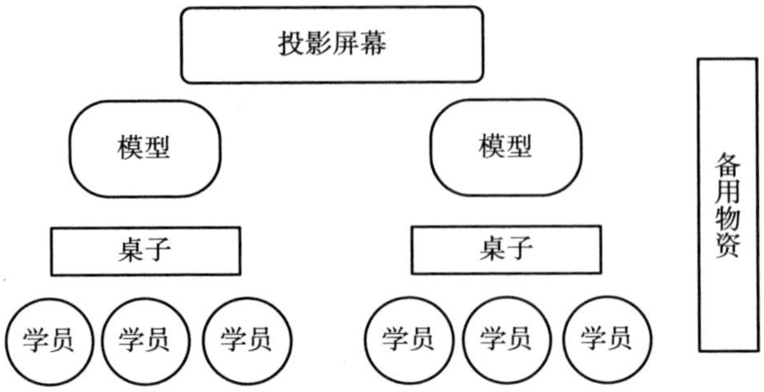

用物清单——以6名学员分3组为例	序号	模型/设备/物品/资料名称	品规或相应要求	数量
	1	口罩	一次性	10个
	2	帽子	一次性	10个
	3	心肺复苏模型	带反馈装置，配垫板	3套
	4	AED	教学机	3台
	5	纱布块	一次性，无菌	10包
	6	摄像机	用于录制操作过程	2台
	7	笔	签字笔	10支
	8	白纸	A4	10张
	9	电脑	常规	1台
	10	投影仪	常规	1台

模拟情境	你在路上行走时，突然听到有人大叫“快来人呐！有人晕倒啦！”，你往前一看，有几个人围在一起，你赶紧冲过去，看到有个成年人躺在地上一动不动，你该怎么办？

详细教学设计

阶段分配	教学内容	教学方法	时间（分钟）
导入阶段（8分钟）	破冰：介绍自己、学员互相介绍。	互动法	3
	1. 环境介绍：物品布局、洗手间位置等。 2. 课程介绍：大概流程（PPT、教师分步讲解、学员分组练习、抽取核查、总结反馈等）。 3. 学员分组：分为2组，每组3位学员（A、B、C角），选出一名小组长。		2
	确认教学目标 1. 了解课前预习程度，是否有观看视频、完成测试题。 2. 反馈课前测试的情况，询问是否有问题并带着问题学习。 3. 明确教学目标。	互动法	1
	学员心理安全建设：明确课程中的考核仅作为核查、评价。		2

教学阶段 （71分钟）	课程导入：从模拟情境导入，引出抢救中患者需行心肺复苏。 教师提问：请问他怎么了？你下一步会怎么做？	情境教学法 启发式教学法	3
	使用PPT展示内容 1．心肺复苏术概念。 2．心肺复苏术适用场景、识别启动时机。 3．心肺复苏术操作流程、要点。 4．播放完整心肺复苏操作视频。	讲授法 展示教学法 多媒体教学	20
	教师分步示范讲解、学员同步练习：现场评估→判断与呼救→安置体位→心脏按压（重点）→人工呼吸→AED除颤→5个周期后判断效果→整理用物。 教师按顺序分步演示，不进行讲解。第二次配合讲解进行分步演示。演示结束后邀请一位学员进行分步操作并给予指导，操作结束后再次强调CPR的重点，反馈相关问题。	改良Peyton 讨论法	33
	学员分组整合练习：分2组，每组3名学员（A、B、C，其中一位为组长），每人均有练习机会，配3张空白操作核查表，共进行3轮练习：A操作，B助手，C使用核查表评估，操作后BC对A进行反馈，操作后按顺序轮换角色。 教师在组内及时记录操作中的问题并及时反馈，随时解答学生的疑问。	刻意练习 反馈 合作式学习	15
反馈阶段 （11分钟）	抽取学员完整展示并反馈：随机抽取2名同学进行完整操作，教师和其他学员认真观摩，并使用核查表进行评价反馈。 1．操作的学员自我评价反馈。 2．其他学员使用核查表对2名同学的操作进行反馈。 3．教师反馈。	形成性评价	7
	总结：回顾学习内容，提出课后思考题。 1．总结课程要点。 2．总结学员表现。 3．评估教学目标是否达成。 4．拓展思考：假如遇到的是儿童心搏骤停，儿童心肺复苏术有哪些与成人不同的地方？	鼓励性教学 拓展思考	3
	学员完成课后评价表。		1
学习效果 评价	1．评价方法：形成性评价。 2．评价表：见本章第四节。		
课后作业	1．完成课程评价表。 2．课后考核试题（1天内）。 3．每位学员录制完整操作视频并附上自我点评、优缺点，发送给教师（仅供评价学习效果，不外传）。		
专业英语 词汇	心肺复苏术 cardiopulmonary resuscitation, CPR 人工通气 artificial ventilation 心搏骤停 cardiac arrest		

参考教学资料	[1] Merchant R M, Topjian A A, Panchal A R, et al. Part 1: executive summary: 2020 American Heart Association Guidelines for Cardiopulmonary Resuscitation and Emergency Cardiovascular Care [J]. Circulation. 2020, 142 (suppl 2): S337-S351. [2] 姜保国, 陈红. 中国医学生临床技能操作指南 [M]. 3 版. 北京: 人民卫生出版社, 2020. [3] 刘原, 刘成玉. 临床技能培训与实践 [M]. 2 版. 北京: 人民卫生出版社, 2021.
教学反思	
知识拓展	
案例编写	案例作者：温童、文楚琦 作者单位：深圳市人民医院、深圳市卫生健康能力建设和继续教育中心 联系邮箱：547053716@qq.com

第二节　成人心肺复苏术操作规范

【扫码观看视频】

一、目的

对各种原因造成的心搏骤停、呼吸骤停的患者实施救助，以维持有效呼吸、循环和促进其功能的恢复。

二、适应证

各种原因引起的心搏骤停、呼吸骤停。

三、禁忌证

均为相对禁忌证，无绝对禁忌证。

1．胸壁开放性损伤、张力性气胸。

2．肋骨骨折。

3．胸廓畸形或心脏压塞。

4．已明确心、肺、脑等重要器官功能衰竭无法逆转者可不必进行心肺复苏术，如晚期癌症等。

四、操作前准备

1．操作者准备：着装整齐，态度认真，反应迅速。

2．用物准备：如有条件，准备AED、垫板、一次性纱布块（或呼吸面膜、带有单向阀的简单面罩等）。

3．环境准备：脱离危险环境或隔帘。

五、操作步骤

1．评估现场环境是否安全。

2．判断患者意识，拍打患者双肩并大声呼叫。

3．呼救，启动应急反应系统，请求帮助拿AED等抢救设备。

4．评估脉搏、呼吸：左耳贴近患者口鼻感受气体，示指和中指先触及气管正中后划向施救者同侧2～3cm，触摸动脉搏动，双眼观察胸廓有无起伏和四肢活动情况。评估时间5～10秒。

5．患者仰卧，将患者平放于硬质平面（若地面不平整或柔软，垫垫板），充分暴露胸部。

6．胸外按压（C）

（1）施救者位置：跪于患者右侧，两膝与肩同宽。

（2）按压部位：胸骨中、下段（对于男性，近似双乳连线中点）。

（3）按压手法：掌根重叠；手指交叉并上翘，避免触及肋骨。

（4）姿势：肘关节伸直，按压员的双肩连线中点在按压点正上方。

（5）按压频率：100～120次/分。

（6）深度5～6cm，每次胸廓充分回弹，下压－放松比为1∶1。

（7）按压和人工通气比为30∶2，连续按压5个周期后评估生命体征。按压中断的时间不超过10秒。

7．清除口腔异物，使用仰头抬颏法或推举下颌法开放气道（A）。

8．人工呼吸/通气（B）

（1）按压和人工通气比为30∶2，每次吹气时间为1秒。

（2）吹气的同时关注胸廓有无起伏，避免过度通气。

9．AED除颤（D）

（1）另外一人尽快携带AED到现场。

（2）打开AED，开机。

（3）按AED机器上的图示贴好电极片，插入插头。

（4）分析心律时让所有人停止接触患者。

（5）提示需除颤，按下充电键，继续CPR（部分AED判断需除颤后将自动充电）。

（6）充电完成后再次确认无人接触患者，按除颤键，完成后继续CPR（从第1个周期开始计算）。

10．连续5个周期后再次评估脉搏、呼吸，视心律情况决定是否再次进行除颤和CPR。

11．整理患者衣物、用物，送最近医院继续诊治。

六、操作后处理

如果心肺复苏成功，则严密观察患者。整理其衣裤，将头偏向一侧避免误吸，做好保暖。等待救援或对其进行高级复苏干预支持，注意维持有效循环、呼吸，注意脑复苏、脱水、防治抽搐、高压氧等治疗。

七、并发症及预防、处理

1．肋骨骨折

（1）预防：在保证按压质量的前提下，根据患者年龄、胸部弹性施加按压力量。

（2）处理：胸外科或骨科进行骨折固定，保持呼吸道通畅。

2．肺损伤、气胸、血胸、皮下气肿出血

（1）预防：在保证按压质量的前提下，根据患者年龄、胸部弹性施加按压力量，及时清理呼吸道，保证气道通畅。

（2）处理：必要时根据情况予以胸腔闭式引流。

3．心血管系统损害（如心脏压塞、起搏器或人工瓣膜损伤或脱落、心律失常、室颤等）

（1）预防：在保证按压质量的前提下，根据患者年龄、胸部弹性施加按压力量。

（2）处理：按心内科意见做相应处理。

4．胃内容物反流、吸入性肺炎、窒息

（1）预防：注意按压部位避免过下，CPR前清理呼吸道分泌物。

（2）处理：发生反流时将头偏向一侧，备好呼吸器，防止窒息。

5．内脏损害（如胃、肝、脾破裂）

（1）预防：注意按压部位避免过下。

（2）处理：禁食，必要时手术，做好护理。

6．栓塞

（1）预防：在保证按压质量的前提下，根据患者年龄、胸部弹性施加按压力量。

（2）处理：一旦栓塞立即吸氧、降温等对症处理，必要时气管插管维持呼吸。

八、注意事项

1．判断意识时不应剧烈摇动患者肩膀，可能加重颈椎骨折等损伤。

2．判断脉搏、呼吸的时间不超过10秒。

3．触摸颈动脉搏动不能用力过大，以免颈动脉受压影响头部血液供应。在正常人体练习触摸颈动脉时需谨慎，不能同时触摸两侧颈动脉。

4．胸外按压时注意位置必须准确，否则容易损伤其他脏器。

5．按压的力度要适宜。过大过猛容易使胸骨骨折，引起气胸、血胸；按压的力度过轻，胸腔压力小，不足以推动血液循环。

6．保证心肺复苏按压频率及幅度。

7．AED分析心电图及除颤时要让所有人离开患者身体。

九、相关知识

1. 心搏骤停可逆性病因："5H5T"速记表。Hypoxia（缺氧），Hypokalemia/Hyperkalemia（低钾血症/高钾血症），Hypothermia（低体温），Hypovolemia（低血容量），Hydrogen ion（酸中毒）。Toxins（毒素），Tamponade（心脏压塞），Thrombosis pulmonary（肺栓塞），Thrombosis coronary（冠状动脉血栓），Tension pneumothorax（张力性气胸）。

2. 心搏骤停发展过程

（1）10秒：意识丧失，突然倒地。

（2）30秒：全身抽搐。

（3）60秒：自主呼吸逐渐停止。

（4）4分钟：开始出现脑水肿。

（5）6分钟：开始出现脑细胞死亡。

（6）8分钟：脑死亡、植物状态。

3. 开始抢救时间与抢救成功率（表1-1）

表1-1 开始抢救时间与心肺复苏成功率比较

开始抢救时间（分钟）	心肺复苏成功率（%）
＜4	60
4～6	10
6～10	4
＞10	0.09

十、相关临床情境及临床思维分析

相关临床情境：你在路上行走时，突然听到有人大叫"快来人呐！有人晕倒啦！"，你往前一看，有几个人围在一起，你赶紧冲过去，看到有个成年人躺在地上一动不动，你该怎么办？

临床思维分析：进行意识、循环、呼吸评估，呼救，完成成人心肺复苏。

十一、参考资料

[1] Merchant R M, Topjian A A, Panchal A R, et al. Part 1: executive summary: 2020 American Heart Association Guidelines for Cardiopulmonary Resuscitation and Emergency Cardiovascular Care [J] . Circulation, 2020, 142 (suppl 2) : S337-S357.

[2] 姜保国，陈红 . 中国医学生临床技能操作指南 [M]. 3版 . 北京：人民卫生出版社，2020.

[3] 刘原，刘成玉 . 临床技能培训与实践 [M]. 2版 . 北京：人民卫生出版社，2021.

第三节 成人心肺复苏术理论测试题

一、课前测试题

1．若你在值班时，发现有患者突然昏迷、叫不醒，下一步的紧急救治措施是（　）

A．完善头颅CT、心电图

B．呼救，评估呼吸、脉搏，是否需进行心肺复苏

C．通知护士上心电监护、吸氧

D．急查动脉血气分析、血常规、生化等检验

E．进行气管插管，使用呼吸机辅助呼吸

2．成人心肺复苏术中，胸外按压的频率为（　）

A．80～100次/分　B．100～120次/分　C．至少120次/分

D．60～80次/分　E．80～120次/分

3．成人心肺复苏时，施救者在电除颤后应（　）

A．立即检查呼吸、脉搏，评估复苏效果

B．立即进行心电图检查，评估是否需再次除颤

C．立即开放气道并进行人工呼吸

D．立即胸外按压，5组心肺复苏后再评估复苏效果

E．立即胸外按压，当与电除颤前的心肺复苏次数之和达5组时停止，评估复苏效果

4．成人心肺复苏包括A（开放气道）、B（人工呼吸）、C（胸外按压）三个步骤，其顺序为（　）

A．C-B-A　B．A-B-C　C．C-A-B　D．A-C-B　E．B-C-A

5．（多选）引起心搏骤停的心律有（　）

A．心室颤动　B．无脉性室性心动过速　C．无脉性电活动

D．窦性心律不齐　E．心室停搏

二、课后测试题

1．成人心肺复苏时胸外按压的深度为（　）

A．胸廓前后径的一半以上　B．3～4cm

C．4～5cm　D．5～6cm

E．胸廓前后径的1/3以上

2. 进行心肺复苏时，评估呼吸、脉搏的时间是（　）
A. 至少5秒　　B. 不超过10秒　　C. 至少10秒
D. 5～10秒　　E. 不超过5秒

3. 成人单/双人心肺复苏时胸外按压与通气的比率为（　）
A. 30∶2　　B. 30∶1　　C. 60∶4　　D. 15∶2　　E. 15∶1

4.（多选）评估心肺复苏有效的指标包括（　）
A. 触摸到脉搏　　B. 瞳孔逐渐缩小
C. 口唇转红　　D. 收缩压在100mmHg以上
E. 开始有自主呼吸

5.（简答）请说出可能导致心搏骤停的原因（至少列举3个）。

参考答案与解析

一、课前测试题

1. B

【解析】以上均为需要做的步骤，但最紧急的为B。若患者心搏骤停，不能因为抽血、检查等耽误心肺复苏的时机，从而错过黄金抢救时间。

2. B

【解析】识记题。

3. D

【解析】除颤时胸外按压是停止的，除颤后心律是否能恢复为未知数，如果继续等待心电图判断心律，会导致心跳停止时间更长，复苏成功概率降低。除颤后立即胸外按压，目的是通过胸外按压方式维持患者灌注，减少心跳停止时间，提高复苏成功率。

4. C

【解析】识记题。

5. ABCE

【解析】ABCE均为可引起心搏骤停的恶性心律失常。窦性心律不齐不是引起心搏骤停的心律，多为一种生理现象，常因功能性的原因引起，如焦虑、失眠、劳累。

二、课后测试题

1. D

【解析】识记题。成人心肺复苏术按压深度为5～6cm，儿童和婴幼儿心肺复苏术的按压深度为胸廓前后径的1/3。

2．D

【解析】心肺复苏时停止胸外按压的时间不宜超过10秒，但当评估时间过短时可能会误判。

3．A

【解析】识记题。

4．ABE

【解析】识记题。指南中CD不是评估心肺复苏有效的指标。

5．缺氧、低钾血症、高钾血症、低体温、低血容量、酸中毒、毒素、心脏压塞、肺栓塞、冠状动脉血栓、张力性气胸（可参考“5H5T”助记表）。

第四节　成人心肺复苏术操作评价表

适合学员同伴互评

心肺复苏术操作核查表

序号	操作行为概要	执行情况 （是√否×部分△）
1	评估现场周围环境安全	
2	判断患者意识	
3	启动应急反应系统	
4	判断颈动脉搏动及胸廓起伏	
5	摆好体位	
6	胸外按压姿势、部位、深度及频率正确	
7	开放气道	
8	按压-通气比例正确，每次吹气时间足够	
9	按压中断时间不超过10秒	
10	实施5个周期	
11	尽快取到AED并按提示进行操作，分析心律时指导所有人不接触患者	
12	提示需除颤，除颤前指导所有人不接触患者	
13	除颤后立即继续心肺复苏	
14	5个周期后评估复苏效果	
15	整理衣物，保持头侧位，送医院继续抢救	
16	人文关怀，体现争分夺秒的急救意识及良好的职业素养	

适合教师评价学员

心肺复苏术操作评分表

项目	检查内容与评分要点	满分	扣分
评估和判断（19分）	巡视周围环境，评估环境安全	4	
	拍打患者双肩，明确其有无意识	3	
	举手向周围人员示意，启动应急反应系统，拿AED等抢救设备	4	
	评估颈动脉搏动（气管旁2～3cm），评估时间5～10秒	6	
	同时观察胸廓有无起伏	2	
胸外按压（C）（40分）	仰卧位，捋直肢体，将患者平置于平坦地面或硬板上	4	
	定位：胸骨中、下段	6	
	手法：掌根一字型重叠；手指交叉并上翘，避免触及肋骨	6	
	姿势：肘关节伸直，双肩连线中点在按压点上方	6	
	按压频率100～120次/分	6	
	按压深度5～6cm，保证每次胸廓充分回弹	6	
	按压-通气比为30∶2，进行5个周期，按压中断时间不超过10秒	6	
开放气道（A）（6分）	清除口腔异物，使用仰头抬颏法或推举下颌法开放气道	6	
人工通气（B）（8分）	口对口人工呼吸，按压-通气比为30∶2，每次吹气时间不小于1秒	6	
	同时关注胸廓有无起伏	2	
AED除颤（20分）	AED到后尽快使用，施救者开机后按提示操作	4	
	按机器上的图示正确贴电极片	4	
	分析心律时让所有人停止接触患者	4	
	建议除颤，充电完毕后，再次确认无人接触患者，按下放电键	4	
	除颤完毕后施救者继续行心肺复苏	4	
评估（8分）	5个循环后再次触摸颈动脉搏动、评估呼吸	8	
整理（4分）	整理衣物，保持头侧位，送医院继续抢救	4	
总体评价（15分）	操作规范	5	
	急救意识	5	
	过程流畅	5	
计分	实际得分	120	
备注	合格标准：总分＞90分（单人考核时不考AED除颤部分）		

评分人：　　　　　　　　　　评分日期：

第二章

简易呼吸器的应用

(Application of Simple Respirator)

第一节 简易呼吸器的应用教学教案

总体教学设计					
课程名称	简易呼吸器的应用				
授课教师		职称		专业	
辅助教师		职称		专业	
学情分析	**教学对象：**住院医师规范化培训医师（一年级）。 **学习基础：**简易呼吸器是院前或院内紧急情况下通气的首选或最简便的方法。临床工作中，因为简易呼吸器的不规范使用而导致通气效果降低，影响抢救成功率的现象时有发生。简易呼吸器通气技术的训练是非常不足的，尤其住培医师对这种技术的掌握尚欠缺。 **学习特点：**简易呼吸器的使用方法看上去很简单，但住培医师刚刚进入临床工作，对临床技能操作不熟练，很多住培医师都未能意识到自己还不能按照规范、正确的方式给患者进行辅助通气。 **学习需求：**简易呼吸器的使用是气道管理的一项重要基本技能，主要用于抢救时增加或辅助患者自主通气，纠正低氧血症，改善组织缺氧，是我国执业医师资格考试、住院医师规范化培训结业考试实践技能必考项目之一。临床工作中，因不规范操作导致通气质量降低，而影响抢救的现象时有发生，因此，教学对象熟练掌握使用简易呼吸器实施人工通气的技术十分必要。				
教学需求分析	简易呼吸器通气是一项至关重要的气道管理技术，也是最难正确实施的技术之一。操作者必须随时密切监测其手法是否正确和充分实施。正确实施简易呼吸器通气时，临床医师能够为需要气道支持的患者提供充分的通气和氧合，进而争取足够的时间去寻求一个可控的、计划周全的确定性气道管理方法，如气管内插管。				
师生比	1∶6		授课学时	2学时（90分钟）	
授课时间			授课地点		
学习目标	（一）知识认知目标（knowledge） 1. 复述使用简易呼吸器的临床适用情境。 2. 叙述简易呼吸器的组成结构及操作原理。 （二）动作技能目标（skill） 1. 正确组装简易呼吸器各部件并确认其性能良好。 2. 在模拟人上用标准手法实施有效的单人呼吸球囊面罩通气。 （三）情感价值目标（attitude） 通过所学到的呼吸球囊面罩通气的理论知识，增强自身的专业素养和技能，为生命支持中的气道给氧、气管插管前预给氧及危重患者院内转运途中需人工辅助通气患者实施有效人工通气，抢救患者生命和保障患者安全。培养自主学习的精神。				

<table>
<tr><td>教学重点及
教学方法</td><td colspan="4">**教学重点**：成功实施简易呼吸器通气。
教学方法
多媒体幻灯片演示是主要授课工具，以学生为主体，教与学互动，结合3D动画视频、教具演示及辅助教师分步操作演示，在学习简易呼吸器工作原理的基础上，教学对象边学边练，充分掌握简易呼吸器通气操作方法，进行良好通气。</td></tr>
<tr><td>教学难点及
教学方法</td><td colspan="4">**教学难点**：简易呼吸器通气的工作原理。简易呼吸器通气机制较复杂，涉及多个阀门和步骤，且视觉上位置不易可见、难以区分，因此难以理解和记忆。
教学方法
1．将简易呼吸器组成结构总结为“6阀、4部分”，依次讲解，化繁为简。
2．运用实体模具、现场演示、3D动画视频围绕这个核心进行示范和讲解，从多维度来帮助学生理解和记忆。</td></tr>
<tr><td>学员易错点</td><td colspan="4">1．开放气道手法不恰当。
2．面罩大小选择不合适、面罩密封不严。
3．通气量、频率和节奏不正确。
4．无氧气源时，未取下储氧袋和氧气连接管。</td></tr>
<tr><td>课程思政
元素/案例及
融合方法</td><td colspan="4">1．操作前自我介绍、病情分析及解释操作的必要性。
2．操作过程表达关心，体现爱伤观念。</td></tr>
<tr><td>总体
教学策略</td><td colspan="4">多媒体教学、演示法、边做边练、刻意练习、同伴互助学习、教师指导。</td></tr>
<tr><td rowspan="10">主要教学
内容与时间分配</td><td colspan="2">教学环节</td><td>内容</td><td>时间
（分钟）</td></tr>
<tr><td>1</td><td>导入阶段
（5分钟）</td><td>破冰、分组、告知教学目标</td><td>5</td></tr>
<tr><td rowspan="4">2</td><td rowspan="4">教学阶段
（75分钟）</td><td>理论知识讲解</td><td>10</td></tr>
<tr><td>分步骤练习：简易呼吸器的性能检测及组装、简易呼吸器操作方法</td><td>30</td></tr>
<tr><td>分组全流程技能练习</td><td>20</td></tr>
<tr><td>情境训练及考核</td><td>15</td></tr>
<tr><td rowspan="2">3</td><td rowspan="2">反馈和总结
（10分钟）</td><td>总结、反馈</td><td rowspan="2">10</td></tr>
<tr><td>布置课后作业、完成评价表</td></tr>
<tr><td>教师准备</td><td colspan="4">1．教师获院级及以上师资认证，接受过专项培训并取得授课资格。
2．至少参加1次集体备课，初次授课应在课前进行试讲。
3．开课前1周，预定教学场地，向培训部提供用物清单（包括核查表、评分表电子版）。
4．认真阅读教案，明确教学目标。
5．根据教学对象课前测试情况做好学情分析，确定本次技能课程的重点和难点，需要拓展的知识点。
6．向学员发送课前信，安排课前学习任务，预习相关理论知识、操作视频等资料。
7．开课前1天确定课程包是否完整，再次阅读教案，复习流程。
8．开课前半小时到培训地点，检查用物及资料是否齐全、教室布置是否合理，调试多媒体设备，试播PPT和视频等。
9．主讲教师与辅助教师再次确认课堂流程及各自任务。</td></tr>
</table>

<table>
<tr><td>学员准备</td><td colspan="4">1. 课前信
（1）本次技能操作模拟培训的主要内容简介。
（2）一般信息：授课教师、参加人员、时间、地点、学时、教学目标。
（3）需要准备和注意的事宜。
2. 课前学习资源
（1）人民卫生出版社，刘原、刘成玉主编《临床技能培训与实践》第二版，第十七章第二节。
（2）人民卫生出版社，沈洪、刘中民主编《急诊与灾难医学》第三版，第十六章第二节。
（3）操作视频和操作流程。
3. 完成课程要求
（1）完整参加课程。
（2）课堂上能够按照核查表要求实施有效的单人呼吸球囊面罩通气。
（3）完成课后测试及课程评价。</td></tr>
<tr><td>场地准备</td><td colspan="4">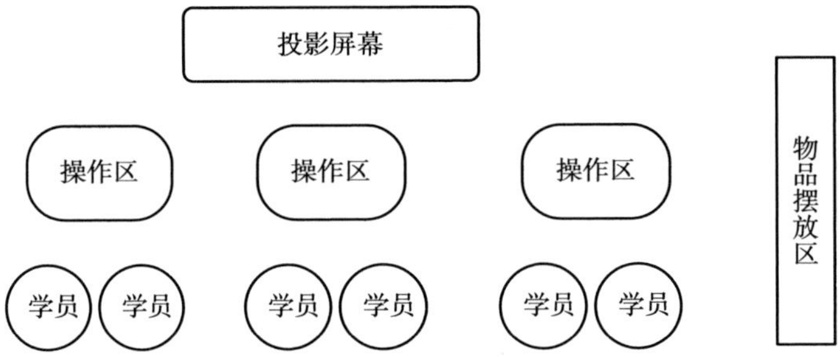
</td></tr>
<tr><td rowspan="10">用物清单
——
以6名学员分3组为例</td><td>序号</td><td>模型/设备/物品/资料名称</td><td>品规或相应要求</td><td>数量</td></tr>
<tr><td>1</td><td>模拟人</td><td>常规</td><td>3个</td></tr>
<tr><td>2</td><td>成人呼吸面罩</td><td>大、小号</td><td>各3个</td></tr>
<tr><td>3</td><td>呼吸球囊</td><td>常规（1.5L）</td><td>3个</td></tr>
<tr><td>4</td><td>储氧袋</td><td>常规</td><td>3个</td></tr>
<tr><td>5</td><td>氧管</td><td>常规</td><td>3根</td></tr>
<tr><td>6</td><td>医用橡胶检查手套</td><td>大、中、小号</td><td>各1盒</td></tr>
<tr><td>7</td><td>口罩、帽子</td><td>常规</td><td>各1包</td></tr>
<tr><td>8</td><td>注射器</td><td>20ml</td><td>3支</td></tr>
<tr><td>9</td><td>口咽通气管、鼻咽通气管</td><td>大、中、小号</td><td>3套</td></tr>
<tr><td>模拟情境</td><td colspan="4">模拟情境一
患者张某，男，50岁，工程师。既往高血压病，未规律服药。近期工作劳累、熬夜；本次因“头痛伴意识不清1小时”入院。入院后完善CT：脑干出血。患者突发呼吸困难。查体：神志不清，BP 166/69mmHg，RR 0次/分，HR 130次/分。
模拟情境二
患者李某，女，70岁，退休人员。既往COPD病史20年，本次因“咳嗽、咳痰、气喘3天，加重半天”于呼吸科病房住院治疗。入院第二天清晨家属突然发现患者神志不清，呼吸困难明显加重。查体：神志不清，BP 120/70mmHg，RR 2～4次/分，叹息样呼吸，HR 140次/分。</td></tr>
</table>

详细教学设计			
阶段分配	教学内容	教学方法	时间（分钟）
导入阶段（5分钟）	破冰、相互介绍、分组，明确教学目标。	幻灯片演示	5
教学阶段（75分钟）	理论回顾 1．简易呼吸器的历史、起源。 2．简易呼吸器的概念和适用场景。 3．简易呼吸器的组成结构（6阀、4部分）及其功能。 4．简易呼吸器的工作原理。	多媒体教学 演示法	5
	视频示教：播放简易呼吸器操作教学视频（无讲解版）。	分步演示	5
	操作前准备练习：按操作者准备、患者病情评估（病情沟通、爱伤观念）、用物准备、性能检测、给氧装置的连接，5个步骤分步骤进行练习。	刻意练习	10
	分步骤练习 1．开放气道：分别练习仰头抬颏法、推举下颌法、口及鼻咽通气管的放置方法。 2．扣紧面罩：分别练习单手、双手E-C手法。 3．适当通气。 4．观察面罩球囊通气效果及胸廓起伏。 通过口诀指导学员记忆：压（压住面罩）、扣（面罩）、提（下颌）、捏（球囊）、看（胸廓）。	幻灯片演示 分步演示 边做边练 同伴互学 刻意练习	20
	分组全流程练习，一人操作，另一人持核查表反馈，操作结束后两人轮换角色，交替练习。教师指导。	刻意练习	20
	情境模拟训练及考核：每人完成一次标准全流程的操作，其他学员和教师持核查表核查，操作结束后反馈。注意方式和方法。	教师指导	15
反馈和总结（10分钟）	答疑、反馈、总结。	互动法	10
	布置课后作业。		
学习效果评价	1．评价方法：同行评价，导师评价学员。 2．评价表：见本章第四节。		
课后作业	思考题：对有意识的患者、有呼吸的患者，如何解决呼吸对抗的问题？		
专业英语词汇	球囊面罩 bag-valve-mask, BVM 鸭嘴阀 duckbill valve 呼气阀 expiratory valve 储气阀 air entrainment valve	进气阀 bag refill valve, alr inlet valve 压力安全阀 pressure release valve 储氧安全阀 pressure limiting valve	
参考教学资料	[1] 刘原，刘成玉．临床技能培训与实践 [M]．2版．北京：人民卫生出版社，2021. [2] 沈洪，刘中民．急诊与灾难医学 [M]．3版．北京：人民卫生出版社，2018.		
教学反思			

知识拓展	
案例编写	教案作者：杨莹 作者单位：北京大学深圳医院 联系邮箱：yangying1202@126.com

第二节　简易呼吸器的应用操作规范

【扫码观看视频】

一、目的

简易呼吸器的使用是气道管理的一项重要基本技能，主要用于抢救时增加或辅助患者自主通气，纠正低氧血症，改善组织缺氧。

二、适应证

1. 适用于心肺复苏。
2. 各种疾病所致呼吸抑制。
3. 院内危重患者转运需人工通气的场合。

三、相对禁忌证

1. 中等量以上活动性咯血。
2. 急性心肌梗死。
3. 未经减压及引流的张力性气胸，纵隔气肿。

四、操作前准备

1. 操作者准备：着装规范，戴口罩、手套；站于患者头侧。
2. 评估：呼吸困难或呼吸暂停，但仍有大动脉搏动。
3. 用物准备：面罩、球囊、储氧袋、氧管、注射器（20ml，用于对面罩充气）、口咽通气管、鼻咽通气管。
4. 患者准备：解开衣领，去枕平卧，清除口腔分泌物，取下义齿。
5. 病情沟通：表达对患者同情，分析解释病情，取得患者家属理解，建立配合治疗的信心。可参考以下沟通方式："您的家属目前突发呼吸困难/停止，情况非常危急，我们需要马上抢救治疗，现在我们马上给患者进行辅助通气。如果不能改善呼吸情况，维持病情稳定，下一步可能需要插管，请您配合。如有病情变化，我们随时沟通。"

五、操作步骤

1. 简易呼吸器性能检测及连接简易呼吸器各组件。

2. 调节氧流量：8 ～ 10L/min。若有氧源，在呼吸球囊后接储氧袋和氧管；若无氧源，无须安装储氧袋和氧管。

3. 使用仰头抬颏法或推举下颌法开放气道，必要时留置口咽或鼻咽通气管。

4. E-C手法固定面罩，无漏气，另一手托球囊并挤压送气（1.5L球囊挤压1/2 ～ 2/3）。

5. 通气量：每次潮气量500 ～ 600ml或6 ～ 7ml/kg。

6. 通气频率：①呼吸暂停、仍有心跳的成人，10 ～ 12次/分；②无心跳、无呼吸者，按压与通气比为30∶2；③建立人工气道的成人，10次/分。

7. 平稳挤压球囊，持续约1秒，不应过快挤压气囊。

8. 观察指标：观察简易呼吸器通气效果及胸廓起伏。如果严重缺氧改善、血氧饱和度上升，继续球囊面罩通气，否则准备建立高级气道。

六、操作后处理

向患者家属交代病情，安慰患者或家属，帮助患者取舒适体位并整理床单位，快速洗手，整理用物，垃圾按规范分类处理，观察并记录患者情况。可参考以下沟通方式："患者目前情况暂时好转（或平稳），我们拟进一步检查寻找病因，我们将密切关注病情变化。"

七、并发症及处理

1. 并发症

（1）胃胀气：在简易呼吸器通气速度过快或通气量过大的情况下，可能会导致部分气体进入胃内，从而引发胃胀气。

（2）胃内容物反流：若进入胃内的气体过多，患者的体位不恰当，还可能造成胃内容物向食管或咽喉反流等并发症，这种情况比较危险。

（3）误吸：在咽喉部有异物涌出，并且操作者清理不及时的情况下，患者气管可能会吸入胃内容物，在这种情况下，患者容易发生呛咳、窒息的并发症。

2. 处理：在使用简易呼吸器的时候，操作者要控制好挤压球囊的速度和力度，并严密观察患者意识状态、胸廓起伏情况。当咽喉部有液体涌出时，需要暂停使用简易呼吸器，立即使用吸引器吸净液体，以防止意外发生。

八、注意事项

1. 使用前必须检查各部件。选择合适的面罩，以便得到最佳使用效果，保证功能完好、连接密封良好。

2. 连接氧气，调节氧流量后，应待储氧袋充满氧气鼓起，再与患者连接。若无氧源、则取下储氧袋和氧管。

3. 成功实施球囊–面罩通气取决于3个要点：通畅的气道、充分的面罩密封和适当的通气。

4．避免3个关键错误：给予过大的潮气量、单次挤压球囊过快、通气频率过快。

5．注意反流和误吸的发生，及时发现及时清除。

6．若患者有自主呼吸，应与之同步，即患者吸气初顺势挤压呼吸球囊，达到一定潮气量便完全松开球囊，让患者自行完成呼气动作。

7．按压面罩时，不可将手腕、面罩的缓冲垫等置于患者眼睛上，避免引起迷走神经反应或对患者眼睛造成损伤。

九、相关知识

1．开放气道的方法

（1）仰头抬颏法：将一只手放在患者额头上，用手掌推动，使头部后仰。将另一只手的手指放在靠近颏部的下颌骨下方，提起下颌，使颏上抬。注意：使用此手法时应避免按压颏下的软组织，避免堵塞气道。通气时注意患者口唇，避免完全闭塞。

（2）推举下颌法：对怀疑颈椎损伤患者使用。操作者位于患者头侧，两只手分别置于患者头部两侧，双手置于患者的下颌角下方并提起下颌，使下颌前移。如果患者双唇紧闭，用拇指推开下唇，使患者嘴唇张开。

2．使用通气管的注意事项

（1）口咽通气管：不用于有意识或半清醒患者。

（2）鼻咽通气管：可用于有意识、半清醒或无意识患者。

3．呼吸球囊、面罩使用前的检查

（1）呼吸球囊：拉开球囊后，堵住其和面罩连接的出口，挤压呼吸球囊，感受其密闭性和压力安全阀的功能完好性。

（2）面罩：检查面罩缓冲垫的充气是否足够，其内充气量为1/2 ～ 2/3，目的是确保与面部皮肤贴合密闭，无漏气。

4．常见的简易呼吸器由4部分和6个阀门组成。4部分指球囊、面罩、储氧袋和氧管，6阀门指鸭嘴阀、进气阀、呼气阀、压力安全阀、储氧安全阀和储气阀。简易呼吸器的具体组成见图2-1。

5．简易呼吸器的工作原理

（1）挤压球囊时，产生正压，将进气阀关闭，内部气体强制性推动鸭嘴阀打开，并堵住呼气阀，气流通过面罩进入患者的肺部。

（2）将被挤压的球囊松开，鸭嘴阀即刻向上推，并处于闭合状态，从而使患者排出的气体不能返回球囊中。患者呼出气流通过呼气阀排出。

（3）与此同时，进气阀受到球体松开所产生的负压影响变为开放，储气袋内的氧气或新鲜空气被送入球体，直到球体完全回复挤压前的原状。

（4）当氧气流量太高时，储氧安全阀可释放多余的氧气；当氧气流量太低时，用吸入的空气补充氧气缺少的容量。

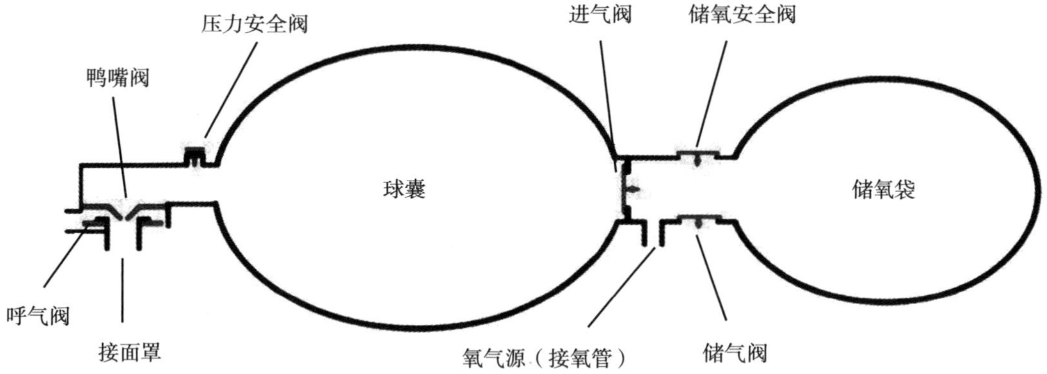

图2-1 简易呼吸器的组成

资料来源：doi：10.1177/0310057X221119824，经修改。

十、相关临床情境及临床思维分析

模拟情境一：患者张某，男，50岁，工程师。既往高血压病，未规律服药。近期工作劳累、熬夜；本次因“头痛伴意识不清1小时”入院。入院后完善CT，结果提示脑干出血。患者突发呼吸困难。查体：神志不清，BP 166/69mmHg，RR 0次/分，HR 130次/分。

模拟情境二：患者李某，女，70岁，退休人员。既往COPD病史20年。本次因“咳嗽，咳痰，气喘3天，加重半天”于呼吸科病房住院治疗，入院第二天清晨家属突然发现患者神志不清，呼吸困难明显加重。查体：神志不清，BP 120/70mmHg，RR 2～4次/分，叹息样呼吸，HR 140次/分。

临床思维分析：患者有脉搏，呼吸减慢并发叹息样呼吸，立即开始按照操作流程进行简易呼吸器辅助通气以改善缺氧，此时应该是维持氧合，争取避免患者进入心搏骤停状态，为建立高级气道创造条件。如缺氧未改善，则建立高级人工气道。

十一、参考资料

[1] Eichel T, Dreux M L. Negative or positive? The iron lung and poliomyelitis-Zurich, 1951 [J] . Anaesth Intensive Care, 2017, 45 (7) : 13-20.

[2] Volsko T A, Robert L. Chatburn, Mohammad F. El-Khatib. Equipment for respiratory care [M] . Boston: Jones and Bartlett Learning, 2022.

[3] Aufderheide T P, Sigurdsson G, Pirrallo RG, et al. Hyperventilation-induced hypotension during cardiopulmonary resuscitation [J] . Circulation, 2004, 109 (16) : 1960-1965.

[4] Aufderheide T P, Lurie K G. Death by hyperventilation: a common and life-threatening problem during cardiopulmonary resuscitation [J] . Crit Care Med, 2004, 32 (9 Suppl) : S345-S351.

[5] Yannopoulos D, Tang W, Roussos C, et al. Reducing ventilation frequency during cardiopulmonary resuscitation in a porcine model of cardiac arrest [J] . Respir Care, 2005, 50 (5) : 628-635.

第三节 简易呼吸器的应用理论测试题

一、课前测试题

1．简易呼吸器的应用中单手固定面罩的手法是（　）

A．D-E手法　B．E-C手法　C．E-B手法　D．C-B手法

2．使用简易呼吸器辅助呼吸时成人的潮气量是（　）

A．500 ～ 600ml　B．300 ～ 400ml

C．220 ～ 600ml　D．100 ～ 300ml

3．简易呼吸器的面罩上有一活塞，用来对缓冲垫充气，充气量为（　）

A．面罩1/2 ～ 1/3　B．面罩1/3 ～ 2/3

C．面罩1/2 ～ 2/3　D．全部充满

4．简易呼吸器连接氧气时，将氧流量调节至（　）

A．4 ～ 6L/min　B．6 ～ 8L/min

C．8 ～ 10L/min　D．10 ～ 12L/min

5．简易呼吸器临床适应证不包括（　）

A．心肺复苏　B．各种疾病所致呼吸抑制

C．院内危重患者转运需人工通气的场合　D．慢性心力衰竭

二、课后测试题

1．简易呼吸器的连接组件不包括（　）

A．面罩　B．氧管　C．通气阀　D．储氧袋

2．简易呼吸器操作要点不包括（　）

A．通畅的气道　B．充分的面罩密封

C．适当的通气量、频率和节奏　D．低流量氧气

3．挤压呼吸囊时，为避免损伤肺组织，压力不可过大，1.5L的呼吸球囊挤压（　）

A．1/2 ～ 2/3　B．1/3 ～ 1/2　C．1/3 ～ 3/4　D．1/2 ～ 3/4

4. 简易呼吸气囊由几个部分和几个阀门组成（　）

A. 4部分、6个阀门　　B. 3部分、6个阀门

C. 4部分、4个阀门　　D. 3部分、4个阀门

5.（多选）呼吸球囊－面罩通气过程中常出现的问题是（　）

A. 面罩密封不严　　B. 面罩大小不合适

C. 气道辅助装置且放置正确　　D. 气道手法不恰当

参考答案与解析

一、课前测试题

1. B

【解析】一只手放在面罩上，将拇指和示指间的虎口区靠在面罩连接处，呈“C”字形。为了更均匀地施加压力，虎口区置于面罩的中心。不应通过手掌施加压力，因为它偏离中心，更可能造成漏气。其他3根手指（即中指、环指和小指）沿着患者下颌骨放置，呈“E”字形，以抬颏手法将下颌骨推入面罩内，使气道进一步开放。

2. A

【解析】由于肺过度充气会导致气压伤，给予的通气量应刚好能使胸廓抬起，潮气量为500～600ml即可。

3. C

【解析】备用时充气面罩内的气体不能太满，以1/2～2/3为宜，太少、太满都易使面罩和面部的吻合性差而致漏气。

4. C

【解析】8～10L/min的氧流量可使氧浓度达到55%～95%。

5. D

【解析】慢性心力衰竭患者治疗以强心、利尿、扩管为主，如果没有明确缺氧表现，不需要使用简易呼吸器。

二、课后测试题

1. C

【解析】简易呼吸器的连接组件包括4部分：面罩、球囊、氧管、储氧袋。

2. D

【解析】简易呼吸器操作需要8～10L/min的氧流量。

3. A

【解析】识记题。

4. A

【解析】简易呼吸器由4部分（面罩、球囊、氧管、储氧袋）和6个阀门（单向阀/鸭嘴

阀、呼气阀、进气阀、储气阀、压力安全阀、储氧安全阀）组成。

5．ABD

【解析】呼吸球囊－面罩通气过程中常出现的问题是：①气道开放不充分，未按要求正确放置口咽通气道。②面罩大小选择不当，充气面罩的充气量不当，导致漏气。③面罩固定的手法不当，未正确实施E-C手法。④挤压气囊的频率太快，潮气量过大。

第四节 简易呼吸器的应用操作评价表

适合学员同伴互评

简易呼吸器的应用操作核查表

序号	操作行为概要	执行情况 （是√否×部分△）
1	操作者准备完备	
2	用物准备齐全	
3	患者准备完备	
4	评估患者呼吸困难或缺氧情况及是否存在大动脉搏动	
5	检测简易呼吸器性能，连接简易呼吸器各组件	
6	调节合适氧流量	
7	根据有无氧源，正确处理储氧袋和吸氧管	
8	仰头抬颏法开放气道手法正确	
9	必要时留置适宜的口咽或鼻咽通气管	
10	E-C手法固定面罩，无漏气	
11	挤压球囊送气手法正确	
12	通气量、通气频率、通气节奏适宜	
13	观察简易呼吸器通气效果及胸廓抬举	
14	根据观察指标评估是否进行进一步高级气道处理	
15	操作熟练、稳重，操作顺序有条理、不慌乱，有紧迫感	
16	动作轻柔，态度认真严谨，体现爱伤观念	

适合教师评价学员

简易呼吸器的应用操作评分表

项目	检查内容与评分要点	满分	扣分
准备与评估 （14分）	操作者准备：着装规范，戴口罩、手套，站于患者头侧	3	
	用物准备：面罩、球囊、储氧袋、氧管、注射器、口咽通气管	3	
	患者准备：解开衣领，去枕平卧，清除口腔分泌物，取下义齿	4	
	评估：患者呼吸困难或呼吸暂停，但仍有大动脉搏动	4	
简易呼吸器的组装 （15分）	检测简易呼吸器性能，连接简易呼吸器各组件	10	
	调节氧流量：8～10L/min 若有氧源，接储氧袋；若无氧源，去除储氧袋和吸氧管	5	
通气 （60分）	使用仰头抬颏法开放气道，必要时留置适宜的口咽或鼻咽通气管	10	
	使用E-C手法固定面罩，无漏气	10	
	另一手托球囊并挤压送气，常规的1.5L球囊挤压1/2～2/3	10	
	每次潮气量500～600ml或6～7ml/kg	10	
	呼吸暂停但仍有心跳的成人患者：10～12次/分 心跳、呼吸停止的成人患者：按压-通气比30∶2（问答） 已建立人工气道的成人患者：10次/分（问答）	10	
	持续平稳挤压约1秒，不应过快挤压气囊	10	
效果评价 （5分）	观察简易呼吸器通气效果及胸廓抬举。如果严重缺氧改善、血氧饱和度上升，继续球囊面罩通气，否则准备建立高级气道	5	
总体评价 （6分）	物品复原整理	2	
	操作熟练、稳重，操作顺序有条理、不慌乱，有紧迫感 评价操作中动作轻柔，体现爱伤观念 操作时态度认真严谨	4	
计分	实际得分	100	
备注	合格标准：80分		

评分人： 评分日期：

第三章

气管插管术（经口）

(Orotracheal Intubation)

第一节 气管插管术（经口）教学教案

总体教学设计					
课程名称	气管插管术（经口）				
授课教师		职称		专业	
辅助教师		职称		专业	
学情分析	**教学对象**：住院医师规范化培训医师（一年级）。 **学习基础**：教学对象已经在临床轮转，具备一定的临床急救知识，通过在临床上管理气管插管患者或学习相关理论，对该技能已有初步认识。 **学习特点**：教学对象有积极主动的学习意愿，对基于模型和临床情境的刻意练习更感兴趣。 **学习需求**：本技能课程资源包适用于住培医师或其他需要掌握规范气管插管操作流程的学员。临床上气管插管为高风险操作，学员几乎没有机会将该技能在真实患者身上实践。模拟教学对培训医护人员按标准流程进行气管插管准备、实施气管插管操作及操作后管理十分必要。对于急诊、麻醉、重症等专业医师，接触真实需要气管插管患者前，建立规范操作习惯也是患者安全的有力保障。气管插管技能课程仅为气道管理系列课程的一部分。				
教学需求分析	气管插管术是建立人工气道并维持患者呼吸功能的重要措施。临床医护人员在患者需要急救时，经常会实施气管插管。但由于该项技能需要定期进行临床操作实践巩固提升，缺乏经常练习的普通医护人员插管失败率非常高。同时，在呼叫专业人员到来协助处理前，其他医务人员往往不能提供有效的帮助，原因是不熟悉操作流程及各操作阶段的需求，这样会延误快速给患者插管的时间。本技能培训课程旨在培养学员在模拟环境下规范实施气管插管操作，期待其今后在临床中能为真实患者插管提供有效的准备或充当熟练的助手角色，同时为急诊、重症、麻醉等专科医生掌握气道管理相关技能铺垫良好的基础。				
师生比	1∶6		授课学时	3学时（135分钟）	
授课时间			授课地点		
学习目标	（一）知识认知目标（knowledge） 1. 列举至少4个气管插管的适应证。 2. 描述咽喉的解剖结构。 （二）动作技能目标（skill） 在模型上按正确流程完整实施至少1次气管插管（经口）操作。 （三）情感价值目标（attitude） 插管过程体现良好的人文关怀和职业素养，有爱伤观念。				

<table>
<tr><td>教学重点及教学方法</td><td colspan="4">教学重点一：气管插管术的适应证和禁忌证。
教学方法
1．案例沉浸式学习：展示临床案例场景，引导学员针对案例进行小组讨论初始诊疗措施，探讨气管插管的适应证和禁忌证。
2．启发式教学：启发学员从整体观思考危重患者要做好哪些初始抢救措施。
教学重点二：物品准备。
教学方法
1．同伴互学：学员以组为单位，结合案例准备需要的插管用物（规格、型号需与案例相符合）。对照PPT图片或者学习视频展示，两组交叉检查对方用物准备是否完善。
2．启发式教学：探讨除了插管物品准备，还应该做哪些准备。利用口诀“STOPMAID”方便学员记忆。
3．PPT教学：利用PPT展示图片和相关内容。
教学重点三：导管正确位置的判断。
教学方法
1．启发式教学、循证教学、同伴互学、学员分组讨论。
2．探讨每种评估方法的优点和不足。
3．使学员认识到：在临床实践中，呼吸末二氧化碳（$EtCO_2$）监测是评估患者状况最可靠的方法之一。</td></tr>
<tr><td>教学难点及教学方法</td><td colspan="4">教学难点：正确开放气道，确定会厌位置并暴露声门，置入导管。
教学方法
1．教师示范教学：展示正确手法。
2．PPT、视频、模型教学：借助PPT展示解剖图片、局部模型、视频、可视喉镜等，使学员通过直观视觉感受和刻意练习学会操作要领。</td></tr>
<tr><td>学员易错点</td><td colspan="4">1．暴露声门时，以牙齿为支点撬动喉镜。
2．未能正确识别声门，导致食管插管。
3．初始喉镜插入过深，导致绕过会厌。
4．带着管芯一次性插管到位。
5．在插入气管导管后，未及时放入牙垫，即撤出喉镜。</td></tr>
<tr><td>课程思政元素/案例及融合方法</td><td colspan="4">1．动作熟练：操作过程中的手法轻柔，避免因为操作引起不必要的损伤。
2．及时性：本操作是挽救生命的操作，保证患者生命是最重要的，所以不能延误操作，以免导致不可逆后果。</td></tr>
<tr><td>总体教学策略</td><td colspan="4">启发性教学、改良Peyton教学法、教师示范教学、合作式学习、讨论法、同伴互学、刻意练习。</td></tr>
<tr><td rowspan="9">主要教学内容与时间分配</td><td colspan="2">教学环节</td><td>内容</td><td>时间（分钟）</td></tr>
<tr><td rowspan="3">1</td><td rowspan="3">课前介绍
（10分钟）</td><td>破冰，相互介绍</td><td>3</td></tr>
<tr><td>环境和课程介绍、学员心理安全确认</td><td>4</td></tr>
<tr><td>教学目的确认，反馈课前测试</td><td>3</td></tr>
<tr><td rowspan="5">2</td><td rowspan="5">操作过程
（边看边练）
（115分钟）</td><td>通过案例引入，讨论适应证与禁忌证</td><td>10</td></tr>
<tr><td>物品准备</td><td>10</td></tr>
<tr><td>插管过程</td><td>15</td></tr>
<tr><td>导管位置判断和固定</td><td>10</td></tr>
<tr><td>插管后管理：吸痰及物品整理</td><td>10</td></tr>
</table>

<table>
<tr><td rowspan="6">主要教学
内容与时间分配</td><td rowspan="4">2</td><td rowspan="4">操作过程
（边看边练）
（115分钟）</td><td>课堂中讨论</td><td>10</td></tr>
<tr><td>教师完整示范</td><td>10</td></tr>
<tr><td>学员分组练习</td><td>30</td></tr>
<tr><td>教师核查学员操作与反馈</td><td>10</td></tr>
<tr><td rowspan="2">3</td><td rowspan="2">反馈和总结
（10分钟）</td><td>讨论反馈</td><td>7</td></tr>
<tr><td>布置课后作业、完成评价表</td><td>3</td></tr>
<tr><td>教师准备</td><td colspan="4">1．教师获院级及以上师资认证，接受过专项培训并取得授课资格。
2．至少参加1次集体备课，初次授课应在课前进行试讲。
3．开课前1周，预定教学场地，向培训部提供用物清单（包括核查表、评分表电子版）。
4．认真阅读教案，明确教学目标。
5．根据教学对象课前测试情况做好学情分析，确定本次技能课程的重点和难点，需要拓展的知识点。
6．向学员发送课前信，安排课前学习任务，预习相关理论知识、操作视频等资料。
7．开课前1天确定课程包是否完整，再次阅读教案，复习流程。
8．开课前半小时到培训地点，检查用物及资料是否齐全、教室布置是否合理，调试多媒体设备，试播PPT和视频等。</td></tr>
<tr><td>学员准备</td><td colspan="4">1．课前信
（1）本次技能操作模拟培训的主要内容简介。
（2）一般信息：授课教师、参加人员、时间、地点、学时、教学目标等。
（3）需要准备和注意的相关事宜。
2．课前学习资源
（1）人民卫生出版社，于学忠、陆一鸣主编《急诊医学》第二版，604 ～ 611页。
（2）人民卫生出版社，姜保国、陈红主编《中国医学生临床技能操作指南》第三版，第三十七章。
（3）人民卫生出版社，刘原、刘成玉主编《临床技能培训与实践》第二版，第十七章。
（4）Higgs A，McGrath BA，Goddard C，et al.Guidelines for the management of tracheal intubation in critically ill adults［J］.Br J Anaesth.2018，120（2）：323-352.
（5）新英格兰医学杂志气管插管操作规范及其他网络相关医学数据库、微信公众号，可自行查阅。
3．完成课程要求
（1）完整参加课程。
（2）完成课程评价表及课后考核。</td></tr>
<tr><td>场地准备</td><td colspan="4">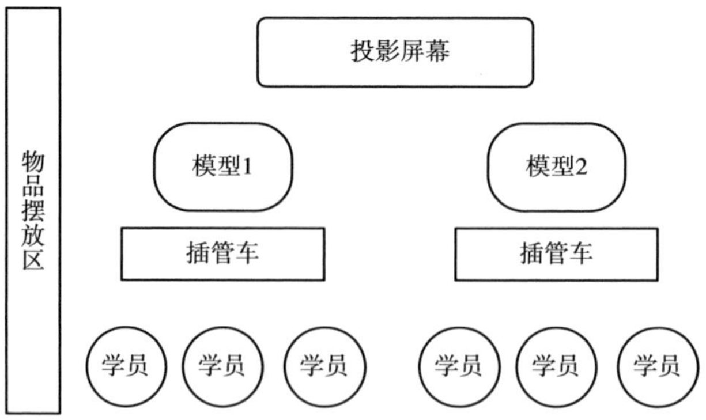
</td></tr>
</table>

	序号	模型/设备/物品/资料名称	品规或相应要求	数量
用物清单 —— 以6名学员分2组为例	1	气管插管模型	成人型号	2个
	2	喉镜	配备合适大小的弯镜片和直镜片 最好配置可视喉镜	2套
	3	气管导管	带囊和无囊，6.0～9.0号	各2根
	4	导丝（管芯）	合适长度	2根
	5	呼气末二氧化碳监测装置	根据实际情况选择配备	2套
	6	复苏球囊及面罩	适合成人，附连氧管	2套
	7	医用胶布	常规	2卷
	8	吸痰管连接负压吸引装置	吸痰管与气管导管型号匹配	2套
	9	听诊器	常规	2个
	10	石蜡油	常规	2包
	11	牙垫	常规	2个
	12	药物	5ml模拟药品（咪达唑仑、肾上腺素、阿托品等，注射器标签注明药物名称和规格）	各2支
	13	注射器	5ml、10ml	各2支
	14	无菌治疗巾	至少50cm×50cm	4张
	15	插管治疗车	能移动，有放置物品的台面	2台
	16	医用橡胶检查手套	大、中、小号，清洁（无须无菌）	各1盒
	17	口罩、帽子	常规	10套
	18	棉签	常规	4包
	19	无菌纱布	小纱布	6块
	20	小毛巾	垫枕部用	2块

模拟情境	情境地点：急诊科。 情境案例：患者，女性，55岁，因“高热伴咳嗽1天，气促2小时”来急诊科就诊。查体：T 39.8℃，BP 94/58mmHg，RR 45次/分，SpO_2 70%，嗜睡，口唇微绀，呼吸急促，可见三凹征，双肺呼吸音粗，可闻及大量湿啰音。CT提示“双肺广泛渗出”。予面罩吸氧（10L/min）后SpO_2短暂上升到90%以上，但很快又下降至82%。 你作为急诊科值班医生，请实施正确临床操作处理。

详细教学设计

阶段分配	教学内容	教学方法	时间（分钟）
课前介绍（10分钟）	参与成员介绍：教师、学员、观摩、督导者（破冰）。	互动教学法	3
	环境和课程介绍 1. 环境：教室位置、室内物品布局、洗手间位置和其他注意事项。 2. 流程安排及时间分配（共135分钟）：边讲边练、教师示范、学员分组练习、抽取核查、反馈等环节。 3. 分2组：每组1个模型和3位学员，选出1名小组长。		4
	学员心理安全性建立 1. 不是考核，采用形成性评价。 2. 鼓励积极参与，表现不佳行为不会被外传，消除学员紧张情绪。		

课前介绍 （10分钟）	确认教学目标（记录学员问题，不深入探讨，在相应教学环节进行反馈） 1．了解学员预习程度，有助于教学活动开展。确认学员是否在课前完成相关文献复习和阅读，是否观看过视频。 2．收集并反馈课前测试的集中问题，询问学员存在的疑惑和难点，带着问题开展教学。 3．确认教学目标，确保学员知晓本课程需要达到的标准。	互动教学法	3
操作过程 边看边练 （115分钟）	课程情境案例导入 1．从案例导入，对患者呼吸支持需要做什么？探讨气管插管的适应证和禁忌证。 2．探讨正确的抢救流程及其要点 （1）呼救（体现团队施救意识）。 （2）A：开放气道、体位；B：球囊通气（bag-mask ventilation, BMV）、合适面罩；C：静脉通路。 （3）体位、频率、顺序。	PPT教授法 同伴互学 刻意练习	10
	物品及体位准备 1．医护个人防护（口罩、帽子、手套）。 2．物品（插管物品、监测设备、静脉通路、药物等）。 3．讲授“STOPMAID”口诀及其注意要点。	同伴互学 启发式教学 口诀记忆 分组讨论法	10
	插入导管 1．合适的体位为抬高头部并屈曲下段颈椎，即嗅物位：头部抬高3～7cm，使寰枕关节伸展。注意过伸过屈均不易暴露声门。 2．插入喉镜：左手持镜、从右侧口角进入（操作要点：向前、向上45°用力提拉）。 讲授要点：深度合适、手法柔和。 喉镜片挑起位置比较抽象，可展示局部模型或示意图。 3．暴露两个气道相关的解剖点：悬雍垂和会厌。告知学员不能盲插，如何识别食管。 4．插入导管时，斜面与声带相平行容易进入，不损伤声带。 5．导管进入的最佳深度为套囊近端边缘位于声带下方≥3～4cm。可通过导管尖端距离中切牙或牙槽嵴距离判断，女性约21cm，男性约23cm。 6．拔出导丝，套囊充气，避免过度充气。通过触摸外气囊（或气囊测压装置）判断套囊内压力。	PPT展示 解剖模型展示 边做边讲 刻意练习	15
	位置判断的两种方法 1．体格检查 （1）可见胸壁起伏。 （2）两侧腋中线第四肋间听诊到呼吸音。 （3）在上腹部胃区听诊不到呼吸音。 （4）呼气时气管导管管壁内有雾气变化。 （5）患者呼吸窘迫改善，面色转为红润。	示范法 刻意练习	5

操作过程 边看边练 （115分钟）	2．检查设备辅助 （1）$EtCO_2$监测（最确定性方法，但不能判断导管深度）。 （2）胸片。 （3）床旁超声。 （4）气管镜直视。 （5）SpO_2数值。 讲授要点：每种判断方法的可靠性和不足，需结合判断。	示范法 刻意练习	（5）
	位置固定 1．撤喉镜的时机（放入牙垫之后）。 2．头回位。 3．胶布固定气管导管方法。 讲授要点：两条胶布四头固定法。		5
	吸痰及整理物品 1．保持负压吸痰，先吸管内，后吸管外。 2．整理台面，垃圾分类。 3．送ICU监护。		10
	课中讨论 1．反馈课前测试的答案。 2．反馈课堂中的问题。	反馈法	10
	教师示范：教师选取一名学员配合，演示完整的气管插管过程。	连贯示范 讨论法	10
	两组学员同时分组练习：1号学员操作，2号学员作为助手，3号学员用核查表核查，操作后反馈。操作结束后轮转角色练习。 教师巡视，及时记录学员操作中的问题并反馈。	刻意练习 形成性评价 改良Peyton 反馈	30
	随机抽取2名学员配合，作为操作者和助手配合进行操作。 教师跟其他学员一起，对该学员进行操作核查评价。对照核查清单，一起评估是否做到。	形成性评价	10
反馈和总结 （10分钟）	学员反馈自己和同伴的优点和可改进之处。	启发式教学	4
	反馈和总结 1．学员行为优点和可改进之处。 2．回顾教学目标是否达成。 3．感谢学员参与课程。 4．布置课后作业，学员完成评价表。	互动	6
学习效果 评价	1．评价方法：形成性评价。 2．评价表：见本章第四节。		
课后作业	1．学员完成课程评价表。 2．布置课后考核试卷，要求1天内完成。		
专业英语 词汇	气管内插管 endotracheal intubation 气管导管 endotracheal tube, ETT 球囊面罩通气 bag-mask ventilation, BMV	急性呼吸衰竭 acute respiratory failure 喉镜 laryngoscope	

参考教学资料	[1] 于学忠，陆一鸣．急诊医学 [M]．2版．北京：人民卫生出版社，2021. [2] 姜保国，陈红．中国医学生临床技能操作指南 [M]．3版．北京：人民卫生出版社，2020. [3] 刘原，刘成玉．临床技能培训与实践 [M]．2版．北京：人民卫生出版社，2021. [4] Higgs A, McGrath BA, Goddard C, et al. Guidelines for the management of tracheal intubation in critically ill adults [J]. Br J Anaesth. 2018, 120 (2) : 323-352.
教学反思	课程结束后由主讲教师组织实施，上完课后从教学目标、教学设计与教学方法完成情况等角度进行自我评价，反思本次教学的成功之处与存在的问题，并能做到教学过程重建，要求联系实际、有感而发、思路清晰、观点明确。
知识拓展	
案例编写	教案作者：武宇辉 作者单位：深圳市儿童医院 联系邮箱：wyuhoo@163.com

第二节　气管插管术（经口）操作规范

【扫码观看视频】

一、目的

提高住院医师规范化培训医师的临床岗位胜任力，规范医疗行为，能够规范正确地实施经口气管插管术操作。

二、适应证

1．急性呼吸衰竭：不能维持足够氧合或通气。
2．意识水平下降：不能维持和/或保护气道。
3．临床疾病恶化可能威胁到气道，或使插管困难。
4．手术、长时间的诊断性检查或转运。

三、禁忌证

（一）绝对禁忌证

1．需手术建立气道、病情不稳定的声门上或声门病变，如喉穿通伤、喉软骨骨折、喉气管连接处断裂等。气管导管难以通过声门，插入过程导致病变加重。

2．重度喉水肿或喉上水肿。喉镜检查无法观察到喉入口，试图插入气管导管造成的局部创伤会加重肿胀，导致面罩通气困难。

（二）相对禁忌证

高风险插管（已知或预期困难插管）患者，建议在可控环境下（如手术室）实施。如无充分后备计划，避免用神经肌肉阻滞药物。

四、操作前准备

1. 操作者准备

（1）做好个人防护，戴口罩、帽子、手套，必要时戴面屏。

（2）发现患者有呼吸异常指征后，及时呼救。

（3）进行初始的A（气道）、B（通气）、C（循环）干预，助手接手继续抢救后，进行插管物品准备。

2. 患者准备

（1）调整患者体位至嗅物位，开放气道：头部抬高3～7cm，寰枕关节伸展。从侧面看患者外耳道和胸骨切迹在同一水平线。如可能存在颈椎损伤，应使患者头颈部稳定在同一轴线上。

（2）预吸氧：使用E-C手法，给予球囊–面罩通气（BMV），6秒1次，使SpO_2维持在93%以上。至少规范通气3～5次后交由助手继续通气。

（3）如果患者清醒，可对患者和家属进行安慰。

3. 用物准备：喉镜和喉镜片（备用不同型号弯镜片和直镜片；有条件的话，备用可视喉镜）、气管导管、导丝（备用不同型号的导管）、注射器、石蜡油棉球、听诊器、牙垫、胶布、无菌纱布、无菌巾、小毛巾、吸痰管和吸引器、心电监护仪（最好含$EtCO_2$探测头）、静脉通路用品、预处理用药（镇静镇痛和肌松、其他辅助用药）。

4. 以上操作前准备可以使用“STOPMAID”口诀核查：S（suction），吸引；T（tools），插管工具；O（oxygen），给氧；P（positioning），体位；M（monitors），监护；A（assistant），识别困难插管、评估气道困难程度，制订周密的后备计划、多学科团队；I（intravenous），静脉通路；D（drugs），药物。

五、操作步骤（进镜手法见图3-1）

1. 非急诊插管时，如有可能，插管前告知监护人，签署知情同意书。

2. 助手（或操作者）行球囊复苏通气，维持患者SpO_2在93%以上，直至以下操作准备妥当。

3. 检查喉镜光源良好。量取上切牙–下颌角距离，确认喉镜片大小合适（长度与距离相差不超过1cm）。

4. 选择合适气管导管，男性多选择7.5～8.5号，女性多选择7.0～8.0号喉镜。使用注射器充气后取下注射器，检查套囊不漏气后放气。将导丝插入导管至距离前端开口1～2cm处。塑形，从导管近端到套囊近端弯曲度不超过35°。

5. 石蜡油棉球润滑导管前端上、下、左、右、斜五个面及套囊处。

6．助手协助开放气道，保持体位稳定。

7．操作者左手持喉镜，打开光源。右手拇指、示指交叉，呈“比心”动作将上唇向上、下唇向下推开以保护口唇。

8．喉镜片沿右侧口角进入，将舌体推向左侧，保持正中。

9．慢推喉镜达舌根，通过舌腭弓后，继续推进，见到会厌，向内、向上（与水平面呈大约45°）用力上提喉镜片，充分显露声门。

10．将镜片放到会厌谷（舌根-会厌之间的隐窝）。注意避免以患者上切牙或上颌牙龈为支点撬动喉镜。

11．右手持塑形好的气管导管（执笔式）沿喉镜侧面凹槽进入，在视线下沿腭走行。到达声门后趁声带张开的瞬间将导管前端插入声门，注意避免暴力插管。

12．助手拔除导丝，操作者继续将气管导管轻轻送入合适深度（套囊近端边缘位于声带下方至少3～4cm，此时导管尖端在隆嵴上2～4cm处），记录中切牙处导管刻度（一般情况下，女性多位于20～21cm，男性22～23cm）。禁止带管芯一次性插到位，避免损伤气道。

13．向气囊内充气（无套囊可免）。再次确认气管导管位置正确。

14．助手将复苏球囊接气管导管进行通气，如有条件可进行$EtCO_2$测定（有不少于5次明显的呼气CO_2且水平一致）。

15．操作者观察双侧胸廓起伏程度，使用听诊器听诊上腹部和双侧腋下区肺部，确定导管位置。

16．确定位置无误后，放牙垫，退喉镜，固定气管，导管关喉镜光源，头回位。

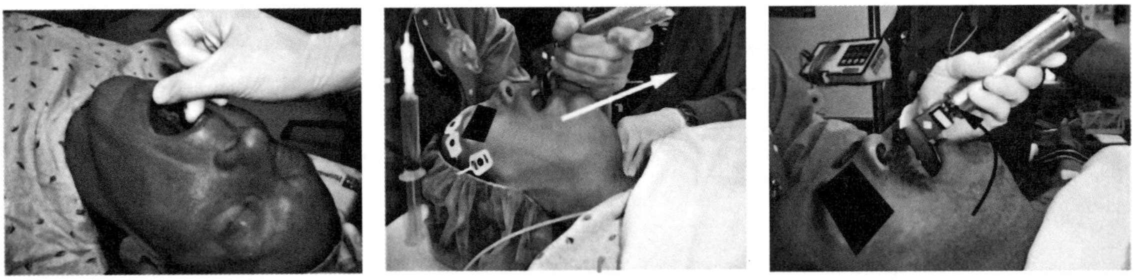

（a）　（b）　（c）

图3-1　进镜手法

六、操作后管理

1．再次确定气管导管门齿刻度，两条胶布四头固定法固定气管导管与牙垫。

2．利用无菌纱布握住吸痰管，接负压吸引器。进入气管导管内的过程不应该带有负压，在进行吸痰的过程才打开负压。在气管导管内外进行吸痰。

3．助手继续通气。操作者整理物品，注意垃圾分类。

4. 视情况进行沟通。告知家属已经完成插管，做好心理安慰。

5. 安排转往ICU，完善胸片检查，予正压机械通气。

七、并发症及处理

（一）插管前

胃膨胀。主要跟预给氧过程中使用球囊面罩通气有关，可以通过留置胃肠减压缓解。

（二）插管过程中

1. 低氧血症：常见的原因一个是预吸氧不足，建议插管前最大浓度吸氧至少3分钟或按需采用球囊面罩通气；另一个是术者喉镜插管操作时间过长，可以在插管过程中连续监测脉氧。如果SpO_2下降，及时停止插管尝试，给予球囊面罩通气直至SpO_2改善后再次操作。建议喉镜操作时间不超过30秒。

2. 心动过缓：常因为刺激迷走神经导致，可给予阿托品处理。此外，持续的低氧血症也会导致这种情况，建议插管前充分预氧合，同时进行脉氧监测。

3. 颅内压增高：插管操作可导致脑动脉压增加，建议术前充分镇静镇痛。

4. 机械性创伤：包括牙槽嵴或牙齿损伤，唇、扁桃体、咽黏膜擦伤或撕裂伤，声带损伤、导致声带麻痹等，操作过程中的手法应轻柔，及时清除出血，选择合适大小喉镜，确保喉镜直视下插管操作，避免使用上切牙或上颌牙龈作为支点。

5. 口、胃内容物误吸：可导致肺炎，建议插管前做好充分镇静。

（三）插管后

1. 低氧血症：首先应该持续脉氧饱和度监测，给氧同时应该仔细寻找病因。导管梗阻是常见的原因，如果发现管腔内有黏稠分泌物，及时清理，必要时使用生理盐水灌注吸痰。如果考虑存在导管扭结或导管尖端贴于黏膜表面引起，可调整头部位置等。此外，可以利用定量$EtCO_2$监测、胸片确定气管导管位置，排除食管或气管支气管内插管，及时调整导管至正确位置或重新插管。

2. 气压伤：可导致纵隔积气、气胸，根据情况选择是否干预。

3. 负压肺水肿：常因为胸内压变化导致，通过给氧、正压通气、利尿剂等措施缓解症状。

4. 镇静剂和神经肌肉阻滞剂等药物相关不良事件：应该注意各种药品使用剂量。

八、注意事项

1. 物品准备过程中，拆包装前，应核对有效期。

2. 操作过程中的几个无菌部位，应重点保护，如吸痰管、气管插管前段、后端接口。

3. 患者开放气道时，过伸过屈均不易暴露声门，通过垫高枕部等方式开放气道。

4．成人单纯复苏通气频率为6秒/次。

5．喉镜不得在口内反复挑动，手法应该柔和，避免损害患者牙齿和黏膜（不得以牙齿做支点撬动）。喉镜插入太深或太浅都不容易暴露声门。

6．插管过程中，从打开喉镜光源到插管后第一次通气，时间不得超过30秒。时间过长或者插管失败，则应该重新球囊通气，重新润滑并塑形导管，待患者血氧饱和度稳定后，再重新操作。插管不应超过2次。如2次插管仍不成功，应在维持氧合的同时呼救，换人或换设备后再次尝试。

九、相关知识

1．急性呼吸功能损害最常见的病因包括上气道梗阻（喉炎）、下气道梗阻（哮喘）、肺组织疾病（肺炎）、呼吸控制异常（昏迷、肌无力）。

2．呼吸衰竭的定义。主要指由各种原因导致的中枢或/和外周性的呼吸生理功能障碍，使动脉血氧分压（PaO_2）降低，和/或动脉血二氧化碳分压（$PaCO_2$）增加。Ⅰ型呼吸衰竭：缺氧无CO_2潴留（PaO_2＜60mmHg，$PaCO_2$降低或正常）。Ⅱ型呼吸衰竭：缺氧伴CO_2潴留（PaO_2＜60mmHg，$PaCO_2$＞50mmHg）。

十、相关临床情境及临床思维分析

患者55岁，女，因“高热伴咳嗽1天，气促2小时”来急诊就诊。查体：T 39.8℃，BP 94/58mmHg，RR 45次/分，SpO_2 70%，嗜睡，口唇微绀，呼吸急促，可见三凹征，双肺呼吸音粗，可闻及大量湿啰音。CT提示“双肺广泛渗出”。予面罩吸氧（10L/min）后SpO_2短暂上升到90%以上，但很快又下降至82%。

1．从案例导入，对患者呼吸支持需要做什么？患者需要维持正常的通气和氧合。探讨气管插管适应证和禁忌证。

2．探讨正确的抢救流程：①呼救（团队施救意识）。②A（开放气道、体位），B（球囊面罩通气、合适面罩），C（静脉通路）。

十一、参考资料

[1] 于学忠，陆一鸣．急诊医学 [M]．2版．北京：人民卫生出版社，2021.

[2] 姜保国，陈红．中国医学生临床技能操作指南 [M]．3版．北京：人民卫生出版社，2020.

[3] 刘原，刘成玉．临床技能培训与实践 [M]．2版．北京：人民卫生出版社，2021.

[4] Higgs A, McGrath B A, Goddard C, et al. Guidelines for the management of tracheal intubation in critically ill adults [J]. Br J Anaesth, 2018, 120 (2) : 323-352.

第三节 气管插管术（经口）理论测试题

一、课前测试题

1．嗅物位是指哪三个解剖的轴线保持在一条直线上（　）

A．咽－气管－口　　B．鼻－耳垂－咽

C．鼻－气管－喉　　D．额－耳垂－咽

2．下面哪种属于最合适患者的面罩（　）

A．完全包裹患者口鼻　　B．不覆盖眼睛

C．盖住下巴　　D．符合以上ABC项的最小面罩

3．24岁男性，因“意识不清10分钟”送来急诊科。你作为一名值班医师接诊该患者。经过初始评估，发现患者有心跳，呼吸10次/分，不规则，护士立即实施单纯球囊－面罩复苏通气，正确的频率应该是（　）

A．3～5秒一次　　B．2～3秒一次

C．5～6秒一次　　D．6秒一次

4．女性成人，选择无套囊导管进行气管插管，最合适的导管型号是（　）

A．5.0　　B．5.5　　C．6.0

D．7.5　　E．8.5

5．26岁男性，因为不能维持气道，刚刚进行了气管插管术。护士现在要对气管导管进行固定，最合适的导管深度是距离门齿（　）

A．18cm　　B．23cm　　C．19cm

D．26cm　　E．21cm

6.（判断题）插管后如果听诊双肺都可以闻及呼吸音，则提示气管导管在气管内。

7.（判断题）证实气管导管在气管内以后，应立即撤出喉镜，以免患者感到不适。

8.（判断题）为避免刺激，建立人工气道后，应该先抽吸口鼻腔，最后抽吸气管导管内。

二、课后测试题

1．您作为值班医生，刚抢救了一名非心搏骤停患者，紧急实施了气管插管术，但患者血氧饱和度上升缓慢，为排除气管导管误入食管，证实气管导管放置在气管内，您认为最可

靠的方法是（　）

A．看到导管通过声带

B．通气时导管壁有雾气

C．听诊双肺野听诊到呼吸音，两侧腋下呼吸音对称，上腹部无呼吸音

D．正压通气时胸壁上抬

E．$EtCO_2$测定

2．26岁男性，体格中等，现在准备行气管插管术，需要你去准备插管用物，拟选择无套囊导管进行气管插管，最合适的导管型号是（　）

A．5.0　　B．6.5　　C．7.0

D．8.5　　E．9.0

3．成年男性，因为呼吸衰竭拟行气管插管术，选择无套囊导管进行气管插管，最合适的导管深度是（　）

A．20cm　　B．21cm　　C．23cm

D．24cm　　E．25cm

4．（多选）在气管插管的过程中，喉镜片的合适大小是指（　）

A．上切牙到下颌角间距1cm之内　　B．能够控制舌且可到达声门结构

C．上切牙到下颌角间距2cm之内　　D．选择能放进儿童口腔的最大喉镜片

5．（多选）插管时，声门暴露的技巧是（　）

A．沿喉镜手柄长轴，远离操作者，向前、向上呈45°角方向用力

B．保持腕部呈直线

C．不能良好暴露视野时，可利用上腭或切牙作为杠杆支点支撑喉镜

D．对于小婴儿，首选弯镜片

参考答案与解析

一、课前测试题

1．A

【解析】嗅物位是颈部前伸（外耳道在肩部前方）、头部后仰（口鼻朝向天花板），使咽－气管－口轴线保持在一条直线上。

2．D

【解析】如果单选ABC，面罩可能会偏大。

3．D

【解析】在2020版的AHA指南推荐，有心跳、呼吸不正常的成人，复苏通气频率为6秒1次。

4. D

【解析】对于女性成人，通常选择气管插管的型号为7.0～8.0号。

5. B

【解析】成人女性的插管深度约为21cm，成人男性的插管深度约为23cm。

6. 错误

【解析】患者有自主呼吸时，即便是闻及双肺呼吸音，仍不代表导管在气管内。

7. 错误

【解析】撤喉镜之前，应该放置牙垫。

8. 错误

【解析】从无菌角度考虑，应该先抽吸气管导管内，最后口鼻腔。

二、课后测试题

1. E

【解析】A操作者也可能看得不对；B导管在胃内也可以因为过多充气造成气雾；C患者有自主呼吸时，即便导管不在气管内，也可以出现这些表现；D可以是患者自主呼吸导致的胸廓上抬。

2. D

【解析】对于成年男性，通常选择7.5～8.5号的气管导管。

3. C

【解析】成年男性的插管深度约为23cm。

4. AB

【解析】喉镜片过大过小都不容易暴露视野。

5. AB

【解析】C错误，不能利用牙齿做杠杆支点，否则可能损坏牙齿；D小婴儿首选直镜片。

第四节 气管插管术（经口）操作评价表

适合学员同伴互评

气管插管术（经口）操作核查表

序号	操作行为概要	执行情况 （是√否×部分△）
1	识别异常呼吸，做气管插管决策，呼叫帮助	
2	开放气道，充分预给氧，球囊复苏（E-C手法）加压给氧，助手配合	
3	情况许可时签署知情同意书，建立静脉通路，给予适当药物	

序号	操作行为概要	执行情况（是√否×部分△）
4	物品准备齐全，规格合适，检查有效期	
5	检查气管导管，判断气囊无漏气，导丝塑形导管，润滑	
6	正确握持喉镜和开放气道，良好暴露声门，不造成损伤	
7	放入气管导管，拔除管芯，再送至合适深度，操作过程迅速	
8	正确判断气管导管位置，识别异常位置插管并迅速纠正	
9	插管失败时重新进行插管操作：拔管（先抽空气囊），球囊通气（助手），重新对导管润滑塑形	
10	从打开喉镜光源到插管后第一次通气时间控制在30秒内，否则重新通气给氧	
11	放牙垫、退喉镜、关光源、头回位，顺序正确	
12	再次确定气管导管到门齿的刻度	
13	两条胶布四头固定法固定导管	
14	吸痰，先导管内后导管外	
15	遵守无菌原则，良好的医疗垃圾分类行为	
16	以患者为中心，有爱伤观念和良好的职业素质	

适合教师评价学员

气管插管术（经口）操作评分表

项目	检查内容与评分要点	满分	扣分
操作者准备（4分）	戴帽子、口罩、穿白大褂，口述“气管插管考核准备就绪”	3	
	口述“患者呼吸衰竭，准备进行气管插管，请来人一起抢救”。计时	1	
患者准备（8分）	患者去枕仰卧，正确手法开放气道，检查口腔有无异物	2	
	选合适的球囊面罩，E-C手法通气3～5次，不漏气，频率6秒/次	4	
	将球囊交由助手继续通气	1	
	情况允许时签署知情同意，给予适当药物	1	
物品准备（26分）	洗手后戴手套（无须无菌手套），在患者两侧各铺一块无菌巾	2	
	选择合适大小的带囊气管导管，通常男性选用7.5～8.5号，女性选用7.0～8.0号，同时准备大一号和小一号的导管	2	
	检查包装是否完整，是否在有效期	1	
	使用注射器检查气囊无漏气，并将囊内气体抽空	2	
	插入管芯，前端距导管开口1cm，塑形	2	
	石蜡油棉团润滑导管前端上、下、左、右、斜面及套囊	2	
	量取口角到下颌角距离，选择合适喉镜片	2	
	安装喉镜片手法正确，检查光源良好	4	

项目	检查内容与评分要点	满分	扣分
物品准备（26分）	其他物品准备：胶布2条，听诊器（挂于胸前，听诊头放到口袋），10ml注射器（用于检查套囊是否漏气），无菌纱布，石蜡油棉球，牙垫，镇静镇痛药物（患者不配合时使用，可口述），大小合适的球囊面罩（连接好氧气源），吸痰管（检查包装完好和有效期，连接好负压吸引器），心电监护仪（最好配备呼末CO_2探测头）	9	
操作过程（46分）	保证患者SpO_2在93%以上，助手开放气道，操作者打开喉镜光源	1	
	右手拇指、示指保护口唇	2	
	左手持喉镜，沿右侧口角进入，将舌体推向左侧，喉镜保持正中	4	
	缓慢将喉镜推达舌根，见到会厌，上提镜片，充分显露声门	4	
	【扣分项】喉镜在口内反复挑动，扣3分；以门齿为支点撬动，扣3分；从打开喉镜光源到插管后第一次通气时间超过30秒，扣3分		
	右手执笔式持气管导管，沿喉镜凹槽放入	2	
	气管导管顺利通过声门	5	
	指示助手拔除气管导管管芯	1	
	将气管导管轻轻送入合适深度，记录门齿处气管导管的刻度（女性20～21cm，男性22～23cm）	2	
	向气囊内充气	2	
	【扣分项】插管失败不得分；带着管芯一次插到位，扣3分；操作暴力（反复插入可能会损伤声带），扣3分；插管失败后重新插入操作不正确（如再次插管前未先将气囊内气体抽出，未进行球囊通气和重新导管润滑塑形），扣5分		
	助手将复苏球囊接气管导管“通气”，有条件时进行$EtCO_2$测定（有不少于5次明显的呼气CO_2且水平一致），同时观察胸廓起伏，听诊上腹部、肺部。口述“双肺胸廓有起伏；双肺听诊呼吸音对称；上腹部无呼吸音”	6	
	放牙垫（无牙齿可免），退喉镜，关光源，头回位	6	
	【扣分项】操作顺序错误，扣5分		
	再次确定气管导管刻度，两条胶布四头固定法固定气管导管与牙垫	5	
	气管导管内外吸痰（先内后外）。注意吸痰管不带负压进入气管导管	4	
	助手继续通气	1	
	操作者收拾现场用具，口述“操作完毕”	1	
总体评价（16分）	操作过程熟练，操作时间不超过15分钟	5	
	无菌观念良好（手不可以直接触摸到导管前端和导管接口部分，铺无菌巾时，插管前后使用物品的摆放适当）	5	
	医疗垃圾分类良好	3	
	动作轻柔，体现对模拟人的人文关怀	3	
计分	实际得分	100	
备注	合格标准：70分		

评分人：　　　　　　　　　　评分日期：

第四章 电除颤术 (Defibrillation)

第一节 电除颤术教学教案

总体教学设计				
课程名称	电除颤术			
授课教师		职称		专业	
辅助教师		职称		专业	
学情分析	教学对象：住院医师规范化培训医师（一年级）。 学习基础：教学对象在本科阶段已经学习了心肺复苏，但对于手动除颤仪的使用不够熟练。此种现象在临床较为普遍，甚至很多高年资的医生也不知道如何使用。 学习特点：刚进入规培阶段的年轻医师，正在努力适应从实习医师到住培医师的角色转变，具备积极主动的学习热情，渴望提高临床技能，期待在临床实践当中真实应用并成功救治患者。 学习需求：本技能课程资源包适用于住培医师或其他需要规范电除颤操作流程的学员。临床上电除颤是急危重患者抢救中极为重要、必不可少的手段，熟练掌握电除颤技术，能够及时有效地对危重患者提供救助和生命支持，提高抢救成功率。缺乏临床实践经验的住培医师在面对争分夺秒的抢救时，几乎没有机会将该技术应用于真实患者当中。模拟教学对培训医护人员按标准流程进行电除颤十分必要。对于急诊、重症等专业住培医生，接触临床真实案例之前，建立规范操作习惯，有利于学员提高操作成功率，增强自信心，也是患者安全的有力保障。			
教学需求分析	该项技能是高风险操作，因此，准确评估电除颤的适应证和禁忌证、掌握标准操作流程、快速安全除颤是关键。熟悉不同品牌除颤仪的功能构造、日常维护也是本次课程对教学对象的基本要求。根据患者病情综合分析，与其他抢救措施相结合，做出合理的临床救治决策，是对其更进一步的学习要求。			
师生比	1∶3	授课学时	3学时（135分钟）	
授课时间		授课地点		
学习目标	（一）知识认知目标（knowledge） 1. 准确描述电除颤的适应证和禁忌证。 2. 正确叙述电除颤的操作流程及注意事项。 （二）动作技能目标（skill） 1. 熟悉除颤仪的构造与功能，并能正确操作。 2. 正确识别可电击心律及不可电击心律图形。 3. 能够在发现可除颤心律后尽快安全地实施电除颤。 （三）情感价值目标（attitude） 1. 清场环节，确保同伴安全。 2. 爱伤观念。			

<table>
<tr><td>教学重点及
教学方法</td><td colspan="4">教学重点
1. 电除颤的适应证和禁忌证，可电击心律与不可电击心律图形的准确识别。
2. 熟悉除颤仪的结构与功能，并能正确操作。
3. 电除颤的快速安全实施。
教学方法：采取互动式教学、PPT教学、视频教学、示范式教学、同伴互学、案例模拟及引导反馈等教学方法。</td></tr>
<tr><td>教学难点及
教学方法</td><td colspan="4">教学难点
1. 不同品牌的除颤仪，操作面板的结构不同，能量选择不同，容易给学员的实际操作造成困扰。
2. 电除颤的规范化操作流程、注意事项、除颤过程的安全性。
教学方法：实操课程运用改良Peyton教学法、鼓励性教学法、示范式教学、同伴利用核查表互评互学、案例模拟及引导反馈等教学方法。</td></tr>
<tr><td>学员易错点</td><td colspan="4">1. 未能准确识别室颤、无脉性室速心电图，从而无法正确掌握电除颤的适应证。
2. 电除颤的步骤容易混乱。
3. 对除颤仪的不熟悉，导致操作过程不熟练。</td></tr>
<tr><td>课程思政
元素/案例及
融合方法</td><td colspan="4">在课程中，要引导学员认识到电除颤术在救治危重症患者中的重要作用，正确掌握和实施该项技术，能够大大提高患者的抢救成功率，挽救更多的生命，体现“救死扶伤”的伟大医学精神。在整个操作过程中始终贯穿医学人文关怀，尊重患者隐私，时刻谨记“生命至上、人民至上”的社会主义价值观。</td></tr>
<tr><td>总体
教学策略</td><td colspan="4">改良Peyton教学法、团队学习、反馈学习、沉浸式教学法。</td></tr>
<tr><td rowspan="11">主要教学
内容与时间分配</td><td colspan="2">教学环节</td><td>内容</td><td>时间（分钟）</td></tr>
<tr><td>1</td><td>导入阶段
（10分钟）</td><td>课程介绍及分组</td><td>10</td></tr>
<tr><td rowspan="7">2</td><td rowspan="7">教学阶段
（115分钟）</td><td>理论知识讲解及示教视频播放</td><td>15</td></tr>
<tr><td>除颤仪功能讲解</td><td>15</td></tr>
<tr><td>分解示教及练习：操作前准备</td><td>5</td></tr>
<tr><td>分解示教及练习：电除颤过程</td><td>20</td></tr>
<tr><td>分解示教及练习：操作后管理</td><td>10</td></tr>
<tr><td>完整流程及练习</td><td>30</td></tr>
<tr><td>随堂测试及反馈</td><td>20</td></tr>
<tr><td>3</td><td>反馈阶段
（10分钟）</td><td>课程小结</td><td>10</td></tr>
<tr><td colspan="4" style="display:none"></td></tr>
<tr><td>教师准备</td><td colspan="4">1. 教师获院级及以上师资认证，接受过专项培训并取得授课资格。
2. 至少参加1次集体备课，初次授课应在课前进行试讲。
3. 开课前1周，预定教学场地，向培训部提供用物清单（包括核查表、评分表电子版）。
4. 认真阅读教案，明确教学目标。
5. 根据教学对象课前测试情况做好学情分析，确定本次技能课程的重点和难点，需要拓展的知识点。
6. 向学员发送课前信，安排课前学习任务，预习相关理论知识、操作视频等资料。
7. 开课前1天确定课程包是否完整，再次阅读教案，复习流程。
8. 开课前半小时到培训地点，检查用物及资料是否齐全、教室布置是否合理，调试多媒体设备，试播PPT和视频等。
9. 主讲教师与辅助教师再次确认课堂流程及各自任务。</td></tr>
</table>

<table>
<tr><td>学员准备</td><td>1. 课前信
（1）本次技能操作模拟培训的主要内容简介。
（2）一般信息：授课教师、参加人员、时间、地点、学时、教学目标。
（3）需要准备和注意的事宜。
2. 课前学习资源
（1）人民卫生出版社，刘原、刘成玉主编《临床技能培训与实践》第二版，472～473页。
（2）人民卫生出版社，姜保国、陈红主编《中国医学生临床技能操作指南》第三版，38～39页。
（3）人民卫生出版社，黄子通、于学忠主编《急诊医学》第二版，611～613页。
3. 完成课程要求
（1）完整参加课程。
（2）通过课后考核。</td></tr>
<tr><td>场地准备</td><td>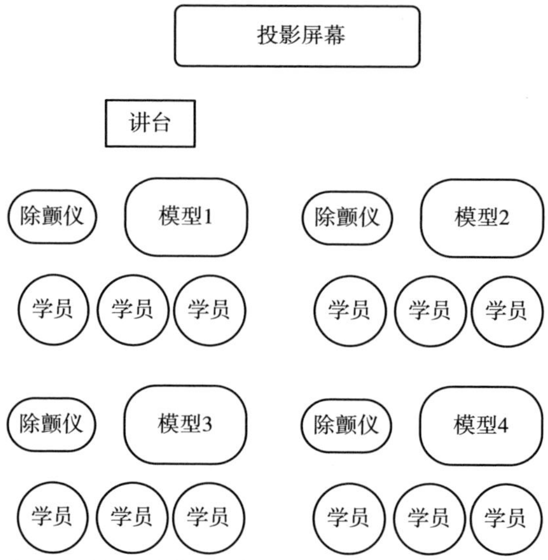
</td></tr>
<tr><td>用物清单
——
以12名学员
分4组为例</td><td>
<table>
<tr><th>序号</th><th>模型/设备/物品/资料名称</th><th>品规或相应要求</th><th>数量</th></tr>
<tr><td>1</td><td>除颤仪</td><td>常规</td><td>4台</td></tr>
<tr><td>2</td><td>除颤模拟人</td><td>带除颤电极板的专用模拟人</td><td>4个</td></tr>
<tr><td>3</td><td>操作台（诊床）</td><td>放置模拟人</td><td>4张</td></tr>
<tr><td>4</td><td>治疗车</td><td>带抽屉及医疗、生活垃圾桶</td><td>4套</td></tr>
<tr><td>5</td><td>导电膏（糊）</td><td>常规</td><td>4瓶</td></tr>
<tr><td>6</td><td>纱布</td><td>大号、小号</td><td>若干</td></tr>
<tr><td>7</td><td>生理盐水</td><td>500ml</td><td>4瓶</td></tr>
<tr><td>8</td><td>乙醇</td><td>75%</td><td>4瓶</td></tr>
</table>
</td></tr>
</table>

<table>
<tr><td>模拟情境</td><td colspan="3">**模拟情境一**
患者程某，男性，50岁，因“突发胸痛2小时”入抢救室。心电图提示：急性广泛前壁心肌梗死。患者在诊治过程中突发抽搐、意识不清，监护显示：室颤。请为患者急救。
模拟情境二
患者颜某，男性，65岁，因“突发晕厥1小时”入院。诊断：晕厥查因，心律失常（？）。住院医师在询问接诊过程中，患者再次发作晕厥，心电监护提示：室性心动过速。请为患者急救。
模拟情境三
医院候诊大厅内，一中年男子突发倒地，意识不清，目击者立即对该患者进行心肺复苏，并呼叫急诊科医生抢救。你携带除颤仪到达现场，请对该患者进行救治。</td></tr>
<tr><td colspan="4">详细教学设计</td></tr>
<tr><td>阶段分配</td><td>教学内容</td><td>教学方法</td><td>时间（分钟）</td></tr>
<tr><td rowspan="4">导入阶段
（10分钟）</td><td>师生相互介绍，破冰。介绍课室环境、课程时间等。</td><td>互动法</td><td rowspan="4">10</td></tr>
<tr><td>引入课程主题。</td><td>案例分析</td></tr>
<tr><td>明确学习目标。</td><td>PPT讲授</td></tr>
<tr><td>分组：12名学员平均分成4组，每组1个模型单元。</td><td>互动学习</td></tr>
<tr><td rowspan="10">教学阶段
（115分钟）</td><td>回顾电除颤的重要理论知识点。</td><td>PPT讲授</td><td rowspan="3">30</td></tr>
<tr><td>观看完整电除颤操作视频。</td><td>视频演示</td></tr>
<tr><td>讲解除颤仪功能与日程维护流程。</td><td>演示讲解</td></tr>
<tr><td>术前准备的分步示教及练习。</td><td rowspan="3">示范教学
刻意练习</td><td rowspan="3">35</td></tr>
<tr><td>除颤过程的分步示教及练习。</td></tr>
<tr><td>操作后处理的分步示教及练习：清洁皮肤，整理物品，记录，观察，沟通。</td></tr>
<tr><td>每组学员编为1、2、3号，1号学员操作时，2号学员配合，3号学员持核查表进行核查反馈，三人交替角色轮流进行全流程的操作练习。</td><td>刻意练习
同伴互学
直接反馈</td><td>30</td></tr>
<tr><td>学员分两组完成随堂测试。</td><td>案例模拟
评分法</td><td rowspan="2">20</td></tr>
<tr><td>每位学员抽取一个临床情境案例，学员根据患者情况综合评价后合理实施电除颤操作。</td><td>引导反馈</td></tr>
<tr><td rowspan="4">反馈阶段
（10分钟）</td><td>对学员的表现给予评价。</td><td rowspan="2">互动讨论</td><td rowspan="4">10</td></tr>
<tr><td>询问学员有无疑问。</td></tr>
<tr><td>回顾教学目标做课程总结。</td><td rowspan="2">总结归纳</td></tr>
<tr><td>布置课后学习任务。</td></tr>
<tr><td>学习效果评价</td><td colspan="3">1. 评价方法：评价表评价。
2. 评价表：见本章第四节。</td></tr>
</table>

课后作业	1. 以小组为单位查阅相关资料完成以下学习任务，并于课后1周内提交学习报告。 （1）了解AED（自动体外除颤器）的使用规范。 （2）同步电转复与电除颤术有什么区别? 2. 在72小时内完成课后测试（线上发送）。 3. 鼓励学员来培训部强化练习，强调电除颤术需要反复练习，避免技能退化。 4. 通过基于胜任力的考核后，可以在教师的监督下为真实患者进行电除颤操作。
专业英语词汇	非同步电除颤 non-synchronized defibrillation 负极电极板 (胸骨侧) sternal paddle 正极电极板 (心尖侧) apex paddle 同步电复律 synchronous cardioversion 充电 charge 电击 shock
参考教学资料	[1] 刘原, 刘成玉. 临床技能培训与实践 [M] . 2版. 北京: 人民卫生出版社, 2021. [2] 姜保国, 陈红. 中国医学生临床技能操作指南 [M] . 3版. 北京: 人民卫生出版社, 2020. [3] 黄子通, 于学忠. 急诊医学 [M] . 2版. 北京: 人民卫生出版社, 2014.
教学反思	
知识拓展	
案例编写	教案作者：张得胜 作者单位：深圳市南山区人民医院 联系邮箱：905524442@qq.com

第二节　电除颤术操作规范

【扫码观看视频】

一、目的

纠正和治疗心室颤动和无脉搏室性心动过速，恢复窦性心律，维持血流动力学稳定。

二、适应证

心室颤动（及心室扑动），无脉性室性心动过速。

三、禁忌证

心室静止（心电图显示呈直线），无脉电活动者，应行胸外按压。

四、操作前准备

1. 操作者准备：评估与观察患者，识别心律，判断是否符合适应证。

2. 用物准备：治疗车、除颤仪、导电膏、500ml生理盐水1瓶，乙醇1瓶，大号纱布2块、小号纱布2块，医疗垃圾桶1个。

3. 患者准备：患者平卧于绝缘的硬板床上。

五、操作步骤

1．迅速携除颤仪至床旁，暴露患者胸部，清洁、擦干局部皮肤，移除过多毛发。

2．开启除颤仪，调至除颤挡，安放除颤电极板，识别心律为可除颤心律，准备除颤（如果患者已经连接了心电监护仪，可直接观察患者心律，若为可除颤心律，立即准备除颤）。

3．调节除颤仪模式至非同步模式。

4．选择能量。单相波仪器选择360J，双相波仪器选择200J。一般开机默认就是成人推荐起始剂量。若为不熟悉的除颤仪，直接选择最高能量。

5．在两个电极板均匀涂抹导电膏。若无导电膏，可垫多层生理盐水纱布（拧干至不滴水为宜）。

6．将电极板负极（STERNUM）放在胸骨右缘2～3肋间（胸骨右侧心底部），正极（APEX）放在左腋中线第5肋间（心尖部）。两电极板距离不小于10cm，电极板与皮肤紧密接触，压力适当。

7．再次观察心电图，确认需要除颤。

8．按除颤仪或电极板上的“充电（CHARGE）”按钮，充电至所选择的能量。

9．嘱周围人员离开床缘，环顾四周并确认安全。

10．双手拇指同时按压除颤仪电极手柄上“放电（SHOCK）”按钮，电击除颤。

11．除颤后立即继续行心肺复苏5组，约2分钟后复检心律，必要时再次除颤。

六、操作后处理

1．爱护患者，将局部皮肤清洁干净。

2．关机，整理物品：使用乙醇纱布清洁电极板后放置归位，将除颤器连接电源充电，补充抢救用物。

3．记录除颤时间、模式、能量、效果、局部皮肤及有无并发症。

4．观察是否存在其他并发症，包括心肌损伤、心律失常、急性肺水肿等。

5．跟患者及家属沟通，说明病情。

七、并发症及处理

1．心肌损伤：因使用过大电击能量或反复多次电击，表现为心电图ST-T改变，肌钙蛋白心肌酶轻度升高，历时数小时或数天。轻者密切观察，严重者予以心内科专科相应处理。

2．皮肤灼伤：由于电极板与皮肤接触不紧密或导电膏涂得太少或不均匀，也与多次重复高能量电击有关，表现为局部红斑或轻度肿胀。无须特殊处理即可自行恢复，操作时做好预防措施。

3．心律失常：与疾病本身和电刺激有关。其中期前收缩发生率最高，也可出现窦性心动过缓、房性及交界性逸搏、窦性停搏等异常心律。严重者静脉注射阿托品或异丙肾上腺素，必要时行临时心脏起搏。

4．急性肺水肿：以左心房及左心室功能不良的解释较为合理，个别患者可能与肺栓塞有关。发生肺水肿后应立即予以相应处理。

八、注意事项

1．评估心律时，需停止对患者的一切操作。

2．操作者的手需保持干燥，可戴橡胶手套绝缘，严禁使用湿手触握电极板。

3．两电极板放置距离应不小于10cm，禁忌对空放电或两电极板相向放电。

4．对于植入永久起搏器的患者，电极板距离起搏器的脉冲发生器需超过10cm。除颤术后检查起搏器的功能。临时起搏器应先予关闭。

5．小儿应使用专用的小号电极板。除颤时首次能量2J/kg，后续能量级别至少为4J/kg，最大不超过10J/kg或成人最大能量。

6．除颤时，取下氧气面罩或鼻氧管，并将其放置在距离患者胸部至少1米远的位置，以最大限度降低火灾的风险。呼吸机回路应保持连接。

7．除颤过程要迅速，全程持续胸外按压，中断按压时间控制在10秒以内。

九、相关知识

1．电除颤原理：利用除颤仪发出的高能量脉冲电流通过心脏，使所有心肌细胞在瞬间同时除极，然后由最高自律性的起搏点（通常为窦房结）重新主导心脏节律。

2．室颤、无脉性室速患者的识别

（1）通常患者会突然发生意识丧失，大动脉搏动消失，合并有抽搐，呼吸停止，面部发绀等。

（2）心电图显示为室颤、无脉性室速。

十、相关临床情境及临床思维分析

模拟情境一：患者程某，男性，50岁，因“突发胸痛2小时”入抢救室，心电图提示：急性广泛前壁心肌梗死。患者在诊治过程中突发抽搐、意识不清，监护显示：室颤。请为患者进行电除颤急救。

临床思维分析：正确识别室颤心电图，室颤为电除颤适应证，在做好电除颤前期准备时，应先立即进行心肺复苏，同时尽早除颤。

模拟情境二：患者颜某，男性，65岁，因“突发晕厥1小时”入院，诊断：晕厥查因，心律失常。住院医师在询问接诊过程中，患者再次发作晕厥，心电监护提示：室性心动过速。请为患者急救。

临床思维分析：患者出现室性心动过速时，应立即评估颈动脉搏动。当患者没有颈动脉搏动时，应正确识别为无脉性室速心电图，无脉性室速为电除颤适应证，立即给予患者心肺复苏，尽早除颤。

模拟情境三：医院候诊大厅内，一中年男子突发倒地，意识不清，目击者立即对该患者进行心肺复苏，并呼叫急诊科医生抢救。你携带除颤仪到达现场，请对该患者进行救治。

临床思维分析：在心肺复苏同时，尽早连接除颤仪，通过除颤仪正确识别患者心律，规范除颤。

十一、参考资料

[1] 刘原, 刘成玉. 临床技能培训与实践 [M] . 2版. 北京: 人民卫生出版社, 2021.
[2] 姜保国, 陈红. 中国医学生临床技能操作指南 [M] . 3版. 北京: 人民卫生出版社, 2020.
[3] 黄子通, 于学忠. 急诊医学 [M] . 2版. 北京: 人民卫生出版社, 2014.

第三节 电除颤术理论测试题

一、课前测试题

1. 电除颤的原理是（　）
A. 恢复患者肺部通气
B. 恢复患者肺部通气及血流
C. 恢复患者正常血流
D. 消除异位心律，阻断折返激动
E. 加速心率

2. 室颤时采用的工作模式为（　）
A. 同步
B. 先同步后非同步
C. 先非同步后同步
D. 非同步
E. 是否同步不影响

3.（多选）成人心室颤动时电除颤的能量选择应为（　）
A. 单相波120J
B. 单相波200J
C. 单相波360J
D. 双相波120J
E. 双相波200J

4. 除颤时，电极板分别置于（　）
A. 左侧腋中线第五肋间及心尖区
B. 左侧锁骨下胸骨左缘第二肋间及心底区
C. 右侧锁骨下胸骨右缘第二肋间及心底区
D. 右侧锁骨下胸骨右缘第二肋间及心尖区
E. 左侧锁骨中线第五肋间及心底区

5.（多选）关于电除颤，下列说法错误的是（　）
A. 两电极板位置距离应大于10cm
B. 放置电极板后立即放电
C. 注意擦干皮肤
D. 电极板位置正确，紧贴皮肤
E. 电极板在任何患者上放置位置不变

二、课后测试题

1．除颤仪的保养不包括（　）

A．恢复除颤仪的出厂设置　B．清洁仪器外表面　C．清洁记录仪打印头

D．维护电池　E．擦拭电极板

2．经首次电除颤未消除心室颤动的最佳处理是（　）

A．连续以更高级别的能量进行电除颤2次

B．连续以更高级别的能量进行电除颤3次

C．连续以同样级别的能量进行电除颤2次

D．连续以同样级别的能量进行电除颤3次

E．进行2分钟心肺复苏后再次电除颤

3．患者女性，60岁，冠心病。突然晕倒伴意识丧失，立即记录心电图如图所示，应诊断为（　）

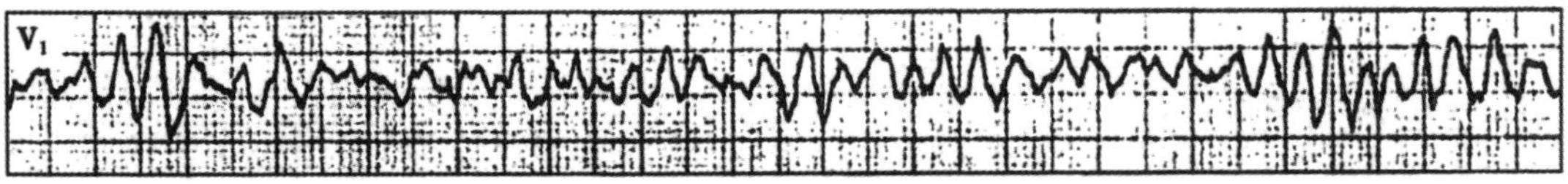

A．紊乱性房性心动过速　B．室性心动过速

C．心室颤动　D．心房扑动

E．心房颤动伴室内差异性传导

4．患者男性，32岁，反复晕厥4年，发作时伴面色苍白，四肢抽搐。下图为晕厥发作时的心电图，应诊断为（　）

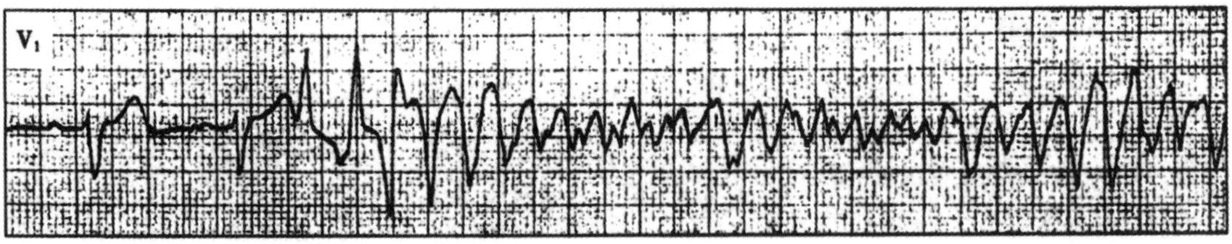

A．尖端扭转型室性心动过速，心室颤动

B．心房扑动

C．预激综合征合并心房颤动

D．阵发性室上性心动过速伴室内差异性传导

E．心室扑动

5．心室颤动电除颤的正确方法是（　）

A．首先需静脉推注地西泮（安定）　B．必须在心电监测下进行

C．不能反复多次电除颤

D．非同步电除颤

E．电击能量一般小于200J

参考答案与解析

一、课前测试题

1．D

【解析】电除颤是利用除颤器发出高能量短时限脉冲电流通过心肌，使所有心肌细胞瞬间同时除极，消除折返激动，抑制异位心律，恢复窦性心律。

2．D

【解析】电除颤选择“非同步”模式，电复律选择“同步”模式。

3．CE

【解析】不同的品牌和电流模式，起始能量不同。一般来说，单相波选择360J，双相波选择200J作为初始能量。

4．D

【解析】除颤时负极电击板（STERNAL）放置在心底部，即右侧锁骨下胸骨右缘区域；正极电击板（APEX）中心放置在心尖部，即与第五肋间平齐的腋中线处。

5．BE

【解析】除颤时要确保周围人员离开床缘，环顾四周确认安全。对于部分装有起搏器、皮肤贴有药物贴片等的患者，放置电极板时要适当避开。

二、课后测试题

1．A

【解析】除颤仪的保养不需要恢复出厂设置。

2．E

【解析】治疗室颤时，应首先电除颤1次。若首次电除颤失败，应让除颤器重新充电，同时立即行胸外心脏按压和人工呼吸，5个周期心肺复苏后（约2分钟）再次分析心律，必要时再次除颤。

3．C

【解析】心电图见P-QRS-T波消失，代之以形态不同、大小各异、极不规则的颤动波，粗颤与细颤交替出现，波幅介于0.2～1.4mV，频率超过250次/分，诊断为心室颤动。

4．A

【解析】此心电图的特点为：第1、2个心搏为窦性心律，第3、4、5、6、7个QRS波群为提前出现的宽大畸形的QRS波群，其前无窦性P波，前2个心搏主波向上，后4个心搏主波转向下方，频率约250次/分，其后变为大小、形态不规则的颤动波，基线消失，诊断为尖端扭转型室性心动过速，心室颤动。

5．D

【解析】终止心室颤动最有效的方法是非同步电除颤。心室颤动的治疗必须争分夺秒，电除颤前无须静脉推注地西泮（安定），也不一定需要心电监测。

第四节　电除颤术操作评价表

适合学员同伴互评

电除颤术操作核查表

序号	操作行为概要	执行情况 （是√否×部分△）
1	检查评估患者意识、颈动脉搏动、呼吸	
2	呼叫同伴协助抢救	
3	检查除颤仪状态，电量是否充足	
4	准备物品齐全	
5	迅速携除颤仪至床旁，核对患者信息	
6	使患者仰卧于硬板床上，暴露胸部，身体不接触任何金属部分	
7	清洁患者胸前皮肤	
8	开启除颤仪，用电极板示波了解心律情况；或直接通过监护仪观察心律	
9	报告患者心律情况	
10	确认为非同步模式（开机默认模式）	
11	根据单相、双相波模式选择能量	
12	电极板均匀涂抹导电膏，或在胸前除颤部位垫上生理盐水纱布	
13	正确放置电极板位置，压力适当，电极板与胸壁紧密接触	
14	再次观察心律	
15	充电	
16	嘱周围人员离开床缘，环顾四周并确认安全后放电	
17	除颤结束后立即胸外按压，5个循环后再次评估	
18	清洁患者皮肤，整理衣物	
19	关机，清洁电极板，归位，补充用物，充电	
20	记录除颤时间、模式、能量、效果，观察并发症	
21	与患者家属沟通病情	

适合教师评价学员

电除颤术操作评分表

项目	检查内容与评分要点	满分	扣分
评估（10分）	检查评估患者：意识丧失、颈动脉搏动消失、呼吸停止	5	
	呼叫同伴协助抢救	5	
准备（8分）	检查除颤仪状态，报告“设备完好，电量充足”	4	
	准备导电膏，生理盐水，大号纱布2块，小号纱布2块，乙醇1瓶	4	
操作（67分）	使患者仰卧于硬板床上，暴露胸部，身体不接触任何金属部分	5	
	清洁患者胸前皮肤	5	
	开启除颤仪，调至除颤挡，用电极板示波了解患者心律情况（如果患者已经连接监护仪，可直接观察心律）	6	
	检查心律波形，确认为可除颤心律	6	
	确认为非同步模式（开机默认模式）	4	
	选择能量：单相波360J，双相波200J。或者选择除颤仪推荐的能量。不熟悉的除颤仪，直接选择最高能量	5	
	电极板均匀涂抹导电膏，或在胸前除颤部位垫上生理盐水纱布	5	
	正确放置电极板位置：负极（STERNUM）放在胸骨右缘第2～3肋间（心底部），正极（APEX）放在左腋中线第5肋间（心尖部），压力适当，电极板与胸壁接触	8	
	再次观察心律，确认为可除颤心律	4	
	按手柄上“充电（CHARGE）”按钮或者除颤仪面板上的充电按钮，充电至所选择的能量	5	
	嘱周围人员离开床缘，环顾四周并确认安全	5	
	双手拇指同时按压放电按钮	4	
	除颤结束后立即胸外按压，5个循环后观察心律情况，判断是否进行下一次除颤	5	
操作后处理（10分）	清洁患者皮肤，整理衣物	2	
	关机，清洁电极板，归位，补充用物	4	
	记录除颤时间、模式、能量、效果，观察有无并发症	2	
	与患者家属沟通病情	2	
综合评分（5分）	操作娴熟，除颤迅速，方法正确，全程体现人文关怀	5	
计分	实际得分	100	
备注	合格标准：60分以上		

评分人：　　　　　　　　　　评分日期：

第五章

创伤急救：止血包扎技术

(Emergent Treatment of Trauma：Hemostasis and Bandaging Technique)

第一节 创伤急救：止血包扎技术教学教案

总体教学设计					
课程名称	创伤急救：止血包扎技术				
授课教师		职称		专业	
辅助教师		职称		专业	
学情分析	**教学对象：**住院医师规范化培训医师（一年级）。 **学习基础：**教学对象已经接受第九版《外科学》第十二章创伤中开放性伤口止血包扎相关内容的理论学习。 **学习特点：**基于模型的刻意练习，让住培医师能够运用止血包扎的临床思维理论知识及临床技能对模型做出正确的处置。 **学习需求：**教学对象需要参加执业医师资格考试，本章节是技能考试的重要组成部分。				
教学需求分析	住培医师、低年资外科医师在见习、实习及规培阶段均未系统性接受开放性伤口止血包扎的课程培训，也极少能在工作过程中接触所有的外伤出血病例并积累足够的临床工作经验，因此在工作中碰到此类患者时，往往束手无策或者难以彻底止血，亦或操作不当引起并发症。因此，开展系统性的止血包扎模拟课程势在必行。				
师生比	1∶6		授课学时	2学时（90分钟）	
授课时间			授课地点		
学习目标	（一）知识认知目标（knowledge） 1. 说出开放性伤口（皮肤的完整性被破坏）的定义及种类。 2. 识别动脉出血与静脉出血（颜色、出血速度）。 3. 分析不同出血程度（渗血、涌血、大小动脉喷射性出血）及范围（伤口大小），并说出对应的止血、包扎方法。 （二）动作技能目标（skill） 在模型上对一例指定的出血类型正确完成对应的止血包扎技能操作。 （三）情感价值目标（attitude） 1. 处置前进行自我介绍、表达对患者的关心，处置时体现对受伤处的轻柔细致。 2. 处置过程中分析、解释伤情，取得患者理解，建立配合治疗的信心。				

<table>
<tr><td>教学重点及
教学方法</td><td colspan="5">教学重点
1．四种止血方法（直接压迫、加压止血、填塞止血、止血带止血）。
2．四种常用的绷带包扎方法（环形、螺旋、“8”字、回返包扎）。
3．三角巾的大手挂、小手挂、帽式包扎。
教学方法
1．视频教学：播放临床操作视频。
2．说课：止血包扎的临床思维及技能理论。
3．技能：Peyton教学法。
4．考核：同行互评，学员分组采用评价量表互相考核。
5．能力测试：教师评价学员。</td></tr>
<tr><td>教学难点及
教学方法</td><td colspan="5">教学难点：识别出血程度并采用合理的方法进行止血包扎，以达到确定性止血并尽可能减少并发症发生。
教学方法
1．借助PPT展示临床不同出血场景图片及视频，通过直观视觉感受建立对不同出血程度的及时准确判断，并正确选择合适的止血方法。
2．采用出血模型（视频），模拟渗血、涌血、喷血三种不同情境，配合模型或高级模拟人进行情境模拟，让学员运用知识、技能及情感目标进行实操演练。</td></tr>
<tr><td>学员易错点</td><td colspan="5">1．未做好个人防护。
2．污染后的手套直接接触无菌或者清洁物品。
3．止血带使用的指征把握不准。
4．止血带使用的位置定位不准。
5．包扎方法不当或者压力不恰当。</td></tr>
<tr><td>课程思政
元素/案例及
融合方法</td><td colspan="5">1．操作过程中全程遵守无菌观念。
2．处置前自我介绍、操作过程表达关心。
3．处置时正确分析伤情及解释操作的必要性。</td></tr>
<tr><td>总体教学策略</td><td colspan="5">Gagne九段法教学、启发性教学、教师示范教学、边做边练、同伴互助学习、Peyton教学法等。</td></tr>
<tr><td rowspan="17">主要教学
内容与时间分配</td><td colspan="2">教学环节</td><td colspan="2">内容</td><td>时间（分钟）</td></tr>
<tr><td rowspan="4">1</td><td rowspan="4">课前介绍
（6分钟）</td><td colspan="2">引入课程主题</td><td>2</td></tr>
<tr><td colspan="2">明确学习目标</td><td>1</td></tr>
<tr><td colspan="2">回顾创伤分类、出血类型</td><td>2.5</td></tr>
<tr><td colspan="2">发放操作指南</td><td>0.5</td></tr>
<tr><td rowspan="10">2</td><td rowspan="10">理论知识
技能操作
（边看边练）
（74分钟）</td><td colspan="2">使用图片与视频进行理论知识讲解</td><td>1.5</td></tr>
<tr><td rowspan="4">教师完整示范技能操作（可播放视频）</td><td>物品准备</td><td rowspan="2">0.5</td></tr>
<tr><td>术者准备（口罩、帽子、手套）</td></tr>
<tr><td>包扎方法</td><td>4</td></tr>
<tr><td>止血方法</td><td>5</td></tr>
<tr><td colspan="2">学员说操作步骤，指导教师按指示完成操作</td><td>10</td></tr>
<tr><td colspan="2">引导学员自己一边口述一边操作</td><td>18</td></tr>
<tr><td colspan="2">测试</td><td>15</td></tr>
<tr><td colspan="2">情境模拟</td><td>20</td></tr>
<tr><td colspan="2"></td><td></td></tr>
<tr><td rowspan="2">3</td><td rowspan="2">反馈和总结
（10分钟）</td><td colspan="2">讨论反馈</td><td>5</td></tr>
<tr><td colspan="2">布置课后作业、完成评价表</td><td>5</td></tr>
</table>

教师准备	1．教师获院级及以上师资认证，接受过专项培训并取得授课资格。 2．至少参加1次集体备课，初次授课应在课前进行试讲。 3．开课前1周，预定教学场地，向培训部提供用物清单（包括核查表、评分表电子版）。 4．认真阅读教案，明确教学目标。 5．根据教学对象课前测试情况做好学情分析，确定本次技能课程的重点和难点，需要拓展的知识点。 6．向学员发送课前信，安排课前学习任务，预习相关理论知识、操作视频等资料。 7．开课前1天确定课程包是否完整，再次阅读教案，复习流程。 8．开课前半小时到培训地点，检查用物及资料是否齐全、教室布置是否合理，调试多媒体设备，试播PPT和视频等。 9．主讲教师与辅助教师再次确认课堂流程及各自任务。
学员准备	1．课前信 （1）本次技能操作模拟培训的主要内容简介。 （2）一般信息：授课教师、参加人员、时间、地点、学时、教学目标。 （3）需要准备和注意的事宜。 2．课前学习资源 （1）人民卫生出版社，姜保国、陈红主编《中国医学生临床技能操作指南》第三版。 （2）人民卫生出版社，陈孝平、汪建平、赵继宗主编《外科学》第九版。 （3）操作视频和操作流程。 3．完成课程要求 （1）完整参加课程。 （2）完成课程作业。
场地准备	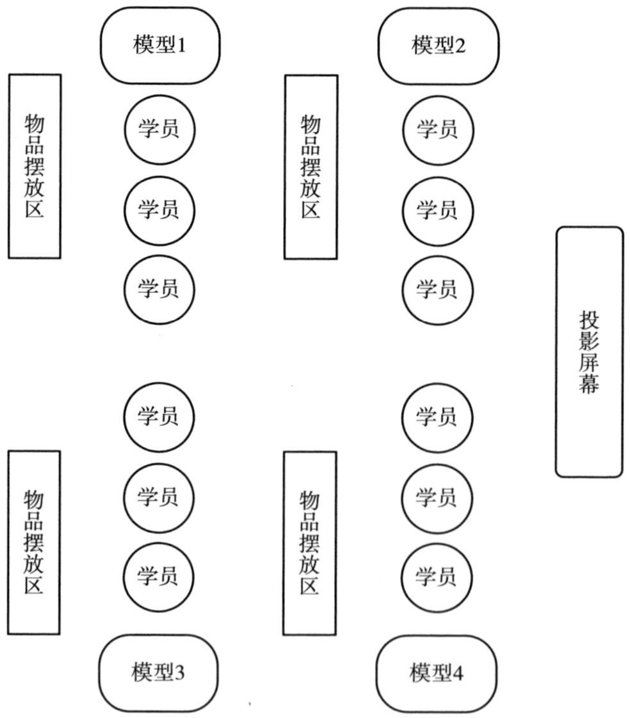

	序号	模型/设备/物品/资料名称	规格	数量
用物清单 —— 以12名学员分4组为例	1	纱布绷带、弹力绷带	5cm、7.5cm	各12卷
	2	医用胶布	常规	2卷
	3	旋压式止血带	常规	6个
	4	医用橡胶检查手套	M、S码	各1盒
	5	口罩、帽子、护目镜	常规	20套
	6	无菌纱布	常规	50块
	7	无菌棉垫	常规	20包
	8	标记卡、笔	常规	4套
	9	出血模型	常规	1套
	10	清创治疗车	常规	1台
	11	高级模拟人	常规	1套
模拟情境	张先生，外卖配送员，30岁，因“不慎被物品锐利边缘割伤左前臂疼痛伴出血20分钟”来诊。查体：T 37.1℃，P 105次/分，BP 130/88mmHg，SpO_2 99%，急性痛苦病容，左前臂远端掌侧见10cm伤口，深及筋膜，见涌血，患肢末梢感觉血运未见明显异常。作为接诊医生，请你给患者进行螺旋包扎止血。			

详细教学设计

阶段分配	教学内容		教学方法	时长（分钟）
课前介绍（6分钟）	配合临床病例视频或者照片，询问学员“有没有遇见进入诊室的患者虽然包着厚厚的敷料，但还是不停地出血？”		互动法 多媒体教学	2
	明确学习目标：告知学员课程结束后至少能正确独立完成一种止血包扎。		说课	1
	刺激课前知识回忆：回顾创伤分类、出血类型。		互动法	2.5
	发放操作指南：《中国医学生临床技能操作指南》第三版节选内容。		说课	0.5
理论知识技能操作（74分钟）	使用图片与视频进行理论知识讲解		多媒体教学	1.5
	教师完整示范技能操作（可播放视频）。	物品准备（止血敷料、绷带、止血带）。	Peyton法	0.5
		术者准备（口罩、帽子、手套）。		
		止血方法：指压，加压包扎，填塞，止血带使用方法及注意事项。		4
		包扎方法（环形、螺旋、“8”字，回返、止血带）学习。		5
	让学员说操作步骤，指导教师按指示完成操作。		Peyton法	10
	引导学员自己一边口述一边做。 教师提供反馈信息，观察学员表述给予指令性反馈。			18
	测试：学员独立正确完成一项止血包扎操作。学员分为2人一组，A说流程，B操作并复述细节，操作结束后轮换角色重复进行。		同行评价 核查表	15
	情境模拟，促进知识技能的记忆和转化。 模拟真实工作环境，使用出血模型或高级模拟人呈现模拟情境，抽取学员为开放性出血患者行止血包扎。		模拟教学	20

反馈和总结（10分钟）	讨论反馈，总结优点和可改进点，回顾课程内容。	互动教学反馈	5
	布置课后作业、完成评价表。		5
学习效果评价	1. 评价方法：同行评价，导师评价学员。 2. 评价表：见本章第五节。		
课后作业	每位同学把课程所学的各技能独立完成后，上传视频给教师审核。		
专业英语词汇	创伤急救 emergent treatment of trauma 止血包扎技术 hemostasis and bandaging technique 旋压式止血带止血法 spinning tourniquet hemostasis		
参考教学资料	[1] 姜保国, 陈红. 中国医学生临床技能操作指南 [M]. 3版. 北京: 人民卫生出版社, 2020. [2] 陈孝平, 汪建平, 赵继宗. 外科学 [M]. 9版. 北京: 人民卫生出版社, 2018.		
教学反思			
知识拓展			
案例编写	案例作者：吴定宇 作者单位：北京大学深圳医院 联系邮箱：29249839@qq.com		

第二节 创伤急救：止血技术操作规范

【扫码观看视频】

一、目的

及时有效地控制外出血，以减少血容量丢失，避免低血容量休克发生。

二、适应证

开放性伤口出血。

三、禁忌证

1. 特殊感染截肢不能用止血带，如气性坏疽。
2. 动脉硬化症、糖尿病、慢性肾功能不全者，慎用止血带或休克裤。

四、操作前准备

1. 操作者准备

（1）评估环境安全，有条件者做好自身准备：医用口罩、帽子、橡胶手套、护目镜。

（2）协助伤者采取舒适体位。

（3）根据伤者出血伤口的具体情况，选择适当止血器材。

（4）告知伤者即将采取的止血措施及具体方法，消除伤者紧张、恐惧情绪，争取伤者配合。可参考如下方式进行沟通：“您好，我是您的接诊医生，您现在身体某部位出现外出血，需要尽快给您止血，以免血液丢失过多。您别担心，我们会尽快地、轻柔地处理，过程中会有疼痛等不适，请您尽量坚持，并随时告知我们感受。”

2. 用物准备：棉垫、纱布、三角巾、纱布绷带、弹力绷带、旋压式止血带。

3. 患者准备：采取舒适体位，充分暴露伤口，配合操作者诊疗。

五、操作步骤

（一）指压止血法（图5-1）

指压止血法简单有效，是临时性的止血方法，主要针对动脉出血。根据动脉的走向，在出血伤口的近心端用手指压住对应知名动脉，往骨骼方向加压，可达到临时止血的目的，适用于头部、颈部、四肢的动脉出血。依据出血部位的不同，按压的部位不同，采取此方法进行止血时，清醒、颈椎未受伤者取坐位，可疑颈椎损伤或者不能自主体位者取仰卧位。

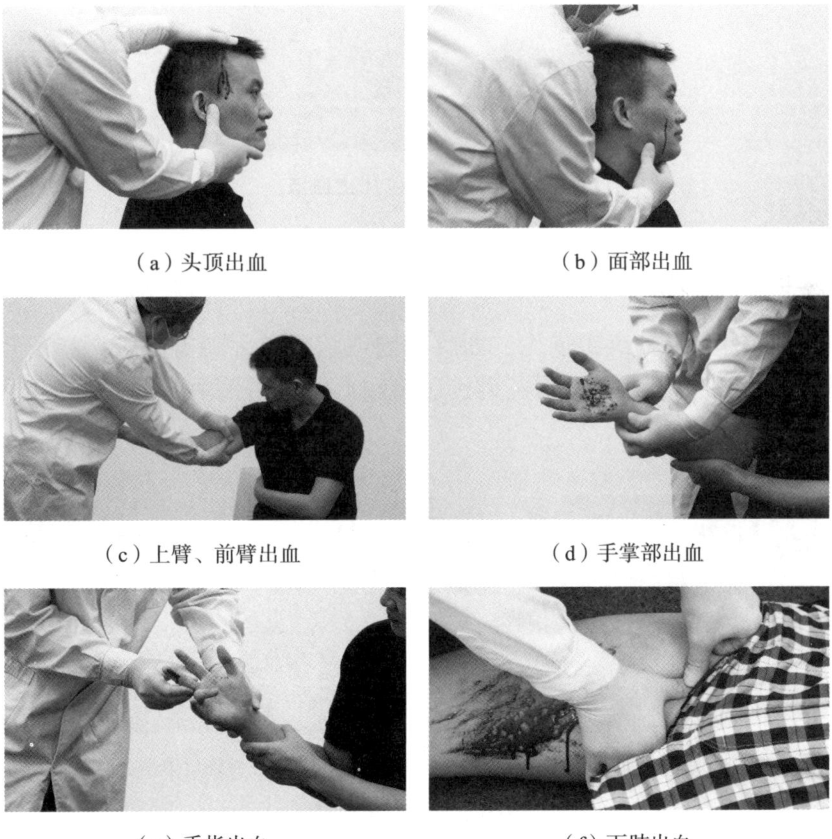

（a）头顶出血　（b）面部出血

（c）上臂、前臂出血　（d）手掌部出血

（e）手指出血　（f）下肢出血

图5-1 指压止血法

1．头顶出血：在耳屏正前方往耳屏根部挤压颞浅动脉。

2．面部出血：双手拇指同时压迫下颌骨处面动脉。

3．上臂、前臂出血：嘱患者外展抬高上臂，操作者双手环抱上臂，双拇指压迫上臂中段内侧肱二头肌与肱三头肌之间的肱动脉。

4．手掌部出血：用双手拇指分别压迫腕部的尺动脉、桡动脉。

5．手指出血：用拇指及示指压迫伤指两侧的指固有动脉。

6．下肢出血：用两手拇指重叠向后用力压迫腹股沟中点稍下方的股动脉。

（二）加压包扎止血法（图5-2）

此种止血方法多用于静脉出血和毛细血管出血。用无菌纱布、棉垫或干净的毛巾、布块等折叠成比伤口稍大的敷料覆盖伤口，再用纱布绷带、弹力绷带、三角巾等长条带状物环绕包扎，其松紧度以能确定性止血为宜。

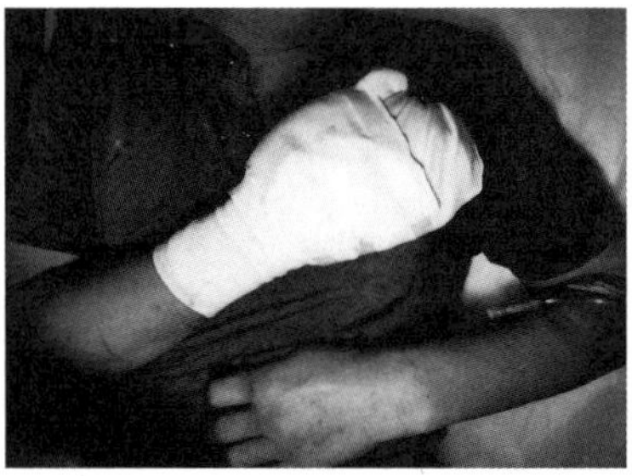

图5-2　加压包扎止血法

（三）填塞止血法（图5-3）

适用于广泛而深层的软组织创伤，如腹股沟或腋窝、大腿等部位深在的开放活动性出血，以及内脏实质性脏器破裂，如肝粉碎性破裂出血。可用灭菌纱布、棉垫等填塞伤口，外加包扎固定。对于开放性伤口，外部加压敷料应超出伤口至少5cm。

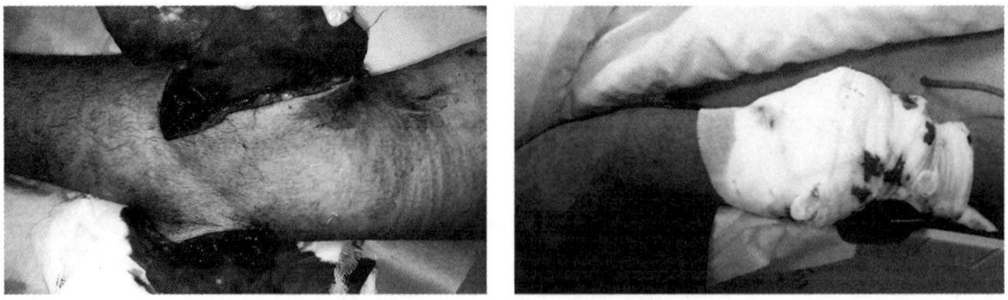

（a）需填塞止血的伤口　　（b）开放性伤口填塞止血后

图5-3　填塞止血法

（四）止血带止血法

止血带止血有阻止动脉血液流出、阻止静脉血液回流及驱血三个目的。院前使用止血带，目的是阻止动脉破裂出血，适用于四肢大动脉的出血。院前急救时，对于肢体大出血，首先采用止血带即时止血，在对伤口进行加压包扎后，试松止血带，只有在采用加压包扎不能有效止血的情况下才持续使用止血带。

1．橡皮管止血带（图5-4）用于阻止静脉血液回流，采血操作时常用。针对动脉止血，一般用于手掌、手指等动脉直径较小，相对易止血的部位。急救情况下肢体大出血需要使用橡皮管止血带时，加压到伤口活动性出血停止的时候，需打外科结或配合血管钳等协助固定，否则难以达到有效的止血压力。

（1）个人防护。

（2）使用敷料覆盖伤口压迫止血，于上止血带部位（上臂中上1/3、手指或足趾根部）垫环形衬垫。

（3）使用橡皮管止血带环形勒紧，观察伤口活动性出血是否停止。

（4）若停止出血，立即停止加压，使用止血钳固定橡皮止血带，再次检查止血效果。

（5）记录使用止血带时间。

2．布带样材料止血：选择宽度5～10cm软质材料如三角巾、弹力丝袜、领带等，在伤口近心端约5cm处重叠加压，反复包绕数圈，压力以能确切止血为目标。

（1）个人防护。

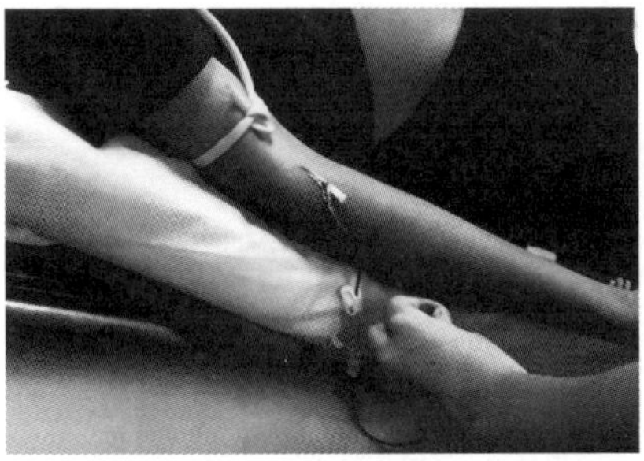

（a）采血操作中使用的橡皮管止血带

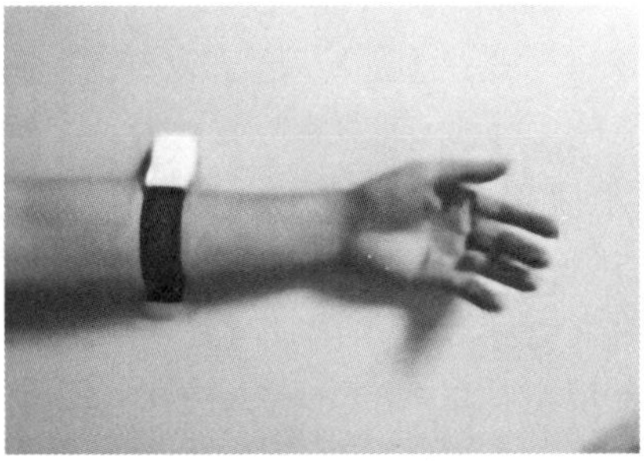

（b）新型橡皮管止血带

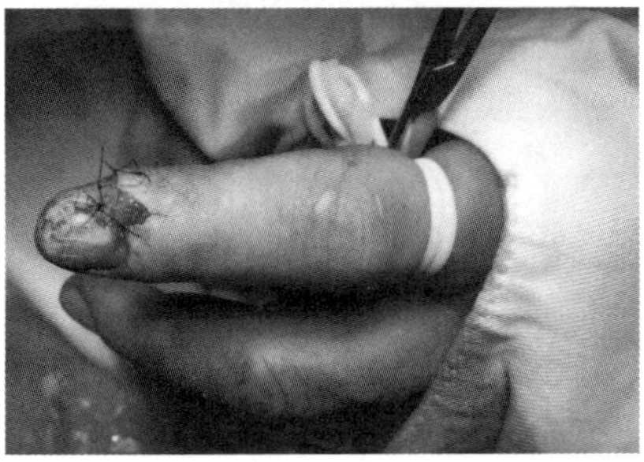

（c）简易橡皮管止血带用于手指动脉止血

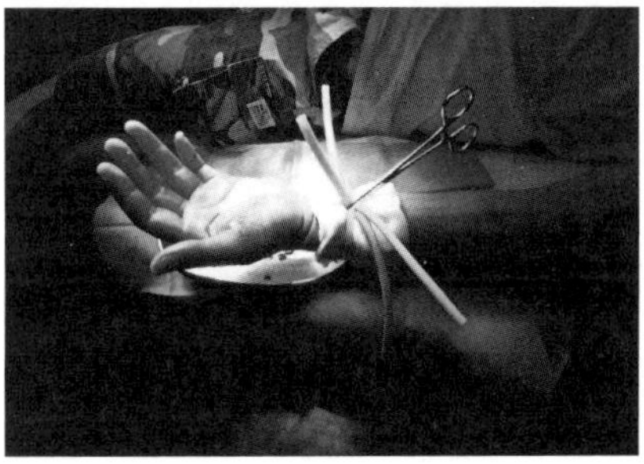

（d）血管钳辅助固定橡皮管止血带

图5-4　橡皮管止血带

（2）使用敷料覆盖伤口压迫止血，于上止血带部位（上臂中上1/3等）垫环形衬垫。

（3）将三角巾折成窄带（或约4指宽），在衬垫上缠绕2周后打交叉结，第2个结为活结，松紧度以能进一个手指为度。

（4）将木棒等硬条状物体插入浅层打结处作为绞棒，旋转三角巾至伤口活动性出血停止时立刻停止。

（5）再次检查止血效果，用活结套住绞棒并固定牢靠。记录使用止血带时间。

3. 旋压式止血带（图5-5）常用于院前急救，四肢伤大动脉出血，且加压包扎无法止血的情况。

（1）个人防护。

（2）使用敷料覆盖伤口压迫止血，于上止血带部位（上臂、大腿中上1/3等）垫环形衬垫。

（3）捆绑旋压式止血带，收紧魔术束带，旋转加压绞棒。

（4）观察到伤口活动性出血停止时立即停止加压，固定绞棒。再次检查止血效果。

（5）填写标记卡，记录部位、日期、时间。

4. 充气式止血带的压迫面宽而软，压力均匀，还有压力表测定压力，较为安全。常用于四肢活动性大出血或四肢手术过程。

（1）个人防护。

（2）抬高患肢（此举针对择期手术者，常配合驱血带使用，目的是促进静脉回流，较少因肢体手术丢失血容量；创伤大出血者需尽快止血，抬高患肢意义不大，只需在舒适体位尽快止血即可）。

（3）于上止血带部位（上臂、大腿中上1/3等）垫环形衬垫。

（4）捆绑充气式止血带，充气，再次检查止血效果。

（5）记录使用止血带时间。

5. 止血带应用要点

（1）止血带不可直接缠在皮肤上，在捆绑止血带的相应部位需垫有衬垫。院内常使用棉垫，院前急救可使用如三角巾、毛巾、衣服等布料作为衬垫。

（2）止血带绕扎的标准部位于上肢为上臂中上1/3，下肢为大腿中上1/3。近年也有资料显示止血带可在伤口近心端5cm位置，避开关节处使用，但要求止血带宽度至少2.5cm。

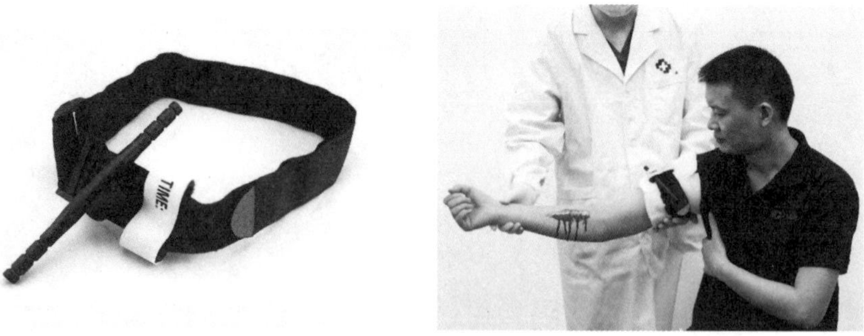

（a）　　（b）

图5-5　旋压式止血带（a）及其应用（b）

（3）原则上应尽量缩短使用止血带的时间，通常不超过1小时，目前也有资料显示必要情况下使用止血带的时间可延长到2小时。

（4）成人上肢止血带压力不高于300mmHg，下肢不高于500mmHg，儿童减半。如病情危急需持续应用，可适时松开止血带1～2分钟后继续应用，再次应用时必须改变止血带放置位置。松开止血带期间，必须对伤口施以加压包扎，或者在局部动脉裂口两端进行指压止血。

（5）对于大动脉破裂出血的止血带止血，必须在有输液、输血条件及准备好有效的止血手段后方可解除止血带。

（6）若止血带缠扎过久，组织已发生明显广泛坏死，在成功截肢前不宜放松止血带。

（7）应用止血带时，在患者身上显眼的部位标记止血带起效起始的时间和使用的部位。

六、操作后处理

指压止血只是临时性止血，需要尽快改为其他止血方法进行确定性止血。院前急救或者术前止血后，需要持续监测患者生命体征、患肢的功能，动态进行ABCDE评估，避免伤情恶化。鼓励和安慰患者，稳定情绪。暂时禁食禁水，目的是减少在接受手术时麻醉后产生的胃食管反流引起误吸等意外的发生。

七、并发症及处理

1. 持续出血：因加压包扎及止血带止血压力不足或使用在错误的部位导致。需要调整绷带及止血带压力或者止血部位。

2. 皮肤瘀斑、水疱：创伤后伤口周围软组织肿胀，应用加压包扎及止血带止血均可加重皮肤受压，从而产生瘀斑及张力性水疱。加压包扎及止血带止血后应密切观察局部肿胀情况，调整绷带及止血带压力。

3. 伤者烦躁不安及伤口远端疼痛加重：主要原因为阻断肢体供血时间过久，导致肢体缺血性疼痛。可根据出血控制情况调整绷带及止血带压力，有条件时给予必要的镇痛。

4. 神经损伤：如伤者存在骨折及关节脱位，可能已有局部神经压迫，此时继续伤口局部加压包扎，会进一步加重神经损伤。使用止血带止血时应放置正确位置，尽量减少神经压迫的风险。

5. 肢体缺血坏死：止血带应用压力过高及持续时间过长所致。应严格遵守止血带应用规范。

6. 止血带休克：放松止血带时，大量血液流向患肢，造成全身有效血容量急剧减少导致休克。对于有开放性伤口合并动脉损伤的患者，放松止血带前，应进行输液或输血，达到足够的血容量。若无补液条件及伤口不能接受确切止血处理，不能轻易放松止血带。开放性伤口放松止血带时使用“慢慢松开－观察－再慢慢松开－再观察”的方法。

7. 下肢深静脉血栓：使用止血带会造成患肢远端静脉血流淤滞和血管内皮损伤，同时可加剧伤者的高凝状态，有深静脉血栓形成倾向。应严格遵守止血带应用规范，减少止血带使用时间尤为重要。

八、注意事项

1. 正确根据伤口大小及出血程度采用对应止血方法。
2. 正确使用加压包扎及止血带止血，达到有效止血的效果，又不产生过度压力。

九、相关知识

1. 成人的血液约占其体重的8%，失血总量达到总血量的20%以上时，可导致失血性休克。当出血量达到总血量的40%时，则可危及生命。各种出血中，以动脉出血最为危险，其特点是伤口向外喷射出鲜红色的血液；如伤口持续向外溢出暗红色的血液，则为静脉出血；而毛细血管损伤的常规表现则是伤口向外渗出鲜红色的血液。急救止血过程中，各种止血方法可单独应用，也可联合应用，达到快速、可靠、安全的止血目的。

2. 止血带按照作用方式，可分为动脉止血用、静脉止血用和驱血用三类。动脉止血带有充气式止血带、旋压式止血带、使用三角巾等布料做成的简易止血带等。常用的静脉止血带包括橡胶止血带、卡式止血带。驱血带常应用于非骨折的四肢无感染伤口手术。

十、相关临床情境及临床思维分析

详见本章第三节。

十一、参考资料

[1] 姜保国，陈红. 中国医学生临床技能操作指南 [M]. 3版. 北京：人民卫生出版社，2020.
[2] 陈孝平，汪建平，赵继宗. 外科学 [M]. 9版. 北京：人民卫生出版社，2018.

第三节　创伤急救：包扎技术操作规范

【扫码观看视频】

一、目的

在保护伤口、减少污染的基础上压迫止血，固定止血敷料，也可起到固定骨折脱位或减轻伤者疼痛的作用。

二、适应证

头面部、躯干及四肢开放性损伤。

三、禁忌证

1. 头颅外伤伴脑组织外露、胸腹部开放性损伤伴脏器外露及骨断端外露的伤口需特殊包扎。

2．特殊原因需开放、暴露的伤口不能包扎，如颜面部烧伤等。
3．局部骨折并伴有神经损伤症状的伤口禁忌行加压包扎。

四、操作前准备

1．操作者准备：戴好帽子、口罩、手套，必要时穿隔离衣或者防护服。观察并检查伤口，根据伤口具体情况准备适当包扎器材。

2．用物准备：无菌敷料、绷带、三角巾等。急救现场没有上述常规包扎材料时，可用身边的衣服、手绢、毛巾等材料进行包扎。

3．患者准备：采取舒适体位，去除内外衣，尽量暴露需包扎部位，同时保暖并保护隐私。告知伤者即将采取的止血措施及具体方法，消除伤者紧张、恐惧情绪，争取伤者配合。操作前测量生命体征，快速进行ABCDE初步评估，以及患肢的运动、感觉、血运功能检查。

五、操作步骤

包扎技术包括绷带及三角巾两种方法。进行包扎前，均应以无菌敷料覆盖伤口及创面。关节处的伤口在包扎后应固定于功能位或者休息位。

（一）绷带包扎法

1．绷带的正确持法：左手持绷带头，右手持绷带卷，以绷带卷的外侧面贴近包扎部位。绷带包扎的顺序应注意“三点一走行”，即绷带起点、终点、着力点及缠绕走行。通常遵循由左到右，由远心端向近心端的顺序缠绕。

2．环形包扎法（图5-6a）常用于肢体上出血速度慢的小伤口，或用于其他包扎法的开始和结束。

（1）绷带斜放于伤肢上，一手固定绷带头，另一手将绷带绕肢体包扎1～2圈后，反折绷带头，将其包绕在绷带下。

（2）继续绕圈包扎，后1圈盖住前1圈，包扎3～4圈后停止。

（3）再次检查止血效果及肢体功能。

3．螺旋包扎法（图5-6b）多用于伤口较长，粗细差别不大的肢体部位。

（1）使用环形包扎法包绕患处远端2～3圈，作为起始，注意反折绷带头。

（2）由远心端往近螺旋上升，斜向包扎，后1圈盖住前1圈的1/3～1/2，直至全部覆盖伤口及敷料，以环形包扎作为结束。

（3）再次检查止血效果及肢体功能。

4．螺旋反折包扎法较单纯螺旋包扎法更为牢固，用于肢体存在粗细差别的部位。在由远心端往近心端斜向包扎时，用拇指压住绷带上方，将其反折向下，压住前一圈的1/3～1/2。使所有反折的部位排成直线，循环交替，直至全部覆盖伤口及敷料。其余步骤同螺旋包扎法。

5．“8”字包扎法（图5-6c）多用于肘关节、膝关节、足跟等关节部位或手掌部的包扎。

（1）从关节伸侧面中心开始做环形包扎作为起始，包绕2～3圈。

（2）将绷带斜行缠绕，前一圈在关节下缠绕，在关节两侧的肢体上绕圈后斜向返回关节凹面，每一圈都在关节凹面重叠交错。

（3）反复进行，后1圈覆盖前1圈的1/3～1/2，直至伤口和敷料被全部覆盖，以环形包扎结束（视伤口情况也可从关节的外周为起始向中心缠绕完成）。

（4）再次检查止血效果及肢体功能。

5. 回返包扎法（图5-6d）常用于头部、指（趾）末端及断肢残端的包扎。

（1）从额头部或肢体根部行环形包扎作为起始。

（2）绷带反折90°，反复来回反折，第一道在中央，之后每道依次向左右延伸，直至伤

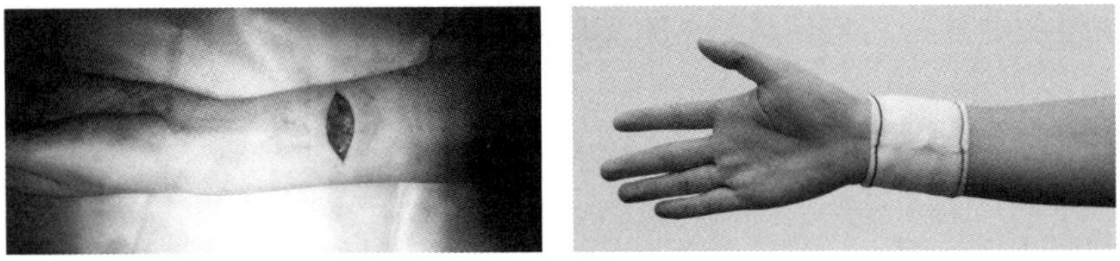

（a）环形包扎法及其适用的伤口

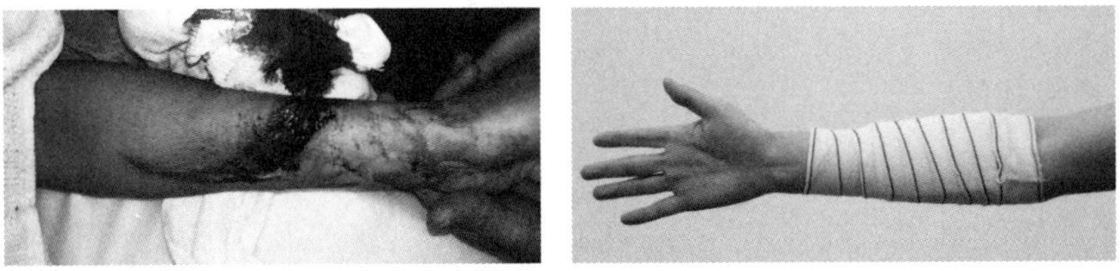

（b）螺旋包扎法及其适用的伤口

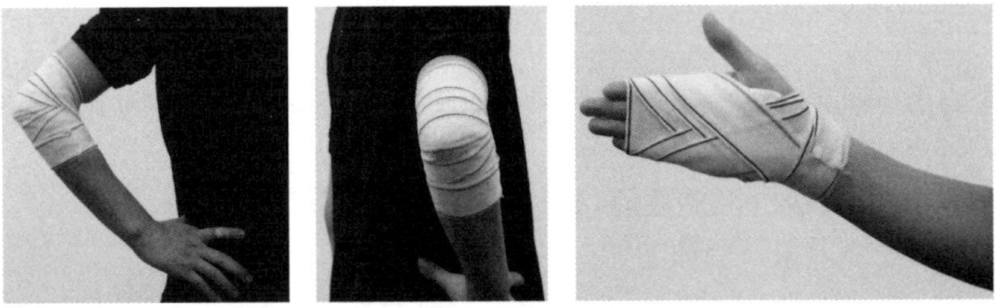

（c）“8”字包扎法

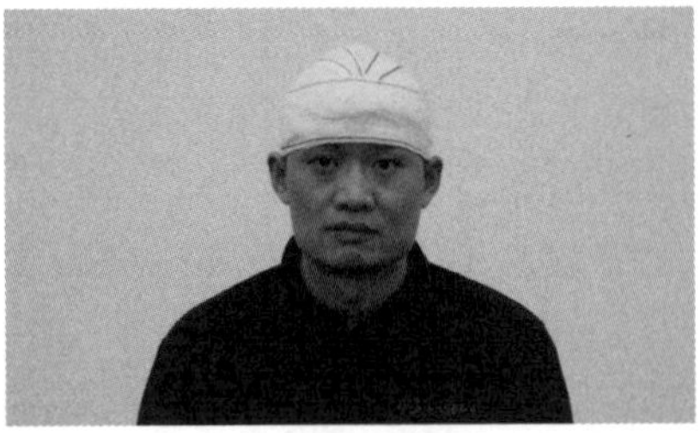

（d）回返包扎法

图5-6　常见的绷带包扎法

口及敷料被全部覆盖。

（3）使用环形包扎压住所有绷带反折处，固定可靠则可结束。

（4）再次检查止血效果及肢体功能。

（二）三角巾包扎法

三角巾（图5-7a）为一顶角为直角的三角形布料，一般于顶角和其中一个底角上各有一系带。使用三角巾时，常需将其折为不同宽度，适用于不同部位的伤口。一般折2折的宽度称为宽带，折3折和4折分别为窄带和窄窄带（图5-7b）。

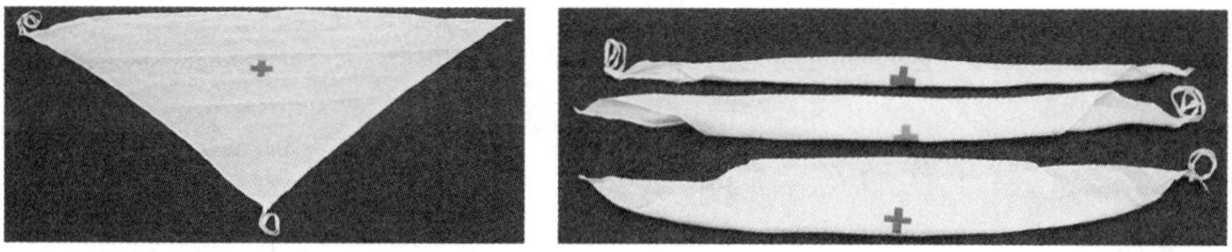

（a）完整展开的三角巾　　（b）窄窄带、窄带、宽带（由上至下）

图5-7　三角巾

1. 头顶帽式包扎法（图5-8a）适用于头顶部或肢体残端出血的包扎。

（1）将三角巾底边折边，齐眉放置，中点对齐鼻梁。

（2）将顶角向后盖住头部，两底边从耳郭上方绕至脑后，压住顶角。

（3）两底边在枕骨粗隆下方交叉绕过，向前绕回前额并打结。

（4）将后方顶角向下拉平、加压，压迫伤口满意后，将多余部分整理后塞入交叉处。

2. 双眼包扎法（图5-8b）适用于双侧眼部外伤及单侧眼外伤眼球未脱落的患者。

（1）将三角巾折成窄带条状。

（2）从前额绕向脑后，在枕骨粗隆下方加压打结固定。

3. 下颌兜式包扎法（或称十字包扎法）（图5-8c）用于下颌出血。

（1）将三角巾折成窄带条状，压住覆盖敷料的伤口。

（2）三角巾两端经过双侧耳前，于头顶正中交叉绕行。

（3）于操作者同侧耳前，将三角巾两端交叉90°，前侧经过眉弓，后侧经过枕骨隆突下方后在对侧耳前打结。

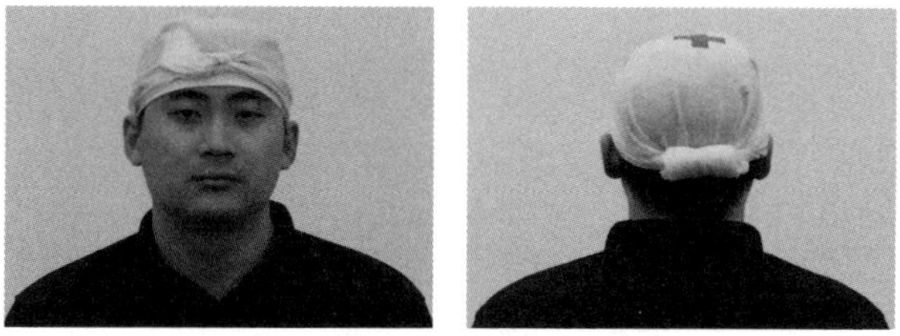

（a）头顶帽式包扎法

图5-8　常见的头面部三角巾包扎法

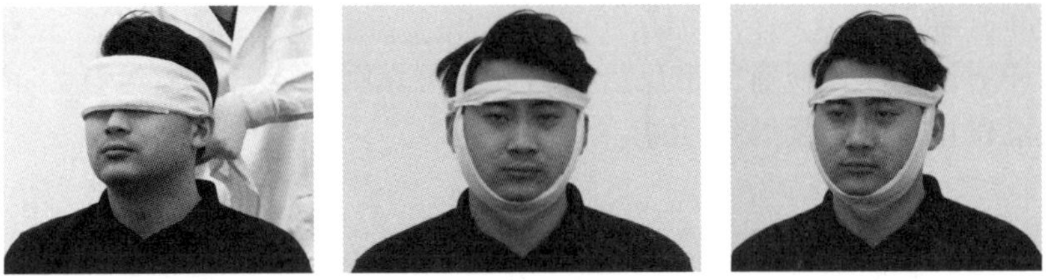

（b）双眼包扎法　　（c）下颌兜式包扎法

图5-8　常见的头面部三角巾包扎法（续）

4．大手挂（图5-9a）常用于上臂、前臂损伤较重，或合并骨折的患者。上臂骨折单纯使用三角巾固定时，在大手挂基础上，还可于上臂中段加一条三角巾宽带固定（图5-9b）。

（1）将伤肢屈肘到手部略高于肘的角度。

（2）展开三角巾，置于伤肢与前胸壁之间，顶角朝向伤肢肘部，上方底角从健侧肩部绕过颈后部，至患侧锁骨上窝处。另一侧底角拉起，两底角在患侧锁骨上窝处打结，挂住伤肢。

（3）调整大手挂的松紧度，将患者手指甲床露出，整理三角巾顶角，卷入肘部外侧。

（4）若需要添加宽带固定，将另一块三角巾折叠成宽带宽度，从外侧绕过伤肢上臂，在健侧腋后线处打结固定，结下垫衬垫。

（5）检查伤肢手指感觉、运动功能及血运。

5．小手挂（图5-9c）常用于前臂及手掌、手指损伤后的悬吊固定。

（1）将伤肢屈肘，手指搭在健侧肩膀。

（2）展开三角巾，盖住伤肢，顶角朝向伤肢肘部。

（3）将顶角塞入患者肘下夹紧，上方底角置于伤肢手部处，将底边绕过伤肢前臂，塞入前臂与前胸之间。下方底角从背部绕过，拉至健侧锁骨上窝处，两底角打结固定，挂住手臂。

（4）检查伤肢手指感觉、运动功能及血运。

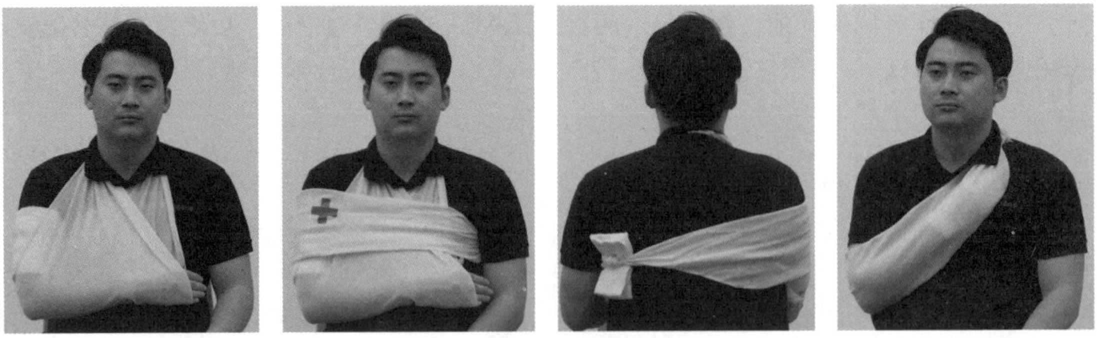

（a）大手挂　　（b）大手挂加宽带固定　　（c）小手挂

图5-9　常见的上肢三角巾包扎法

六、操作后处理

1. 摆放舒适体位，给予人文关怀，交代注意事项。
2. 动态检查伤者生命体征、患肢的运动、感觉及血运。
3. 尽快将伤者转移至有条件进行进一步伤口处理的医院。

七、并发症及处理

1. 包扎脱落：主要由于包扎方法不当或力度不够，绷带及三角巾尾端固定失效。需重新包扎。

2. 皮肤压疮及水疱：创伤后伤口周围软组织水肿，包扎过紧可使皮肤进一步受压，从而产生压疮及水疱。包扎后应密切观察患肢肿胀情况，调整绷带及三角巾松紧度。

3. 肢体缺血坏死：加压包扎力量过大、时间过长可使伤后组织缺血加重，严重者可导致肢体缺血坏死。包扎后观察肢体血运情况，适当调整包扎松紧度。

八、注意事项

1. 三角巾的使用，必须固定可靠，同时尽量做到外观舒展、舒适。
2. 包扎前不要在伤口内应用消毒剂、消炎粉，不要在伤口表面涂抹任何药物。

九、相关知识

ABCDE初步评估用于急症患者，在实施基础生命支持的基础上使用。评估了最基本的生命体征等数据，按照如下顺序进行。

1. 气道（airway）：开放气道，稳定已存在的高级气道，必要时给予合适的高级气道支持。

2. 呼吸（breathing）：检查氧合，给予氧气支持，避免过度通气，必要时可配合二氧化碳波形图监测。

3. 循环（circulation）：评估心肺复苏质量、末梢循环，评估心律，建立静脉通路，监测血压、体温和血糖。

4. 功能障碍（disability）：检查意识水平、瞳孔对光反射等神经系统功能，检查肢体感觉、运动等功能。

5. 暴露（exposure）：脱除衣物检查有无明显的出血、创伤、非正常印记、中毒的体征等，系统体格检查。

十、相关临床情境及临床思维分析

张先生，外卖配送员，30岁，因“不慎被物品锐利边缘割伤左前臂疼痛出血20分钟”来诊。查体：T 37.1℃，P 105次/分，BP 130/88mmHg，SpO_2 99%，急性痛苦病容，左前臂远端掌侧见10cm伤口，深及筋膜，见涌血，患肢末梢感觉血运未见明显异常。作为接诊医生，请你为患者包扎止血。

临床思维分析：患者为前臂远端长段伤口，可选取螺旋包扎法或螺旋反折包扎法进行包扎止血。止血后需要注意及时检查生命体征及肢体功能，并在施救过程中贯穿人文关怀。

十一、参考资料

[1] 姜保国，陈红. 中国医学生临床技能操作指南 [M]. 3版. 北京：人民卫生出版社，2020.
[2] 陈孝平，汪建平，赵继宗. 外科学 [M]. 9版. 北京：人民卫生出版社，2018.

第四节 创伤急救：止血包扎技术理论测试题

一、课前测试题

1. 以下外出血类型不是按出血速度分类的是（　）
A. 渗血　B. 喷射性出血　C. 涌血　D. 静脉出血

2. 以下不属于止血包扎方法的是（　）
A. 指压止血　B. 填塞止血　C. 加压包扎　D. 小夹板外固定

3. 动脉出血的特点是（　）
A. 暗红、涌出　B. 鲜红、喷出，呈柱状或者脉冲式
C. 暗红、渗出　D. 暗红、喷出，呈柱状或者脉冲式

4.（多选）外出血按照出血血管来源可分为（　）
A. 动脉出血　B. 毛细血管出血
C. 静脉出血　D. 皮下淤血

5.（多选）常用的包扎方法有（　）
A. 环形包扎　B. 螺旋包扎　C. "8"字包扎　D. 回返式包扎

二、课后测试题

1. 使用旋压式止血带对开放性大动脉破裂进行止血时，合适的压力为（　）
A. 300mmHg　B. 摸不到远端动脉搏动
C. 500mmHg　D. 伤口活动性喷血停止

2. 静脉出血的特点是（　）
A. 鲜红色、持续涌出　B. 暗红、渗血，缓慢流出
C. 暗红色、持续涌出　D. 鲜红色，速度快，间歇性喷射状

3．最常用的止血方法是（　）
A．指压止血　　B．加压包扎　　C．徒手压迫　　D．填塞止血

4．（多选）常用的止血方法有（　）
A．指压法　　B．填塞法　　C．加压包扎法　D．止血带法

5．（多选）包扎的目的包括（　）
A．保护伤口、减少污染　　B．固定骨折、关节和敷料
C．压迫止血　　D．镇痛

参考答案与解析

一、课前测试题

1．D

【解析】动脉、静脉、毛细血管出血是按外出血的血管来源分类。

2．D

【解析】夹板固定是外固定方法，并非止血包扎法。

3．B

【解析】动脉血富含氧气，呈鲜红色；根据不同部位动脉压力的大小，可能呈柱状喷出或者脉冲式的射血。

4．ABC

【解析】皮下淤血不属于外出血。

5．ABCD

【解析】识记题。

二、课后测试题

1．D

【解析】旋压式止血带无法精确测量压力，大动脉破裂后远端动脉搏动可能已经停止。所以伤口活动性出血停止是相对最客观的标准。

2．C

【解析】静脉出血表现为伤口持续向外溢出暗红色的血液。

3．B

【解析】加压包扎法最为常用，一般小动脉和静脉损伤出血均可用此法止血。

4．ABCD

【解析】常用的止血方法有指压法、加压包扎法、填塞法和止血带法。

5．ABCD

【解析】包扎的目的是保护伤口、减少污染、压迫止血、固定骨折、关节和敷料，以及镇痛。

第五节 创伤急救：止血包扎技术操作评价表

适合学员同伴互评

创伤急救：包扎止血技术操作核查表

序号	操作行为概要	执行情况（是√否×部分△）
1	正确佩戴口罩、帽子、手套	
2	正确准备物品（旋压式止血带、弹力绷带、纱布、棉垫、笔、标记卡）	
3	自我介绍、安慰患者	
4	观察伤口、选择合适止血方法	
5	**环形包扎法** 指导助手或者患者使用敷料对伤口直接压迫止血，观察止血效果； 绷带头斜放，缠绕1～2圈稳定后将绷带头反折，继续包扎3～4圈； 包扎过程中有加压动作	
	螺旋包扎法 指导助手或者患者使用敷料对伤口直接压迫止血，观察止血效果； 使用环形包扎法包绕患处远端作为起步； 螺旋状向近端上升包扎，以环形包扎作为结束	
	“8”字包扎法 指导助手或者患者使用敷料对伤口直接压迫止血，观察止血效果； 使用环形包扎法包绕关节远端，从伸侧面开始； 在关节两侧肢体上反复绕圈包扎，每次都在关节凹面重叠交错； 以环形包扎作为结束	
	旋压式止血带止血法 指导助手或者患者使用敷料对伤口直接压迫止血； 动脉活动性出血量大时于伤口近端辅以指压止血； 止血带使用位置正确，止血带下给予衬垫，固定止血带； 填写记录卡	
6	再次检查止血效果，口述伤口活动性出血停止	
7	检查患者伤肢运动、神经功能	
8	嘱抬高患肢	
9	动态检查生命体征、运动感觉和神经功能	
10	人文关怀到位	

适合教师评价学员

环形包扎法操作评分表

项目	检查内容与评分要点	满分	扣分
准备（22分）	操作者准备：着装整洁，戴口罩、帽子、橡胶手套	5	
	物品准备：弹力绷带、纱布、棉垫等	10	
	评估环境是否安全，与伤者进行良好沟通	7	
评估（23分）	正确评估伤员生命体征及伤肢情况（运动、神经功能、末梢血运）	7	
	根据受伤部位和类型不同，正确选用止血方法及用物	10	
	根据伤员受伤部位不同，采取相应舒适体位	6	
操作规范（35分）	使用敷料对伤口进行压迫止血	5	
	观察止血效果并口述，若持续渗血，继续增加敷料压迫止血	5	
	绷带头斜放，开始包扎	5	
	环形缠绕1～2圈稳定后，反折绷带头	5	
	继续环形缠绕3～4圈，将绷带头包绕在绷带下	5	
	检查止血效果并报告	5	
	检查止血远端肢体的感觉、运动情况	5	
总体评价（20分）	操作者身体及衣物未被血液污染	10	
	良好的职业素养、衣着、沟通能力	5	
	操作规范、熟练。伤口敷料未见持续渗血	5	
计分	实际得分	100	
备注	合格标准：80分以上		

评分人：　　　　　　　　　　　　　　　　评分日期：

螺旋包扎止血法操作评分表

项目	检查内容与评分要点	满分	扣分
准备（22分）	操作者准备：着装整洁，戴口罩、帽子、橡胶手套	5	
	物品准备：弹力绷带、纱布、棉垫等	10	
	评估环境是否安全，与伤者进行良好沟通	7	
评估（23分）	正确评估伤员生命体征及伤肢情况（运动、神经功能、末梢血运）	7	
	根据受伤部位和类型不同，正确选用止血方法及用物	10	
	根据伤员受伤部位不同，采取相应舒适体位	6	

项目	检查内容与评分要点	满分	扣分
操作规范（35分）	使用敷料对伤口进行压迫止血，观察止血效果并口述	5	
	使用环形包扎法起始，包绕2～3圈（注意反折绷带头）	5	
	顺伤口由远而近螺旋上升包扎	5	
	后一圈压住前一圈的1/3～1/2，直至伤口及敷料被完全覆盖	5	
	以环形包扎作为结束	5	
	检查止血效果并报告	5	
	检查止血远端肢体的感觉、运动情况	5	
总体评价（20分）	操作者身体及衣物未被血液污染	10	
	良好的职业素养、衣着、沟通能力	5	
	操作规范、熟练。伤口敷料未见持续渗血	5	
计分	实际得分	100	
备注	合格标准：80分以上		

评分人：　　　　　　　　　　　　　　　　评分日期：

“8”字包扎法操作评分表

项目	检查内容与评分要点	满分	扣分
准备（22分）	操作者准备：着装整洁，戴口罩、帽子、橡胶手套	5	
	物品准备：弹力绷带、纱布、棉垫等	10	
	评估环境是否安全，与伤者进行良好沟通	7	
评估（23分）	正确评估伤员生命体征及伤肢情况（运动、神经功能、末梢血运）	7	
	根据受伤类型和部位不同，正确选用止血方法及用物	10	
	根据伤员受伤部位不同，采取相应舒适体位	6	
操作规范（35分）	使用敷料对伤口进行压迫止血	5	
	在关节伸侧使用环形包扎法起始，包绕2～3圈（注意反折绷带头）	5	
	在关节两侧交叉绕圈包扎，每一圈都在关节凹面重叠交错	5	
	后一圈压住前一圈的1/3～1/2，直至伤口及敷料被完全覆盖	5	
	以环形包扎作为结束	5	
	检查止血效果并报告	5	
	检查止血远端肢体的感觉、运动情况	5	
总体评价（20分）	操作者身体及衣物未被血液污染	10	
	良好的职业素养、衣着、沟通能力	5	
	操作规范、熟练。伤口敷料未见持续渗血	5	
计分	实际得分	100	
备注	合格标准：80分以上		

评分人：　　　　　　　　　　　　　　　　评分日期：

旋压式止血带止血法操作评分表

项目	检查内容与评分要点	满分	扣分
准备（22分）	操作者准备：着装整洁，戴口罩、帽子、橡胶手套	5	
	物品准备：旋压式止血带、弹力绷带、纱布、棉垫、笔、标记卡	10	
	评估环境是否安全，与伤者进行良好沟通	7	
评估（23分）	正确评估伤员生命体征及伤肢情况（运动、神经功能、末梢血运）	7	
	根据受伤类型和部位不同，正确选用止血方法及用物	10	
	根据伤员受伤部位不同，采取相应舒适体位	6	
操作规范（35分）	使用敷料对伤口进行压迫止血，视情况在伤口近端使用指压止血	5	
	正确选择上止血带部位（上臂、大腿中上1/3）	5	
	在拟上止血带部位垫环形衬垫	5	
	捆绑旋压式止血带，旋转加压绞棒	5	
	固定绞棒，检查止血效果并报告	5	
	填写标记卡（部位、日期、时间）	5	
	检查止血远端肢体的感觉、运动情况	5	
总体评价（20分）	操作者身体及衣物未被血液污染	10	
	良好的职业素养、衣着、沟通能力	5	
	操作规范、熟练。伤口敷料未见持续渗血	5	
计分	实际得分	100	
备注	合格标准：80分以上		

评分人：　　　　　　　　　　　　　　　　评分日期：

第六章

脊柱损伤固定与搬运

(Fixation and Transport of Spinal Injuries)

第一节 脊柱损伤固定与搬运教学教案

总体教学设计					
课程名称	脊柱损伤固定与搬运				
授课教师		职称		专业	
辅助教师		职称		专业	
学情分析	**教学对象：**住院医师规范化培训医师（二年级）。 **学习基础：**教学对象已经在临床轮转1年以上，具备一定临床知识。通过在临床上接触高处坠落伤导致脊柱损伤患者，对该技能有初步认识。 **学习特点：**教学对象有积极的主动学习意愿，基于模型和临床情境的刻意练习可有效提高其操作能力。 **学习需求：**目前住培医师实施分层轮转，急诊科是住培规划中第2～3年开始轮转的科室。脊柱损伤固定与搬运是临床急救的最基本的临床技能，属于住培大纲要求掌握的内容，是临床医生必须掌握的重要技能。				
教学需求分析	脊柱损伤是急诊常见的临床急危重症，处理不当会导致高位截瘫，甚至危及生命。科学预判与正确的患者固定、搬运是避免次生损害的关键。国家住院医师规范化培训细则将其作为学员轮转急诊科期间需掌握的临床技能。 临床医学是一门实践学科，单纯通过理论授课和视频观看，对临床技能操作的认知仍停留在感性层面。为提高住培医师的岗位胜任力，规范医疗行为，开设本临床技能操作课程。利用真人和模型，对在急诊科轮转的住培医师开展临床技能操作培训教学活动。通过情境导入、学员参与、刻意练习，培养学员临床思维、临床技能、职业素养等多方面能力。				
师生比	1∶3		授课学时	3学时（135分钟）	
授课时间			授课地点		
学习目标	（一）知识认知目标（knowledge） 1. 叙述脊髓神经损伤与功能定位。 2. 叙述脊柱损伤固定与搬运的原则。 （二）动作技能目标（skill） 1. 能够完成常见的几种固定手法。 2. 能在3～4人的团队成员配合下，规范完整地完成至少一次脊柱损伤固定与搬运操作。 （三）情感价值目标（attitude） 1. 操作过程体现良好的人文关怀、职业素养和爱伤观念。 2. 有团队合作精神、良好的职业素养。				

<table>
<tr><td>教学重点及教学方法</td><td colspan="4">教学重点：脊柱损伤固定与搬运的原则。
教学方法
1. PPT教学：利用PPT展示脊神经解剖图片和受损的表现。
2. 案例沉浸式学习：展示临床案例场景，引导学员针对案例开展小组讨论。
3. 启发式教学：启发学员从整体观思考脊柱损伤固定与搬运的原则。</td></tr>
<tr><td>教学难点及教学方法</td><td colspan="4">教学难点一：掌握常见的几种固定手法。
教学方法
1. 教师示范教学：展示正确手法。
2. PPT、视频、模型教学：借助PPT、视频等，通过直观视觉感受和刻意练习学会操作要领。
教学难点二：掌握脊柱损伤固定与搬运流程。
教学方法
1. PPT教学：利用PPT展示图片和相关内容。
2. 视频、模型教学：借助视频、实操，通过直观视觉感受和刻意练习学会操作要领。</td></tr>
<tr><td>学员易错点</td><td colspan="4">1. 自稳定。
2. 交叉手翻身动作。
3. 平推手推放患者。</td></tr>
<tr><td>课程思政元素/案例及融合方法</td><td colspan="4">本操作通常需要几个人一同配合完成。要求分工明确、动作协调一致，手法轻柔，避免引起不必要的次生伤害，体现爱伤意识。</td></tr>
<tr><td>总体教学策略</td><td colspan="4">多媒体教学、启发式教学、讨论法、同伴互学、示范教学、刻意练习、形成性评价。</td></tr>
<tr><td rowspan="13">主要教学内容与时间分配</td><td colspan="2">教学环节</td><td>内容</td><td>时间（分钟）</td></tr>
<tr><td rowspan="3">1</td><td rowspan="3">课前介绍
（8分钟）</td><td>破冰，相互介绍</td><td>3</td></tr>
<tr><td>环境和课程介绍、学员心理安全确认</td><td>2</td></tr>
<tr><td>教学目的确认，反馈课前测试</td><td>3</td></tr>
<tr><td rowspan="7">2</td><td rowspan="7">操作过程
（边看边练）
（115分钟）</td><td>通过模拟情境案例引入，讨论操作的原则</td><td>15</td></tr>
<tr><td>常见几种固定手法的完整示范及练习</td><td>30</td></tr>
<tr><td>正确固定与搬运操作流程</td><td>5</td></tr>
<tr><td>视频学习及要点讲解</td><td>10</td></tr>
<tr><td>用物准备</td><td>5</td></tr>
<tr><td>学员分组练习</td><td>35</td></tr>
<tr><td>教师考核学员与反馈</td><td>15</td></tr>
<tr><td rowspan="2">3</td><td rowspan="2">反馈和总结
（12分钟）</td><td>讨论反馈</td><td>10</td></tr>
<tr><td>布置课后作业、完成评价表</td><td>2</td></tr>
</table>

教师准备	1. 教师获院级及以上师资认证，接受过专项培训并取得授课资格。 2. 至少参加1次集体备课，初次授课应在课前进行试讲。 3. 开课前1周，预定教学场地，向培训部提供用物清单（包括核查表、评分表电子版）。 4. 认真阅读教案，明确教学目标。 5. 根据教学对象课前测试情况做好学情分析，确定本次技能课程的重点和难点，需要拓展的知识点。 6. 向学员发送课前信，安排课前学习任务，预习相关理论知识、操作视频等资料。 7. 开课前1天确定课程包是否完整，再次阅读教案，复习流程。 8. 开课前半小时到培训地点，检查用物及资料是否齐全、教室布置是否合理，调试多媒体设备，试播PPT和视频等。 9. 主讲教师与辅助教师再次确认课堂流程及各自任务。
学员准备	1. 课前信 （1）本次技能操作模拟培训的主要内容简介。 （2）一般信息：授课教师、参加人员、时间、地点、学时、教学目标。 （3）需要准备和注意的事宜。 2. 课前学习资源 人民卫生出版社，姜保国、陈红主编《中国医学生临床技能操作指南》第三版，183～192页，及其配套视频。 3. 完成课程要求 （1）完整参加课程。 （2）完成课前及课后测试。
场地准备	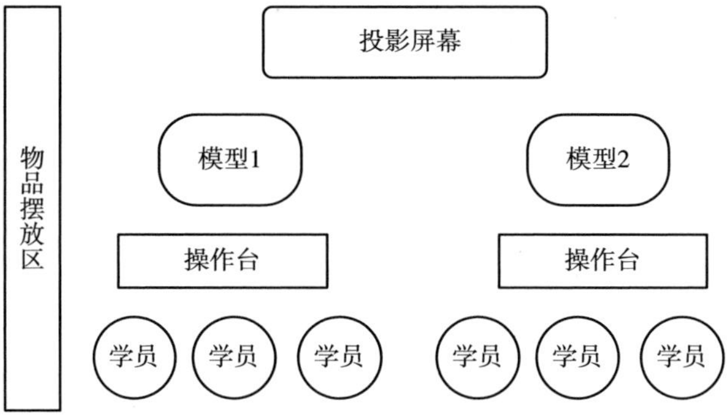

用物清单——以6名学员分2组为例

序号	模型/设备/物品/资料名称	品规或相应要求	数量
1	成人模型	常规	2套
2	颈托	可调节	2套
3	脊柱固定板	常规	2套
4	头部固定器	常规	2套
5	三角巾	常规	4条
6	约束带	常规	2套
7	听诊器	常规	2个
8	医用胶布	常规	2卷
9	纱布	无菌	4块

<table>
<tr><td rowspan="9">用物清单
——
以6名学员分2组为例</td><td>10</td><td>血压计</td><td>常规</td><td>2个</td></tr>
<tr><td>11</td><td>药物（肾上腺素、阿托品、多巴胺等）</td><td>模拟药品（5ml注射器上使用标签注明药物名称和规格）</td><td>各2支</td></tr>
<tr><td>12</td><td>生理盐水</td><td>500ml</td><td>2瓶</td></tr>
<tr><td>13</td><td>注射器</td><td>5ml、10ml</td><td>各2支</td></tr>
<tr><td>14</td><td>无菌治疗巾</td><td>至少50cm×50cm</td><td>4张</td></tr>
<tr><td>15</td><td>医用橡胶检查手套</td><td>常规</td><td>1盒</td></tr>
<tr><td>16</td><td>口罩、帽子</td><td>常规</td><td>各1包</td></tr>
<tr><td>17</td><td>棉签</td><td>常规</td><td>4包</td></tr>
<tr><td>18</td><td>外科急救箱</td><td>常规</td><td>2套</td></tr>
<tr><td>模拟情境</td><td colspan="4">地点：建筑工地
模拟情境：患者30岁，男，建筑工人，因不慎从4米高脚手架上坠落，仰面倒地，诉后颈部疼痛，四肢不能动弹，呼“120”急救。</td></tr>
</table>

<table>
<tr><th colspan="4">详细教学设计</th></tr>
<tr><th>阶段分配</th><th>教学内容</th><th>教学方法</th><th>时间（分钟）</th></tr>
<tr><td rowspan="4">课前介绍
（8分钟）</td><td>参与成员介绍：教师、学员、观摩/督导者（破冰）。
每组1个模型，3位学员，选出1名小组长。</td><td rowspan="4">互动法
讲授
反馈</td><td>3</td></tr>
<tr><td>环境和课程介绍
1. 环境：教室位置、室内物品布局、洗手间位置和其他注意事项。
2. 介绍流程安排及时间分配（共135分钟）：边讲边练、教师示范、学员分组练习、抽取核查、反馈等环节。</td><td>1</td></tr>
<tr><td>学员心理安全性建立
1. 不考核，采用形成性评价。
2. 鼓励积极参与：表现不佳行为不会被外传，消除学员紧张感。</td><td>1</td></tr>
<tr><td>确认教学目标
1. 了解学员预习程度，有助于教学开展：确认学员是否在课前完成相关文献复习和阅读，是否观看视频。
2. 反馈课前测试的集中问题：询问学员疑惑和难点，带着问题开展教学。
3. 确认教学目标：学员知晓本课程需要达到的标准。</td><td>3</td></tr>
<tr><td rowspan="2">操作过程
（115分钟）</td><td>1. 模拟情境案例导入，教师通过展示案例和脊髓神经解剖及功能定位，引导学员初步判断受损部位。
2. 探讨脊柱损伤固定与搬运的原则，讨论5分钟，每组选一名学员发言，该如何救治。</td><td>多媒体教学
同伴互学
启发式教学</td><td>15</td></tr>
<tr><td>几种常见固定手法：头锁、头胸锁、头肩锁、双肩锁等的教学与练习。
讲授要点：先稳定自己，应尽量使手臂或手肘先找到支点，再固定患者。</td><td>多媒体教学
刻意练习</td><td>30</td></tr>
</table>

<table>
<tr><td rowspan="5">操作过程
（115分钟）</td><td>正确固定与搬运操作流程的讲授。
讲授要点
1. 先固定头颈，后固定躯干。
2. 转动患者时，须使患者的头、颈及身体保持在正中，成一直线的位置。
3. 互相协调，用号令来统一动作。</td><td>多媒体教学</td><td>5</td></tr>
<tr><td>视频演示连贯示范操作。</td><td>示范教学</td><td>10</td></tr>
<tr><td>1. 物品准备，环境必须安全。
2. 用PPT图片展示，学员可以对照检查。
3. 提问学员，除了这些物品，还应该做好其他哪些准备？</td><td>启发式教学
同伴互学
讨论法</td><td>5</td></tr>
<tr><td>学员分两组同时练习，分3轮：第一轮由1号学员为操作者，2号学员作为助手1，3号学员作为助手2，进行操作后反馈。
同组3人交替角色轮流练习。
教师巡视，及时记录学员操作中的问题并反馈。</td><td>刻意练习
形成性评价</td><td>35</td></tr>
<tr><td>教师考核学员与反馈：随机抽取3名学员组队，作为操作者和助手1、助手2配合进行操作。
教师跟其他学员一起，使用操作核查表对该组学员进行评价。对照核查清单，一起评估是否做到。</td><td>形成性评价</td><td>15</td></tr>
<tr><td rowspan="3">反馈和总结
（12分钟）</td><td>学员反馈自己和同伴的优点和可改进之处。</td><td rowspan="3">讨论法</td><td>5</td></tr>
<tr><td>教师反馈
1. 学员行为优点和可改进之处。
2. 回顾教学目标是否达成。</td><td>5</td></tr>
<tr><td>总结和回顾课程内容。</td><td>2</td></tr>
<tr><td>学习效果评价</td><td colspan="3">1. 评价方法：形成性评价，课程结束时的考核。
2. 评价表：见本章第四节。</td></tr>
<tr><td>课后作业</td><td colspan="3">1. 学员完成课程评价表。
2. 课后考核试卷（通过电子问卷形式），要求1天内完成。</td></tr>
<tr><td>专业英语词汇</td><td>头锁 head grip
头胸锁 sternal grip</td><td colspan="2">头肩锁 head and shoulder grip
双肩锁 shoulder grip</td></tr>
<tr><td>参考教学资料</td><td colspan="3">姜保国，陈红. 中国医学生临床技能操作指南 [M]. 3版. 北京：人民卫生出版社，2020.</td></tr>
<tr><td>教学反思</td><td colspan="3"></td></tr>
<tr><td>知识拓展</td><td colspan="3">1. 胸背锁（sternal spinal grip），用于将坐着的患者躺卧在脊椎板上或脱除头盔的头颈胸背固定法。
2. 头背锁（head spinal grip），适用于翻身时的头颈胸部固定手法。</td></tr>
<tr><td>案例编写</td><td colspan="3">教案作者：高焱章
作者单位：深圳市第三人民医院
联系邮箱：670113902@qq.com</td></tr>
</table>

第二节 脊柱损伤固定与搬运操作规范

【扫码观看视频】

一、目的

稳定受损或疑似受损的脊柱，防止骨折断端移位损伤脊髓，造成如截瘫、脑干损伤等严重继发伤害。同时，固定后可缓解部分疼痛。固定完成后可相对安全地将伤员转运到有条件救治的场所。

二、适应证

1. 清醒程度改变：格拉斯哥昏迷指数低于15分。
2. 脊柱疼痛或触痛。
3. 出现脊神经性缺损相关的症状或体征。
4. 脊柱结构变形。

三、禁忌证

1. 如伤员伴有心跳呼吸停止、昏迷、休克等情况，应优先行心肺复苏、抗休克等治疗，待病情稍稳定后再行固定与搬运。

2. 如伤员所处的现场环境危险或有可能发生二次伤害，应在尽可能保护伤员的情况下尽快撤离现场。

四、操作前准备

1. 操作者准备：角色分工，着工作服，戴帽子、口罩及手套（紧急时可不需要）。

2. 用物准备：脊柱固定板、颈托、头部固定器、约束带、三角巾、纱布、止血带、绷带等。

3. 伤员准备：向伤员告知操作的目的及大致流程，取得伤员理解及配合。适当安抚伤员。

五、操作步骤

1. 指挥员观察四周，判断现场环境安全性。

2. 与伤员沟通，自我介绍，初步了解、判断伤员的意识、运动等情况，告知伤员不要做任何动作。

3. 指挥员指挥团队明确分工，各助手按分工准备物品及脊柱搬运板，做好操作准备。

4. 指挥员跪于伤员头侧，做好“自体稳定”。

5. 指挥员使用头锁固定头颈，注意勿压迫伤员双耳。

6. 助手1将示指直立放置在伤员胸骨正中，指引指挥员轻柔调整颈部至中立位，即嘴角和耳垂的连线与地面垂直，鼻尖位于正中线上。

7. 助手1使用手指测量伤员下颌到锁骨的距离，选择合适尺寸颈托或调整四合一颈托的高度。

8. 助手1缓慢将颈托穿过颈后，对齐下颌垫与伤员的下颌，粘好颈托，避免头颈部扭转、屈曲而加重或造成颈髓损伤。

9. 评估颈动脉搏动情况，避免颈托过紧。

10. 助手1使用头胸锁固定伤员头颈，指挥员检查头部伤情后重新行头锁固定。

11. 助手1检查颈部、躯干、四肢伤情（或两人分别检查上半身和下半身伤情）。

12. 助手1行头胸锁固定，指挥员改换头肩锁固定头颈部，翻转侧的手承托于伤员肩后并抓紧。

13. 指挥员指挥两位助手协调统一，遵循轴向移动原则，采用交叉手（一人跪于伤者上半身侧，双手抓住对侧肩部、髋部；另一人跪于患者下半身侧，双手抓住对侧手腕、腘窝），整体将伤员翻转90°。

14. 翻转时，指挥员前臂牢牢托住伤员头部，该侧的肘关节依托在指挥员的腿上（不能放置在地面，以保证伤员头部不下垂）。伤员侧卧位时仍保证脊柱位于一条直线，确保脊柱在翻身和侧卧时没有被弯曲，从而避免脊髓受损。

15. 助手1检查背部、臀部、脊柱伤情。

16.（此步骤可与步骤15同步进行）助手2将头部固定器放置在脊柱固定板的合适位置，将4条固定带钩锁挂于助手对侧的合适孔位。

17. 助手2将脊柱板安置于伤员旁合适位置，使头部固定器的基座正对伤员耳部（基座中心线刚好平外耳道孔）。指挥员确认高低位置摆放合适，避免因脊柱固定板摆放位置不当而造成重新翻身调整。

18. 指挥员、助手1、助手2协调一致把伤员整体翻转于脊柱固定板上，此时伤员约有一半身体位于脊柱固定板外。

19. 助手1使用头胸锁固定，指挥员使用双肩锁固定伤员头颈部。

20. 若为4人操作，助手3稳定脊柱板，指挥员指挥助手1、助手2采用平推手（握持住脊柱板侧孔，两人内侧的双手交叉，放低重心，叠放双臂），使用手臂尺侧将伤员向脊柱固定板中间推移，在移动过程中保持脊柱维持成一条直线。

21. 若伤员在脊柱板上的位置过高或过低，指挥员和助手1使用“顶肩推腋”的手法竖直移动伤员。

22. 指挥员、助手1再次分别使用头锁、头胸锁固定头颈，检查并调整颈托，评估颈动脉搏动。

23. 助手1、助手2使用约束带制动躯干和四肢，约束带两两交叉成双“X”形，调节松紧合适。

24. 必要时，使用三角巾或绷带固定伤员双手和双足。

25. 助手1头胸锁固定，指挥员使用头部固定器侧块固定头颈，两约束带固定伤员额部和颏部。固定额部时，助手1松开头胸锁位于额部的手；固定颏部时，助手1松开头胸锁位于颏部的手。

26. 助手1松开头胸锁，检查全身各固定的松紧度。

27. 三人团队，足侧站一人，头侧站两人（若为四人，分跪于脊柱板四角），指挥员位于伤员头端，指挥团队缓慢平稳抬起伤员。注意所有人应同步。

28. 搬运，足侧先行。

六、操作后处理

1. 询问伤员的感受。

2. 动态监测生命体征，包括伤员的胸部起伏、瞳孔大小及对光反射、皮肤和口唇颜色、脉搏等，发现问题及时予相应处理。

3. 动态观察受伤处情况，有无渗血加重，包扎或固定处有无松动脱落等。

七、并发症及处理

1. 运动、感觉异常：由于搬运时可能出现颈椎扭曲，造成可能存在的颈椎损伤加重或骨折移位等，导致脊髓受压迫从而引发一系列运动、感觉的异常加重，严重时甚至出现截瘫。转移和搬运时一定要避免脊柱的扭曲。当条件不足时，尽可能就地取材，使用物品代替固定，如使用床单代替约束带、沙袋代替头部固定器等。

2. 二次伤害：常因为骨折固定不牢靠或转运途中伤员跌落。为避免二次伤害，前者需要急救员采取稳定可靠的固定方法，后者要求急救员使用结实的搬运材料，防止转运途中脊柱板或固定带断裂。

3. 休克、呼吸困难：建立静脉通道、必要时酌情予血管活性药，保持伤员口腔内无异物，呼吸通道通畅，尤其是意识障碍的伤员。注意在搬运过程中需要动态观察伤员意识、生命体征和伤情等，每隔一段时间进行一次全面评估。

4. 开放性伤口、四肢骨折：局部止血、包扎，使用绷带及夹板固定。由于脊柱损伤不及时处理可能造成严重后果，故可先采取简单的包扎、固定措施，在保证生命体征平稳和不造成二次伤害的前提下转运至医院，再综合判断后续全面处理的方式和时机。

八、注意事项

1. 自体稳定非常重要，先稳定自己，才能固定伤员。实施任何徒手锁法前，都要求操作者双肘部必须先放置于地面或者操作者自身身体部位，寻找可靠的依托支撑、牢牢固定住自己，双肘部无悬空迹象（除双肩锁），然后才能去接触伤员的身体，以免晃动而造成伤员二次受伤。

2. 使用各种徒手锁法固定时，必须等下一个锁固定牢靠后，上一个锁才能松开。

3. 保证救治过程中伤员的脊柱呈伸直位，同轴位移动。

4. 交叉手，指在整体侧翻伤员时，位于伤员上半身侧的操作者双手抓住对侧肩部、髋部，位于伤员下半身侧的操作者双手抓住对侧手腕、腘窝，如此二人内侧的手是互相交叉的，增强了翻转时的稳定性。

5．平推手类似于交叉手，指在将伤员平推至脊柱板中央时，伤员身侧的两位操作者内侧手交叉，抓住脊柱板侧方固定孔，一起使用前臂的尺侧将伤员平推。这种手法接触面积大，较稳定。

6．正确使用常用的徒手固定手法：头锁、头胸锁、头肩锁、双肩锁、胸背锁、头背锁。

7．颈托的正确使用。

九、相关知识

1．头锁：主要用于固定头部，用双手制动。

（1）跪于伤员头顶部的位置。

（2）将双手手肘固定在地上或膝上。

（3）双手手指尽量张开，拇指放在伤员额顶，示指与其他手指分开而不覆盖耳朵，从双颞部捉紧头颅。

2．头胸锁：作为转换其他制动锁或放置头枕时的制动手法。

（1）跪或半蹲跪于伤员一侧。

（2）近额的手肘固定在地上、膝上或小腿内侧，用手指按住伤员前额。

（3）另一手臂枕于伤员胸骨上或肩膀处，用拇指及中指分按伤员两颧部。注意手掌须弧曲，不可盖着伤员口鼻。

3．头肩锁：利用整体翻身法来翻动伤员时的头部固定法。

（1）跪于伤员头顶部的位置。

（2）将翻向一方的手肘固定在大腿近膝处，手掌向上托在伤员肩后，并用前臂内侧紧贴伤员头部。在进行翻转时，此手臂可承托住头颈部保持其稳定。

（3）另一手肘固定在另一大腿上，拇指置于眉顶额角，其他手指紧捉于伤员颞枕部。

4．双肩锁：主要用于把伤员向上、下或横移的头肩固定法。

（1）分开双膝并跪于伤员头顶部位置。

（2）双手手掌向上，置于双肩后，双拇指捉住伤员肩部。

（3）用双前臂尺侧夹紧伤员头部双侧颞部（手臂平衡，手肘离地）。

（4）用力捉紧伤员肩部。

5．胸背锁：用于把坐着的伤员躺卧在脊椎板上或脱除头盔的头颈胸背固定法。

（1）跪于伤员侧面，正对伤员。

（2）双肘固定于伤员背部及前胸，用双臂夹着伤员的胸部及背部。

（3）双手手腕向下压锁，紧捉伤员的双颧及后枕部。注意手掌不可覆盖伤员的口鼻。

6．头背锁：当伤员面朝下时，用于固定头颈部的手法。

（1）跪于伤员侧面，正对伤员。

（2）一手的肘部固定在伤员背部中央，手指分开按住伤员头枕部。

（3）另一手肘固定于地面或操作者腿上，手指分开按压于伤员顶颞部。

7．格拉斯哥昏迷指数又称格拉斯哥昏迷评分，简称GCS评分，用于评估伤员的昏迷程度。其评估包含睁眼反应、语言反应和肢体运动3个部分，3部分的分数总和即为昏迷评分。

每部分的评分最低为1分，故GCS评分的范围为3～15分。15分表示意识清楚，13～14分为轻度意识障碍，9～12分为中度意识障碍，3～8分为重度意识障碍。

（1）睁眼反应（E）：自然睁眼4分，呼唤睁眼3分，强刺激睁眼2分，对于刺激无反应1分。

（2）语言反应（V）：说话有条理、定向力正确5分，可应答、但可能答非所问4分，只能说短语或单字3分，只可发出声音2分，无语言反应1分。

（3）肢体运动（M）：遵指令运动6分，对疼痛位置可定位5分，对疼痛刺激呈现肢体回缩的反应4分，对疼痛刺激呈现肢体弯曲的反应3分，对疼痛刺激呈现肢体伸直的反应2分，无肢体运动反应1分。

十、相关临床情境及临床思维分析

模拟情境：伤员30岁，男，建筑工人，不慎从4米高脚手架上坠落，仰面倒地，诉后颈部疼痛，四肢不能动弹，呼120急救。

临床思维分析：高处坠落伤，应先脱离危险环境，检查生命体征，处理紧急情况，然后固定、转运，避免二次伤害。

十一、参考资料

姜保国,陈红.中国医学生临床技能操作指南[M].3版.北京:人民卫生出版社,2020.

第三节　脊柱损伤固定与搬运理论测试题

一、课前测试题

1．脊柱骨折患者在搬运过程中，最正确的体位是（　）

A．侧卧位　　B．仰卧屈曲位　　C．仰卧过伸位

D．俯卧过伸位　　E．半坐卧位

2．脊柱骨折造成脱位并脊髓半横切损伤，其损伤平面以下的改变是（　）

A．双侧肢体完全截瘫

B．同侧肢体运动消失，双侧肢体深、浅感觉消失

C．同侧肢体运动和深感觉消失，对侧肢体痛、温觉消失

D．同侧肢体运动和痛、温觉消失，对侧肢体深感觉消失

E．同侧肢体痛、温觉消失，对侧肢体运动及深感觉消失

3．关于脊柱外伤与脊髓损伤的关系的叙述，下列错误的是（　）

A．脊髓损伤节段与椎骨受伤平面不一致

B．胸椎较固定，所以胸椎骨的脱位多无脊髓损伤
C．有的病例表现为明显脊髓损伤，但X线摄片却无骨折脱位
D．屈曲型骨折脱位造成骨髓损伤最多见
E．椎管狭窄患者，脊柱创伤更易发生脊髓损伤

4．脊柱外伤造成脊髓休克，是由于（　）
A．脊髓神经细胞遭受震荡，产生暂时性功能抑制，发生传导障碍
B．骨折片刺入脊髓
C．因脊髓受血肿等压迫
D．外伤后脊髓神经细胞遭破坏
E．脊髓上、下行神经传导束断裂

5．第十胸椎压缩性骨折合并脊髓损伤，损伤的脊髓是（　）
A．胸段脊髓　B．胸腰段脊髓　C．腰段脊髓
D．腰骶段脊髓　E．骶段脊髓

二、课后测试题

1．女性，20岁。因外伤致第4、5颈椎骨折并发颈髓损伤，四肢呈弛缓性瘫痪，高热40℃，持续数日不降，应采取何种降温方法（　）
A．口服解热镇痛片　B．冬眠疗法　C．使用抗生素
D．物理降温　E．以上都不是

2．建筑工人不慎坠楼，腰剧痛，双下肢感觉运动障碍，二便功能障碍。除手术外，伤后早期最重要的治疗措施是（　）
A．抗生素　B．镇痛药　C．甘露醇与大剂量糖皮质激素
D．防止压疮　E．留置尿管

3．患者颈椎外伤截瘫，查体：双上肢屈肘位，屈肘动作存在，伸肘功能丧失，损伤部位是（　）
A．2～3颈椎之间　B．3～4颈椎之间　C．4～5颈椎之间
D．5～6颈椎之间　E．6～7颈椎之间

4．从汽车上摔下，头后枕部着地，颈部活动受限，下颈椎压痛明显，四肢弛缓性瘫，躯干感觉平面在胸骨柄以下，痛、温觉消失，不能自行排尿，诊断首先考虑（　）
A．颈椎间盘突出症　B．颈部软组织损伤
C．颈椎骨折脱位并颈髓损伤　D．胸椎骨折并脊髓损伤
E．颈椎骨折脱位并臂丛神经与腰骶丛神经损伤

5．颈椎2～3骨折脱位合并脊髓严重损伤，后果是（　）

A．立即窒息死亡

B．四肢全瘫

C．上肢屈肘动作存在，伸肘及手的功能丧失，下肢瘫

D．下肢痉挛性瘫

E．下肢弛缓性瘫

参考答案与解析

一、课前测试题

1．C

【解析】对脊柱骨折的患者进行搬运的时候，最好要使用硬质的担架，使脊柱保持作为一个整体来转运，不能使脊柱发生扭转、弯曲。因为脊柱骨折的同时，脊柱的稳定性会大大下降，如果使脊柱发生扭转，有可能会造成脊柱的二次损伤，如使脊柱骨折范围或者长度扩大。同时，这种不恰当的搬运有可能会造成脊髓受压迫，甚至是完全性的损伤。另外，如果有颈椎的相关损伤，首先要使用颈托把颈椎固定住，若现场没有颈托，也可以使用硬纸壳做简易的颈托，之后再采取上述搬运措施。

2．C

【解析】不完全性脊髓损伤分为四种，其中布朗－塞卡综合征（Brown-Séquared syndrome），亦称为脊髓半切综合征，为脊髓一侧受损，伤侧的运动和本体感觉丧失，而对侧的痛觉和温觉丧失。

3．B

【解析】胸椎管容积相对较小，且脊髓相对固定，骨折脱位更易造成脊髓损伤。

4．A

【解析】类似于脑震荡。

5．C

【解析】成人脊髓的长度短于脊柱，末端在第1腰椎椎体下缘水平。上颈髓的节段与相应椎骨平面一致，下颈髓则高1节，上中胸髓高2节，下胸髓高3节，腰髓在胸椎10～12之间，故第10胸椎压缩性骨折伤及腰段脊髓。

二、课后测试题

1．D

【解析】颈脊髓损伤时，由于自主神经系统功能紊乱，对周围环境温度的变化丧失了调节和适应的能力，常出现高热或低温，高热时一般采用物理降温，如用空调调节室温、冰敷、温水擦浴等。低温时应做好保暖工作，但避免用热水袋，以防烫伤皮肤。冬眠疗法降温是通过药物作用于中枢神经系统的体温中枢调控体温，而此时患者由于颈髓损伤，已经失去了对周围环境温度调节和适应的能力，此时冬眠疗法效果不好。

2．C

【解析】减轻局部神经组织水肿和损伤。

3．D

【解析】特征性表现为影响桡神经（伸肌），其支配节段为C5 ～ 8段、T1段。

4．C

【解析】下颈椎压痛明显，提示下颈椎受损；四肢弛缓性瘫，提示高位脊柱受损，运动神经受累；躯干感觉平面在胸骨柄以下，痛、温觉消失，提示感觉神经受累。

5．A

【解析】呼吸、循环中枢受累。

第四节 脊柱损伤固定与搬运操作评价表

适合学员同伴互评

脊柱损伤固定与搬运操作核查表

序号	操作行为概要	执行情况 （是√否×部分△）
1	判断环境安全	
2	初步判断伤情	
3	嘱咐伤员不要移动，避免第二次伤害	
4	助手分工明确	
5	指挥员自稳定到位	
6	指挥员头锁固定，调整颈部位置	
7	助手1上颈托，评估颈动脉搏动	
8	助手1做头胸锁固定，指挥员检查头部伤情	
9	指挥员头锁固定，助手判断伤员上半身和下半身的伤情	
10	助手1做头胸锁固定，指挥员做头肩锁固定	
11	指挥员、助手1、助手2配合，将伤员整体翻转90°，检查背部伤情	
12	助手2放置脊柱板并固定，团队将伤员轴位翻转至脊柱板上	
13	助手1做头胸锁固定，指挥员双肩锁固定，助手将伤员平推至中央	
14	适当调节伤员竖直位置	
15	助手1做头胸锁固定，指挥员头锁固定，助手重新调节颈托。	
16	使用约束带交叉固定伤员躯干	
17	助手1头胸锁固定，指挥员安置头部固定器	
18	再次检查各固定的松紧度	
19	三人缓慢平稳抬起伤员，共同配合搬运伤员	
20	动态观察伤员生命体征及伤情	

适合教师评价学员

脊柱损伤固定与搬运操作评分表

项目	检查内容与评分要点	满分	扣分
准备（6分）	指挥员观察四周，确认周围环境安全后正面走向伤员	1	
	初步判断伤情，包括意识和运动等情况	2	
	嘱伤员不能随意活动，口述“怀疑颈椎损伤，准备脊柱搬运”	1	
	助手按分工准备物品及脊柱搬运板，做好操作准备	2	
判断全身伤情（32分）	指挥员跪于伤员头侧，全程做好“自体稳定”，头锁固定	4	
	助手1将示指直立在伤员胸骨处，指引指挥员轻柔将头颈部调整至中立位，嘴角和耳垂的连线与地面垂直，鼻尖位于正中线上	2	
	助手1用手指度量并调整颈托高度，缓慢将颈托穿过颈后，将下颌垫对齐伤员的下颌，粘好颈托，注意避免移动伤员的头颈和脊椎	4	
	评估伤员颈动脉搏动情况，避免颈托过紧	2	
	助手1接替指挥员，使用头胸锁固定，指挥员检查头部伤情	4	
	指挥员接替助手1，使用头锁固定伤员头部稳定	2	
	助手检查颈、胸、腹部及四肢的伤情	2	
	助手1使用头胸锁固定伤员头部，指挥员改换头肩锁固定。翻转侧的手掌置于伤员肩后抓紧，小臂紧贴伤员头侧做好承托准备	4	
	助手1、助手2使用交叉手，辅助指挥员将伤员整体侧翻90°。在翻身过程中遵循轴线翻身原则，侧卧时脊柱保持一条直线 本步骤要求动作协调、平稳、步调一致，最高记6分；如果出现动作不协调，导致颈椎扭曲等严重后果，记0分	6	
	助手1检查伤员背部、臀部及脊柱伤情	2	
放置脊柱板（24分）	助手2装配好头部固定器和4条固定带。将脊柱板安置于伤员旁适当的位置，使头部固定器的基座正对伤员耳部	6	
	指挥员发口令，与助手1、助手2三人共同将伤员轴位翻动于仰卧位，要求将伤员整体翻滚到脊柱固定板上，滚动过程中不得有扭曲或失误。此时伤员约仍有一半身体位于脊柱固定板外 本步骤要求动作协调、平稳、步调一致，最高记6分；如果出现动作不协调，导致颈椎扭曲等严重后果，记0分	6	
	助手1使用头胸锁固定伤员头颈部，指挥员改换双肩锁	4	
	若为4人操作，助手3固定脊柱板。助手1、助手2握持住脊柱板侧孔，使用平行手。指挥员发口令，助手1、助手2用两前臂力量，统一动作将伤员直线平推至脊柱固定板的正中，不得有身体扭曲或失误 本步骤要求动作协调、平稳、整齐一致，最高记6分；如果出现动作不协调，导致颈椎扭曲等严重现象，记0分	6	
	若伤员在脊柱板上的位置过高或过低，指挥员和助手1使用“顶肩推腋”的手法竖直移动伤员	2	

项目	检查内容与评分要点	满分	扣分
固定伤员（16分）	助手1使用头胸锁固定伤员头部，指挥员松开改换头锁	2	
	助手1重新引导指挥员调整颈部位置，安放颈托，评估颈动脉搏动	4	
	助手1、助手2使用固定带交叉固定伤员躯干及四肢，调整固定带松紧度合适。必要时使用三角巾或绷带固定住伤员双手和双足	4	
	助手1接替指挥员使用头胸锁固定	2	
	指挥员安置两侧头部固定器，并将两约束带固定在伤员额部和颏部（助手1适时松开头胸锁的头部和胸部锁），调节合适松紧度	2	
	助手1松开头胸锁。指挥员检查全身固定带松紧度适当	2	
搬运伤员（6分）	若为4人操作，指挥员、助手1、助手2、助手3分跪于脊柱板四角，团队听从指挥员口令，平稳抬起伤员，足端先行	4	
	指挥员站于头端，严密观察伤员生命体征及头颈部情况	2	
质量（16分）	操作者操作手法规范，不违反“自体稳定”原则，口令简洁，动作交替流畅	6	
	整个操作过程采用秒表计时，从指挥员最初上场举手示意开始，至最后将伤员搬运到场边指定位置放下担架停止计时；标准限定在5分钟完成，记5分。提早完成加分而延误时间则扣分，每提早或者延误1秒分别加或减0.05分。最高不超过10分，扣分扣完为止	10	
计分	实际得分	100	
备注	合格标准：70分以上。		

评分人：　　　　　　　　　　　　　　评分日期：

第七章

四肢骨折现场急救外固定技术

(External Fixation for Limb Fractures in On-site Emergencies)

第一节 四肢骨折现场急救外固定技术教学教案

总体教学设计					
课程名称	四肢骨折现场急救外固定技术				
授课教师		职称		专业	
辅助教师		职称		专业	
学情分析	**教学对象：**住院医师规范化培训医师（一年级）。 **学习基础：**已经通过实习的一年级住培医师，具备一定的临床知识，对简单的包扎和换药具有一定的认识，但临床操作经验较少，刚刚接触真实临床患者，对不同类型骨折的识别及急救处理的顺序不够熟悉。 **学习特点：**教学对象有积极主动的学习意愿，适合基于模型和临床情境刻意反复练习。 **学习需求：**目前住培医师实施分层轮转，急诊科是住培医师第1年开始轮转的科室。四肢骨折现场急救是外科最基本的临床技能，是无论急诊、骨科、外科的住培医师都必须掌握的内容，同时也是住培学习过程中的重要环节。				
教学需求分析	四肢骨折包扎固定是住培医师必须掌握的基本知识、基本操作技能。一年级住培医师对四肢骨折现场急救认识不足，操作熟练程度欠佳。需要对其进行规范化培训。				
师生比	1∶6		授课学时	3学时（135分钟）	
授课时间			授课地点		
学习目标	（一）知识认知目标（knowledge） 1. 明确骨折的概念、急诊急救顺序，包括现场场景评估、制动、止血等。 2. 根据骨折的部位、临床表现、体征，辨别不同类型的骨折。 3. 明确外固定的指征与禁忌证。 （二）动作技能目标（skill） 1. 在模型上判断伤情严重程度，正确实施四肢骨折外固定技术。 2. 操作过程中减少副损伤，防止并发症发生，防止肢体再损伤。 （三）情感价值目标（attitude） 1. 培养以患者为中心、具有爱伤观念的良好职业素质。 2. 提高医生的责任感，弘扬救死扶伤精神。				

<table>
<tr><td>教学重点及
教学方法</td><td colspan="4">教学重点：识别不同骨折类型，正确选用所需材料进行骨折外固定。
教学方法
1. 案例沉浸式学习：展示临床案例场景，引导学员针对案例小组讨论初始诊疗措施，探讨四肢骨折外固定的方法和操作流程及注意事项。
2. 启发式教学：启发学员从整体观思考急诊外伤的救治措施及重要的初始抢救措施。</td></tr>
<tr><td>教学难点及
教学方法</td><td colspan="4">教学难点：特殊部位骨折外固定材料的选择和操作方法。
教学方法：沉浸式教学、混合式学习、合作式教学。</td></tr>
<tr><td>学员易错点</td><td colspan="4">1. 物品准备、夹板选择不全或错误。
2. 绑带捆扎顺序错误。
3. 固定后不检查骨折肢体远端血运、感觉、运动。</td></tr>
<tr><td>课程思政
元素/案例及
融合方法</td><td colspan="4">1. 人文关怀：自我介绍、简要交代病情、与患者进行充分沟通。
2. 动作熟练：操作过程中手法轻柔，充分考虑到患者紧张无助的心理。避免因为操作引起不必要的二次损伤。
3. 及时性：减少患者疼痛，避免神经血管损伤是救治中最重要的任务，如不及时积极采取诊治措施延误操作将导致不可逆后果。</td></tr>
<tr><td>总体
教学策略</td><td colspan="4">改良Peyton教学法、合作式教学、小组协作教学、复盘、病例分析、混合式教学、沉浸式教学、案例讨论和分享、持续改进。</td></tr>
<tr><td rowspan="12">主要教学
内容与时间分配</td><td colspan="2">教学环节</td><td>内容</td><td>时间
（分钟）</td></tr>
<tr><td rowspan="3">1</td><td rowspan="3">课前介绍
（10分钟）</td><td>破冰，相互介绍，学员分组</td><td>2</td></tr>
<tr><td>环境和课程介绍，学员心理安全确认</td><td>3</td></tr>
<tr><td>确认教学目的，反馈课前测试</td><td>5</td></tr>
<tr><td rowspan="6">2</td><td rowspan="6">操作过程
（边看边练）
（115分钟）</td><td>通过案例引入，讨论适应证</td><td>5</td></tr>
<tr><td>理论教学：按用物准备、四肢骨折固定过程、骨折的固定顺序、注意事项、骨折固定后处理和物品整理的顺序进行讲解</td><td>12</td></tr>
<tr><td>讨论与答疑</td><td>3</td></tr>
<tr><td>教师完整示范</td><td>5</td></tr>
<tr><td>学员分组练习不同部位骨折的固定技术</td><td>80</td></tr>
<tr><td>教师考核学员与反馈</td><td>10</td></tr>
<tr><td rowspan="2">3</td><td rowspan="2">反馈总结
（10分钟）</td><td>讨论反馈</td><td>5</td></tr>
<tr><td>布置课后作业、完成评价表</td><td>5</td></tr>
<tr><td>教师准备</td><td colspan="4">1. 教师获院级及以上师资认证，接受过专项培训并取得授课资格。
2. 至少参加1次集体备课，初次授课应在课前进行试讲。
3. 开课前1周，预定教学场地，向培训部提供用物清单（包括核查表、评分表电子版）。
4. 认真阅读教案，明确教学目标。
5. 根据教学对象课前测试情况做好学情分析，确定本次技能课程的重点和难点，需要拓展的知识点。
6. 向学员发送课前信，安排课前学习任务，预习相关理论知识、操作视频等资料。
7. 开课前1天确定课程包是否完整，再次阅读教案，复习流程。
8. 开课前半小时到培训地点，检查用物及资料是否齐全、教室布置是否合理，调试多媒体设备，试播PPT和视频等。</td></tr>
</table>

<table>
<tr><td>学员准备</td><td colspan="4">1. 课前信
（1）本次技能操作模拟培训的主要内容简介，需要准备和注意的事宜。
（2）一般信息：授课教师、参加人员、时间、地点、学时、教学目标。
2. 课前学习资源
（1）人民卫生出版社，姜保国、陈红主编《中国医学生临床技能操作指南》第三版，第三十七章。
（2）人民卫生出版社，刘原、刘成玉主编《临床技能培训与实践》第二版，第十七章。
3. 完成课程要求
（1）完整参加课程。
（2）完成并通过课前、课后测试。</td></tr>
<tr><td>场地准备</td><td colspan="4">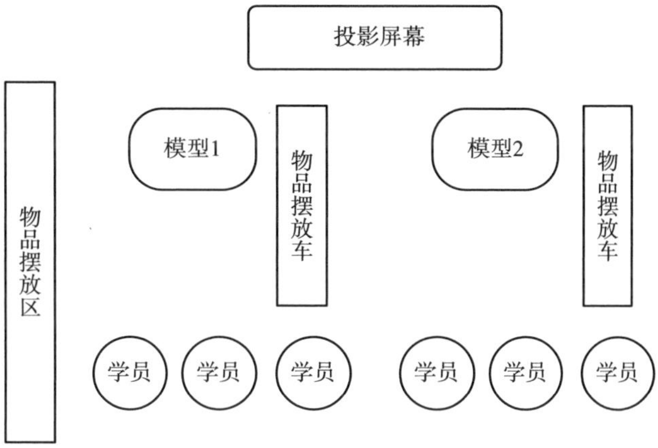
</td></tr>
<tr><td rowspan="7">用物清单
——
以6名学员
分2组为例</td><td>序号</td><td>模型/设备/物品/资料名称</td><td>品规或相应要求</td><td>数量</td></tr>
<tr><td>1</td><td>模型</td><td>四肢创伤</td><td>2个</td></tr>
<tr><td>2</td><td>敷料</td><td>纱布、棉垫</td><td>若干</td></tr>
<tr><td>3</td><td>绷带</td><td>纱布绷带</td><td>足量</td></tr>
<tr><td>4</td><td>三角巾</td><td>常规</td><td>12卷</td></tr>
<tr><td>5</td><td>不同尺寸夹板</td><td>前臂夹板、桡骨远端夹板、超肩夹板、
胫腓骨夹板、股骨夹板、肘关节夹板</td><td>各8块</td></tr>
<tr><td>6</td><td>标记笔</td><td>常规</td><td>2支</td></tr>
<tr><td>模拟情境</td><td colspan="4">陈某，男，49岁，已婚，农民。跌倒致右腕部肿胀、疼痛、活动受限3小时入院。患者下坡时跌倒，以右腕关节屈曲姿势，手背着地致腕部受伤，肿胀疼痛。查体：T 37.2℃，P 123次/分，RR 18次/分，BP 120/80mmHg。急性面容，右腕部肿胀，未见明显“银叉、刺刀”畸形，右桡骨远端、腕关节掌侧叩压痛，骨擦感明显，右腕关节屈伸旋转活动受限，余无明显异常。
请对该患者进行诊断，并于现场行初步处置。</td></tr>
<tr><td colspan="5">详细教学设计</td></tr>
<tr><td>阶段分配</td><td colspan="2">教学内容</td><td>教学方法</td><td>时间（分钟）</td></tr>
<tr><td>课前介绍
（10分钟）</td><td colspan="2">破冰，参与成员互相介绍：教师、学员、观摩/督导者。
学员分为2组并编号，每组3人，共用1个模型。</td><td>互动</td><td>2</td></tr>
</table>

课前介绍 （10分钟）	环境和课程介绍 1. 环境：教室位置、室内物品布局、洗手间位置和其他注意事项。 2. 流程安排及时间分配：边讲边练、教师示范、学员分组练习、抽取核查、反馈等环节。 3. 学员心理安全性建立：不考核，形成性评价；鼓励积极参与，保证不佳行为不会被外传，消除学员紧张感。	互动 启发式教学	3
	确认教学目标 1. 确认学员是否课前完成相关文献复习和阅读，是否观看视频。 2. 反馈课前测试的集中问题，询问学员疑惑和难点，带着问题开展教学。 3. 确认教学目标，告知学员本课程需要达到的标准。		5
操作过程 （115分钟）	模拟情境引入：引导学员讨论患者的诊断及治疗。 探讨桡骨远端骨折分型和复位方式、固定原则。	混合式教学 启发式教学 同伴互学	5
	用物准备学习：通过PPT展示各类夹板、绷带、棉垫、三角巾并讲解。	PPT展示	2
	分步骤讲解四肢骨折固定过程 1. 评估环境及患者全身情况，评估肢端血运、运动及感觉状况。 2. 与患者及家属沟通、交代病情，做好解释工作，争取配合。 3. 放置棉垫、固定包扎，放置夹板，绷带绑扎，肢体固定。 4. 再次评估肢体远端血运、感觉、运动。 5. 固定后处理，交代注意事项。	混合式教学	10
	课堂讨论 1. 讲解课前测试的答案。 2. 反馈课堂中的问题。	讲授	3
	教师完整示范，选取1名学员配合，演示完整的骨折包扎过程。	Peyton教学法	5
	学生分组练习：1号学员操作，2号学员作为助手，3号学员持核查表观摩，操作结束后反馈，并轮换角色继续练习。教师巡视并及时记录学员操作中的问题，及时反馈。	刻意练习 形成性评价	80
	教师考核学员与反馈：随机抽取2名学员配合，作为操作者和助手配合进行操作。教师和其他学员使用操作核查表评估其流程。	形成性评价	10
反馈总结 （10分钟）	1. 学员反馈：自己和同伴的优点和可改进之处。 2. 老师反馈：学员行为优点和可改进之处。 3. 回顾教学目标是否达成。	互动法 反馈	5
	总结并感谢学员参与课程。 布置课后作业，完成评价表。		5

学习效果评价	1．评价方法：形成性评价。 2．评价表：见本章第四节。	
课后作业	1．完成课程评价表。 2．课后考核试卷（通过在线问卷形式），要求1天内完成。	
专业英语词汇	四肢骨折 limb fracture 外固定 external fixation 夹板 splint 石膏绷带 plaster bandaging 衬垫 padding 锁骨 clavicle	肱骨 humerus 尺骨 ulna 桡骨 radius 股骨 femur 胫骨 tibia 腓骨 fibula
参考教学资料	[1] 姜保国，陈红. 中国医学生临床技能操作指南 [M]. 3版. 北京：人民卫生出版社，2020. [2] 刘原，刘成玉. 临床技能培训与实践 [M]. 2版. 北京：人民卫生出版社，2021.	
教学反思		
知识拓展		
案例编写	教案作者：佘鹏 作者单位：中山大学附属第七医院 联系邮箱：13756098863@139.com	

第二节　四肢骨折现场急救外固定技术操作规范

【扫码观看视频】

一、目的

1．稳定骨折断端防止其移位，防止其导致二次伤害。
2．减少出血，缓解疼痛，便于转运。

二、适应证

完全或可疑的骨折损伤。

三、禁忌证

无。

四、操作前准备

1．操作者准备
（1）确保周围环境安全。
（2）正面走向伤者，表明身份，告知伤者不要做任何动作，初步判断伤情，简要说明。

2．用物准备

（1）木质、铁质、塑料制作的夹板或固定架，或就地取材制作。

（2）敷料、棉垫、绷带、三角巾、标记笔。

3．伤者准备

（1）评估伤情，检查患肢肢端感觉、运动功能及血运情况。

（2）向伤者或家属交代病情，做好解释工作，争取伤者配合。

五、操作步骤

（一）锁骨骨折

现场仅将伤侧上肢用三角巾、围巾或衣襟上翻包扎悬吊，并限制伤肢活动即可。

（1）在伤者两侧腋窝垫上敷料或棉垫。

（2）使用三角巾或长绷带，呈“8”字形绕伤者双肩关节包扎，并于后方打结。

（3）保持一定力度，使伤者双肩关节保持后伸。

（4）检查伤者双上肢感觉、运动、血液循环，如发现脉弱、手指发麻等表现则提示固定过紧。

（二）上臂骨折

1．夹板固定

（1）将两块夹板（内侧夹板长度为上至腋窝，下过肘关节；外侧夹板长度上过肩关节，下过肘关节）分别放在上臂内外两侧（如果只有一块夹板，则放在上臂外侧），用绷带等将上下两端固定，关节处放置衬垫。

（2）肘关节屈曲90°，用绷带固定夹板中段。调整夹板两端绷带松紧。

（3）固定肩、肘关节。用一条三角巾折叠成燕尾式，将前臂悬吊于胸前。另取一条三角巾围绕患肢，经胸背，于健侧腋下打结。

2．无夹板固定：将三角巾折叠成10～15cm宽的条带，其中央正对骨折处，将上臂固定在躯干上，于对侧腋下打结。屈肘90°，再用三角巾将患肢前臂悬吊于胸前。

（三）前臂骨折

1．夹板固定

（1）将四块夹板（掌侧夹板长度为上至肘窝，下过腕关节；其余夹板长度超过肘关节至手腕的长度）分别放在前臂的掌、背、尺、桡侧（如果夹板数量不足，则优先放在前臂背侧）。

（2）在手腕放好衬垫，让伤员握好，以使腕关节稍向背屈，再固定夹板上下两端。

（3）肘关节屈曲90°，用绷带固定夹板中段。调整夹板两端绷带松紧。

（4）使用三角巾将伤肢悬吊于胸前，然后用三角巾将伤肢固定于胸廓。

2. 无夹板固定：使用三角巾将骨折的前臂悬吊于胸前，手部略高于肘部（大手挂）。再用一条三角巾将上臂固定于胸部，在健侧腋下打结。

（四）大腿骨折

1. 夹板固定

（1）伤员仰卧，患肢伸直。

（2）将两块夹板（内侧夹板长度为上至大腿根部，下过踝关节；外侧夹板长度为上至腋窝，下过踝关节）分别放在患肢内外两侧（若只有一块夹板则放在伤腿外侧），并将健肢靠近伤肢，使双下肢并列，两足对齐。

（3）关节处及空隙部位均放置衬垫，用5～7条三角巾或布带固定。先将骨折部位的上下两端固定，然后分别固定腋下、腰部、膝、踝等处。

（4）足部用三角巾“8”字固定，使足部与小腿呈直角。

2. 无夹板固定：伤员仰卧，患肢伸直，健肢靠近患肢，双下肢并列，两足对齐。在关节处与空隙部位之间放置衬垫，用5～7条三角巾或布条将两腿固定在一起（先固定骨折部位的上、下两端）。足部用三角巾“8”字固定，使足部与小腿呈直角。

（五）小腿骨折

1. 夹板固定

（1）伤员仰卧，伤腿伸直。

（2）将两块夹板（夹板长度为上超膝关节，下超踝关节）分别放置于患肢两侧，上端固定至大腿，下端固定至踝关节及足底，并将健肢靠近患肢，使双下肢并列，两足对齐。

（3）关节处及空隙部位均放置衬垫，用5～7条三角巾或布带先将骨折部位的上、下两端固定，然后分别固定大腿、膝、踝等处。

（4）足部用三角巾“8”字固定，使足部与小腿呈直角。

2. 无夹板固定：伤员仰卧，患肢伸直，健肢靠近患肢，双下肢并列，两足对齐。在关节处与空隙部位之间放置衬垫，用5～7条三角巾或布带将两腿固定在一起（先固定骨折部位的上、下两端）。足部用三角巾“8”字固定，使足部与小腿呈直角。

六、操作后处理

1. 再次确认肢体远端血运、运动及感觉状况。

2. 再次确认绑扎带的松紧度，以上下活动1cm为宜；修剪绑扎带末端。

3. 止血、包扎、固定妥当后再行搬运，保持伤员的适宜体位，保证脊柱及肢体在一条轴线上，防止损伤加重。动作轻巧，迅速，避免不必要的震动。

4. 指导伤者观察肢体远端血运、运动和感觉变化，指导伤者进行肢体功能锻炼。

5. 注意伤情变化，及时处理。

七、并发症及处理

1. 骨-筋膜室综合征：骨筋膜室是由骨、骨间膜、肌间隔和深筋膜形成的密闭腔隙。四肢骨折时，骨折部位骨筋膜室内的压力增高，导致肌肉和神经因急性缺血而产生一系列临床表现，即为骨-筋膜室综合征。骨-筋膜室综合征好发于前臂掌侧和小腿。应密切观察被固定肢体的末梢血液循环。注意评估伤者是否出现疼痛、苍白、感觉异常、麻痹及脉搏消失（“5P”征）。若患者出现肢体血液循环受阻或神经受压的征象，应立即平放肢体，并解除对患肢的外在压迫，甚至行肢体切开减压术。

2. 压疮：骨折恢复期的患肢多需长期卧床，容易发生骨突部位的压疮。应保持床单位的清洁、干燥，定时翻身，避免剪切力、摩擦力等损伤。

3. 皮肤软组织损伤：多因固定过程中未使用足够的衬垫，或固定力度过大导致。主要表现为局部持续性疼痛、形成溃疡、有恶臭及脓性分泌物流出，可形成化脓性皮炎。应及时调整固定包扎的力度，发现后及时处理。

4. 失用性萎缩：肢体长期固定、缺乏功能锻炼，导致肌萎缩。同时大量钙盐溢出骨骼，可致骨质疏松，关节内纤维粘连可致关节僵硬。在骨折固定期间，应加强肢体的功能锻炼。

5. 骨折后，肌肉等软组织处于炎症水肿状态，此种状态会逐渐消退，往往在伤后一周内，骨折固定包扎处会发生松动。故应动态观察固定包扎松紧度，及时调整至合适固定力度。

6. 其他由于长期卧床还可能导致的并发症包括坠积性肺炎、便秘、泌尿道感染等，应加强观察并及时处理。

八、注意事项

1. 进行处理前迅速观察受伤现场，确保安全。

2. 先救命后治伤。检查伤者全身情况，如伤者存在心搏呼吸骤停，紧急心肺复苏；如处于休克状态，应注意尽量减少搬动，有条件立即输液、输血；合并昏迷状态时，应注意保持呼吸道畅通。

3. 有创口者应先消毒、止血、包扎，再固定。

4. 固定前应先用棉垫等软物，铺垫在夹板上，并于关节骨性突起处添加衬垫。固定应松紧适宜，以免损伤血管、神经及皮肤软组织。

5. 用绷带固定夹板时，应先从骨折的远端缠起，以减少患肢充血水肿。

6. 夹板应放在骨折部位的后侧或两侧，应固定骨折的上下各一个关节。

7. 考虑脊柱骨折时，不宜随意搬动，应临时就地固定。

九、相关知识

骨折早期并发症，包括休克、血管神经损伤、重要脏器损伤、脂肪栓塞综合征、骨-筋膜室综合征。

十、相关临床情境及临床思维分析

模拟情境一：伤者男性，49岁，已婚，农民。跌倒致右腕部肿胀、疼痛、活动受限3小时入院。伤者下坡时跌倒，以右腕关节屈曲、手背着地致腕部受伤肿胀疼痛。

临床思维分析：右腕部肿胀、疼痛、活动受限，并有受伤史，考虑骨折可能。结合伤者受伤机制，考虑桡骨远端骨折可能性最大。应完善相关体格检查或辅助检查，明确诊断后给予骨折复位、固定。注意观察伤者肢体远端的感觉、运动及血运，如有异常及时行相关处理。

模拟情境二：某路段发生车祸，现场一名伤者躺倒在地，右大腿活动受限，可见畸形，请立即给予急救处置。

临床思维分析：大腿活动受限并肉眼可见畸形，考虑骨折可能性，予以外固定术进行限动，避免进一步损伤。

模拟情境三：伤者男性，29岁，工人。因右上肢撞伤2小时入院。伤者2小时前骑自行车被汽车撞倒在地，当时觉右上肢疼痛难忍、活动受限，被送往医院。检查发现右肩部、右臂部肿胀明显，皮肤有擦伤，局部压痛明显，活动受限，右臂中部隆起、出现畸形，稍活动可感骨擦音。右腕下垂，各指掌指关节不能伸直，拇指不能伸直，手背桡侧皮肤感觉麻木。X线摄片示右肱骨中段骨折。

临床思维分析：结合伤者受伤史及症状、检查，考虑伤者右肱骨中段骨折合并桡神经损伤。应给予上臂骨折外固定术制动，避免进一步损伤，及时送往医院行手术探查。注意包扎固定时的力度，避免损伤加重。

模拟情境四：伤者男性，26岁，搬运工人，右小腿被重物砸伤2小时急诊入院。伤者在装运货物时不慎被一货箱砸伤右小腿，当时疼痛剧烈，不能站立。检查所见右小腿上部皮下淤血肿胀压痛，有骨擦音，膝关节活动受限，足不能背屈，小腿外侧和足背感觉丧失，足背动脉搏动消失。X线摄片显示胫骨上1/3骨折。

临床思维分析：结合伤者受伤史及症状、检查，考虑伤者胫骨上段骨折合并动脉、腓总神经损伤。应给予小腿骨折外固定术制动，避免进一步损伤，及时送往医院行手术探查。注意包扎固定时的力度，避免损伤加重或诱发骨-筋膜室综合征。

十一、参考资料

[1] 姜保国，陈红．中国医学生临床技能操作指南 [M]．3版．北京：人民卫生出版社，2020.
[2] 刘原，刘成玉．临床技能培训与实践 [M]．2版．北京：人民卫生出版社，2021.

第三节 四肢骨折现场急救外固定技术理论测试题

一、课前测试题

1．患者李某，女，40岁，因跌倒致左小腿疼痛、活动受限伴流血1小时余入院。入院诊断：左胫腓骨骨折。患者X线提示：左腓骨上段、左胫骨中下段骨折。骨折移位明显，断端呈螺旋形。使用器材行骨折外固定时，需要跨越的关节数为（　）

A．4个关节　　B．3个关节　　C．2个关节
D．1个关节　　E．无须跨越关节

2．外固定物品选用原则是（　）

A．硬、直、跨关节　　B．硬、可塑形、长　　C．软、直、跨关节
D．硬、直、长短适中　　E．软、可塑形、长短适中

3．下列需要选用外固定架治疗的为（　）

A．肱骨三度开放性骨折　　B．肱骨外科颈骨折
C．椎体1/3的压缩骨折　　D．坐骨支骨折
E．股骨颈骨折

4．肱骨髁上骨折损伤肱动脉未予早期处理，后期将出现（　）

A．Volkman畸形　　B．并指畸形　　C．爪状手畸形
D．垂腕畸形　　E．槌状指畸形

5．患者女性，80岁，不慎摔伤致左前臂疼痛活动受限1小时，诊断为桡骨远端骨折，分型为Smith骨折，X线下的表现是（　）

A．向尺侧及背侧移位　　B．向桡侧及背侧移位
C．向尺侧及掌侧移位　　D．向桡侧及掌侧移位
E．只向掌侧移位

二、课后测试题

1．患儿6岁，据X线摄片诊断锁骨青枝骨折，正确的处理是（　）

A．三角巾悬吊患肢3周　　B．手法复位，“8”字绷带外固定
C．手术复位内固定　　D．不处理
E．卧床2周

2．右股骨干上1/3骨折患者，其牵引治疗时的最佳体位是（　）

A．水平牵引　　B．关节前屈位牵引
C．内收位牵引　　D．外展位牵引
E．大腿外旋外展，髋屈曲位牵引

3．肘关节脱位常为（　）

A．前脱位　　B．后脱位　　C．左脱位　　D．右脱位　　E．复杂脱位

4. 胫骨中下1/3骨折愈合较慢的主要原因是（　）

A. 附近的主要血管损伤　　B. 附近的周围神经损伤

C. 远骨折段完全丧失血液供应　　D. 两骨折段血液供应减少

E. 远骨折段血液供应减少

5. 某人被重物砸伤致双股骨干骨折，住院2天，突然意识丧失，呼吸困难，皮肤可见点状出血，肢体末端紫红、发凉，可能是（　）

A. 硬脑膜外血肿　　B. 颅内血肿　　C. 脑损伤

D. 坠积性肺炎　　E. 脂肪栓塞

6.（案例）患者男性，23岁，因车祸致右小腿闭合性骨折，未见伤口，未见活动性出血。你随救护车去现场做骨折的急救处理。针对该患者，正确处理流程是什么？

参考答案与解析

一、课前测试题

1. C

【解析】 骨折的固定要超越骨折上下两个关节，以防止骨折旋转。

2. A

【解析】 骨折固定物的选择要注意硬、直，要起到固定作用，减少断端异常活动。骨折的固定要超越骨折上下两个关节，以防止骨折旋转。

3. A

【解析】 三度开放性骨折创伤大，污染较重，若选择内固定治疗，增加伤口感染风险，故只能选择外固定治疗。

4. C

【解析】 肱骨髁上骨折损伤肱动脉未予早期处理，则前臂肌肉易发生缺血性坏死，以后形成纤维化，导致缺血性肌挛缩，最终导致爪形手。

5. D

【解析】 Smith骨折X线摄片可发现典型移位，近折端向背侧移位，远折端向掌侧、桡侧移位。

二、课后测试题

1. A

【解析】 儿童锁骨青枝骨折可仅用三角巾悬吊3周。

2. E

【解析】 股骨上1/3骨折时，近折段受髂腰肌、臀中肌、臀小肌牵拉而前屈、外展、外旋，远折端受内收肌群牵拉向内、后、上移位。牵引治疗时应采用大腿外旋外展位、髋屈曲位牵引，以对抗各肌肉的牵拉力，使骨折端能够较好地对位对线。

3．B

【解析】肘关节脱位常为后脱位。

4．E

【解析】胫骨远端获得的血液循环很少，因此下1/3段骨折愈合较慢，容易发生延迟愈合或不愈合。

5．E

【解析】脂肪栓塞综合征发生于成人，是由于股骨骨折处髓腔内血肿张力过大，骨髓被破坏，脂肪滴进入破裂的静脉窦内，可引起肺、脑脂肪栓塞。

6．**【参考答案】**

（1）观察现场环境。

（2）与患者沟通。

（3）准备急救物品：血压计、棉垫、绷带、胶布、夹板、70%乙醇、外用生理盐水、消毒钳、镇痛药等。

（4）全身检查，主要包括患者神志、血压、脉搏及有无合并其他创伤。

（5）外科检查，主要包括右小腿局部有无畸形、反常活动、骨擦音、骨擦感、局部肿胀和瘀斑、功能障碍，足背动脉搏动是否存在。

（6）夹板固定，夹板长度上下超过膝关节、踝关节。夹板上端固定至大腿，中端固定在膝关节部，下端固定至踝关节。膝关节、踝关节处垫以棉垫再用绷带捆扎。最后踝关节固定于中立位。

（7）固定后应注意检查绷带松紧度，并再次检查足背动脉搏动（也可将患者两腿并拢用绷带捆扎之，但患肢外侧亦应加用夹板固定）。

（8）完成外固定后，询问患者有无麻木、疼痛加重等不适感。

第四节　四肢骨折现场急救外固定技术操作评价表

适合学员同伴互评

四肢骨折现场急救外固定技术操作核查表

序号	操作行为概要	执行情况 （是√否×部分△）
1	判断周围环境安全，表明身份，安慰伤者，判断伤情	
2	物品准备齐全，无漏项	
3	物品规格选择合适	
4	评估肢体远端血运、运动及感觉状况	
5	与伤者家属交代病情	
6	固定位置准确，骨突部位加棉垫保护	
7	夹板位置放置合适，顺序正确，操作过程无脱落	

序号	操作行为概要	执行情况 （是√否×部分△）
8	扎带捆绑位置、数量、顺序、松紧度合适	
9	骨折处肢体固定妥当	
10	再次确认肢体远端血运、运动及感觉状况	
11	指导伤者动态观察肢体状态及肢体功能锻炼	
12	各项操作步骤有次序、不杂乱	
13	遵守无菌原则，良好的医疗垃圾分类	
14	以患者为中心，有爱伤观念和良好的职业素质	

适合教师评价学员

四肢骨折现场急救外固定技术操作评分表

项目	检查内容与评分要点	满分	扣分
操作前准备（18分）	环顾四周评估环境安全并报告（1），表明身份（0.5），安慰伤者（0.5）	2	
	物品准备齐全（夹板、绷带、三角巾、棉垫、敷料，每项0.5分），准备时间在20秒内（1.5）	4	
	检查伤情（3），并做出口述报告，如“需要骨折复位固定”（1）	4	
	评估肢体远端血运、运动及感觉状况	6	
	向伤者及家属交代病情，做好解释工作，取得伤者配合	2	
骨折固定（48分）	放置棉垫，棉垫放置位置正确，位于骨性突起处	5	
	放置夹板：夹板长度合适（2），夹板放置位置准确（2）；口述（4，每处1分）；顺序正确（4，错误一处即不得分）；夹板无脱落（1）	13	
	捆绑扎带：扎带捆绑位置正确（6），打结位置正确（3），顺序正确（3），打活结（2）。调节扎带松紧度，以扎带上下活动1cm为宜（4）。修剪扎带长度合适（2）	20	
	上肢悬吊：三角巾折成燕尾式（1），正确使用大手挂固定（1）。患肢置于胸前，屈肘90°（1），颈后打活结、放衬垫（1） 下肢固定：将患肢与健肢靠拢、固定在一起（1），用三角巾“8”字固定双足（2），使足部与小腿呈直角（1）	4	
	评估肢体远端血运、运动及感觉状况	6	
操作后处理（5分）	指导伤者观察肢体远端血运、运动和感觉变化	2	
	指导伤者进行肢体功能锻炼，手法正确	3	
整体评价（29分）	各项操作步骤有次序、不杂乱（6）；仪表端庄、整齐（1）；操作时间不超过15分钟（5）；物品整理有序，遵守无菌原则，医疗垃圾分类良好（1）；以患者为中心，有爱伤观念和良好的职业素质（1）	14	
	理论提问	15	
计分	实际得分	100	
备注	合格标准：80分以上		

评分人：　　　　　　　　　　评分日期：

第八章
胃管置入术
(Nasogastric Tube Insertion)

第一节 胃管置入术教学教案

总体教学设计				
课程名称	胃管置入术			
授课教师		职称		专业	
辅助教师		职称		专业	
学情分析	**教学对象：**住院医师规范化培训医师（一年级）。 **学习基础：**教学对象已完成本科阶段的学习，通过临床见习及实习，对胃管置入术有不同程度的理论和操作基础，并通过相关知识的课前测试。 **学习特点：**胃管置入术属于临床基础操作技能，教学对象具备积极主动的学习态度，渴望提高临床技能，主要学习方式为观摩和刻意练习相结合的掌握性学习。此外，也可通过情境模拟训练帮助住院医师提升临床技能和临床思维能力。 **学习需求：**胃管置入术是医护人员必须掌握的一项基本临床技能，也是我国执业医师资格考试、住院医师规范化培训结业考试实践技能考试项目之一。通过课程培训，医护人员在临床诊疗活动中能够根据患者疾病特点，正确并规范完成胃管置入术，有力保障患者安全。			
教学需求分析	胃管置入术是对患者进行肠内营养及给药、胃肠减压、胃内容物的抽吸或清洗等操作时的辅助措施。临床轮转过程中胃管置入操作大多由护理人员完成，住培医师较少在真实患者上进行实践，培训住培医师按标准流程进行胃管置入术操作前准备、胃管置入操作过程及操作后处理十分必要。对于所有一年级住培医师来说，胃管置入术是执业医师资格考试必考的操作项目，除了应对考试，住培医师熟练掌握胃管置入术操作技能，也是保障患者安全的有力措施。			
师生比	1∶8	授课学时	3学时（135分钟）	
授课时间		授课地点		
学习目标	（一）知识认知目标（knowledge） 1. 准确说出胃管置入术的目的、适应证与禁忌证。 2. 正确叙述胃管置入术的操作过程及注意事项。 3. 准确描述胃管置入术的并发症及处理。 （二）动作技能目标（skill） 1. 能够在10分钟内正确按操作规范在模拟人身上完成胃管置入术的操作。 2. 正确识别操作过程中出现误入气管等突发异常情况并进行正确处理。 （三）情感价值目标（attitude） 1. 培养学员作为医务人员的责任感与使命感，树立严谨的工作态度，加强无菌操作意识。 2. 增强学员操作过程中动作轻柔、沟通有效、关注患者感受等人文关怀意识。			

<table>
<tr><td>教学重点及
教学方法</td><td colspan="4">教学重点
1．昏迷患者插管体位。
2．插管前测量置管长度。
3．确定胃管位置的操作方法。
教学方法
1．视频教学：借助视频，通过直观视觉感受和刻意练习学会操作要领。
2．PPT讲解：通过PPT讲解，强调插管操作的要点。
3．老师示范教学：展示正确手法。
4．同伴互学：学员以组为单位，交叉练习及互学互评。</td></tr>
<tr><td>教学难点及
教学方法</td><td colspan="4">教学难点一：胃管置入术的适应证与禁忌证的识别。
教学方法
1．理论学习：课前1周向教学对象发放“胃管置入术”相关预习资料，内容包括胃管置入术的适应证、禁忌证、操作前准备、操作流程和操作注意事项等，要求教学对象在上课前能够准确叙述以上理论知识，完成并通过课前测试。
2．临床思维训练：设计临床情境案例，通过课堂讨论等形式，让教学对象针对相应的临床情境识别胃管置入术的适应证、禁忌证，学习自我防护方法，以及操作时的注意事项。
教学难点二：胃管胶布固定的手法。
教学方法
1．教师示范教学：展示正确手法。
2．视频教学：借助视频，通过直观视觉感受和刻意练习学会操作要领。
3．同伴互学：学员以组为单位，交叉练习及互学互评。</td></tr>
<tr><td>学员易错点</td><td colspan="4">1．操作前未询问患者鼻病、鼻手术史，未检查患者鼻腔、清洁鼻孔。
2．插管至咽喉部时未嘱患者做吞咽动作。
3．插管至预定长度后未检查胃管是否盘曲在口腔内。
4．插管完成后胃管末端未反折，未用纱布包好固定。
5．插管完成后未协助患者取舒适体位、询问患者感受。
6．昏迷患者插管未按要求摆放体位。</td></tr>
<tr><td>课程思政
元素/案例及
融合方法</td><td colspan="4">在课程设计中，采用讲解、案例分析、小组讨论、启发式教学等多种教学方法，将思政元素和案例有机融入教学过程。例如，在讲解胃管置入术的操作流程时，因医患沟通不善导致纠纷、胃管误入气管导致患者不适等。在模拟练习环节，要求学员在操作过程中，严格遵守无菌原则，细致安全操作，体现爱伤爱生观念。</td></tr>
<tr><td>总体
教学策略</td><td colspan="4">混合式学习、合作式学习、启发式教学法、临床案例导入、PPT讲解、视频教学、改良Peyton教学、示范教学、刻意练习。</td></tr>
<tr><td rowspan="7">主要教学
内容与时间分配</td><td colspan="2">教学环节</td><td>内容</td><td>时间（分钟）</td></tr>
<tr><td>1</td><td>课前学习</td><td>学习理论知识和操作视频、完成课前测试</td><td>自主安排</td></tr>
<tr><td rowspan="3">2</td><td rowspan="3">导入阶段
（8分钟）</td><td>破冰，师生互相做自我介绍，教学对象分组</td><td>5</td></tr>
<tr><td>环境和课程介绍、教学对象心理安全建设</td><td>1</td></tr>
<tr><td>反馈课前测试情况，明确学习目标</td><td>2</td></tr>
<tr><td rowspan="2">3</td><td rowspan="2">教学阶段
（124分钟）</td><td>由案例（PPT）引入，讨论胃管置入术的适应证和禁忌证</td><td>5</td></tr>
<tr><td>观看完整的胃管置入教学视频</td><td>8</td></tr>
</table>

<table>
<tr><td rowspan="4">主要教学
内容与时间分配</td><td rowspan="2">3</td><td rowspan="2">教学阶段
（124分钟）</td><td>PPT及视频分步展示胃管置入术的操作流程及注意事项，分步刻意练习</td><td>36</td></tr>
<tr><td>分组及结合案例情境的胃管置入训练、反馈</td><td>75</td></tr>
<tr><td rowspan="2">4</td><td rowspan="2">反馈阶段
（3分钟）</td><td>引导教学对象回顾本次课程的学习目标</td><td>2</td></tr>
<tr><td>教师总结教学对象表现，布置课后任务</td><td>1</td></tr>
<tr><td>教师准备</td><td colspan="4">1．教师获院级及以上师资认证，接受过专项培训并取得授课资格。
2．至少参加1次集体备课，初次授课应在课前进行试讲。
3．开课前1周，预定教学场地，向培训部提供用物清单（包括核查表、评分表电子版）。
4．认真阅读教案，明确教学目标。
5．根据教学对象课前测试情况做好学情分析，确定本次技能课程的重点和难点，需要拓展的知识点。
6．向学员发送课前信，安排课前学习任务，预习相关理论知识、操作视频等资料。
7．开课前1天确定课程包是否完整，再次阅读教案，复习流程。
8．开课前半小时到培训地点，检查用物及资料是否齐全、教室布置是否合理，调试多媒体设备，试播PPT和视频等。</td></tr>
<tr><td>学员准备</td><td colspan="4">1．课前信
（1）本次技能操作模拟培训的主要内容简介。
（2）一般信息：授课教师、参加人员、时间、地点、学时、教学目标。
（3）需要准备和注意的事宜。
2．课前学习资源
（1）预习课前资料——随课前信发送的《胃管置入术操作规范》。
（2）观看操作视频——学习视频链接。
（3）完成课前测试。
3．完成课程要求
（1）完整参加课程。
（2）完成课后评价及课后测试。</td></tr>
<tr><td>场地准备</td><td colspan="4">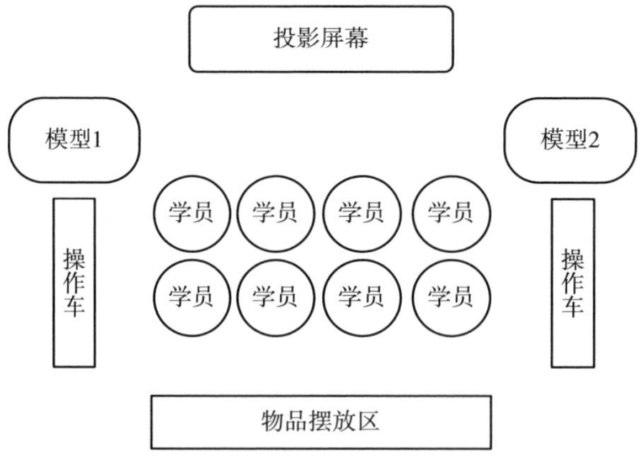
</td></tr>
<tr><td rowspan="4">用物清单
——
以8名学员
分2组为例</td><td>序号</td><td>模型/设备/物品/资料名称</td><td>品规或相应要求</td><td>数量</td></tr>
<tr><td>1</td><td>操作车</td><td>常规</td><td>2个</td></tr>
<tr><td>2</td><td>口罩</td><td>常规</td><td>8个</td></tr>
<tr><td>3</td><td>帽子</td><td>常规</td><td>8个</td></tr>
</table>

用物清单 —— 以8名学员分2组为例	4	免洗手消毒剂	常规	2个
	5	无菌注射用水	常规	2瓶
	6	无菌手套	常规	8副
	7	棉签	常规	4包
	8	胶布	常规	2卷
	9	听诊器	常规	2个
	10	手电筒	常规	2个
	11	胃管标签	常规	8个
	12	pH试纸	常规	8个
	13	负压引流袋	常规	2个
	14	石蜡油	常规	2瓶
	15	胃管插管包	含胃管1条、治疗碗2个、弯盘1个、50ml注射器1个、治疗巾1块、压舌板1个、纱布2块、镊子/止血钳1把	2个
	16	垃圾桶	生活垃圾桶、医用垃圾桶	各2个
	17	胃管置入模型	常规	2个
	18	胃管置入术核查表	A4纸打印	8份
模拟情境	**模拟情境一** 张先生，36岁，因腹痛、腹胀伴呕吐1天急诊入院。该患者一年前行阑尾切除术。经检查诊断为：粘连性肠梗阻。下一步需要实施哪些临床操作？ **模拟情境二** 李女士，20岁，在宿舍跟舍友吵架当场口服半瓶安眠药自杀，被送往医院急救。患者目前生命体征平稳，意识清晰。为了减少胃内药物残留，请做相应的紧急操作处理。 **模拟情境三** 患者，女性，40岁，因暴饮暴食后出现上腹痛2天就诊。诊断为重症胰腺炎，查体全腹压痛、反跳痛（+）。请为患者进行胃肠减压。 **模拟情境四** 患者，男，43岁，癫痫发作1.5小时入院。患者昏迷状态，已建立静脉通道及监测生命体征，患者入院前两天未进食。请为该患者进行相关操作处理，并说出理由。			

详细教学设计

阶段分配	教学内容	教学方法	时长（分钟）
导入阶段（8分钟）	破冰 1. 教师与学员做自我介绍，活跃气氛，激发学员的学习兴趣，使他们更愿意参与课程的学习和讨论。降低学员心理压力，更容易融入课堂氛围。 2. 分组：学员分2组，命名并为学员编号A、B、C、D。	互动教学 PPT教学	5
	课程介绍 1. 场地环境介绍。 2. 课程内容及时间安排。 3. 教学对象心理安全建设。		1

导入阶段 （8分钟）	明确学习目标 1. PPT展示本次课程的学习目标。 2. 课前测试结果反馈，指出教学对象在本次课堂上需要重点掌握的知识和注意事项。	互动教学 PPT教学	2
教学阶段 （124分钟）	通过PPT展示模拟情境一引入课程主题，教师通过提问方式导入适应证及禁忌证。 提问1：下一步需要实施什么操作以缓解患者症状？ 提问2：此操作的适应证及禁忌证是什么？ 时间分配：小组讨论1分钟，答题2分钟。	互动教学 启发式教学 合作学习	5
	观看完整的胃管置入术教学视频，播放视频过程中教师不做讲解。	视频示教	8
	通过PPT学习操作前患者准备、物品准备、操作者准备、环境准备的内容及注意事项。	PPT教学	2
	通过PPT讲解及现场演示插管长度测量方法，学员进行10分钟刻意练习。	现场示教 PPT教学	12
	通过PPT讲解及视频演示胃管位置判断的方法，学员进行10分钟刻意练习。	视频示教 PPT教学	12
	通过PPT讲解学习胃管置入操作过程、胃管置入操作完成后的处理，以及通过病例讨论胃管置入并发症及处理原则。	互动教学 PPT教学	10
	分组练习 1. 展示模拟情境二。 A操作（10分钟），B当标准化病人（SP）及指导，C、D持核查表观察，核查反馈。操作结束后换C、D当操作者和SP及指导。 2. 展示模拟情境三。 B操作（10分钟），A当SP及指导，C、D持核查表观察，核查反馈。操作结束后换D、C当操作者和SP及指导。	改良peyton教学 刻意练习 互动教学 合作学习 沉浸式学习	60
	核查及反馈：展示模拟情境四，核查规则如下。 （1）组内讨论。 （2）每组选1名学员展示案例情境下的操作，带组教师及其他学员观察。 （3）学员及教师分别对学员练习情况进行反馈。	沉浸式学习 合作学习 反馈学习	15
反馈阶段 （3分钟）	引导教学对象回顾本次课程的学习目标 1. 以小组为单位分别说1～2点学习收获，不重复。 2. 教师总结教学对象发言，回顾学习目标。	反馈法	2
	教师反馈教学对象课程表现 1. 先肯定优点，再提出不足之处，最后再进行鼓励改进。 2. 布置课后任务。		1
学习效果评价	1. 核查法——课堂练习时使用核查表评价教学对象行为。 2. 理论测试——课后理论测试评价教学对象知识掌握情况。 3. 终结性评价——出科考核、年度考核等使用考核评分表做终结性评价。		

课后作业	1．当日完成课程评价。 2．次日内完成线上课后测试。
专业英语词汇	胃管置入 gastric tube insertion 肠内营养 enteral nutrition
参考教学资料	[1] 医师资格考试指导用书专家编写组. 2023临床执业医师资格考试实践技能指导用书 [M] . 北京: 人民卫生出版社, 2022. [2] 姜保国, 陈红. 中国医学生临床技能操作指南 [M] . 3版. 北京: 人民卫生出版社, 2020. [3] 陈翔, 吴静. 湘雅临床技能培训教程 [M] . 2版. 北京: 高等教育出版社, 2019. [4] 张秀峰. 临床技能与临床思维系列丛书 (内科学分册) [M] . 北京: 人民卫生出版社, 2017.
教学反思	
知识拓展	
案例编写	教案作者：黄瑞杰 作者单位：深圳市罗湖医院集团 联系邮箱：1449537460@qq.com

第二节 胃管置入术操作规范

【扫码观看视频】

一、目的

1．肠内营养及给药。
2．胃肠减压。
3．胃内容物的抽吸或清洗。

二、适应证

1．各种无法正常经口进食需要鼻饲者。
2．非腐蚀性毒物中毒患者洗胃，胃液检查。
3．消化道梗阻、穿孔等需要胃肠减压患者。
4．上消化道出血患者病情的观察与治疗。
5．腹部相关手术术前准备。

三、禁忌证

1．严重颌面部损伤及鼻咽部有肿瘤或急性炎症患者。
2．肝硬化伴食管胃底静脉曲张的患者。
3．食管梗阻或近期食管腐蚀性损伤的患者。
4．精神异常等不能配合操作的患者。

四、操作前准备

1. 操作者准备

（1）穿工作服，洗手，戴帽子、口罩。

（2）熟悉患者病情。

2. 用物准备

（1）治疗车1台（含生活垃圾桶、医疗垃圾桶、锐器盒）。

（2）胃管插管包。内含胃管1条、治疗碗2个、弯盘1个、50ml注射器1个、治疗巾1块、压舌板1个、纱布2块、镊子或止血钳1把。

（3）免洗手消毒剂、无菌手套、棉签、胶布、听诊器、手电筒、胃管标签、pH试纸、石蜡油等。

3. 患者准备

（1）核对患者姓名、性别、床号等信息。

（2）询问病史，体格检查，判断有无操作禁忌证。评估患者鼻腔通畅性，有无炎症、鼻中隔偏曲、息肉等。

（3）与患者说明置管的目的、操作过程、可能出现的风险。

（4）告知操作过程中需要配合的事项，如配合吞咽动作。

（5）签署胃管置入知情同意书。

4. 操作环境准备

（1）操作室干净整洁。

（2）操作室光线、温度适宜。

五、操作步骤

1. 患者取坐位或半卧位；无法坐起的患者取右侧卧位；昏迷患者取去枕平卧位，头向后仰。

2. 检查患者鼻腔通畅情况，如有鼻部疾病，选择健侧鼻孔插管；如需经口插管，活动义齿应取下。

3. 无菌用品放入治疗碗内。颌下铺治疗巾，弯盘置于口角处，并用棉签清洁鼻腔。

4. 戴无菌手套，检查胃管是否通畅，测量胃管插入深度（从鼻尖到耳垂再到胸骨剑突的距离，或前额发际至胸骨剑突的距离），成人大概55～60cm，测量后做好标记。

5. 封闭胃管远端，石蜡油润滑胃管前端，止血钳或镊子夹持胃管前端，经选定侧鼻孔缓缓插入。

6. 胃管插入到咽喉部时（14～16cm），嘱患者做吞咽动作，伴随患者吞咽活动逐步插入胃管到达预定的长度。对于昏迷患者，当插管到咽喉部时，将患者头部托起前屈，使下颌靠近胸骨柄，以增大咽喉部通道的弧度，使胃管可顺利进入食管。插管过程中注意观察患者反应，如有呛咳、呼吸困难、发绀等误入气管的表现，应立即拔出胃管，待患者生命体征平稳再重插。

7. 胃管插入预定长度后，初步固定胃管，检查胃管是否盘曲在口中。判断胃管是否位于胃内：①胃管末端置于盛有生理盐水的治疗碗内，无气泡溢出，表示胃管未误入气管内；②置听诊器于患者胃区，快速经胃管向胃内注入10ml空气，听到气过水声，表明胃管在胃内；③用无菌注射器接于胃管末端进行抽吸，能抽出液体，用pH试纸检测为胃液，表明胃管在胃内。

8. 置管完毕，用纱块拭去口角分泌物，撤弯盘，摘手套，用胶布将胃管固定于面颊部。将胃管末端连接负压引流袋或反折、用纱布包好，用别针固定于枕旁或患者衣领处，贴好胃管标识，撤治疗巾。

六、操作后处理

1. 告知患者及家属胃管的作用，交代注意保护管道，防止管道脱落。

2. 协助患者恢复舒适体位，询问患者感受。

3. 整理用物，按医疗废物分类处理，洗手，书写记录。

4. 长期留置胃管者，应每日进行口腔护理，定期更换胃管。

5. 胃肠减压患者，将胃管末端接负压吸引器，注意保持引流通畅，记录引流胃液的颜色、性状、量。

6. 鼻饲患者，每次鼻饲前需要验证胃管位置，可用注射器连接胃管，能抽出胃液时，注入温开水，再缓慢注入鼻饲液，鼻饲完用温开水冲管。

7. 需要洗胃的患者，将胃管连接洗胃管或者洗胃机，洗胃时应反复灌洗，直到液体清亮无异味。

七、并发症及处理

1. 误入气管：患者出现明显呛咳或胃管末端在水中有气泡溢出，考虑误入气管。应立即停止插入，拔出胃管，待患者休息片刻后再重新插入。

2. 胃食管反流和误吸：胃管留置时间过长会导致食管下段括约肌松弛，引起胃酸反流。由于昏迷及颅脑损伤患者多为仰卧位，存在吞咽异常，容易使反流的胃内容物误吸入呼吸道，引起肺部感染。主要处理措施有：抬高床头；应用抑酸及胃肠道动力药物；长期卧床患者，应积极排痰，肺部感染者合理使用抗生素；一旦出现误吸，立即停止操作，取头低右侧卧位，吸出气道内吸入物。

3. 鼻腔出血：插管时一侧阻力过大，应更换另一侧鼻腔，避免强行插入。插管动作粗暴及留置胃管时间过长可引起鼻腔出血，插管时应充分润滑胃管，插管动作轻柔。

4. 恶心、呕吐：鼻腔及咽喉神经对刺激较敏感，置管时患者常可出现流泪、恶心、呕吐及咳嗽等症状。必要时可给予1%丁卡因喷雾麻醉3～5分钟后置管。

5. 食管糜烂：长时间置管、胃食管反流、机械性摩擦等可导致食管黏膜损伤，甚至溃疡出血。可给予抑酸治疗，出现溃疡出血时应及时拔出胃管。

八、注意事项

1．插管时应充分润滑胃管，插管动作缓慢轻稳。

2．插管时患者出现恶心，先暂停片刻，嘱患者深呼吸，分散患者注意力，缓解紧张，减轻胃肌收缩。

3．插管过程患者出现呛咳、呼吸困难时，应停止操作，拔出胃管。

4．插管不顺畅时，避免硬性插入，应检查胃管是否盘曲在口咽部内，可将胃管退出少许再插管。

5．昏迷患者，当插管到咽喉部时，将患者头部托起前屈，使下颌靠近胸骨柄，以增大咽喉部通道的弧度。

九、相关知识

1．检查胃管在胃内的其他方法

（1）X线摄片能清晰显示胃管走行及是否在胃内，是判断胃管在胃内的金标准。

（2）对抽吸物进行pH检测，或使用胆红素和pH测定相结合的方法检测。

（3）用CO_2比色计在鼻胃管头端测定CO_2浓度来排除胃管误入呼吸道。

（4）通过内镜观察，准确率高，但检查具有侵入性，费用高，因此临床运用有限。

2．其他置管方法

（1）导丝引导置管法：介入导丝经过胃管内到达胃管前端时，在胃管口处用胶布固定导丝，可对胃管起到支撑作用，使胃管顺利地通过咽喉部进入胃内，从而使置管变得容易。该方法适用于昏迷、极度衰竭不能配合者，无须借助吞咽动作即可进入胃内。

（2）气管导管引导法：在喉镜直视下经口将气管导管插入食管内，把润滑好的胃管通过气管导管插入胃内，固定好胃管后把气管导管拔出，然后从鼻腔插入另一鼻胃管入口咽部，用弯钳将鼻胃管末端拉出口外并与之前的胃管末端相连接，再拉胃管末端，把口胃管末端从鼻腔拖出，调整胃管深度，置管成功后妥善固定。

十、相关临床情境及临床思维分析

模拟情境一：张先生，36岁。因腹痛、腹胀伴呕吐一天急诊入院。该患者一年前行阑尾切除术。经检查诊断为：粘连性肠梗阻。下一步需要实施哪些临床操作？

临床思维分析：肠梗阻患者，需要进行胃肠减压。

模拟情境二：李女士，20岁，在宿舍跟舍友吵架当场口服半瓶安眠药自杀，被送往医院急救。患者目前生命体征平稳，意识清晰。为了减少胃内药物残留，请给患者做相应的操作。

临床思维分析：患者要进行胃内容物的清洗，需要置入胃管后洗胃。

模拟情境三：患者，女性，40岁，因暴饮暴食后出现上腹痛2天就诊。诊断为重症胰腺炎，查体全腹压痛、反跳痛（＋）。请为患者进行胃肠减压。

临床思维分析：患者重症胰腺炎急性期，需要插胃管进行胃肠减压。

模拟情境四：患者，男，43岁，癫痫发作1.5小时入院。患者昏迷状态，已建立静脉通道及监测生命体征；患者入院前两天未进食。请为患者进行相关处理，并说出理由。

临床思维分析：考虑鼻饲的适应证及禁忌证，以及昏迷患者胃管置入的注意事项。

十一、参考资料

[1] 医师资格考试指导用书专家编写组. 2023临床执业医师资格考试实践技能指导用书 [M]. 北京：人民卫生出版社, 2022.

[2] 姜保国, 陈红. 中国医学生临床技能操作指南 [M]. 3版. 北京：人民卫生出版社, 2020.

[3] 陈翔, 吴静. 湘雅临床技能培训教程 [M]. 2版. 北京：高等教育出版社, 2019.

[4] 张秀峰. 临床技能与临床思维系列丛书（内科学分册）[M]. 北京：人民卫生出版社, 2017.

第三节 胃管置入术理论测试题

一、课前测试题

1. 关于胃管置入术的目的，下列情况错误的是（ ）

A. 胃内灌食及给药　　B. 胃肠减压

C. 避免反流误吸到气管内　　D. 胃内容物的抽吸或清洗

2. 胃管插入深度为多长时，嘱患者做吞咽动作（ ）

A. 10～12cm　　B. 12～14cm

C. 14～16cm　　D. 16～18cm

3. 成人胃管置入时，测量置入长度的正确方法是（ ）

A. 前额发际到胸骨剑突　　B. 鼻尖到剑突

C. 眉心到耳垂至剑突　　D. 眉心到剑突

4.（多选）下列哪种情况需要进行胃管置入术（ ）

A. 无法经口进食，需要鼻饲的患者　　B. 胃肠道梗阻患者

C. 需要清除胃内毒物患者　　D. 误服强碱物质的患者

5.（多选）下列哪种情况是进行胃管置入术的禁忌（ ）

A. 严重颌面部损伤患者　　B. 食管梗阻患者

C. 食管静脉曲张患者　　D. 近期有食管腐蚀性损伤患者

二、课后测试题

1．昏迷患者插管时，我们需要将患者下颌贴近胸骨柄的目的是（　）

A．增大咽喉部的弧度　　B．减少食管黏膜的损伤

C．防止食物反流　　D．减少患者不适

2．患者在置鼻胃管过程中，突然出现呛咳、呼吸困难、口唇发绀，最有可能的原因为（　）

A．食管穿孔　　B．气胸　　C．误入气管　　D．鼻黏膜损伤

3．胃管鼻饲灌注完毕后，将胃管反折系紧的目的是（　）

A．防止胃液流出　　B．防止食物反流

C．防止空气进入　　D．以上都正确

4.（多选）以下是判断胃管位置方法的是（　）

A．胃管末端注入生理盐水，观察患者的反应

B．注射器接于胃管末端回抽，看是否有胃液

C．注射器注入10ml空气于胃管内，听诊气过水声

D．将导管末端放入盛有生理盐水的碗中，观察有无气泡溢出

5.（多选）下列为胃管置入术常见并发症的是（　）

A．胃食管反流和误吸　　B．鼻腔出血

C．食管胃底静脉出血　　D．食管糜烂

参考答案与解析

一、课前测试题

1．C

【解析】该题考查胃管置入的目的，胃管置入主要目的有胃内灌食及给药、胃肠减压、胃内容物的抽吸或清洗。

2．C

【解析】该题考查生理解剖特点。咽喉部深度大概14～16cm，吞咽动作时，会厌覆盖气管开口，可预防插入气管。

3．A

【解析】该题考查测量置入深度的方法。胃管插入胃内的距离，相当于鼻尖至耳垂再到胸骨剑突的距离或者前额发际至胸骨剑突的距离，成人大概55～60cm。

4. ABC

【解析】该题考查胃管置入适应证。胃管置入适应证主要有：各种原因无法经口进食需要进行鼻饲，清除胃内有毒物质及进行胃液检查，消化道梗阻、穿孔等需要胃肠减压，上消化道出血患者出血情况的观察及处理，腹部手术术前准备。

5. ABCD

【解析】该题考查胃管置入禁忌证。胃管置入禁忌证主要有：严重颌面部损伤及近期食管腐蚀性损伤的患者，食管梗阻及食管胃底静脉曲张患者，精神异常、极度不配合的患者，鼻咽部肿瘤或者有急性炎症患者。

二、课后测试题

1. A

【解析】考查特殊状态患者插管。昏迷患者吞咽和咳嗽反射消失，不能合作，为提高插管的成功率，将患者下颌贴近胸骨柄，增大咽喉部的弧度，使胃管可顺利进入食管。

2. C

【解析】考查胃管置入并发症的识别。胃管置入术的常见并发症有：误入气管，胃食管反流和误吸，鼻腔出血，食管糜烂等。在置鼻胃管过程中，突然出现呛咳、呼吸困难、口唇发绀，最有可能是胃管误入气管的原因。

3. D

【解析】考查鼻饲胃管护理的注意事项。胃管鼻饲灌注完毕后，将胃管反折系紧的目的是：防止胃液流出，防止食物反流，防止空气进入，防止胃管感染。

4. BCD

【解析】该题考查胃管置入是否成功的方法。检查胃管置入是否成功的方法有：注射器接于导管末端回抽，看是否有胃液；注射器注入10ml空气于胃管内，听诊气过水声；将导管末端放入盛有生理盐水的碗中，观察有无气泡溢出。

5. ABD

【解析】该题考查胃管置入术的并发症。胃管置入术的常见并发症有：误入气管，胃食管反流和误吸，鼻腔出血，食管糜烂等。

第四节 胃管置入术操作评价表

适合学员同伴互评

胃管置入术操作核查表

序号	操作行为概要	执行情况 （是√否×部分△）
1	医师的准备完善：穿工作服，洗手，戴口罩、帽子	

序号	操作行为概要	执行情况（是√否×部分△）
2	核对床号、姓名，评估患者适应证、禁忌证	
3	提前向患者告知操作目的，说明操作中需配合的事项，知情同意并签字	
4	备物齐全	
5	协助患者取合适体位	
6	将操作所需无菌用品放入治疗碗内	
7	铺治疗巾于患者颌下，置弯盘于患者口角旁	
8	检查后选择一侧鼻孔，并湿润清洁	
9	检查胃管有无破损及是否通畅	
10	比量长度，做好标记	
11	封闭胃管远端，用石蜡油润滑胃管	
12	将胃管自患者鼻孔轻轻插入	
13	胃管插入14～16cm时，嘱患者吞咽，再缓慢送至标记长度	
14	初步固定胃管，检查胃管是否盘曲在口中	
15	使用不少于一种检查方法核查胃管处于胃内，能说出所有方法	
16	清洁、整理，固定胃管，连接负压引流袋并做标记	
17	记录引流胃液的量、性质、颜色	
18	操作过程中询问患者有无不适	
19	向患者交代留置胃管的注意事项	
20	协助患者整理衣服及被褥	
21	整理用物，垃圾分类处理，洗手	

适合教师评价学员

胃管置入术操作评分表

项目	检查内容与评分要点	满分	扣分
操作前准备（21分）	医师准备：穿工作服，戴口罩、帽子	2	
	六步洗手法洗手	2	
	核对患者（询问姓名，查看手腕带），介绍自己	3	
	与患者或家属沟通，做好解释工作，签知情同意书，争取清醒患者配合	4	
	备物齐全：胃管插管包（胃管1条、治疗碗2个、弯盘1个、50ml注射器1个、治疗巾1块、压舌板1个、纱布2块、镊子或止血钳1把）、无菌手套、石蜡油棉球、手电筒、棉签、胶布、夹子、听诊器、pH试纸、胃管标签、免洗手消毒剂	4	
	核对备物物品是否在有效期内，检查备物包装是否完好	4	
	环境整洁，温度适宜	1	
	携用物至患者床旁	1	

项目	检查内容与评分要点	满分	扣分
评估与胃管准备（23分）	协助患者取半卧位（昏迷患者取去枕平卧位，头向后仰）	2	
	评估患者鼻腔：有无鼻咽部病史，检查双侧鼻腔	2	
	铺治疗巾于患者颌下，弯盘置于患者口角旁	2	
	湿棉签湿润、清洁，选择一侧鼻孔	2	
	将操作所需无菌用品放入治疗碗内	2	
	洗手，戴手套	2	
	检查胃管的型号及有无破损，检查胃管是否通畅	3	
	比量长度（从鼻尖到耳垂再到胸骨剑突或前额发际至胸骨剑突的距离），做好标记	4	
	封闭胃管远端，用石蜡油润滑胃管	4	
插入胃管（26分）	左手（持纱布）托住胃管，右手持胃管前端（右手持止血钳或镊子夹胃管前端），自患者鼻孔轻轻插入	4	
	胃管插入14～16cm时，嘱患者吞咽	4	
	送至标记长度，初步固定胃管	3	
	检查胃管是否盘曲在口中	3	
	至少做到以下方法中的一种，口述剩余的方法（每种方法4分，如果仅做了方法一，口述方法二、三者，最高得6分） 检查方法一：胃管末端置于盛有生理盐水的治疗碗内，无气泡溢出，表示胃管未误入气管内 检查方法二：置听诊器于患者胃区，快速经胃管向胃内注入10ml空气，听到气过水声，表明胃管在胃内 检查方法三：用无菌注射器接于胃管末端进行抽吸，能抽出胃液，表明胃管在胃内	12	
整理和记录（20分）	清理面部，用胶布固定胃管于一侧面颊部	2	
	将胃管开口端连接负压引流袋	2	
	标识胃管：时间、深度	3	
	交代注意事项，六步法洗手，整理患者衣物，恢复其体位	5	
	感谢患者的配合，整理医疗用物，垃圾分类处理，利器丢锐器盒	5	
	洗手，记录（引流胃液的量、性状、颜色）	3	
整体评价（10分）	操作过程应该注意观察患者生命体征，如有呛咳、呼吸困难、发绀等，应立即拔出胃管，重新插入，操作过程中注意询问患者的感受	4	
	术后动态观察生命体征，指导患者保持胃管通畅	3	
	操作中与患者交流，安抚患者，动作轻巧细致，操作后清洁患者口鼻部	3	
计分	实际得分	100	
备注	合格标准：60分以上合格		

评分人：　　　　　　　　　　　　评分日期：

第九章

洗　胃　术

(Gastric Lavage)

第一节　洗胃术教学教案

<table>
<tr><th colspan="5">总体教学设计</th></tr>
<tr><td>课程名称</td><td colspan="4">洗胃术</td></tr>
<tr><td>授课教师</td><td></td><td>职称</td><td></td><td>专业</td></tr>
<tr><td>辅助教师</td><td></td><td>职称</td><td></td><td>专业</td></tr>
<tr><td>学情分析</td><td colspan="4">教学对象：住院医师规范化培训医师（一年级）。
学习基础：教学对象顺利完成临床医学本科专业理论知识学习及临床实习，拥有一定的毒理学基础知识，同时掌握基础生命支持、胃管置入、气道管理等临床基础知识和技能。
学习特点：刚接触实际临床工作的住培医师往往没有机会接触或全程参与急性中毒患者的真实抢救过程，掌握了理论知识也难以与实际工作相关联，造成理论与工作分离的情况，不能真正有效掌握相关技术。模拟教学是急救相关临床技能的重要教学手段，可以为住培医师提供充分的练习机会，帮助其掌握规范的操作流程，有助于培养其信心，更好更快地融入真实世界临床工作场景。
学习需求：洗胃术属于临床基本技能，是急诊常见的急性中毒患者救治过程中的重要措施，同时也是住培医师培训指南要求掌握的急诊技能。</td></tr>
<tr><td>教学需求分析</td><td colspan="4">无论在发达国家还是发展中国家，中毒都是一个较为普遍的公共卫生问题，消化道是急性中毒最为常见的途径。进入胃肠道的毒物未吸收入血就不会引起全身性中毒，因此洗胃技术从诞生之初就被认为是急性中毒患者救治的重要措施，因而广为人知，被普遍开展，尤其国内，几乎所有医院急诊科都备有洗胃设备。因此，洗胃术作为一项基本临床技能、急性中毒救治的重要措施，需要被相关从业人员掌握。此外，住院医师规范化培训内容与标准明确要求急诊专业住培医师、内科专业住培医师和全科专业住培医师，在急诊轮转期间需学习、掌握洗胃术。</td></tr>
<tr><td>师生比</td><td colspan="2">1∶（6～9）</td><td>授课学时</td><td>3学时（135分钟）</td></tr>
<tr><td>授课时间</td><td colspan="2"></td><td>授课地点</td><td></td></tr>
<tr><td>学习目标</td><td colspan="4">（一）知识认知目标（knowledge）
1. 列举洗胃术的适应证、禁忌证、并发症，洗胃过程中的观察要点、洗胃前病情评估要点及洗胃需准备的物品。
2. 叙述需要中断洗胃的情况。
3. 描述洗胃术的操作步骤。
4. 正确判断不同情境是否需要洗胃，并说明理由。
（二）动作技能目标（skill）
1. 在模拟人上正确置入胃管。
2. 在模拟人上正确实施洗胃术。</td></tr>
</table>

<table>
<tr><td>学习目标</td><td colspan="4">（三）情感价值目标（attitude）
1．培养珍爱生命、守卫生命、关爱患者、爱护模型器具的职业素养。
2．强化“时间就是生命”的救治认知观念。
3．培养团队合作的精神。</td></tr>
<tr><td>教学重点及
教学方法</td><td colspan="4">教学重点
1．结合给定的临床场景，正确实施洗胃术。
2．结合给定的临床场景，做出是否需要洗胃的判断并说明理由。
教学方法：混合式教学，理论讲授，分组刻意练习。</td></tr>
<tr><td>教学难点及
教学方法</td><td colspan="4">教学难点
1．正确放置洗胃管。
2．结合给定的临床场景，做出是否需要洗胃的判断并说明理由。
教学方法：混合教学（线上线下），理论讲授，分组刻意练习。</td></tr>
<tr><td>学员易错点</td><td colspan="4">1．洗胃适应证判断错误。
2．洗胃方法选择错误。
3．洗胃管放置失败。
4．洗胃前未先吸引。
5．未留取标本送检。
6．未及时停止洗胃。
7．拔出时未反折并捏紧胃管。</td></tr>
<tr><td>课程思政元素/
案例及融合方法</td><td colspan="4">通过故事和图片展示及时且正确地给患者洗胃，成功挽救患者生命的案例，激发学员学习该项操作的动力，培养其关爱患者和家属、救死扶伤的职业素养。</td></tr>
<tr><td>总体
教学策略</td><td colspan="4">自主学习课前资料、课前测试、PPT理论讲解、操作示范、分步骤模拟练习、刻意练习、合作式学习、模拟演练、技能考核、反馈法。</td></tr>
<tr><td rowspan="11">主要教学
内容与时间分配</td><td colspan="2">教学环节</td><td>内容</td><td>时间（分钟）</td></tr>
<tr><td rowspan="3">1</td><td rowspan="3">理论授课
（30分钟）</td><td>破冰，课前测试</td><td>10</td></tr>
<tr><td>理论要点学习</td><td>15</td></tr>
<tr><td>提问、总结</td><td>5</td></tr>
<tr><td rowspan="5">2</td><td rowspan="5">操作练习
（85分钟）</td><td>仪器及模型介绍</td><td>5</td></tr>
<tr><td>自动洗胃机洗胃术完整操作示范</td><td>10</td></tr>
<tr><td>学员练习洗胃机准备</td><td>20</td></tr>
<tr><td>学员练习胃管放置及洗胃</td><td>20</td></tr>
<tr><td>自动洗胃机洗胃术完整操作练习</td><td>30</td></tr>
<tr><td rowspan="2">3</td><td rowspan="2">考核总结
（20分钟）</td><td>考查</td><td>15</td></tr>
<tr><td>总结</td><td>5</td></tr>
<tr><td>教师准备</td><td colspan="4">1．教师获院级及以上师资认证，接受过专项培训并取得授课资格。
2．至少参加1次集体备课，初次授课应在课前进行试讲。
3．开课前1周，预定教学场地，向培训部提供用物清单（包括核查表、评分表电子版）。
4．认真阅读教案，明确教学目标。
5．根据教学对象课前测试情况做好学情分析，确定本次技能课程的重点和难点，需要拓展的知识点。
6．向学员发送课前信，安排课前学习任务，预习相关理论知识、操作视频等资料。
7．开课前1天确定课程包是否完整，再次阅读教案，复习流程。
8．开课前半小时到培训地点，检查用物及资料是否齐全、教室布置是否合理，调试多媒体设备，试播PPT和视频等。
9．主讲教师与辅助教师再次确认课堂流程及各自任务。</td></tr>
</table>

<table>
<tr><td>学员准备</td><td colspan="4">1. 课前信
（1）本次技能操作模拟培训的主要内容简介。
（2）一般信息：授课教师、参加人员、时间、地点、学时、教学目标。
（3）需要准备和注意的事宜。
2. 课前学习资源
（1）人民卫生出版社，沈洪主编《急诊医学》，第二十一章第九节（329～331页）。
（2）AACT；EAPCCT.Position paper：gastric lavage.J Toxicol Clin Toxicol.2004；42（7）：933-943.
（3）AACT；EAPCCT.Position paper update：gastric lavage for gastrointestinal decontamination.Clin Toxicol（Phila）.2013 Mar；51（3）：140-146.
（4）Robert G Hendrickson etc. Gastrointestinal decontamination of the poisoned patient，Uptodate，Feb 06，2022.
（5）操作规范及操作视频。
3. 完成课程要求
（1）通过课后测试，理论成绩75分及以上。
（2）通过模拟技能测试，成绩75分及以上。</td></tr>
<tr><td>场地准备</td><td colspan="4">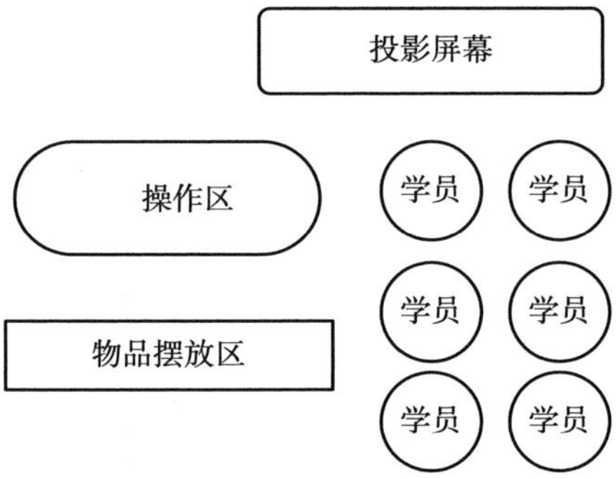
</td></tr>
<tr><td rowspan="15">用物清单
——
以6名学员分2组为例</td><td>序号</td><td>模型/设备/物品/资料名称</td><td>品规或相应要求</td><td>数量</td></tr>
<tr><td>1</td><td>自动洗胃机及配套管路</td><td>常规</td><td>2套</td></tr>
<tr><td>2</td><td>洗胃模型</td><td>半身人</td><td>2个</td></tr>
<tr><td>3</td><td>医用手套</td><td>中号、大号</td><td>各2盒</td></tr>
<tr><td>4</td><td>纱布</td><td>常规</td><td>4包</td></tr>
<tr><td>5</td><td>纸巾</td><td>常规</td><td>2包</td></tr>
<tr><td>6</td><td>压舌板</td><td>常规</td><td>4支</td></tr>
<tr><td>7</td><td>牙垫</td><td>常规</td><td>4个</td></tr>
<tr><td>8</td><td>石蜡油</td><td>常规</td><td>4瓶</td></tr>
<tr><td>9</td><td>弯盘</td><td>常规</td><td>4个</td></tr>
<tr><td>10</td><td>治疗碗</td><td>常规</td><td>4个</td></tr>
<tr><td>11</td><td>洗胃胃管</td><td>常规</td><td>2根</td></tr>
<tr><td>12</td><td>灌注器</td><td>常规</td><td>4个</td></tr>
<tr><td>13</td><td>听诊器</td><td>常规</td><td>4副</td></tr>
<tr><td>14</td><td>治疗巾</td><td>常规</td><td>4块</td></tr>
</table>

用物清单 —— 以6名学员分2组为例	15	检验标本容器	常规	4个
	16	水桶	均需有刻度	4个
	17	洗胃液	可用自来水代替	2桶
	18	治疗车	常规	2台
	19	手电筒	常规	4支
	20	瞳孔笔	常规	4支
	21	活性炭	常规	4包
	22	免洗手消毒剂	常规	2瓶
	23	黄色医疗垃圾桶	常规	2个
	24	黑色生活垃圾桶	常规	2个
模拟情境	23岁，女性患者，3小时前与家人发生争吵。家属发现患者时，患者卧于地面，嗜睡，皮肤湿冷，口吐白沫，呼吸急促，阵发性四肢、躯干抽搐、颤抖，小便失禁。分诊查患者意识呈嗜睡状，BP 112/74mmHg，HR 110次/分，RR 24次/分，SpO_2 96%。你作为抢救室的值班医生，接诊患者后，请予患者（医学模拟人）行洗胃术治疗。			

详细教学设计

阶段分配	教学内容	教学方法	时间（分钟）
理论授课 （30分钟）	1. 师生互相介绍，分组。 2. 教室环境介绍，学员心理安全建设及明确学习目标。 3. 完成课前测试。	互动法	10
	理论知识要点复习、讲解：检查学员课前自我学习情况。讲授洗胃术的概述、适应证、禁忌证、操作前准备、操作步骤、操作后处理、并发症及处理、注意事项、相关知识。	PPT	15
	询问学员有无问题，答疑并总结。		5
操作练习 （85分钟）	仪器及模型介绍：拆解洗胃机的各配件，向学员展示其组装方法和用途。	操作示范	5
	自动洗胃机洗胃术完整操作步骤演示。 分操作物品准备及洗胃机检测、洗胃管放置及洗胃两步骤演示，演示过程中教师进行适当的讲解，指导学员注意操作要点。		10
	学员轮流分步骤进行练习，分洗胃机准备、胃管放置及洗胃的步骤练习。 1. 学员3人一组进行分组（A、B、C角，A操作，B提示，C打分、评价）。 2. 每组学员（A、B、C角）轮流进行全流程操作练习1次。	操作指导 刻意练习 合作式学习	40
	学员按以上分组，轮流进行完整流程的连续练习。 指导教师及时给予指导和反馈。	操作指导 刻意练习 反馈	30

考核总结 （20分钟）	考核： 1．抽查1位学员考核。 2．被考核学员反馈。 3．其他学员、教师反馈。	讨论 反馈	15
	提问答疑，总结课程，邀请学员分享今日收获。	讨论	5
学习效果评价	1．评价方法：课后理论测试、技能考核、学员满意度调查。 2．评价表：见本章第四节。		
课后作业	复习洗胃术理论知识、自主练习自动洗胃机洗胃术。		
专业英语词汇	洗胃 gastric lavage （药物）过量 over dose 低氧 hypoxia 心律失常 dysrhythmia	喉痉挛 laryngospasm 消化道穿孔 gastrointesitinal perforation 水电解质紊乱 fluid and electrolyte disturbance 吸入性肺炎 aspiration pneumonia	
参考教学资料	[1] 沈洪. 急诊医学 [M]. 北京：人民卫生出版社，2007. [2] Vale JA, Kulig K, American Academy of Clinical Toxicology, et al. Position paper: gastric lavage [J]. J Toxicol Clin Toxicol, 2004, 42 (7) : 933-943. [3] Benson BE, Hoppu K, Troutman WG, et al. Position paper update: gastric lavage for gastrointestinal decontamination [J]. Clin Toxicol (Phila), 2013, 51 (3) : 140-146. [4] Robert GH, FACMT, FAACT, et al. Gastrointestinal decontamination of the poisoned patient [EB/OL]. (2023-7-27) [2023-11-22]. https://www.uptodate.com/contents/gastrointestinal-decontamination-of-the-poisoned-patient.		
教学反思			
知识拓展			
案例编写	教案作者：邓春涛 作者单位：深圳市罗湖区人民医院 联系邮箱：chuntaodeng@126.com		

第二节　洗胃术操作规范

【扫码观看视频】

一、目的

洗胃术是通过胃管向胃腔内重复注入液体与胃内容物混合后再吸出的方法，以达到冲洗胃腔、清除胃腔内未被吸收的内容物或/和经胃黏膜重新分泌入胃腔的毒物、药物的目的。目前主要应用的是自动洗胃机洗胃法，用于经口严重急性中毒的抢救治疗。

二、适应证

1. 各种急性口服药物、非腐蚀性毒物或其他有害物质中毒。

2. 幽门梗阻或胃扩张。

3. 手术或检查需要。如部分特殊胃部、食管下段、十二指肠手术前应用，可减少术中并发症，便于手术操作。

三、禁忌证

1. 无气道保护时。

2. 腐蚀性物质摄入（存在可加重食管或胃损伤的风险）。

3. 碳氢化合物摄入（误吸风险高）。

4. 有消化道出血或者穿孔风险的患者，如近期手术、基础解剖学异常或者病理，以及凝血功能障碍。

5. 严重心血管及肺部疾病患者、颌面等创伤患者、强烈抗拒洗胃的患者，慎行洗胃术。

四、操作前准备（自动洗胃机洗胃法）

1. 操作者及患者准备

（1）核对患者信息，了解患者病情（服毒名称、剂量、时间）。

（2）了解患者有无口鼻腔黏膜病史，指导患者取出假牙，清理口腔。

（3）若为清醒患者，应向其说明洗胃目的和简要程序，取得合作，患者或家属签署知情同意书。

（4）洗手，戴口罩、帽子。

2. 用物准备

（1）洗胃机、洗胃专用管（含胃管及连接管）、石蜡油、压舌板、手电筒、牙垫、灌注器、听诊器、手套、纱布、治疗巾、检验标本容器、带刻度的水桶2个、治疗碗、活性炭。

（2）洗胃液：37℃温开水或生理盐水、1∶5000高锰酸钾液（针对巴比妥类、苯二氮䓬类、阿片类、氰化物中毒）、2%碳酸氢钠液（针对有机磷、拟除虫菊酯、氨基甲酸酯中毒）等，视情况选用。一般需要2～5L的量。

（3）为预防和处理严重并发症，洗胃术需在抢救室环境下实施，监护仪、输液装置、供氧装置、负压吸引装置等急救设备需处于备用状态。

3. 洗胃机准备及检测

（1）洗胃机检测：打开电源开关、洗胃机开关，检查机器性能，关洗胃机开关。

（2）连接管道：将进液管、接胃管、排液管分别与洗胃机各相应管口连接，另一端置于盛有洗胃液的桶内，开机、自循环2次。

五、操作步骤

1. 选择胃管（成人胃管外径12 ～ 13.3mm，儿童7.8 ～ 9.3mm），检查灭菌有效期，测量插入长度。测量方法：从鼻尖至耳垂再到胸骨剑突的距离，或前额发际到胸骨剑突的距离（成人55 ～ 70cm）。

2. 帮助患者取坐位或半坐卧位，昏迷患者可取左侧卧位。

3. 用石蜡油润滑胃管前端后自患者口腔缓缓插入，当胃管插入至咽喉部时（成人约15cm），嘱患者做吞咽动作，顺势轻轻将胃管推进（如昏迷患者，则轻轻将患者头部抬起，使咽部弧度增大后，将胃管推进），达到预计深度55 ～ 70cm。

4. 用注射器向胃管内注入少量气体，在上腹部闻及气过水声或吸出胃内容物，或使用注射器连接胃管抽吸到胃液，证实胃管在胃内。先抽尽胃内容物，必要时留取标本送检。

5. 若为昏迷患者，取左侧头低位（约倾斜20°）。清醒患者可继续取坐位。

6. 将洗胃机上进液管的另一端置入洗胃液桶内液平面以下，排液管的另一端放入污水桶内。将洗胃机接胃管与胃管连接，调节好液量大小。一般每次灌洗液量成人为200 ～ 300ml，儿童约为10ml/kg，推荐使用温生理盐水。为避免毒物进入十二指肠，液量宜小不宜大。接通电源后按“手吸”键，吸出胃内容物，再按“自动”键，机器开始对胃进行自动冲洗。洗胃过程中需观察进出液量，出液量需大致等于进液量。

7. 注意观察患者的反应、生命体征，如有腹痛、吸出血性液体、低氧、心律失常等不稳定情况，需要立即停止洗胃，并给予相应的处理。

8. 当回收冲洗液变得清亮，没有可见毒物残渣或毒物气味，可认为冲洗干净，按“停机”键，并关闭电源。一般洗胃液总量成人为2 ～ 5L。

9. 拔管前，可向胃内注入活性炭，进一步吸附已进入肠道内的毒物。拔管时，需反折胃管捏紧并迅速拔出，以防管内液体误入气管。

六、操作后处理

1. 拔管后，帮助患者漱口、清洗面部，卧床休息，继续后续诊疗。

2. 整理用物并消毒，洗手。

3. 记录灌洗液及洗出液总量及性质。

七、并发症及处理

1. 吸入性肺炎、低氧

（1）原因：洗胃液大量注入而未被吸出，引起反射性呕吐；插胃管时引起呕吐、胃管置入气管内未被及时发现，或拔除胃管时未反折捏紧，导致吸入性肺炎、低氧。

（2）表现：患者可表现为呛咳、呼吸困难、低氧，肺部听诊可闻及啰音。

（3）措施：①预防，插管、拔管操作要规范、动作要轻柔；洗胃过程中需注意出入液量；防止入多出少。②处理，立即停止操作；评估病情严重程度；对症处理；可予抗感染治疗。

2. 上消化道出血、穿孔

（1）原因：插管动作粗暴，或患者本身有上消化道疾病，或电动洗胃机抽吸压力过大。

（2）表现：此时吸出液为淡红色或鲜红色，清醒患者可表述胃部不适或腹部剧痛，或出现躁动，伴面色苍白、皮肤湿冷、腹肌紧张，严重者可出现休克。

（3）措施：①预防，操作规范、动作轻柔；注意观察进出液量及性状；及时发现异常情况。②处理，立即停止操作；评估病情严重程度；抑酸护胃及对症处理；必要时胃肠减压引流、抗休克、紧急手术。

3. 呼吸心搏骤停

（1）原因：患者存在心血管疾病，由于操作或毒物诱发；插管时刺激迷走神经，反射性引起心搏呼吸骤停；低氧、低钾血症等情况未被及时发现。

（2）表现：患者突然意识丧失、颈动脉搏动消失、呼吸停止或异常呼吸。

（3）措施：①预防：对于存在严重心血管疾病患者，禁止洗胃；操作规范、动作轻柔；注意检测，及时发现低氧、低钾血症等异常情况，并纠正。②处理：立即停止洗胃，予心肺复苏。

4. 其他并发症

（1）咽喉、食管黏膜损伤、水肿：操作必须轻柔，严禁暴力插管。

（2）低钾、低钠血症：尤其多见于使用普通水洗胃的儿童患者。应选用生理盐水洗胃，洗胃后常规检查血清电解质，及时补充钾、钠。

（3）顽固性呃逆：洗胃液温度适宜，以25～38℃为宜。

（4）此外还有寒战、胃肠道感染、急性胃扩张、中毒加剧、急性胰腺炎等并发症，需根据情况处理。

八、注意事项

1. 明确洗胃术适应证、禁忌证，准确判断患者是否需要洗胃，有没有更好的替代方案。

2. 准备抢救设备，如负压吸引装置，预防可能发生的呕吐窒息。

3. 操作动作轻柔，避免造成患者咽部、食管等黏膜损伤。

4. 对未明确中毒病因的患者，需要留取胃内毒物化验。

5. 每次灌洗液的预设量合适，洗胃过程中注意观察患者反应、生命体征、进出液量，是否出现相关并发症，并给予恰当的处置。

6. 拔管前需考虑是否给予活性炭，拔管时需反折捏紧胃管，避免管内液体误吸。

7. 洗胃前必须接妥地线，以防触电。

九、相关知识

1. 各种急性口服药物、毒物或其他有害物质，其剂量达到中毒剂量，可造成严重器官功能障碍或威胁生命时，应尽早洗胃，研究表明1小时内最佳，国内通常推荐洗胃的时间窗为经口服毒物6小时内。但有些患者就诊时已超过6小时，仍可考虑洗胃，主要考虑因素有：①患者胃肠功能差或被毒物抑制，使毒物滞留胃内时间延长；②毒物吸收慢，或可经胃黏膜重新析出引起反复中毒；③毒物进入胃内较多、毒性大、缺乏特异性的解毒药，且患者临床症状严重。

2．洗胃液以温生理盐水或温开水最常用且安全有效。2%碳酸氢钠液常用于有机磷农药、拟除虫菊酯、氨基甲酸酯等中毒，但应注意不宜用于敌百虫、水杨酸盐和强酸类中毒。1∶5000高锰酸钾溶液对毒蕈碱类等生物碱、镇静催眠药、阿片类、氰或砷化物等有氧化解毒作用，但禁用于对硫磷等硫代类有机磷农药中毒者洗胃。故洗胃液的选择应根据不同的毒物而考虑，唯有清水最广泛。

3．根据洗胃的方法不同，将洗胃术分成催吐洗胃术、胃管洗胃术、剖腹胃造口洗胃术，目前临床在用的洗胃方法主要有以下几种。

（1）自饮催吐法：在中毒现场可立即应用，通过自饮清水，刺激咽后壁引起反射性呕吐的方式，自行将胃内容物吐出。一般用于意外口服中毒，不愿或不能洗胃者，患者需清醒，能够配合自饮催吐，可考虑此法。

（2）漏斗洗胃法/注射器洗胃法：为胃管洗胃术的一种，因效率低、洗胃效果不确切，现已基本淘汰，但在无自动洗胃机的情况下仍可应用。

（3）自动洗胃机洗胃法：前文已重点介绍。

4．胃肠道去污染是指功能性地清除经胃肠道摄入的毒素，从而减少其吸收或增加其清除，包括胃排空（催吐或者洗胃）、胃内结合（单剂量活性炭或多剂量活性炭）、加速毒物排泄（全肠道灌洗或者导泻）。洗胃术作为其中的一种方法，目前循证医学建议不推荐将洗胃作为常规去污染方法。只在特定情况下，如患者摄入中毒量的某种毒物并且在摄入后1小时内进行洗胃，可能会有所帮助。一旦实施，洗胃后应考虑进行活性炭的治疗，除非摄入的物质不被活性炭吸收。

十、相关临床情境及临床思维分析

模拟情境：23岁，女性患者，3小时前与家人发生争吵。家属发现患者时，患者卧于地面，嗜睡，皮肤湿冷，口吐白沫，呼吸急促，阵发性四肢、躯干抽搐、颤抖，小便失禁。分诊查患者意识呈嗜睡状，BP 112/74mmHg，HR 110次/分，RR 24次/分，SpO_2 96%。

要求：你作为抢救室的值班医生，接诊患者后，请予患者（医学模拟人）行洗胃术治疗。

临床思维分析：患者年轻女性，急性起病。临床主要表现为争吵后被家属发现卧于地面，伴皮肤湿冷、口吐白沫、小便失禁等毒蕈碱样症状，四肢躯干抽搐、颤抖等烟碱样症状，以及可能的中枢神经系统和呼吸系统受累表现。考虑急性重度有机磷中毒可能，有洗胃术适应证，无禁忌证，需做好准备（气道通畅且有咽反射，监测血压、心率、呼吸、指氧且相对稳定）后尽快行洗胃术治疗，快速清除胃内残存毒物，并送检。

十一、参考资料

[1] 沈洪. 急诊医学 [M]. 北京：人民卫生出版社，2007.

[2] Vale J A, Kulig K, American Academy of Clinical Toxicology, et al. Position paper: gastric

lavage [J] . J Toxicol Clin Toxicol, 2004, 42 (7) : 933-943.

[3] Benson B E, Hoppu K, Troutman W G, et al. Position paper update: gastric lavage for gastrointestinal decontamination [J] . Clin Toxicol (Phila) , 2013, 51 (3) : 140-146.

[4] Robert G H, FACMT, FAACT, et al. Gastrointestinal decontamination of the poisoned patient [EB/OL] . (2023-7-27) [2023-11-22] . https://www.uptodate.com/contents/gastrointestinal-decontamination-of-the-poisoned-patient.

第三节　洗胃术理论测试题

一、课前测试题

1．下列患者中可以洗胃的是（　）

A．吞服硫酸者　B．口服敌百虫中毒者

C．肝硬化伴食管胃底静脉曲张者　D．近期有胃穿孔者

E．深昏迷患者

2．吞服强酸、强碱性毒物的患者应采取（　）

A．口服催吐法　B．尽快洗胃　C．先用对抗剂洗胃

D．谨慎洗胃　E．禁忌洗胃

3．患者在胃管置入过程中，突然出现呛咳、呼吸困难，最可能的原因为（　）

A．食管穿孔　B．气胸　C．误入气管

D．鼻黏膜损伤　E．胃穿孔

4．以下判断胃管是否在胃内的方法错误的是（　）

A．注射器接于胃管末端回抽，看是否可抽出胃液

B．注射器接于胃管末端注入生理盐水，观察患者反应

C．将胃管末端置入盛有生理盐水的碗中，观察有无气泡溢出

D．注射器接于胃管末端注入10～20ml空气，听诊气过水音

E．置管约60cm时，胃管内可见胃液流出

5.（多选）洗胃术常见的并发症包括（　）

A．吸入性肺炎　B．急性胃穿孔　C．低氧

D．心律失常　E．水电解质紊乱

二、课后测试题

1．洗胃时每次灌洗入胃的液体量为（　）

A．400 ～ 500ml　　B．200 ～ 300ml　　C．100 ～ 200ml

D．600 ～ 700ml　　E．800 ～ 900ml

2．洗胃时患者出现躁动，伴洗出液体呈淡红色，应（　）

A．立即停止洗胃　　B．继续缓慢洗胃　　C．快速洗胃

D．观察同时继续洗胃　　E．休息

3.（多选）患者女，15岁，2小时前自服盐酸舍曲林片20片（50mg/片）、夹竹桃茎叶2枝（新鲜叶子共约20片），患者无不适，由家属送入院。既往史：抑郁症，规律口服舍曲林治疗中。查体：生命体征平稳，无阳性体征发现。心电图：正常。以下处理正确的有（　）

A．予患者建立静脉通路

B．完善血常规、电解质、肝肾功能、心肌损伤标志物检查

C．嘱患者自行饮水催吐洗胃

D．予患者放置胃管行自动洗胃机洗胃

E．洗胃后予活性炭治疗

（以下4、5题共用题干）

患者女性，23岁，3小时前与家人发生争吵。家属发现患者时，患者卧于地面，嗜睡，皮肤湿冷，口吐白沫，呼吸急促，阵发性四肢、躯干抽搐、颤抖，小便失禁。

4.（多选）作为抢救室的值班医生，接诊患者后，以下正确的处理措施有（　）

A．立即予放置胃管洗胃　　B．予患者监护生命体征

C．建立静脉通路及完善检查　　D．进一步询问病史

E．进行体格检查

5.（多选）询问病史后进一步发现，家属诉在患者房间发现家里新买的敌百虫农药只剩半瓶，患者既往体健，无过敏史。查体：BP 112/74mmHg，HR 110次/分，R 24次/分，SpO_2 96%。患者问话不答，疼痛刺激可回避；双侧瞳孔呈针尖样；双肺少量散在湿性啰音。征得患者和家属同意后，予洗胃。以下处理，错误的有（　）

A．嘱患者自行饮水催吐洗胃　　B．予患者放置胃管行自动洗胃机洗胃

C．予清水洗胃　　D．予2%碳酸氢钠溶液洗胃

E．洗胃后予活性炭治疗

参考答案与解析

一、课前测试题

1．B

【解析】摄入腐蚀性物质、碳氢化合物、消化道出血者或穿孔高危患者、无气道保护者等为洗胃禁忌。

2．E

【解析】吞服强酸、强碱、腐蚀性毒物为洗胃禁忌。

3．C

【解析】刺激堵塞气管后可引起呛咳、呼吸困难表现。

4．B

【解析】其他选项均为确定胃管是否在胃内的正确方法。

5．ABCDE

【解析】上述选项均为2004《Position paper: gastric lavage》指南提到的洗胃术中常见的并发症。

二、课后测试题

1．B

【解析】2004《Position paper: gastric lavage》指南推荐成人每次灌洗胃的液体量为200～300ml。

2．A

【解析】患者出现躁动，且灌洗出液体呈淡红色时，需考虑并发上消化道出血或穿孔，此为洗胃术禁忌，故需立即停止洗胃，选A。

3．ABCE

【解析】口服舍曲林片1000mg引起严重中毒、致死的可能性比较小，而夹竹桃新鲜叶子20片，已达致死剂量，需尽快予患者行胃肠道去污染治疗。夹竹桃中毒可引起严重心血管事件，故需提前采取措施，包括监护、建立静脉通路、完善电解质、心肌损伤标志物等相关检查。因茎叶等纤维素含量较高的食物难以嚼碎，采用胃管洗胃时难以吸出，故首选自饮水催吐洗胃，洗胃后应给予活性炭治疗。

4．BCDE

【解析】患者临床表现相对严重，结合病史，考虑急性有机磷农药中毒引起可能性大，有洗胃适应证。但立即给予洗胃显然不合适，需要进一步明确患者的既往病史，有没有消化道出血、穿孔的高危风险。还需要评估患者的气道保护功能、呼吸情况。此外，还需要明确具体毒物名称、可能的剂量、大致的服用时间等关键信息。做好充分准备后，才可尽快实施洗胃术。

5．AD

【解析】患者神志低迷状态，无法有效配合自饮催吐洗胃，且胃管洗胃法效果更确切，故A错误。敌百虫农药中毒，禁用2%碳酸氢钠溶液洗胃。

第四节 洗胃术操作评价表

适合学员同伴互评

洗胃术操作核查表

序号	操作行为概要	执行情况 （是√否×部分△）
1	评估患者病情，明确适应证	
2	准备用物齐全	
3	准备自动洗胃机及管路、监护仪等	
4	检查洗胃机性能，关洗胃机开关	
5	连接洗胃机管路，自循环2次	
6	置入胃管，抽吸胃液，留取标本送检	
7	摆放患者合适体位	
8	确认液量大小，开机洗胃	
9	观察进出液量、患者反应、生命体征，如有异常，需停止洗胃，给予相应处理	
10	回收冲洗液清亮，无可见毒物残渣、气味，停止洗胃	
11	注入活性炭，反折、捏紧胃管并迅速拔出	
12	整理患者，整理用物，洗手，记录	

适合教师评价学员

洗胃术操作评分表

项目	检查内容与评分要点	满分	扣分
操作前准备（28分）	核对患者信息，评估患者病情（服毒名称、剂量、时间）	4	
	了解患者有无口鼻腔黏膜病史，指导患者取出假牙，清理口腔	4	
	若为清醒患者，应向其说明洗胃目的和简要程序，取得合作，向患者或家属签署知情同意书	4	
	洗手，戴口罩、帽子	4	
	准备物品：洗胃机、洗胃机专用管（含胃管及连接管）、石蜡油、压舌板、手电筒、牙垫、灌注器、听诊器	4	
	准备物品：手套、纱布、治疗巾、检验标本容器、带刻度的水桶2个、治疗碗	4	
	准备物品：洗胃液，一般2～5L；监护仪、负压吸引器等急救设备；活性炭	4	

项目	检查内容与评分要点	满分	扣分
洗胃机准备（12分）	打开电源开关、洗胃机开关，检查机器性能，关洗胃机开关	4	
	将进液管、接胃管、排液管分别与洗胃机各相应管口连接	4	
	自循环：将与洗胃机连接管道的另一端置于盛有洗胃液的桶内，开机、自循环2次	4	
插入胃管（24分）	选择胃管，检查胃管灭菌有效期，测量插入长度	4	
	患者取坐位或半坐卧位，昏迷患者可取左侧卧位	1	
	用石蜡油润滑胃管前端（1），自患者口腔缓缓插入，当胃管插入至咽喉部时，嘱患者做吞咽动作（3），顺势轻轻将胃管推进，深度55～70cm（3）	7	
	用注射器回抽见到胃液，向胃管内注入少量气体，在上腹部闻及气过水声，证实胃管在胃内后固定胃管	4	
	注射器连接胃管抽吸胃液，先抽尽胃内容物，留取标本送检	4	
	协助患者摆好体位，昏迷患者取左侧头低位（约倾斜20°）	4	
洗胃（24分）	将洗胃机上进液管的另一端置入洗胃液桶内液平面以下，排液管的另一端放入污水桶内	2	
	将洗胃机接胃管与胃管连接，调节合适液量（成人为200～300ml，儿童为10ml/kg）	2	
	接通电源后按“手吸”键，吸出胃内容物，再按“自动”键，机器开始对胃进行自动冲洗	4	
	（口述）洗胃过程中需观察进出液量，出液量需大致等于进液量。同时要注意观察患者的反应、生命体征，如有腹痛、吸出血性液体、低氧、心律失常等不稳定情况，需要立即停止洗胃，并给予相应的处理	8	
	当回收冲洗液变得清亮，没有可见毒物残渣或毒物气味，可按“停机”键（口述：一般洗胃液总量成人为2～5L）	4	
	（拔管前口述：可向胃内注入活性炭，进一步清除已进入肠道内的毒物）拔管时，需反折胃管捏紧并迅速拔出	4	
操作后整理（12分）	拔管后，帮助患者漱口、清洗面部，卧床休息，继续后续诊疗	4	
	整理用物并消毒，洗手，记录灌洗液及洗出液总量及性质	4	
	整体印象良好：动作准确、利索，医德医风良好、爱护模型器具	4	
计分	实际得分	100	
备注	总分75分及以上即为通过		

评分人： 评分日期：

第十章

穿脱隔离衣

(Donning and Removal of Isolation Gowns)

第一节 穿脱隔离衣教学教案

总体教学设计				
课程名称	穿脱隔离衣			
授课教师		职称		专业	
辅助教师		职称		专业	
学情分析	**教学对象：**住院医师规范化培训医师（一年级）。 **学习基础：**教学对象在本科阶段已获得相关的医院感染防控、手卫生相关内容及个人防护原则等理论知识。通过课堂学习、见习和实习能够规范完成洗手操作，以及穿脱隔离衣的操作流程，并通过相关知识的课前测试。 **学习特点：**穿脱隔离衣属于临床基础技能操作，教学对象有积极主动的学习态度，渴望提高临床技能，主要学习方式为观摩与刻意练习相结合的掌握性学习。此外，也可通过情境模拟训练，帮助住院医师提升临床技能和临床思维能力。 **学习需求：**穿脱隔离衣是医护人员必须掌握的一项基本临床技能，也是我国执业医师资格考试、住院医师规范化培训结业考试实践技能必考项目之一。医护人员在临床诊疗活动中，需要根据患者疾病特点、感染控制需求，正确选择合适的防护措施。同时，熟练规范地穿脱隔离衣等防护用品，不仅可以保护自身和患者，还能有效防止病原微生物播散，避免交叉感染，意义重大。			
教学需求分析	临床医生在日常诊疗活动中必然与患者有着各种不同程度的接触，每位临床医生都应该树立正确的感控观念和防护意识，既要保护自身，也要保护患者。防止病原微生物播散，避免交叉感染，教授住院医师掌握正确的个人防护技术十分必要。 “穿脱隔离衣”是国家住院医师规范化培训大纲要求的一项基本临床技能，对于这类实践性技能来说，单纯的理论授课和视频演示不足以达到教学目的。教师需要通过“演示与刻意训练”的方式，让教学对象能够熟练掌握此项技能。此外，为了使教学对象真正能够应对复杂的临床状况，采用结合临床情境的模拟教学方式，可以将临床技能和临床思维有机结合，以达到提升住院医师临床胜任力的目的。			
师生比	1∶6	授课学时	3学时（135分钟）	
授课时间		授课地点		

学习目标	（一）知识认知目标（knowledge） 1. 正确叙述使用隔离衣的适应证。 2. 准确描述穿脱隔离衣的注意事项。 （二）动作技能目标（skill） 1. 正确区分隔离衣的清洁部位与污染部位。 2. 按照标准要求规范完成穿脱隔离衣。 （三）情感价值目标（attitude） 1. 强化在临床工作中的自我防护意识。 2. 树立保护患者、避免交叉感染的感控理念。
教学重点及教学方法	教学重点一：使用隔离衣的适应证和注意事项。 教学方法 1. 理论学习：课前1周向教学对象发放“穿脱隔离衣”相关预习资料，内容包括洗手方法、口罩佩戴方法，穿脱隔离衣的适应证、操作流程、操作时的注意事项等，要求教学对象在上课前能够准确叙述以上理论知识，完成并通过课前测试。 2. 临床思维训练：设计临床情境案例，通过课前、课后测试及课堂讨论等形式，让教学对象针对相应的临床情境选择（或说出）隔离衣使用的适应证、如何自我防护及操作时的注意事项。 教学重点二：按照操作规范正确穿脱隔离衣。 教学方法 1. 视频教学：观看穿脱隔离衣教学视频。 2. 分步骤刻意练习：将整个流程分成操作前准备、穿隔离衣、脱隔离衣三个阶段，教学对象跟随教学PPT中操作流程图（配文字说明）进行刻意练习。 3. 分组教学：按学员人数进行合理分组，同组学员轮流交替角色练习，由每组指导老师解答教学对象疑问，观察教学对象在操作练习中的表现，对错误或不规范操作及时给予纠正。
教学难点及教学方法	教学难点一：在穿脱隔离衣的过程中如何避免清洁部位与污染部位接触。 教学方法 1. PPT教学：通过PPT图片形式，讲解隔离衣的清洁部位和污染部位。 2. 分步骤刻意练习：将整个流程分成操作前准备、穿隔离衣、脱隔离衣三个阶段，教学对象跟随教学视频及教学PPT中操作流程图（配文字说明）按照操作步骤，进行刻意练习。 教学难点二：执行正确的脱隔离衣流程。 教学方法：借助操作视频、流程图等工具，采用分步骤刻意练习的教学方法，保证教学对象执行正确的脱隔离衣流程。
学员易错点	1. 穿隔离衣时，衣袖碰触面部。 解决办法：在教学对象穿衣袖和系颈带的时候做重点提醒，直接反馈。 2. 穿隔离衣时，隔离衣两侧边缘在背后上下重叠（清洁面对污染面）。 解决办法：配合视频（图示）重点讲解，两侧边缘应该清洁面相对，然后向一侧折叠。 3. 隔离衣背部不平整，露出工作服。 解决办法：选择大小合适的隔离衣，规范操作手法，如右（左）手将隔离衣两个边缘向后拉直，左（右）手理平背部，然后向左（右）侧折叠。 4. 脱隔离衣时清洁手接触衣袖污染面。 解决办法：让教学对象在隔离衣上明确指出清洁部位和污染部位，操作过程中以不污染清洁部位为原则。

<table>
<tr><td>课程思政
元素/案例及
融合方法</td><td colspan="4">1．通过模拟案例情境，引导教学对象讨论使用隔离衣的适应证及防护目的。强化教学对象在临床工作中的自我防护意识；建立保护患者，树立爱伤观念、避免交叉感染的感控理念。
2．面对特殊的临床情境，如为获得性免疫缺陷综合征（艾滋病）患者进行清创缝合，教学对象能够正确选择并展示个人防护措施，避免感染。</td></tr>
<tr><td>总体
教学策略</td><td colspan="4">改良Peyton教学法、分组练习、刻意练习、PPT教学、合作式学习、启发式教学、结合临床情境的操作训练。</td></tr>
<tr><td rowspan="14">主要教学
内容与时间分配</td><td colspan="2">教学环节</td><td>内容</td><td>时间（分钟）</td></tr>
<tr><td rowspan="3">1</td><td rowspan="3">导入阶段
（10分钟）</td><td>破冰，互做自我介绍，分组，教学对象编号</td><td>3</td></tr>
<tr><td>环境和课程介绍、教学对象心理安全建设</td><td>3</td></tr>
<tr><td>反馈课前测试情况，明确学习目标</td><td>4</td></tr>
<tr><td rowspan="7">2</td><td rowspan="7">教学阶段
（115分钟）</td><td>由案例（PPT）引入，讨论防护目的、方式及注意事项</td><td>3</td></tr>
<tr><td>PPT展示穿脱隔离衣适应证及注意事项</td><td>2</td></tr>
<tr><td>观看完整的穿脱隔离衣教学视频</td><td>5</td></tr>
<tr><td>操作前准备（小组共同完成）</td><td>5</td></tr>
<tr><td>分步骤轮换练习穿隔离衣及脱隔离衣</td><td>50</td></tr>
<tr><td>分组练习穿脱隔离衣完整流程</td><td>30</td></tr>
<tr><td>结合案例情境的穿脱隔离衣训练及反馈</td><td>20</td></tr>
<tr><td rowspan="3">3</td><td rowspan="3">反馈阶段
（10分钟）</td><td>引导教学对象回顾本次课程的学习目标</td><td>5</td></tr>
<tr><td>课程思政内容：讨论规范防护的重要意义</td><td>3</td></tr>
<tr><td>教师总结教学对象表现，布置课后任务</td><td>2</td></tr>
<tr><td>教师准备</td><td colspan="4">1．教师获院级及以上师资认证，接受过穿脱隔离衣专项培训并取得授课资格。
2．主讲教师与辅助教师均应至少参加1次集体备课，初次授课应在课前进行试讲。
3．开课前1周，预定教学场地，向培训部提供用物清单（包括核查表、评分表电子版）。
4．认真阅读教案，明确教学目标。
5．根据教学对象课前测试情况做好学情分析，确定本次技能课程的重点和难点，需要拓展的知识点。
6．向学员发送课前信，安排课前学习任务，预习相关理论知识、操作视频等资料。
7．开课前1天确定课程包是否完整，阅读教案，复习流程。
8．开课前半小时到培训地点，检查用物及资料是否齐全、教室布置是否合理，调试多媒体设备，试播PPT和视频等。
9．主讲教师与辅助教师再次确认课堂流程及各自任务。</td></tr>
<tr><td>学员准备</td><td colspan="4">1．课前信
（1）本次技能操作模拟培训的主要内容简介。
（2）一般信息：授课教师、参加人员、时间、地点、学时、教学目标。
（3）需要准备和注意的事宜。
2．课前学习资源
（1）预习课前资料——随课前信发送的《穿脱隔离衣操作规范（教学对象版）》。
（2）操作视频。
（3）课前测试。</td></tr>
</table>

<table>
<tr><td>学员准备</td><td colspan="4">3. 完成课程要求
（1）完整参加课程。
（2）课堂上能够按照核查表要求，成功完成一次穿脱隔离衣操作。
（3）完成课后评价、课后测试。</td></tr>
<tr><td>场地准备</td><td colspan="4">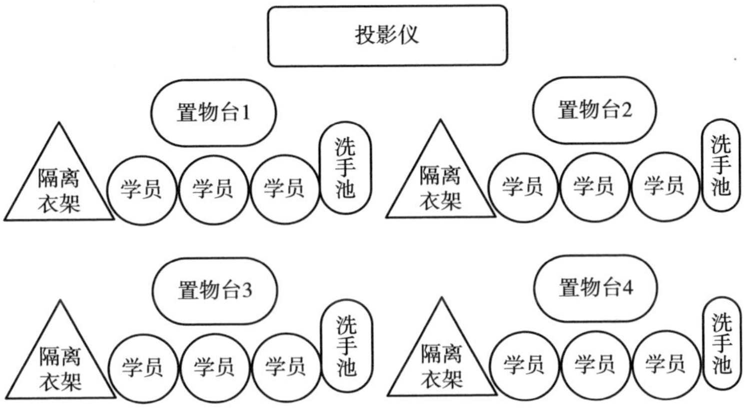
</td></tr>
<tr><td rowspan="21">用物清单
——
以12名学员分4组为例</td><td>序号</td><td>模型/设备/物品/资料名称</td><td>品规或相应要求</td><td>数量</td></tr>
<tr><td>1</td><td>隔离衣</td><td>S、M、L码，可重复使用</td><td>各4套</td></tr>
<tr><td>2</td><td>挂衣架</td><td>常规</td><td>4个</td></tr>
<tr><td>3</td><td>防护帽</td><td>可重复使用</td><td>至少12个</td></tr>
<tr><td>4</td><td>医用外科口罩</td><td>常规</td><td>至少12个</td></tr>
<tr><td>5</td><td>医用乳胶手套</td><td>S、M、L码</td><td>各1盒</td></tr>
<tr><td>6</td><td>免洗手消毒剂</td><td>常规</td><td>4瓶</td></tr>
<tr><td>7</td><td>洗手液</td><td>常规</td><td>4瓶</td></tr>
<tr><td>8</td><td>洗手池</td><td>如不能达到，可划定区域模拟</td><td>4个</td></tr>
<tr><td>9</td><td>毛刷</td><td>可重复使用</td><td>4个</td></tr>
<tr><td>10</td><td>清洁纸巾</td><td>常规</td><td>4盒</td></tr>
<tr><td>11</td><td>医疗垃圾桶</td><td>套黄色垃圾袋</td><td>4个</td></tr>
<tr><td>12</td><td>黄色垃圾袋</td><td>常规</td><td>若干</td></tr>
<tr><td>13</td><td>置物桌</td><td>也可用治疗车代替</td><td>4张</td></tr>
<tr><td>14</td><td>置物盘</td><td>大号，能够盛放操作所需用物</td><td>4个</td></tr>
<tr><td>15</td><td>椅子</td><td>常规</td><td>12把</td></tr>
<tr><td>16</td><td>穿脱隔离衣操作核查表</td><td>A4纸打印</td><td>15份</td></tr>
<tr><td>17</td><td>教学对象编号标签</td><td>A、B、C可粘贴标签（可选）</td><td>各4份</td></tr>
<tr><td>18</td><td>电脑</td><td>可用多媒体一体机代替</td><td>1台</td></tr>
<tr><td>19</td><td>投影仪及幕布</td><td>常规</td><td>1台</td></tr>
<tr><td>20</td><td>音响系统</td><td>常规</td><td>1套</td></tr>
</table>

<table>
<tr><td>模拟情境</td><td colspan="3">模拟情境一
您现在需要进入隔离病房给一名铜绿假单胞菌败血症的患者采动脉血气分析，请以小组为单位讨论以下问题。
1. 您需要采取哪种防护措施？为什么？
2. 做该防护措施时应注意什么？
模拟情境二
男性，28岁，确诊艾滋病2年，因与人发生争执，右前臂被利器割伤出血，伤口约6cm，目前生命体征平稳。您作为急诊医生准备对该患者进行伤口清创缝合。
操作要求如下。
1. 请判断上述情境下您需要做何防护，并说出理由。
2. 展示相关防护用品穿脱过程（无须做清创缝合操作）。</td></tr>
<tr><td colspan="4">详细教学设计</td></tr>
<tr><td>阶段分配</td><td>教学内容</td><td>教学方法</td><td>时间（分钟）</td></tr>
<tr><td rowspan="3">导入阶段
（10分钟）</td><td>1. 师生互做自我介绍。
2. 将教学对象分成4组，每组教学对象编号A、B、C（可贴标签）。
3. 确定带组教师（每位老师负责2组），发操作核查表。</td><td rowspan="3">互动教学
PPT教学</td><td>3</td></tr>
<tr><td>1. 场地环境介绍。
2. 课程内容及时间安排。
3. 教学对象心理安全建设：完成学习目标即可，不进行考核；保密原则。</td><td>3</td></tr>
<tr><td>1. 反馈课前测试结果，指出教学对象在本次课堂上需要重点掌握的知识和注意事项。
2. PPT展示本次课程的学习目标。</td><td>4</td></tr>
<tr><td rowspan="5">教学阶段
（115分钟）</td><td>PPT展示模拟情境一，以小组为单位讨论。
1. 您应选择何种防护方式？
2. 防护目的是什么？
3. 做该防护时应注意什么？
时间分配：讨论1分钟，抢答2分钟，一次只答一个问题。</td><td>互动教学
启发式教学
合作学习</td><td>3</td></tr>
<tr><td>PPT展示穿脱隔离衣适应证及注意事项。
用图例展示隔离衣的清洁面及污染面。</td><td>PPT教学</td><td>2</td></tr>
<tr><td>观看完整的穿脱隔离衣教学视频。
播放视频过程中，教师不做讲解。</td><td>改良Peyton</td><td>5</td></tr>
<tr><td>小组为单位，对照PPT图例共同完成1次操作前准备，包括物品准备、个人准备。</td><td>PPT教学</td><td>5</td></tr>
<tr><td>分步骤练习——第一步穿隔离衣、第二步脱隔离衣。
1. 练习方式：教学对象按照PPT图示指引，边看边做，教师在操作的重难点环节给予讲解和指导。
2. 轮替规则：先由每组A教学对象操作，B、C教学对象观摩，并对照核查表熟悉操作流程及要点，以此类推，轮流更换角色进行练习。
3. 时间安排：每位教学对象边看边做12分钟，共3遍，轮替2分钟。
4. 教师注意把控时间，与PPT播放程序同步，保证各小组同时完成。</td><td>改良Peyton
边看边练</td><td>50</td></tr>
</table>

<table>
<tr><td rowspan="2">教学阶段
（115分钟）</td><td>1．分组练习：每组3名教学对象每人做一次完整的穿脱隔离衣操作（从物品准备开始）。A操作，B、C两名教学对象持核查表对A的操作进行核查，以此类推，共3轮。
2．操作反馈：操作结束核查教学对象，教师给操作的教学对象反馈。
3．时间安排：每轮操作8分钟，反馈2分钟。
4．采取直接反馈法，需要注意反馈时的言语和态度，避免给教学对象造成心理压力。</td><td>改良 Peyton
刻意练习</td><td>30</td></tr>
<tr><td>结合案例情境的操作训练：在模拟开始前，由主讲教师总结分组练习时教学对象出现的共性问题，再次强调教学难点，纠正错误手法（3分钟）。
PPT展示情境案例二。
1．练习方式：先小组内讨论，然后每两组派1名教学对象完成以上任务（两名教学对象可同时操作）。
2．操作反馈：主讲教师和辅助教师分别对自己组教学对象的操作进行核查与反馈。
3．时间安排：小组讨论及回答问题3分钟，操作8分钟，两位老师依次反馈本组操作情况，共6分钟。</td><td>沉浸式学习
合作学习</td><td>20</td></tr>
<tr><td rowspan="3">反馈阶段
（10分钟）</td><td>引导教学对象回顾本次课程的学习目标
1．以小组为单位分别说1～2点学习收获，不重复。
2．教师总结教学对象发言，回顾学习目标。</td><td>互动教学</td><td>5</td></tr>
<tr><td>思考（课程思政内容）
1．规范的防护措施在临床工作中的重要意义？
2．一次性隔离衣与重复使用隔离衣的不同之处？
3．避免多重耐药菌交叉感染，您在感控防护方面有何建议？</td><td>启发式教学</td><td>3</td></tr>
<tr><td>教师反馈教学对象课程表现。
1．先肯定优点，再提出可改进之处。
2．布置课后任务。</td><td>反馈法</td><td>2</td></tr>
<tr><td>学习效果
评价</td><td colspan="3">1．核查法——课堂练习时使用核查表，评价教学对象行为。
2．理论测试——课后理论测试，评价教学对象知识掌握情况。
3．终结性评价——出科考核、年度考核等使用考核评分表，做终结性评价。</td></tr>
<tr><td>课后作业</td><td colspan="3">1．当日完成课程评价。
2．两日内完成线上课后测试。</td></tr>
<tr><td>专业英语
词汇</td><td>隔离衣 isolation gown
手卫生 hand hygiene
护目镜 goggles
面屏 face shield</td><td colspan="2">标准防护 standard precaution
接触隔离 contact isolation
飞沫隔离 droplet isolation
空气隔离 air isolation</td></tr>
<tr><td>参考教学
资料</td><td colspan="3">[1] 王卫平，孙锟，常立文. 儿科学 [M]. 9版. 北京：人民卫生出版社，2018.
[2] 医师资格考试指导用书专家编写组. 2023临床执业医师资格考试实践技能指导用书 [M]. 北京：人民卫生出版社，2022.
[3] 陈翔，吴静. 湘雅临床技能培训教程 [M]. 2版. 北京：高等教育出版社，2019.
[4] 姜保国，陈红. 中国医学生临床技能操作指南 [M]. 3版. 北京：人民卫生出版社，2020.</td></tr>
</table>

教学反思	
知识拓展	
案例编写	教案作者：齐颖 作者单位：深圳市儿童医院 联系邮箱：852238780@qq.com

第二节 穿脱隔离衣操作规范

【扫码观看视频】

一、目的

正确穿脱隔离衣，保护医务人员和患者，防止病原微生物播散，避免交叉感染。

二、适应证

1. 接触可经接触传播的感染性疾病的患者时，如传染病、多重耐药菌感染患者等。
2. 对需要保护性隔离的患者进行诊疗、护理时，如大面积烧伤、骨髓移植患者等。
3. 可能受到患者血液、体液、分泌物、排泄物喷溅时。

三、禁忌证

本操作无禁忌证。

四、操作前准备

1. 操作者准备

（1）取下手表、首饰，取出听诊器。

（2）穿整洁工作服，卷袖过肘。

（3）六步法洗手。

（4）戴好帽子、口罩。

2. 用物准备

（1）选取大小合适的隔离衣，检查隔离衣有无潮湿、破损。

（2）如为一次性隔离衣，应检查大小、包装和有效期。

（3）其他物品：挂衣架（钩）、毛刷、清洁纸巾、免洗手消毒剂、洗手液、手套。

五、操作步骤

（一）穿隔离衣

1．手持衣领取下隔离衣，清洁面朝向自己。

2．将衣领两端向外折齐，对齐肩缝，露出袖子内口，操作者一手持衣领、另一手伸入袖管内向上抖，持衣领的手将衣领向上拉（注意勿触及面部），使袖内的手从袖口露出，按同样方法穿好另一衣袖。

3．双手持衣领，由中央沿着边缘向后系好颈带，然后扎好袖口。

4．从腰部下方约5cm处，自一侧衣缝将隔离衣后身逐渐向前拉，至边缘处捏住，同法捏住另一侧边缘。双手在背后将衣边清洁面相对，向一侧按压折叠（背部平整贴合，不可露出里面工作服）。用一手按住折叠处，另一手将腰带拉至背后折叠处，将腰带在背后交叉，回到前面打一活结，系好腰带。

5．戴手套（包住袖口）。

（二）脱隔离衣

1．脱手套，六步法洗手（免洗手消毒剂）。

2．解开腰带，在前面打一活结。

3．解开袖扣，在肘部将袖子塞入工作服内，暴露前臂。

4．按前臂至指尖顺序刷洗2分钟，清水冲洗，擦干。

5．解开颈后带子，一只手伸入另一侧袖口内，拉下衣袖过手（用清洁手拉衣袖内侧清洁面），再用遮盖了的手拉住隔离衣另一袖子的外面，拉下袖子，双手交替逐渐从袖管中退出，脱下隔离衣。

6．一手握住领子，另一手将隔离衣两边对齐，将衣领挂在衣架上。在污染区，污染面朝外。在潜在污染区，清洁面朝外。

7．流动水六步法洗手。

六、操作后处理

不再使用的隔离衣，污染面向内卷起，丢至医疗废物垃圾桶或回收容器内。

七、并发症及处理

穿脱隔离衣过程中，当污染的双手或隔离衣污染面不慎接触到面部等清洁皮肤时，应及时用皂液清洗干净。

八、注意事项

1．隔离衣只限在特定区域内穿脱。

2．隔离衣长短要合适，应全部遮盖工作服。

3．穿隔离衣前应检查有无潮湿或破损，如果有，应及时更换。

4．衣领边缘及隔离衣内面为清洁面，隔离衣外面为污染面。穿脱过程中勿使清洁面与污染面相接触。（易错点）

5．穿隔离衣时勿使衣袖触及面部及衣领。（易错点）

6．直接接触患者的血液、体液、黏膜及不完整皮肤时，需戴手套进行操作，一旦破损及时更换。为艾滋病患者进行操作时，需戴双层手套，可着一次性防渗透性隔离衣。（关键提示）

7．当可能发生血液、体液、分泌物、飞沫等喷溅时，需戴防渗透性能的口罩和护目镜。（关键提示）

8．保护性隔离的隔离衣衣领和外面为清洁面，内面为污染面。

9．如果穿着使用过的隔离衣，则需要在戴手套前使用免洗手消毒剂洗手。穿着一次性隔离衣则无须此步骤。

九、相关知识

1．清洁区与污染区划分

（1）清洁区：未被病原微生物污染的区域称为清洁区，如更衣室、值班室、配膳室及库房等。

（2）潜在污染区：有可能被病原微生物污染的区域称为潜在污染区，如医护办公室、治疗室、化验室、内走廊及出院卫生处置室等。

（3）污染区：凡被病原微生物污染或被患者直接接触和间接接触的区域称为污染区，如病室、厕所、浴室等。污染区内的物品未经消毒不准带出。

2．隔离衣应当每日更换，有潮湿、污染或破损时，应当立即更换；接触不同病种患者时，需更换隔离衣。

十、相关临床情境及临床思维分析

模拟情境一（课程引入时用于学员讨论）

您现在需要进入隔离病房，给一名铜绿假单胞菌败血症的患者采动脉血气分析，请以小组为单位讨论以下问题。

1．您需要采取哪种防护措施？为什么？

2．做该防护时应注意什么？

临床思维分析如下。

1．为多重耐药菌感染患者进行诊疗操作时，医护人员应穿隔离衣，戴一次性帽子、外科口罩、乳胶手套。主要目的是保护医护人员，保护患者，避免交叉感染。

2．在穿脱隔离衣时，应该严格规范操作，避免清洁面与污染面接触；重复使用的隔离衣，应该按照区域正确挂放；隔离衣需每日更换，有潮湿、污染或破损时，应及时更换等。

模拟情境二（用于结合情境的操作练习）

男性，28岁，确诊艾滋病2年，因与人发生争执，右前臂被利器割伤出血，伤口约6cm，目前生命体征平稳。您作为急诊医生准备对该患者进行伤口清创缝合。

操作要求如下。

1. 请判断上述情境下您需要做何种防护，并说出理由。

2. 展示相关防护用品穿脱过程（无须做清创缝合操作）。

临床思维分析如下。

1. 患者有HIV感染，前臂外伤出血，医务人员应做好血液-体液隔离，应戴口罩、帽子，穿防渗透性隔离衣（最好是一次性的），戴双层手套进行操作。如果评估可能存在血液喷溅风险，则应佩戴护目镜。

2. 操作过程中，如手套有破损，应立即更换。

3. 脱下的隔离衣，应清洁面朝外，丢弃于医疗废物垃圾桶或放入回收袋，不重复使用。

十一、参考资料

[1] 王卫平，孙锟，常立文. 儿科学 [M]. 9版. 北京：人民卫生出版社，2018.

[2] 医师资格考试指导用书专家编写组. 2023临床执业医师资格考试实践技能指导用书 [M]. 北京：人民卫生出版社，2022.

[3] 陈翔，吴静. 湘雅临床技能培训教程 [M]. 2版. 北京：高等教育出版社，2019.

[4] 姜保国，陈红. 中国医学生临床技能操作指南 [M]. 3版. 北京：人民卫生出版社，2020.

第三节 穿脱隔离衣理论测试题

一、课前测试题

1. 以下哪种情况医护人员需要穿隔离衣（　）

A. 为传染性非典型肺炎患者进行吸痰操作前

B. 急诊配药室护士在配药间工作时

C. 医生进入甲型肝炎患者病房进行查房前

D. 传染病区护士离开病房去配餐室前

2. 对于已使用过的隔离衣，被视为清洁的区域是（　）

A. 袖口　　B. 衣领　　C. 腰部以上　　D. 腰部以下

3. 医护人员接触感染患者后脱隔离衣的顺序正确的是（　）

A. 解腰带，洗手，解颈带，解袖扣，脱衣袖，脱去隔离衣，流动水洗手

B. 解袖扣，洗手，解颈带，脱衣袖，解腰带，脱去隔离衣，流动水洗手

C．洗手，解袖扣，解腰带，解颈带，脱衣袖，脱去隔离衣，流动水洗手
D．解腰带，解袖扣，洗手，解颈带，脱衣袖，脱去隔离衣，流动水洗手

4.（多选）传染科医生为患者进行诊疗，需穿、脱隔离衣，其操作正确的是（　）
A．操作前检查隔离衣完整性，注意有无破损或渗漏
B．穿隔离衣时，污染的手不接触衣领及隔离衣内面
C．系颈带时，衣袖不接触面部、衣领和口罩
D．隔离衣应全部遮盖工作服

5.（多选）传染病区医护人员完成隔离患者操作后，对悬挂隔离衣说法正确的是（　）
A．挂在隔离病房，污染面朝外
B．挂在内走廊，清洁面朝外
C．挂在值班室，清洁面朝外
D．挂在缓冲间，清洁面朝外

二、课后测试题
1．传染病区，护士穿好隔离衣后被禁止进入的区域是（　）
A．治疗室　　B．配膳室　　C．患者浴室　　D．化验室

2．以下使用隔离衣的方法哪项不正确（　）
A．保持衣领及内面清洁　　B．隔离衣长度应超过工作服
C．隔离衣有破损应及时更换　　D．脱下后的隔离衣清洁面向内，挂在内走廊

3.（多选）下列哪些情况需要穿隔离衣（　）
A．可能受到患者血液、体液、分泌物、排泄物大面积喷溅时
B．接触经接触传播的感染性确诊患者或疑似患者及其周围环境时
C．接触无血液、体液暴露的HIV患者及其周围环境时
D．进入NICU、保护性隔离病房等重点部门时

4.（多选）护士为一名感染耐甲氧西林金黄色葡萄球菌（MRSA）患者进行护理操作时，需穿脱隔离衣，其操作错误的是（　）
A．隔离衣每天更换一次，潮湿时挂病房走廊晾干后再用
B．穿脱隔离衣时，污染的双手不接触衣领及内面
C．操作完毕洗手后先解开腰带，再解开颈带
D．解开袖扣后，将袖子卷入袖管中，暴露双手过肘

5.（多选）护士要为一名细菌性痢疾的患者采血，以下做法错误的是（　）
A．操作前应穿好隔离衣

B．戴双层手套进行操作

C．操作完毕脱下隔离衣，免洗手消毒剂洗手即可

D．将使用过的隔离衣清洁面朝外挂在潜在污染区

参考答案与解析

一、课前测试题

1．C

【解析】A选项，甲类和乙类甲管传染病应穿防护服；B选项属于清洁操作，无须穿隔离衣；D选项，离开污染区到清洁区，应脱掉隔离衣。

2．B

【解析】已经使用过的隔离衣，衣领和隔离衣内侧面为清洁区域。

3．D

【解析】脱隔离衣的顺序为：洗手（手消毒）－解腰带－解袖扣－卷袖过肘－洗手－解颈带－脱衣袖－脱隔离衣－流动水洗手。

4．ABCD

【解析】识记题。

5．ABD

【解析】值班室为清洁区，不能悬挂隔离衣；隔离病房为污染区，内走廊和缓冲间均为潜在污染区。

二、课后测试题

1．B

【解析】凡未被病原微生物污染的区域称为清洁区，传染病区的清洁区包括更衣室、值班室、配膳室及库房等。

2．D

【解析】内走廊属于潜在污染区，脱下后的隔离衣清洁面应向外悬挂。

3．ABD

【解析】护理HIV患者，无血液、体液暴露风险时，无须穿隔离衣。

4．ACD

【解析】A选项，潮湿的隔离衣应立即更换；C选项，接触腰带的手已经被污染，不能再接触衣领；D选项，袖子表面为污染面，不可卷入袖管中。

5．BC

【解析】接触细菌性痢疾患者前应该穿隔离衣；无须戴双层手套操作；脱隔离衣后应该用流动水洗手；使用过的隔离衣悬挂于潜在污染区时清洁面朝外；如对其他疾病的患者进行护理，需要更换隔离衣。

第四节 穿脱隔离衣操作评价表

适合学员同伴互评

穿脱隔离衣操作核查表

序号	操作行为概要	执行情况（是√否×部分△）
操作前准备		
1	正确叙述穿隔离衣的三个适应证 接触经接触传播的感染性疾病患者时； 对需要保护性隔离的患者进行诊疗、护理时； 可能受到患者血液、体液、分泌物、排泄物等喷溅时	
2	操作者准备完善 取下手表、首饰、听诊器等； 穿整洁工作服，卷袖过肘； 戴口罩、帽子，六步洗手法洗手	
3	物品准备齐全 准备大小合适的隔离衣，检查隔离衣有无潮湿、破损； 其他物品包括挂衣架（钩）、毛刷、清洁纸巾、免洗手消毒剂、洗手液等	
穿隔离衣		
4	手持衣领取下隔离衣，清洁面朝向自己	
5	将衣领两端向外折齐，对齐肩缝，露出袖子内口	
6	一手持衣领，另一手伸入袖管内，向上抖动，持衣领的手将衣领向上拉（注意勿触及面部），使袖内的手从袖口露出	
7	同法穿好另一衣袖	
8	两手持衣领，由中央顺边缘向后系好颈带	
9	扎好袖口	
10	从腰部下方约5cm处，自一侧衣缝将隔离衣身后部分逐渐向前拉，至边缘处捏住	
11	同法捏住另一侧衣边，双手在背后将衣边清洁面相对	
12	将衣边在背后向一侧按压折叠，一手按住折叠处，另一手将腰带拉至背后折叠处并交叉，回到前面打一活结，系好腰带	
13	六步法洗手（若为使用过的隔离衣），戴手套，包住袖口	
脱隔离衣		
14	工作完毕，脱手套，六步法洗手（免洗手消毒剂）	
15	解开腰带，在前面打一活结	
16	解开袖扣，在肘部将袖子塞入工作服袖口，暴露前臂	
17	按前臂至指尖的顺序刷洗双手双臂2分钟，清水冲洗，擦干	
18	解开颈后带子	

序号	操作行为概要	执行情况 （是√否×部分△）
19	一手伸入另一侧袖口内，拉衣袖内侧清洁面，向下过手，用被遮盖的手拉住另一袖子外侧面，拉下袖子，双手交替退出袖管，脱下隔离衣	
20	握住领子，将隔离衣两边对齐，按区域划分规范挂好隔离衣（污染区污染面朝外，潜在污染区清洁面朝外）	
21	若为不再使用的隔离衣，将污染面向内卷起，弃至指定地点	
22	流动水六步法洗手（可口述）	
23	仪表端庄，举止大方，口述内容清晰	
24	动作规范，认真细致，不违反隔离原则	

适合教师评价学员

穿脱隔离衣操作评分表

项目	检查内容与评分要点	满分	扣分
操作前准备（18分）	明确隔离衣的使用指征	3	
	操作者脱去手表，取下听诊器（1），穿整洁工作服，卷袖过肘（2）	3	
	六步洗手法洗手（每错一步扣1分，直至扣完）	5	
	戴口罩、帽子	2	
	准备大小合适的隔离衣，检查有无潮湿、破损（2），准备挂衣架（钩）、毛刷、清洁纸巾、免洗手消毒剂、洗手液、手套（3）	5	
穿隔离衣（35分）	手持衣领取下隔离衣（2），清洁面朝向自己（2）	4	
	将衣领两端向外折齐，对齐肩缝，露出袖子内口	3	
	一手持衣领、另一手伸入袖内上抖，持衣领的手将衣领向上拉，使袖内的手从袖口露出（隔离衣触及面部扣2分）	4	
	按同样方法穿好另一衣袖（隔离衣触及面部扣2分）	4	
	两手持衣领，由中央顺着边缘向后系好颈带	3	
	扎好袖口	3	
	从腰部下方约5cm处，自一侧衣缝将隔离衣后身逐渐向前拉，至边缘处捏住	2	
	同法捏住另一侧边缘	2	
	双手在背后将衣边清洁面相对	2	
	向一侧按压折叠，用一手按住折叠处，另一手将腰带拉至背后折叠处	2	
	将腰带在背后交叉，回到前面打一活结，系好腰带	2	
	背部平整贴合，不可露出里面工作服	2	
	六步法洗手（若为使用过的隔离衣），戴手套（包住袖口）	2	

项目	检查内容与评分要点	满分	扣分
脱隔离衣（41分）	工作完毕，脱手套，六步法洗手（免洗手消毒剂）	3	
	解开腰带，在前面打一活结	3	
	解开袖扣	3	
	在肘部将袖子塞入工作服内，暴露前臂	5	
	按前臂至指尖顺序刷洗2分钟（可口述）	3	
	清水冲洗，擦干（可口述）	3	
	解开颈后带子	3	
	一手伸入另一侧袖口内，拉下衣袖过手（用清洁手拉衣袖内侧清洁面）	3	
	用遮盖了的手拉住隔离衣另一袖子的外面，拉下袖子	3	
	双手交替逐渐从袖管中退出，脱下隔离衣	3	
	一手握住领子，另一手将隔离衣两边对齐	3	
	将隔离衣挂回衣架（污染区污染面朝外，潜在污染区清洁面朝外）。若为不再使用的隔离衣，将污染面向内卷起，弃至指定地点	3	
	流动水六步法洗手（可口述）	3	
职业素养（6分）	仪表端庄，举止大方，口述内容清晰	3	
	动作规范，认真细致，未违反隔离原则	3	
计分	实际得分	100	
备注	合格标准：85分以上		

评分人：　　　　　　　　　　　　　　　　评分日期：

第十一章
胸（膜）腔穿刺术
(Thoracentesis)

第一节 胸（膜）腔穿刺术教学教案

总体教学设计				
课程名称	胸（膜）腔穿刺术			
授课教师		职称		专业	
辅助教师		职称		专业	
学情分析	教学对象：住院医师规范化培训医师（一年级）。 学习基础：教学对象在本科阶段已经学习了胸（膜）腔穿刺术的一些相关理论知识，通过诊断学实践课、临床见习及实习，已经具备一些胸（膜）腔穿刺术的技能操作基础。 学习特点：本课程帮助学员实现从实习医师到住院医师的角色转换，引导学员将理论知识、操作技能与临床实践相结合，强调技能操作的规范性及临床思维的合理性。 学习需求：本技能课程适用于住培医师或其他需要规范胸（膜）腔穿刺术操作流程的学员。临床上胸（膜）腔穿刺术是一项侵入性操作，有一定风险，在对临床真实患者进行胸（膜）腔穿刺术之前，为临床等各专业住培医师开展模拟培训，使其掌握胸（膜）腔穿刺术的标准操作流程、建立规范的操作习惯，有利于更好地保障患者安全。			
教学需求分析	胸腔积液或气胸是呼吸内科及胸外科常见疾病，胸（膜）腔穿刺术是胸腔积液或气胸诊断及治疗的重要辅助手段之一。胸（膜）腔穿刺术也是临床常用基本操作技能之一，是医师资格实践技能考试大纲要求掌握的内容之一，但胸（膜）腔穿刺术也存在一定的操作风险，临床上常常需要上级医师手把手指导完成。本技能培训课程在模拟环境下培养胸（膜）腔穿刺术的规范操作流程，为学员今后在临床中给真实患者进行胸（膜）腔穿刺术提供有效的准备。			
师生比	1∶12	授课学时	3学时（135分钟）	
授课时间		授课地点		
学习目标	（一）知识认知目标（knowledge） 1. 准确描述胸（膜）腔穿刺术的适应证及禁忌证。 2. 叙述胸（膜）腔穿刺术的常见并发症及处理原则。 （二）动作技能目标（skill） 1. 在模型上独立、规范完成胸（膜）腔穿刺操作。 2. 按标准化流程完成治疗性胸（膜）腔穿刺操作术。 （三）情感价值目标（attitude） 1. 实现与患者的有效沟通和人文关怀。 2. 体现严谨的工作态度及严格的无菌观念。			

教学重点及教学方法	**教学重点** 1. 正确识别胸（膜）腔穿刺术的适应证及禁忌证。 2. 按标准化流程完成胸（膜）腔穿刺操作术。 **教学方法** 1. 课前复习理论知识、观看操作视频、完成课前线上理论测试。 2. 课堂借助PPT及案例，通过讲授、提问、讨论等方式加强对适应证、禁忌证、操作流程的记忆和理解，通过演示、重点分解示范、分组刻意练习、同伴互助、反馈等方法强化技能，提高操作的规范性、熟练程度及临床决策能力。
教学难点及教学方法	**教学难点**：胸（膜）腔穿刺术中的无菌原则及并发症的处理。 **教学方法**：结合案例，通过观看视频、示范演示、分解示范操作和分组刻意练习，以及同伴互学、互评、直接反馈相结合的方式。
学员易错点	1. 适应证、禁忌证核查不到位。 2. 操作前未签署知情同意书，未询问麻醉药过敏史，未确认凝血功能有无异常，未交代患者排空膀胱。 3. 穿刺点消毒范围及手法不规范。 4. 戴无菌手套及铺巾过程中未遵循无菌原则。 5. 麻醉过程中回抽后注药过程中针头未固定，麻醉后未用纱布按压。 6. 进针前未夹闭穿刺针橡皮管。 7. 未控制合适的引流速度及引流量。 8. 穿刺过程中未能与患者进行有效沟通及人文关怀。 9. 拔针后未按压穿刺点及进行再消毒。 10. 操作后未复测患者的生命体征及交代注意事项，洗手后未书写胸穿记录。
课程思政元素/案例及融合方法	1. 本课程通过常见胸腔积液案例引导学员将胸（膜）腔穿刺术的适应证、禁忌证、操作流程等理论知识应用于临床，掌握穿刺过程中可能出现的并发症的处理原则，了解对不同患者的关注重点及临床决策的不同。培训中鼓励学员与患者做好有效沟通，体现人文关怀，引导学员尊重患者隐私，轻柔操作，遵守无菌操作原则。 2. 本次课程旨在提升学员胸（膜）腔穿刺术的操作技能和临床思维能力，促进学员建立严谨的工作态度及一切以患者为中心的服务意识，培养出具有良好专业技能、职业素养和社会责任感的临床医师。
总体教学策略	讲授法、视频教学、提问法、讨论法、核查法、启发式教学、示范教学、同伴互学互评、改良Peyton教学法、掌握性学习、刻意性练习、团队学习、合作式学习、形成性评价、反馈法、鼓励性教学等。

主要教学内容与时间分配	教学环节		内容	时间（分钟）
	1	导入阶段（10分钟）	师生介绍	3
			介绍场地环境、模型、注意事项，构建安全心理环境	3
			介绍教学目标及培训流程	2
			通过问卷了解并询问学员预习情况	2
	2	教学阶段（112分钟）	案例导入	5
			完整操作演示	10
			老师分步演示、讲解，难点讲解	20
			讨论操作常见并发症及处理原则	10
			结合临床病例，学员分组模型练习	45
			学员操作演示、学员互评	22

<table>
<tr><td>主要教学
内容与时间分配</td><td>3</td><td>反馈阶段
（13分钟）</td><td>老师反馈、答疑、总结</td><td>10</td></tr>
<tr><td></td><td></td><td></td><td>课后作业</td><td>3</td></tr>
<tr><td>教师准备</td><td colspan="4">1．教师获院级及以上师资认证，接受过专项培训并取得授课资格。
2．至少参加1次集体备课，初次授课应在课前进行试讲。
3．开课前1周，预定教学场地，向培训部提供用物清单（包括核查表、评分表电子版）。
4．认真阅读教案，明确教学目标。
5．根据教学对象课前测试情况做好学情分析，确定本次技能课程的重点和难点，需要拓展的知识点。
6．向学员发送课前信，安排课前学习任务，预习相关理论知识、操作视频等资料。
7．开课前1天确定课程包是否完整，再次阅读教案，复习流程。
8．开课前半小时到培训地点，检查用物及资料是否齐全、教室布置是否合理，调试多媒体设备，试播PPT和视频等。</td></tr>
<tr><td>学员准备</td><td colspan="4">1．课前信
（1）本次技能操作模拟培训的主要内容简介。
（2）一般信息：授课教师、参加人员、时间、地点、学时、教学目标。
（3）需要准备和注意的事宜。
2．课前学习资源
（1）人民卫生出版社，万学红、卢雪峰主编《诊断学》第九版，598～600页。
（2）人民卫生出版社，葛均波、徐永健、王辰主编《内科学》第九版，114～119页。
（3）人民卫生出版社，姜保国、陈红主编《中国医学生临床技能操作指南》第三版，1～6页。
（4）人民卫生出版社，刘原、刘成玉主编《临床技能培训与实践》第二版，305～306页。
（5）操作视频。
3．完成课程要求
（1）全程参加培训。
（2）课堂发言积极，主动练习，遵守保密协议。
（3）课后以小组为单位进行练习，2周内拍摄并提交一个完整的胸（膜）腔穿刺操作视频。</td></tr>
<tr><td>场地准备</td><td colspan="4">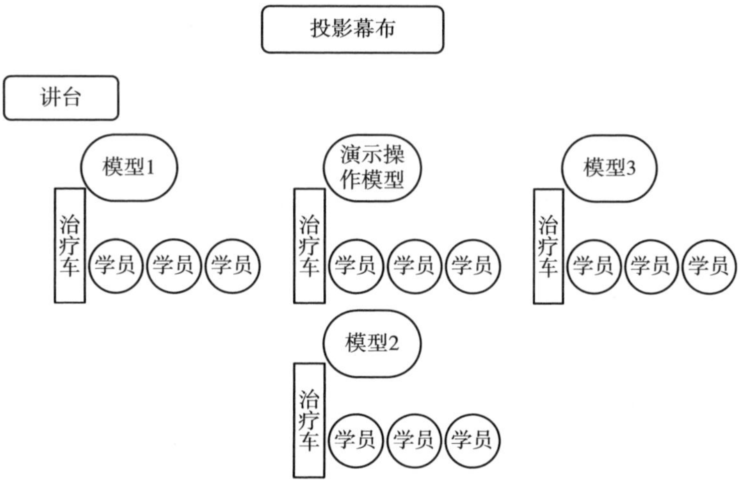</td></tr>
</table>

<table>
<tr><td rowspan="24">用物清单
——
以12名学员分4组为例</td><td>序号</td><td>模型/设备/物品/资料名称</td><td>品规或相应要求</td><td>数量</td></tr>
<tr><td>1</td><td>电脑及投影设备</td><td>常规</td><td>1套</td></tr>
<tr><td>2</td><td>胸腔穿刺模型</td><td>常规</td><td>4具</td></tr>
<tr><td>3</td><td>操作台</td><td>常规</td><td>4个</td></tr>
<tr><td>4</td><td>治疗车</td><td>常规</td><td>4台</td></tr>
<tr><td>5</td><td>一次性使用无菌胸腔穿刺包</td><td>16号，含胸腔穿刺针（含胶管、导管夹和圆锥接头）、5ml注射器、50ml注射器、镊子、试管3个、试管塞3个、试管架、无菌手套、纱布、棉签、棉球、伤口敷料、洞巾、中单</td><td>4个</td></tr>
<tr><td>6</td><td>无菌止血钳</td><td>常规</td><td>4把</td></tr>
<tr><td>7</td><td>废液缸</td><td>常规</td><td>4个</td></tr>
<tr><td>8</td><td>标记笔</td><td>常规</td><td>4支</td></tr>
<tr><td>9</td><td>安尔碘皮肤消毒剂</td><td>0.5%，50ml</td><td>4瓶</td></tr>
<tr><td>10</td><td>利多卡因注射液</td><td>2%，5ml（模拟）</td><td>14支</td></tr>
<tr><td>11</td><td>肾上腺素</td><td>1%，1ml（模拟）</td><td>5支</td></tr>
<tr><td>12</td><td>无菌橡胶医用手套</td><td>各种型号</td><td>14副</td></tr>
<tr><td>13</td><td>胶布</td><td>常规</td><td>4卷</td></tr>
<tr><td>14</td><td>棉签</td><td>常规</td><td>4包</td></tr>
<tr><td>15</td><td>引流袋</td><td>常规，放液时使用</td><td>4个</td></tr>
<tr><td>16</td><td>免洗手消毒剂</td><td>常规</td><td>4瓶</td></tr>
<tr><td>17</td><td>备物台</td><td>常规</td><td>1个</td></tr>
<tr><td>18</td><td>医疗垃圾桶</td><td>常规</td><td>4个</td></tr>
<tr><td>19</td><td>生活垃圾桶</td><td>常规</td><td>4个</td></tr>
<tr><td>20</td><td>锐器盒</td><td>常规</td><td>4个</td></tr>
<tr><td>21</td><td>听诊器</td><td>常规</td><td>4个</td></tr>
<tr><td>22</td><td>脉搏血氧仪</td><td>指夹式</td><td>4个</td></tr>
<tr><td>23</td><td>血压计</td><td>常规</td><td>4个</td></tr>
<tr><td>模拟情境</td><td colspan="4">患者，男，20岁，以“发热、咳嗽8天”入院。入院前在门诊予“头孢曲松 2g ivgtt qd”治疗2天，无好转。入院查体：T 38.3℃，P 105次/分，RR 25次/分，BP 126/79mmHg，SPO_2 96%，气促，左侧胸廓饱满、肋间隙增宽，左下肺语颤减弱、叩诊呈实音、呼吸音减低。
问题1：患者反复发热、气促，抗感染效果欠佳，最重要的下一步诊疗措施是什么？
问题2：进行该项措施前还需要做什么？
问题3：实施过程中，患者烦躁不安，胸闷，呼吸困难，面色苍白，测血压90/65mmHg，你的判断和措施是什么？</td></tr>
</table>

详细教学设计			
阶段分配	教学内容	教学方法	时间（分钟）
导入阶段（10分钟）	教师与学员做自我介绍，有利于双方建立信任，便于教师了解学员专业背景，进行针对性教学。	师生互动	3
	介绍场地环境、模型、注意事项 1. 介绍教室位置、室内物品及布局、洗手间位置。 2. 请大家爱惜模型，一次性穿刺包用后及时复原方便同组学员使用。 3. 不设休息，手机静音，上洗手间或饮水可自行离开。 4. 构建安全的课堂环境：互相尊重、保护隐私、积极参与、建设性反馈。	讨论 讲授法	3
	介绍教学目标及培训流程 1. 展示教学目标，强调重点、难点。 2. 培训流程包括理论复习、教师演示、分解示范、分组练习及学员互评、反馈、总结，总时长135分钟。	讲授法	2
	通过问卷结果了解并询问学员预习情况。	提问 讲授法	2
教学阶段（112分钟）	案例导入：结合病例，讨论胸（膜）腔穿刺术的适应证、禁忌证，引导学员逐步将理论知识转化为临床能力，做出合理的临床决策，有利于提升对本课程的学习兴趣。	提问 讨论 讲授 启发式教学 鼓励性教学	5
	完整操作示范演示。	示范教学	10
	分步演示及难点解构：教师分步骤操作胸（膜）腔穿刺术，分步呈现、讲解操作细节及难点。 1. 操作前：术者准备、物品准备、环境准备、患者准备。 2. 操作中：定位、消毒、铺巾、麻醉、穿刺、抽液、拔针。 3. 操作后：术后处理、标本送检。	示范教学 刻意练习 讲授 改良Peyton	20
	讨论讲解胸（膜）腔穿刺术注意事项、常见并发症及处理原则。	提问 讨论 讲授法	10
	学员分组模型练习 1. 下发核查表，结合病例，学员3人一组进行分组（每组分A、B、C角，A角操作，B角扮演SP患者及助手，C角指导、核查反馈）。 2. 每位学员均需轮流扮演A、B、C角进行全流程操作练习（每组共进行练习3次）。	核查法 刻意练习 同伴互学 直接反馈 团队学习 合作式学习	45
	学员操作演示 1. 邀请2位学员进行整个操作流程演示（A角操作，B角扮演SP患者及助手）。 2. 演示操作完成后邀请其他学员对操作学员进行评价及反馈。	操作演示 同伴互评 评分法 形成性评价	22

反馈阶段 （13分钟）	教师反馈、答疑、总结。	讨论	10
	完成课后理论测试，布置课后作业及思考题。	讲授法	3
学习效果评价	1. 评价方法 （1）课前、课后理论测验（在线问卷）。 （2）以小组为单位拍摄并上交操作视频。 （3）技能操作考核。 2. 评价表：见本章第四节。		
课后作业	1. 以小组为单位课后模拟练习，并拍摄一个完整的操作视频于2周内上交。 2. 思考胸腔积液分类及其鉴别要点。		
专业英语词汇	胸腔穿刺术 thoracentesis 胸腔积液 pleural effusion 气胸 pneumothorax		
参考教学资料	[1] 万学红，卢雪峰. 诊断学 [M]. 9版. 北京：人民卫生出版社，2018. [2] 葛均波，徐永健，王辰. 内科学 [M]. 9版. 北京：人民卫生出版社，2018. [3] 姜保国，陈红. 中国医学生临床技能操作指南 [M]. 3版. 北京：人民卫生出版社，2020. [4] 刘原，刘成玉. 临床技能培训与实践 [M]. 2版. 北京：人民卫生出版社，2021.		
教学反思			
知识拓展			
案例编写	教案作者：陈丽芳 作者单位：深圳市罗湖区人民医院 联系邮箱：23809676@qq.com		

第二节 胸（膜）腔穿刺术操作规范

【扫码观看视频】

一、目的

1. 诊断作用：常用于检查胸腔积液的性质，协助明确病因诊断。

2. 治疗作用：抽出胸腔积液或积气，促进肺复张，缓解症状；胸腔内给药，达到治疗作用。

二、适应证

1. 胸腔积液性质不明，抽液送检，协助诊断。

2. 需要抽吸的胸腔内积液、积气，抽吸后可减轻液体和气体对肺组织的压迫，使肺组织复张，缓解呼吸困难等症状。

3. 胸腔脓液的抽吸，同时可进行胸腔冲洗，治疗脓胸。

4．需要胸腔内给药的情况，可向胸腔注入抗生素、促进胸膜粘连的药物及抗癌药物等。
5．需要建立人工气胸的情况。

三、禁忌证

1．体质衰弱、病情危重难以耐受穿刺者。
2．对麻醉药物过敏。
3．凝血功能障碍，严重出血倾向者，在未纠正前不宜穿刺。
4．患精神疾病或不合作者。
5．疑为胸腔棘球蚴病患者，穿刺可引起感染扩散，不宜穿刺。
6．穿刺部位或附近有感染。
7．胸膜粘连致胸膜腔消失者。

四、操作前准备

1．操作者准备

（1）穿好工作服，戴好帽子、口罩，查阅病历资料（血常规、凝血功能、胸片、胸部超声等），评估适应证，排除禁忌证，准备知情同意书。

（2）自我介绍，核对患者，询问有无麻醉药过敏史，与患者或家属沟通，告知穿刺目的及注意事项，解除患者顾虑，取得配合，签署操作知情同意书。

（3）调整操作室温度，拉好屏风，六步洗手法洗手。

（4）准备物品并核对有效期。

（5）引导患者进入操作室，协助患者摆置体位，观察穿刺过程中患者情况等。

2．用物准备

（1）一次性使用无菌胸腔穿刺包（16号）：内含胸腔穿刺针（含胶管、导管夹和圆锥接头）、5ml注射器、50ml注射器、镊子、试管、试管塞、试管架（带3孔）、橡胶医用手套、医用脱脂纱布、医用棉签、医用棉球、自粘伤口敷料、洞巾、中单。

（2）消毒、麻醉、抢救、治疗用品：0.5%碘伏50ml、消毒棉签、2%利多卡因注射液5ml、1%肾上腺素1ml；如需要胸腔内注药，准备所需药物。

（3）免洗手消毒剂、无菌手套、胶布、弯盘、生活垃圾桶、医疗垃圾桶、锐器盒、血压计、听诊器、无菌培养瓶（需做细菌培养时）、引流袋（引流时）、治疗车等。

3．患者准备

（1）测量生命体征（心率、血压、脉搏、血氧饱和度）。

（2）注意保护隐私，温度适宜，避免着凉，衣物穿脱方便。

（3）排空膀胱，对精神紧张者术前适当镇静。

（4）叮嘱患者操作过程中避免深呼吸、剧烈咳嗽和转动体位，若有心悸、气促等不适，应及时告知。

五、操作步骤

1．体位：患者取坐位，面向椅背双手前臂平放于椅背上，前额伏于前臂上。不能起床者和气胸患者取半坐位，前臂上举抱于枕部。

2．穿刺点选择：进行胸部听诊及叩诊，应选择在胸部叩诊实音（或鼓音）最明显的部位进行穿刺，用标记笔在穿刺点处皮肤做标记。

（1）胸腔积液：常选择肩胛线或腋后线第7、8肋间隙；有时也选腋中线第6、7肋间隙或腋前线第5肋间隙。

（2）包裹性积液：结合胸片或超声检查确定。

（3）胸腔积气：一般选择锁骨中线第2肋间隙。

3．消毒、铺巾和检查穿刺包

（1）消毒：充分暴露患者的穿刺部位，以穿刺点为中心，由内向外消毒2～3遍，第一次消毒直径至少15cm，逐次缩小消毒范围，不能留白，最后一次消毒范围需大于洞巾直径。

（2）铺巾：打开一次性胸腔穿刺包外层，戴无菌手套，打开胸穿包内层，铺盖无菌洞巾，中心对准穿刺点，并用胶布或巾钳固定。

（3）检查穿刺包：整理包内物品，检查胸穿针的通畅性和气密性。

4．麻醉：核对利多卡因注射液及其有效期，抽取2%利多卡因注射液2～3ml，排空注射器内气体，先在穿刺点局部皮下注射形成1个皮丘，然后沿肋骨上缘垂直自皮肤至壁层胸膜以“进针、回抽（无液体或鲜血抽出）、注药”的步骤进行逐层浸润麻醉。操作过程应询问患者有无不适，有针尖突破感或回抽出胸腔积液，则提示已进入胸膜腔，记录进针长度作为下一步穿刺大概需要的进针深度并拔出注射器针头，按压穿刺点片刻。

5．穿刺：操作者夹闭胸穿针后胶管上的导管夹，根据局部麻醉进针长度预估穿刺进针深度。左手拇指与示指固定穿刺部位的皮肤，右手持胸穿针在麻醉处垂直于皮肤缓慢刺入，胸穿针进入皮下后，打开胸穿针后胶管上的第一个导管夹后再继续进针。当针尖达到预定穿刺深度并有针尖抵抗感突然消失时，或胶管前半部分见胸腔积液流出时，表明针已进入胸膜腔；助手戴无菌手套，用无菌止血钳协助固定胸穿针。操作者将胶管连接50ml注射器，打开胸穿针后胶管上的第二个导管夹，回抽注射器（与抽气方法相同），如抽出与局部麻醉过程中颜色一致的液体，标志着穿刺针已进入胸膜腔。如不成功，适当改变胸穿针的深度与角度，回抽直到有胸腔积液抽出为止。

6．抽液

（1）助手用止血钳紧贴患者皮肤固定胸穿针，防止胸穿针摆动或刺入过深以致损伤肺组织。

（2）操作者经胸穿针胶管连接50ml注射器抽取胸腔积液，抽满后关闭导管夹，取下注射器，将胸腔积液注入送检的各个试管或盛放胸腔积液的容器内。排空注射器后再连接上胶管，打开导管夹，抽取积液，循环操作。

（3）一次抽液不应过多过快。诊断性抽液时，50～100ml即可；减压抽液时，首次不超过600ml，以后每次不超过1000ml。操作过程中密切观察患者反应，及时发现和处理胸膜反应或复张性肺水肿。

7. 拔针

（1）抽液结束后拔出胸穿针，稍用力压迫穿刺点片刻，局部消毒，覆盖无菌纱布，用胶布固定。

（2）助手协助患者整理衣服，送回病房，恢复体位，测量生命体征，嘱患者卧床休息。

六、操作后处理

1. 患者处理：操作结束后测量血压、脉搏、心率、血氧饱和度；送患者返回病房并告知相关注意事项，嘱患者卧位或半卧位休息半小时，术后24小时内保持穿刺点干燥。

2. 标本送检：根据临床需要填写检验单，分送标本。

3. 清洁器械及操作场所，医疗垃圾分类处置。

4. 六步洗手法洗手。

5. 做好穿刺记录。

七、并发症及处理

1. 麻醉意外

（1）术前详细询问患者药物过敏史，尤其是麻醉药。

（2）若使用普鲁卡因麻醉，术前需要皮试。

（3）操作时备好肾上腺素等抢救药品。

2. 出血

（1）术前复核患者凝血功能。

（2）操作规范、轻柔，熟悉穿刺点，避开血管。

（3）少量出血一般无须处理。如较大量出血，形成胸膜腔积血（血胸），需立即止血，抽出胸腔内积血。如怀疑血胸，术后应严密监测血压，严重者按大量失血处理及进行外科手术止血等。肺损伤可引起咯血，小量咯血可自止，较严重者按咯血做常规处理。

3. 气胸

（1）规范无菌操作，防止空气进入胸膜腔。

（2）少量气胸一般卧床休息，必要时予吸氧，严密观察，摄片随访。气胸量大或有症状，则需行胸腔闭式引流术。

4. 膈肌及腹腔脏器损伤：避免在肩胛线第9肋间和腋后线第8肋间以下穿刺。

5. 胸膜反应：立即停止操作，嘱患者平卧、吸氧，必要时皮下注射肾上腺素0.5mg。

6. 胸腔内感染

（1）严格无菌操作。

（2）感染发生后根据病情适当使用抗生素，必要时进行胸腔局部处理，形成脓胸者应行胸腔闭式引流术，必要时外科处理。

7. 复张性肺水肿

（1）抽液或抽气不宜过多、过快。

（2）吸氧，纠正低氧血症。

（3）稳定血流动力学，必要时给予机械通气等对症处理。

八、注意事项

1. 操作前应向患者说明穿刺目的，消除顾虑。对精神紧张者，病情允许时可于术前半小时给予地西泮10mg或可待因0.03g以镇静镇痛。

2. 操作中应密切观察患者的反应，如有头晕、面色苍白、出汗、心悸、胸部压迫感或剧痛、晕厥等胸膜过敏反应，或出现连续性咳嗽、气短、咳泡沫痰等现象，立即停止操作，并皮下注射0.1%肾上腺素0.3～0.5ml，或进行其他对症处理。

3. 如为脓胸，每次尽量抽尽。疑有化脓性感染时，助手用无菌试管留取标本，行涂片革兰染色镜检、病原体培养及药敏试验。检查肿瘤细胞时，至少需要50ml标本，并应立即送检，以免细胞自溶。

4. 严格无菌操作，操作中要始终保持胸膜负压，防止空气进入胸腔。

5. 应避免在肩胛线第9肋间和腋后线第8肋间以下穿刺，以免穿透膈肌损伤腹腔脏器。

6. 操作前、后监测患者生命体征，操作后嘱患者卧位休息30分钟。

7. 对于恶性胸腔积液，可注射抗肿瘤药物或硬化剂诱发化学性胸膜炎，促使脏层与壁层胸膜粘连，闭合胸腔，防止胸腔积液重新积聚。如注入的药物刺激性强，可能导致胸痛，应在注射药物前给予布桂嗪（强痛定）或哌替啶等镇痛剂。

九、相关知识

1. 胸膜反应：部分患者穿刺过程中出现头晕、面色苍白、出汗、心悸、胸部压迫感或剧痛、昏厥等症状，称为胸膜反应。其原因可能是迷走神经功能亢进。

2. 复张性肺水肿：患者表现为剧烈咳嗽、呼吸困难、胸痛、烦躁、心悸等，继而出现咳大量白色或粉红色泡沫痰，有时伴发热、恶心及呕吐，甚至出现休克及昏迷。

3. 肋间后动脉、肋间后静脉与肋间神经伴行。肋间后动脉和肋间神经的主干和在肋角处发出的下支分别沿肋沟和下位肋上缘前行。在肋沟处，血管神经的排列顺序自上而下为静脉、动脉和神经。为尽量避免损伤血管和神经，根据肋间血管、神经的走行，穿刺点常选择肩胛线或腋后线第7、8肋间隙，沿下一肋骨上缘偏中部垂直于皮肤做胸膜腔穿刺；如穿刺点选择在腋中线或腋前线，则取两肋之间进针。

十、相关临床情境及临床思维分析

模拟情境：患者，男，20岁，以“发热、咳嗽8天”入院。入院前在门诊予“头孢曲松2g，ivgtt qd”2天，无好转。入院查体：T 38.3℃，P 105次/分，RR 25次/分，BP 126/79mmHg，

SpO_2 96%，气促，左侧胸廓饱满、肋间隙增宽，左下肺语颤减弱、叩诊呈实音、呼吸音减低。患者胸部X线摄片见图11-1。

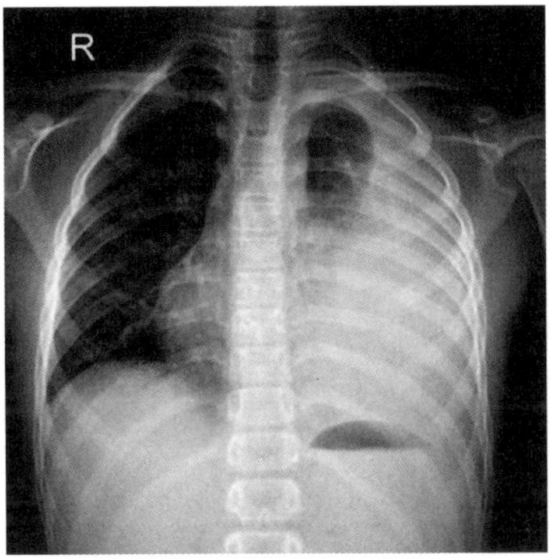

图11-1 患者胸部X线摄片

问题1：患者反复发热、气促，抗感染效果欠佳，最重要的下一步诊疗措施是什么？

临床思维分析：完善胸腔穿刺术，解除胸腔积液压迫，并抽取胸腔积液做常规、生化、培养和结核、支原体等病原检测。

问题2：进行该项措施前还需要做什么？

临床思维分析：评估患者生命体征，必要时给予吸氧等呼吸支持。询问是否有出血性疾病、利多卡因等药物过敏史，查血常规及凝血功能。

问题3：实施过程中，患者烦躁不安，胸闷，呼吸困难，面色苍白，测血压90/65 mmHg，你的判断和措施是什么？

临床思维分析：考虑为胸膜反应。暂停操作，拔出穿刺针。平卧，心电监护，吸氧，如不缓解，给予1∶1000肾上腺素0.01mg/kg肌内注射。

十一、参考资料

[1] 万学红，卢雪峰. 诊断学 [M] . 9版. 北京：人民卫生出版社，2018.

[2] 葛均波，徐永健，王辰. 内科学 [M] . 9版. 北京：人民卫生出版社，2018.

[3] 姜保国，陈红. 中国医学生临床技能操作指南 [M] . 3版. 北京：人民卫生出版社，2020.

[4] 刘原，刘成玉. 临床技能培训与实践 [M] . 2版. 北京：人民卫生出版社，2021.

第三节 胸（膜）腔穿刺术理论测试题

一、课前测试题

1．下列不是胸腔穿刺的常用穿刺点的是（　）

A．肩胛线第7肋间　　B．肩胛线第8肋间

C．腋中线第6肋间　　D．腋前线第5肋间

E．锁骨中线第4肋间

2．胸腔穿刺抽液首次不超过（　）

A．400ml　　B．600ml　　C．800ml

D．1000ml　　E．1200ml

3．气胸穿刺部位一般为（　）

A．锁骨中线第2肋间　　B．腋中线第4肋间　　C．腋中线第5肋间

D．肩胛线第7肋间　　E．肩胛线第8肋间

4．（多选）胸腔穿刺术的适应证包括（　）

A．对原因未明的胸腔积液，抽取积液行实验室检查，从而确定积液的性质，协助明确诊断

B．穿刺抽液或抽气以减轻对肺的压迫

C．结核性胸膜炎、脓胸、血胸，需积极引流进行治疗

D．脓胸或恶性胸腔积液需胸腔内注入药物者

E．为活检或其他诊断治疗目的行人工气胸

5．（多选）胸腔穿刺术禁忌证包括（　）

A．胸膜粘连致胸膜腔消失者　　B．未纠正的出凝血功能异常

C．不能配合或不耐受操作的患者　　D．穿刺部位皮肤感染

E．双侧胸腔积液患者

二、课后测试题

1．胸腔穿刺抽液引发急性肺水肿的原因是（　）

A．穿刺损伤肺组织　　B．抽液过多、过快，胸膜腔内压突然下降

C．胸膜超敏反应　　D．空气栓塞

E．穿刺损伤肺血管

2．患者在行诊断性胸腔穿刺抽液抽出50ml淡黄色胸液后，突然出现头晕、心悸、面色

苍白、出冷汗，最可能的原因是（　）

A．气胸　B．血胸　C．复张性肺水肿

D．胸膜反应　E．过敏性休克

3．胸腔穿刺抽取一定液体后，患者出现持续咳嗽，应该注意（　）

A．提示胸腔积液排放到一定程度，肺已开始复张，抽液需要慎重，必要时停止操作

B．鼓励咳嗽，以利于进一步排净胸腔积液

C．给予镇咳药物，继续抽取液体

D．让患者平卧位，继续抽液体

E．提示伤及肺，引起气胸

4.（多选）有关胸腔穿刺方法，下列说法错误的是（　）

A．穿刺抽液时取浊音明显处作为穿刺点，一般取肩胛线第7、8肋间隙

B．穿刺点应从肋骨下缘进针

C．穿刺时无须夹闭穿刺针上的橡皮管

D．消毒时，以穿刺点为中心直径10cm，由内向外消毒

E．穿刺结束后，应将胸腔穿刺液进行标记（病室、床号、姓名）后再送检

5.（多选）关于胸腔穿刺，以下说法正确的是（　）

A．应尽量避免在背后第9肋间以下穿刺，以免穿透膈肌损伤腹腔脏器

B．积液量少或包裹性积液可选择B超定位点作为穿刺点

C．操作中要防止空气进入胸膜腔，始终保持胸膜腔内负压

D．抽液过程中应注意固定穿刺针，防止穿刺针摆动或刺入过深损伤肺组织

E．穿刺过程患者应避免咳嗽，避免体位变动

参考答案与解析

一、课前测试题

1．E

【解析】抽取胸腔积液时常选择肩胛线或腋后线第7、8肋间隙，有时也选腋中线第6、7肋间隙或腋前线第5肋间隙。

2．B

【解析】诊断性穿刺一般抽取50～100ml胸腔积液即可（如怀疑恶性胸腔积液需送胸腔积液脱落细胞学检查，则可抽取100～250ml积液送检，至少50ml）。如果是治疗性穿刺，首次抽取积液一般不超过600ml，以后每次抽液量一般不应超过1000ml。

3．A

【解析】抽取胸腔积气时一般选择锁骨中线第2肋间隙。

4．ABCDE

【解析】适应证包括如下内容。①诊断性：主要用于抽取胸腔积液，从而可进行胸腔积液的常规、生化、微生物学及细胞学检测，明确积液的性质，寻找引起积液的病因。②治疗性：抽出胸膜腔内的积液、积气，减轻液体和气体对肺组织的压迫，使肺组织复张，缓解患者的呼吸困难等症状；抽吸胸膜腔的脓液，进行胸腔冲洗，治疗脓胸；胸膜腔给药，可向胸腔注入抗生素、促进胸膜粘连药物及抗癌药物等。

5．ABCD

【解析】胸腔穿刺术禁忌证：①体质衰弱、病情危重难以耐受穿刺术者；②对麻醉药物过敏；③凝血功能障碍，严重出血倾向的患者，在未纠正前不宜穿刺；④有精神疾病或不合作者；⑤疑为胸腔棘球蚴病患者，穿刺可引起感染扩散，不宜穿刺；⑥穿刺部位或附近有感染。

二、课后测试题

1．B

【解析】由于抽气或抽液过快，肺组织快速复张引起肺水肿，患者出现不同程度的低氧血症和低血压。

2．D

【解析】部分患者穿刺过程中出现头晕、面色苍白、出汗、心悸、胸部压迫感或剧痛、昏厥等症状，称为胸膜反应。

3．A

【解析】由于抽气或抽液过快，肺组织快速复张引起肺水肿，患者表现为剧烈咳嗽、呼吸困难、胸痛、烦躁、心悸等。

4．BCD

【解析】穿刺针在肩胛线穿刺时应沿肋骨上缘垂直进针，以免损伤沿肋骨下缘走行的神经和血管；穿刺时需夹闭穿刺针上的橡皮管，始终保持胸膜负压，防止空气进入胸腔；消毒时，以穿刺点为中心直径15cm，由内向外消毒。

5．ABCDE

【解析】以上说法均正确。

第四节 胸（膜）腔穿刺术操作评价表

适合学员同伴互评

胸（膜）腔穿刺术核查表

序号	操作行为概要	执行情况 （是√否×部分△）
1	穿好工作服，戴医用口罩、帽子	
2	查阅患者资料，明确适应证，排除禁忌证	
3	核对患者，自我介绍，询问麻醉药过敏史，告知穿刺目的及注意事项，取得配合，签署知情同意书，嘱患者排尿	
4	调好操作室温度、光线，拉上屏风，六步洗手法洗手	
5	准备物品并核对有效期	
6	测量血压、心率、脉搏、血氧饱和度	
7	协助患者摆好体位	
8	选择穿刺点，做标记	
9	以穿刺点为中心，由内向外消毒2～3遍	
10	打开穿刺包，戴无菌手套，铺洞巾，检查穿刺包内物品	
11	核对麻醉药及有效期，取2%利多卡因注射液局部浸润麻醉	
12	缓慢刺入穿刺针，抽吸胸腔积液，不应过多、过快，抽吸量合理，按病情需要留取标本	
13	拔针、按压、消毒，无菌纱布覆盖，胶布固定	
14	复测血压、脉搏、心率、血氧饱和度，告知患者注意事项	
15	标本送检	
16	医疗垃圾分类处理	
17	六步洗手法洗手	
18	书写穿刺记录	
19	动作规范，过程流畅	
20	始终注意观察患者反应，做好人文关怀	

适合教师评价学员

胸（膜）腔穿刺术操作评分表

项目	检查内容与评分要点	满分	扣分
操作前准备（20分）	穿好工作服、戴好帽子口罩（1）	1	
	查阅患者资料，明确适应证（2），排除禁忌证（2）	4	
	核对患者（1），自我介绍（0.5），询问有无麻醉药过敏史（0.5），告知穿刺目的及注意事项，取得配合（1），签署知情同意书（1），嘱患者排尿（1）	5	
	调好操作室温度、光线，拉上屏风（1），六步洗手法洗手（2）	3	
	一次性备齐相关物品（3）并核对有效期（1）	4	
	测量血压（1）、脉搏（0.5）、心率（0.5）、血氧饱和度（1）	3	
具体操作过程（55分）	协助患者摆好体位，常规取坐位，面向椅背，双手前臂平放于椅背上，前额伏于前臂上（不能坐立者，取半卧位）（5）	5	
	进行胸部叩诊及听诊（1），选择穿刺点：胸腔积液常选择肩胛线或腋后线第7、8肋间隙，有时也选腋中线第6、7肋间隙或腋前线第5肋间隙；包裹性积液可结合胸片或超声检查确定；胸腔积气一般选择锁骨中线第2肋间隙（5）。用标记笔在皮肤上做好穿刺标记（1）	7	
	以穿刺点为中心（1），由内向外消毒2～3遍（1），直径15cm以上（1），逐次缩小消毒范围（1），不能留白（1）	5	
	打开穿刺包，戴无菌手套（2），铺洞巾（3），检查包内物品（3）	8	
	核对麻醉药及有效期（2）。取2%利多卡因注射液局部浸润麻醉，按“皮丘注射-垂直逐层进针-回抽无血-注射”步骤操作（4）。有针尖突破感或回抽有胸腔积液即停止进针，拔针，按压（2）	8	
	夹闭胸穿针后胶管上的导管夹。	1	
	左手固定皮肤，右手持穿刺针，在麻醉处垂直于皮肤缓慢刺入（3），刺入皮下后打开第一个导管夹，针尖抵抗感消失时固定针头，连接注射器（2）	5	
	打开胸穿针后胶管上的第二个导管夹进行抽吸（2），注意控制抽吸速度（1）。按病情需要留取标本（1）	4	
	操作过程中要始终注意观察患者反应（2），抽吸不应过多、过快，诊断性抽液时，取50～100ml即可；减压抽液时，首次不超过600ml，以后每次不超过1000ml（6）	8	
	拔针、按压（2），消毒，无菌纱布覆盖（2）	4	
操作后处理（15分）	复测血压、脉搏、心率、血氧饱和度（2）	2	
	告知患者操作结束（2），嘱患者卧位或半卧位休息半小时（2），术后24小时内保持穿刺点干燥（2）	6	
	标本送检	2	
	医疗垃圾分类处理	2	
	六步洗手法洗手	2	
	书写操作记录	1	

项目	检查内容与评分要点	满分	扣分
整体评价（10分）	仪表端庄、着装整洁（1），语言文明、沟通良好（2）；操作过程有注意患者的感受、体现人文关怀（2）	5	
	无菌观念强（2），动作规范、操作熟练（2），认真细致（1）	5	
无菌原则	任何步骤违反无菌原则，一处扣10分，扣完为止	（0）	
计分	实际得分	100	
备注	合格标准：80分以上		

评分人：　　　　　　　　　　　　　　　　　　　评分日期：

第十二章 腹腔穿刺术

(Abdominocentesis)

第一节 腹腔穿刺术教学教案

<table>
<tr><th colspan="5">总体教学设计</th></tr>
<tr><td>课程名称</td><td colspan="4">腹腔穿刺术</td></tr>
<tr><td>授课教师</td><td></td><td>职称</td><td></td><td>专业</td></tr>
<tr><td>辅助教师</td><td></td><td>职称</td><td></td><td>专业</td></tr>
<tr><td>学情分析</td><td colspan="4">教学对象：住院医师规范化培训医师（一年级）。
学习基础：教学对象在本科阶段已经学习了腹腔穿刺术的一些相关理论知识，通过诊断学实践课、临床见习及实习，已经具备一些腹腔穿刺术的技能操作基础。
学习特点：帮助学员实现从实习医师到住院医师的角色转换，引导学员将理论知识、操作技能与临床实践相结合，强调技能操作的规范性及临床思维的合理性。
学习需求：腹腔穿刺术是临床常用基本操作技能之一，是执业医师资格实践技能考试大纲要求掌握的内容之一。学员对该操作的规范性、熟练程度及实际应用能力仍有待进一步提高，以便更好地保障医疗安全。</td></tr>
<tr><td>教学需求分析</td><td colspan="4">腹腔穿刺术是腹水诊断及治疗的重要辅助手段之一，是临床常用的基本操作技能之一，是执业医师资格实践技能考试大纲要求掌握的内容之一，教学对象对该操作的规范性、熟练程度及临床实际应用能力有待进一步提高。</td></tr>
<tr><td>师生比</td><td>1∶12</td><td>授课学时</td><td colspan="2">3学时（135分钟）</td></tr>
<tr><td>授课时间</td><td></td><td>授课地点</td><td colspan="2"></td></tr>
<tr><td>学习目标</td><td colspan="4">（一）知识认知目标（knowledge）
1. 叙述腹腔穿刺术的适应证、禁忌证。
2. 叙述腹腔穿刺术的常见并发症及处理原则。
（二）动作技能目标（skill）
1. 按标准化流程完成诊断性腹腔穿刺操作术。
2. 按标准化流程完成治疗性腹腔穿刺操作术。
（三）情感价值目标（attitude）
1. 实现与患者的有效沟通和人文关怀。
2. 体现严谨的工作态度及严格的无菌观念。</td></tr>
</table>

教学重点及教学方法	**教学重点** 1．识别腹腔穿刺的适应证及禁忌证。 2．按标准化流程完成腹腔穿刺操作。 **教学方法** 1．课前复习理论知识、观看操作视频、通过线上理论测试。 2．课堂借助PPT及案例，通过讲授、提问、讨论等方式加强对适应证、禁忌证、操作流程的记忆和理解，通过演示、解构，分组刻意练习、同伴互助、反馈等方法强化技能，提高操作的规范性、熟练程度及临床决策能力。
教学难点及教学方法	**教学难点** 1．不同临床情况下腹腔穿刺点的选择及关注重点不同。 2．腹腔穿刺的进针方法。 **教学方法** 1．结合案例，通过提问、讨论等方式引导学员为不同情况的腹水患者选择正确的穿刺点，明确关注重点。 2．以图片分解展示进针过程中穿刺针角度的变化。
学员易错点	1．适应证、禁忌证核查不到位。 2．操作前未交代患者排空膀胱，未签署知情同意书，未询问麻醉药过敏史。 3．操作前未检查患者的生命体征及腹围，未进行腹部叩诊以确认腹水及穿刺部位。 4．麻醉后未用纱布按压，达到止血和促进麻醉药物吸收作用。 5．进针前未夹闭穿刺针橡皮管。 6．大量腹水患者穿刺时未采用“Z”字形进针。 7．未控制合适的引流速度及引流量。 8．拔针后未按压穿刺点及进行再消毒。 9．抽取大量腹水后未用腹带加压包扎，未交代患者穿刺孔朝上以防止渗漏。 10．操作后未复测患者的生命体征及腹围，未书写腹穿记录。
课程思政元素/案例及融合方法	1．三个案例分别为肝硬化合并大量腹水、腹部包块合并原因不明腹水和肝癌破裂腹腔出血的患者，通过情境案例引导学员将腹腔穿刺术的适应证、禁忌证、穿刺点的选择等理论知识应用于临床，指导具体临床工作，并继续通过案例使学员掌握诊断性穿刺与治疗性穿刺的区别，了解对不同患者的关注重点及临床决策不同。 2．培训中引导学员与患者做好沟通，体现人文关怀，引导学员要尊重患者隐私，操作手法轻柔，遵守无菌操作原则。 3．通过本次课程，不仅可提升学员腹腔穿刺的操作技能和临床思维能力，而且可促进学员建立严谨的工作态度和一切以患者为中心的服务意识，有助于培养具有良好专业技能、职业素养和社会责任感的临床医师。
总体教学策略	讲授法、提问法、讨论法、启发式教学、鼓励性教学、同伴互学、反馈、改良Peyton教学法、掌握性学习、刻意练习、团队学习、合作式学习、形成性评价。

主要教学内容与时间分配	教学环节		内容	时间（分钟）
	1	导入阶段（10分钟）	相互介绍、分组	4
			介绍场地环境、模型、注意事项	2
			构建安全心理环境	2
			介绍教学目标及培训流程	2

主要教学内容与时间分配	2	教学阶段（115分钟）	询问学员预习情况，解答问题	5
			引入模拟情境一、二，展开讨论：通过2个案例讨论腹腔穿刺的目的、适应证、禁忌证，诊断性穿刺与治疗性穿刺的差异	10
			示范解构：教师分步骤示范操作治疗性腹腔穿刺术，讲解操作细节及注意事项	20
			讨论腹腔穿刺术常见并发症及处理原则	10
			分组练习：发核查表，每人1次，每组共完成4遍腹腔穿刺操作，要求治疗性及诊断性穿刺各2次，四人依次轮换承担操作、SP、提示指导、核查反馈四项任务	50
			展示模拟情境三，由各组选取学员操作及反馈，老师给予总结反馈	20
	3	总结阶段（10分钟）	答疑	2
			总结课程内容，强调易错点	2
			布置作业及思考题	2
			课后理论测试	4
教师准备	1. 教师获院级及以上师资认证，接受过专项培训并取得授课资格。 2. 至少参加1次集体备课，初次授课应在课前进行试讲。 3. 开课前1周，预定教学场地，向培训部提供用物清单（包括核查表、评分表电子版）。 4. 认真阅读教案，明确教学目标。 5. 根据教学对象课前测试情况做好学情分析，确定本次技能课程的重点和难点，需要拓展的知识点。 6. 向学员发送课前信，安排课前学习任务，预习相关理论知识、操作视频等资料。 7. 开课前1天确定课程包是否完整，再次阅读教案，复习流程。 8. 开课前半小时到培训地点，检查用物及资料是否齐全、教室布置是否合理，调试多媒体设备，试播PPT和视频等。			
学员准备	1. 课前信 （1）本次技能操作模拟培训的主要内容简介。 （2）一般信息：授课教师、参加人员、时间、地点、学时、教学目标。 （3）课前需要预习的内容及注意事项。 2. 课前学习资源 （1）人民卫生出版社，万学红、卢雪峰主编《诊断学》第九版，607～608页。 （2）人民卫生出版社，刘原、刘成玉主编《临床技能培训与实践》第二版，330～331页。 （3）人民卫生出版社，姜保国、陈红主编《中国医学生临床技能操作指南》第三版，21～25页。 （4）技能操作教学视频。 3. 完成课程要求 （1）全程参加培训。 （2）课堂发言积极，主动练习，遵守保密协议。 （3）课后以小组为单位进行练习，2周内拍摄并提交一个完整的腹腔穿刺操作视频。			

场地准备

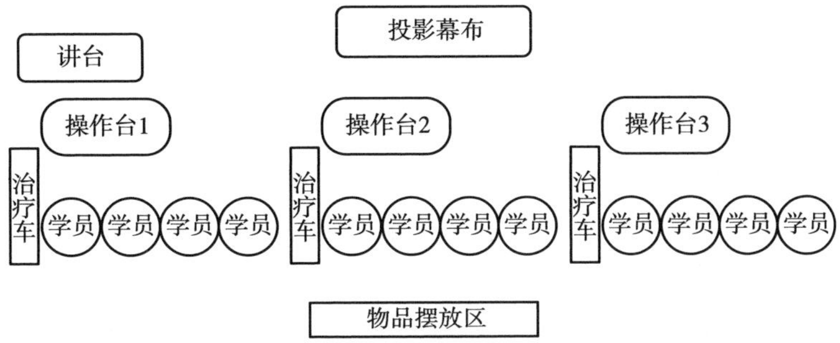

	序号	模型/设备/物品/资料名称	品规或相应要求	数量
用物清单 —— 以12名学员分3组为例	1	电脑及投影设备	常规	1套
	2	腹腔穿刺模型	常规	3套
	3	一次性腹腔穿刺包	含腹腔穿刺针，注射针（7号），5ml注射器，20ml或50ml注射器，镊子，中单（500mm×600mm），洞巾（500mm×600mm），方纱布4块，棉球2个，橡胶医用手套1双，治疗盘，棉签，自粘伤口敷料，试管架，试管3支，试管塞3枚	4个
	4	碘伏	0.5%，50ml	3瓶
	5	棉签	无菌	3包
	6	利多卡因注射液	2%，10ml（模拟）	14支
	7	肾上腺素注射液	1%，1ml（模拟）	3支
	8	胶布	常规	3卷
	9	弯盘	放污物用，单独放置（不需要无菌）	3个
	10	引流袋	常规，放液时用	1个
	11	无菌培养瓶	常规，留取培养标本时用	1个
	12	盛腹水容器	常规	1个
	13	多头腹带	常规	3个
	14	操作台	常规	3张
	15	治疗车	常规	3辆
	16	免洗手消毒剂	常规	3瓶
	17	血压计	常规	3个
	18	听诊器	常规	3个
	19	皮尺	常规	3个
	20	生活垃圾桶	套黑色垃圾袋	3个
	21	医疗垃圾桶	套黄色垃圾袋	3个
	22	备物台	常规	1张
	23	用于腹腔内注射的相应药物	由相应腹腔内注药的要求而模拟	根据需要

模拟情境	**模拟情境一** 患者李明，男性，55岁，既往有乙肝病史。因“腹胀1月余，加重伴胸闷、气促1周”入院。查体：RR 22次/分，P 96次/分，BP 110/70mmHg，神清、面色晦暗，双肺呼吸音粗，未闻及啰音，心律齐，未闻及杂音，腹膨隆，无压痛、反跳痛，移动性浊音阳性。辅助检查：血常规WBC 3.5×10^9/L，HGB 109g/L，PLT 22×10^9/L；凝血功能PT 25秒，APTT 59秒；腹部彩超显示肝脏体积缩小，腹部探及大量液性暗区。对该患者该如何进行处理？ **模拟情境二** 患者张丽，女性，42岁，腹胀2个月。查体：神清，心肺听诊无异常，腹膨隆，无压痛、反跳痛，左下腹触及一大小约4cm×5cm包块，质地硬，移动性浊音阳性。腹部彩超提示腹腔中量积液。准备行腹腔穿刺术，如何操作？ **模拟情境三** 患者王虎，55岁，腹胀、纳差1个月。查体：RR 24次/分，P 110次/分，BP 90/54mmHg，神清，贫血貌，双肺呼吸音清，未闻及啰音，心律齐，未闻及杂音，腹膨隆，无压痛、反跳痛，肝肋下5cm可触及，质硬，肝区叩击痛阳性，移动性浊音阳性。辅助检查：血常规WBC 5.4×10^9/L，HGB 90g/L，PLT 102×10^9/L；腹部彩超显示肝脏右叶见一实性占位病变，直径约8cm。准备行腹腔穿刺术，如何操作？

详细教学设计

阶段分配	教学内容	教学方法	时间（分钟）
导入阶段 （10分钟）	相互介绍、分组 1. 教师与学员做自我介绍，有利于双方建立信任，便于教师了解学员专业背景，进行针对性教学。 2. 学员分为3组，每组4人，选出组长。	师生互动	4
	介绍场地环境、模型、注意事项 1. 介绍教室位置、室内物品及布局、洗手间位置。 2. 请大家爱惜模型，一次性穿刺包用后及时复原方便同组学员使用。 3. 中间不设休息，手机静音，上洗手间或饮水可自行离开等。	讲授	2
	构建安全的课堂环境，遵守互相尊重、保护隐私、积极参与、建设性反馈的原则。	提问 讨论	2
	介绍教学目标及培训流程 1. 展示教学目标，强调重点、难点。 2. 培训流程包括理论复习、教师示范解构、分组练习及互相反馈、再次演示反馈、总结，总时长135分钟。	讲授	2
教学阶段 （115分钟）	询问学员预习情况，解答问题	提问 讨论	5
	引入情境案例，展开讨论。 1. 引入情境案例一，引导临床思维分析：患者是否需要腹腔穿刺、穿刺目的、有无适应证、有无禁忌证，如何纠正禁忌证。 2. 引入情境案例二，引导临床思维分析：患者左下腹包块，原因不明，需要考虑卵巢肿瘤、结肠癌等可能，穿刺时选择反麦氏点是错误的，应该选择其他穿刺点或做彩超明确穿刺点后再穿刺。该患者为诊断性穿刺，其目的与治疗性穿刺有一定差异。 3. 讨论总结：结合病例，讨论腹腔穿刺术的适应证、禁忌证，引导学员逐步将理论知识转化为临床能力，做出合理的临床决策，并有利于提升对本课程的学习兴趣。	提问 讨论 讲授 PBL教学 启发式教学 鼓励性教学	10

教学阶段 （115分钟）	演示解构：教师分步骤操作治疗性腹腔穿刺术操作前、操作中、操作后的流程，分步呈现、讲解操作细节。	演示 改良 Peyton	20
	讨论讲解腹腔穿刺术注意事项，常见并发症及处理原则。	提问 讨论 讲授	10
	分组练习：下发核查表，每人1次，每组完成4次腹腔穿刺操作，要求治疗性及诊断性穿刺各2次。如A操作治疗性腹腔穿刺术，B扮演标SP进行对话，C提示指导，D进行核查反馈，以此类推，完成操作后进行角色轮换练习。	掌握性学习 刻意性练习 合作式学习 形成性评价	50
	再次演示反馈：展示情境案例三，操作中提示抽出血性腹水，并进一步询问如何处理。要求1组选一名学员进行操作，2组选一名学员提示指导，3、4组对其操作进行核查反馈（每组至少提两条，至少一条优点、一条待改进之处），教师给予总结反馈。	刻意性练习 反馈 讨论 团队学习 合作式学习 形成性评价	20
总结阶段 （10分钟）	答疑。	讨论	2
	总结课程内容，强调易错点。	讲授	2
	作业及思考题。	讲授	2
	课后理论测试。	考试	4
学习效果评价	1．评价方法：课前、课后理论测验，以小组为单位拍摄并上交操作视频，技能操作考核。 2．评价表：见本章第四节。		
课后作业	1．以小组为单位课后模拟练习，并拍摄一个完整的操作视频，2周内上交。 2．思考题目：腹水分类及其鉴别要点。		
专业英语词汇	腹腔穿刺术 abdominocentesis, peritoneocentesis 腹水 ascites 腹膜粘连 peritoneal adhesion	肝性脑病 hepatic encephalopathy 漏出液 transudate 渗出液 exudate	
参考教学资料	[1] 万学红，卢雪峰．诊断学 [M]．9版．北京：人民卫生出版社，2018. [2] 刘原，刘成玉．临床技能培训与实践 [M]．2版．北京：人民卫生出版社，2021. [3] 姜保国，陈红．中国医学生临床技能操作指南 [M]．3版．北京：人民卫生出版社，2020.		
教学反思			
知识拓展	腹水分类方法及其鉴别要点。		
案例编写	教案作者：李亚珍 作者单位：深圳市人民医院 联系邮箱：gj2003@sina.com		

第二节 腹腔穿刺术操作规范

【扫码观看视频】

一、目的

1. 诊断作用：抽取少量腹水标本进行检验，寻找病因，协助诊断。

2. 治疗作用：①大量腹水引起胸闷、腹胀、气促、少尿等症状，抽放腹水以缓解症状。②腹腔内药物注射、腹膜透析、腹水回输治疗、人工气腹等。

二、适应证

1. 腹水性质不明，抽液送检，协助诊断。
2. 大量腹水引起胸闷、气促、少尿等症状，适当抽放腹水以缓解症状。
3. 腹腔内注入药物。
4. 腹膜透析。
5. 腹水回输治疗。
6. 人工气腹等。

三、禁忌证

1. 有肝性脑病先兆及肝性脑病。
2. 腹腔内有广泛腹膜粘连者。
3. 腹腔内巨大肿瘤或囊肿（尤其动脉瘤）。
4. 肝包虫病。
5. 胃肠高度胀气。
6. 妊娠中后期。
7. 明显出血倾向。
8. 躁动、不能合作。
9. 严重电解质紊乱。

四、操作前准备

1. 操作者准备

（1）穿好工作服，戴好帽子、口罩，查阅病历资料（血常规、凝血功能、腹部平片、腹部超声等），明确适应证，排除禁忌证，准备知情同意书。

（2）自我介绍，核对患者，询问有无麻醉药过敏史，告知穿刺目的及注意事项，取得配合，签署知情同意书，嘱患者排尿。

（3）调整操作室温度、光线，拉好屏风，六步洗手法洗手。

（4）准备物品并核对有效期。

（5）测量血压、脉搏，必要时测腹围、体重，腹部体检确定移动性浊音阳性，引导患者进入操作室。

2. 物品准备

（1）一次性腹腔穿刺包：含腹腔穿刺针，注射针（7号），5ml注射器，20ml或50ml注射器，镊子，中单（500mm×600mm），洞巾（500mm×600mm），方块纱布（75mm×75mm）4块，棉球2枚，橡胶医用手套2副，治疗盘，棉签，自粘伤口敷料，试管架，试管3支，试管塞3个。

（2）消毒、麻醉、抢救、治疗用品：0.5%碘伏50ml、消毒棉签1包、2%利多卡因注射液10ml、1%肾上腺素注射液1ml；如需要腹腔内注药，准备所需药物。

（3）胶布、多头腹带、血压计、听诊器、皮尺、弯盘、无菌培养瓶（需做细菌培养时）、引流袋（引流时）、盛腹水容器、免洗手消毒剂、治疗车（含生活垃圾桶、医疗垃圾桶、锐器盒）等。

3. 患者准备

（1）核对患者，确认有无麻醉药过敏史。

（2）了解穿刺的目的、过程、注意事项及配合要点，签署知情同意书。

（3）注意保护隐私，温度适宜，避免着凉，衣物穿脱方便。

（4）排空膀胱。

五、操作步骤

1. 体位：平卧位、半卧位或稍左侧卧位，再次确认腹水位置，大量引流者背后先垫好腹带。

2. 选择穿刺点定位

（1）位置一：一般取脐与左髂前上棘连线中外1/3交点处。

（2）位置二：脐与耻骨联合连线中点上方1cm，偏左或偏右1.5cm处。

（3）位置三：侧卧位，脐水平线与腋前线或腋中线交点（少量腹水诊断性穿刺时）。

（4）位置四：包裹性积液需在B超引导下定位穿刺。

3. 消毒：以穿刺点为中心，由内向外消毒2～3遍，第一次消毒直径至少15cm，逐次缩小消毒范围，不能留白，最后一次消毒范围需大于洞巾直径。

4. 铺巾：打开穿刺包，戴无菌手套，铺洞巾并用胶布或巾钳固定，检查穿刺包内物品。

5. 局部麻醉：核对药品及有效期，抽取2%利多卡因注射液行局部浸润麻醉。按“皮丘注射－垂直逐层进针－回抽无血－注射”操作，先在皮下打皮丘（直径5～10mm），再沿皮下、肌肉、腹膜等逐层麻醉。操作过程中应询问患者有无不适，注射前应回抽，观察无气体、血液，拔针，按压。

6. 穿刺：根据局部麻醉进针长度预估穿刺进针深度，左手固定穿刺处皮肤，右手持穿刺针，缓慢垂直刺入腹腔。根据病情需要，肥胖或大量腹水者选择“Z”字形进针（针尖垂直刺入皮肤到达皮下后，斜行45°进针1～2cm，再垂直刺入直至到达腹膜腔）。针尖抵抗感消失或预计进针深度到达腹腔时，用50ml注射器抽吸，观察是否有液体抽出。若未抽出，嘱患者向穿刺侧慢慢转动后继续抽吸，或缓慢调整针头方向或调整进针深度。诊断性穿刺可直接用20ml或50ml注射器和7号针头直接穿刺。

7．引流：放腹水的速度不应该过快，以防腹压骤然降低引起血压下降甚至休克，治疗性引流初次一般不超过1000ml，以后每次引流一般不超过3000～6000ml，肝硬化患者一次引流一般不超过3000ml，必要时可在引流过程中将多头腹带逐步收紧。整个操作过程中要始终注意观察患者反应。

8．标本的收集：腹水置于消毒试管中以备检验用（抽取的第一管液体应该舍弃或抽取的第一管液体不送检腹水常规）。腹水常规需要至少4ml、腹水生化需要至少2ml，细菌培养需在无菌操作下将5ml腹水注入细菌培养瓶，病理检查尽量留取100ml以上腹水。

9．加压固定：拔穿刺针，按压穿刺点，穿刺点消毒，无菌纱布覆盖固定，必要时予以加压包扎。

六、操作后处理

1．患者处理：操作结束后测量血压、脉搏，必要时测腹围；送患者返回病房并告知相关注意事项，术后当天保持穿刺点干燥，尽量保持穿刺点朝上的体位，腹压高的患者穿刺后需腹带加压包扎。

2．医疗垃圾分类处理，腹水消毒保留30分钟后，倒入医疗污物渠道，其他按照常规处理。

3．标本送检。

4．六步洗手法洗手，书写穿刺记录。

七、并发症及处理

1．麻醉意外

（1）术前详细询问患者药物过敏史，尤其是麻醉药。

（2）若使用普鲁卡因麻醉，术前需要皮试。

（3）操作时备好肾上腺素等抢救药品。

2．出血或损伤周围脏器

（1）术前复核患者凝血功能。

（2）操作规范、轻柔，熟悉穿刺点，避开血管。

3．肝性脑病和电解质紊乱

（1）术前评估有无穿刺禁忌证。

（2）引流速度不宜过快，引流量要控制，一般一次引流不超过3000ml。

（3）出现症状时停止抽液，按肝性脑病处理，维持酸碱、水电解质平衡。

4．休克

（1）注意控制引流速度。

（2）若使用普鲁卡因麻醉，术前需要皮试。

（3）出现相应症状时，立即停止抽液，予补液、吸氧、使用肾上腺素等适当处理。

5. 感染

（1）严格无菌操作。

（2）若感染发生，根据病情适当使用抗生素。

八、注意事项

1. 术中密切观察患者，如有头晕、恶心、心悸、气促、脉搏增快、面色苍白等表现，应立即停止操作，予以患者卧床休息、补充血容量等适当处理。

2. 引流速度不宜过快，引流量不宜过多，必要时可在引流过程中将多头腹带逐步收紧或在腹部加压沙袋。一般初次引流不超过1000ml，以后一般每次引流不超过3000 ～ 6000ml，肝硬化患者一次引流一般不超过3000ml。引流过多可以诱发肝性脑病和电解质紊乱，在输注大量白蛋白基础上可大量引流，一般引流1000ml，对应补充白蛋白6 ～ 8g。

3. 引流腹水时若流出不畅，可将穿刺针稍做移动或变换患者体位。

4. 为防止大量腹水患者穿刺后腹水渗漏，术后嘱患者采取穿刺孔位于上方的体位；穿刺时应注意勿使自皮肤到腹膜壁层的针眼位于一条直线上，采用“Z”字形进针，针尖垂直刺入皮肤到达皮下后，改斜行进针1 ～ 2cm，然后再垂直进针；如遇穿刺孔继续有腹水渗漏，可用蝶形胶布或火棉胶粘贴。

5. 腹水为血性者于取得标本后，应停止抽吸或引流。

6. 抽出物为胃肠内容物时需要鉴别是误穿胃肠还是自发胃肠穿孔，必要时改对侧穿刺，仍抽出相同内容物方可确认胃肠穿孔。疑为穿刺针误入胃肠道时，为促进破口闭合，应尽量抽尽此处气体或胃肠液，降低胃肠道压力，注意无菌操作，以防止腹腔感染。

7. 引流前后均应测量腹围、脉搏、血压、检查腹部体征，以观察病情变化。

8. 诊断性穿刺后，标本应立即送检。

九、相关知识（表12-1）

表12-1 漏出液和渗出液的鉴别

	漏出液	渗出液
原因	门静脉高压、低蛋白血症等非炎症原因	炎症、肿瘤或物理、化学刺激
外观	淡黄、透明或微浊	黄色、血性、脓性或乳糜性
比重	＜1.018	＞1.018
凝固性	不易凝固	易凝固
蛋白质	＜25g/L	＞30g/L
糖定量	近似血糖水平	多低于血糖水平
李凡他试验	阴性	阳性
蛋白电泳	以白蛋白为主，球蛋白比例低于血浆	电泳图谱近似血浆
细胞总数	$<100\times10^6$/L	$\geq500\times10^6$/L
细胞分类	多以淋巴细胞或间皮细胞为主	急性感染多以中性粒细胞为主，慢性感染多以淋巴细胞为主

十、相关临床情境及临床思维分析

模拟情境一：患者李明，男性，55岁，既往有乙肝病史，因“腹胀1月余，加重伴胸闷、气促1周”入院。查体：RR 22次/分，P 96次/分，BP 110/70mmHg，神清、面色晦暗，双肺呼吸音粗，未闻及啰音，心律齐，未闻及杂音，腹膨隆，无压痛、反跳痛，移动性浊音阳性。辅助检查：血常规WBC 3.5×10^9/L，HGB 10^9g/L，PLT 22×10^9/L；凝血功能PT 25秒，APTT 59秒；腹部彩超显示肝脏体积缩小，腹部探及大量液性暗区。对该患者该如何处理？

临床思维分析：患者目前凝血功能差，腹腔穿刺操作容易出现出血不止的情况，存在禁忌证，需改善凝血功能、输注血小板后再行腹穿。

模拟情境二：患者张丽，女性，42岁，腹胀2个月。查体：神清，心肺听诊无异常，腹膨隆，无压痛、反跳痛，左下腹触及一大小约4cm×5cm包块，质地硬，移动性浊音阳性。腹部彩超提示腹腔中量积液。准备行腹腔穿刺术，如何操作？

临床思维分析：患者左下腹包块原因不明，需要考虑卵巢肿瘤、结肠癌等可能，选择常规“反麦氏点”作为穿刺点是错误的，应该选择其他穿刺点，有条件尽量经超声明确穿刺点再操作。

模拟情境三：患者王虎，55岁，腹胀、纳差1个月。查体：RR 24次/分，P 110次/分，BP 90/54mmHg，神清，贫血貌，双肺呼吸音清，未闻及啰音，心律齐，未闻及杂音，腹膨隆，无压痛、反跳痛，肝肋下5cm，质硬，肝区叩击痛阳性，移动性浊音阳性。辅助检查：血常规WBC 5.4×10^9/L，HGB 90g/L，PLT 102×10^9/L；腹部彩超显示肝脏右叶见一实性占位病变，直径约8cm。准备行腹腔穿刺术，如何操作？

临床思维分析：患者肝脏占位，心率快，血压下降，穿出血性腹水，此次应该考虑是否存在腹腔出血，应当抽出少量腹水放置，观察是否为不凝血。若为不凝血，考虑肝癌破裂出血可能，告知术者抽出血性液体，停止操作，建立静脉通道补液抗休克，请介入及肝胆外科会诊处理。

十一、参考资料

[1] 万学红，卢雪峰．诊断学 [M]．9版．北京：人民卫生出版社，2018.
[2] 刘原，刘成玉．临床技能培训与实践 [M]．2版．北京：人民卫生出版社，2021.
[3] 姜保国，陈红．中国医学生临床技能操作指南 [M]．3版．北京：人民卫生出版社，2020.

第三节 腹腔穿刺术理论测试题

一、课前测试题

1. 下列情况不宜进行诊断性腹腔穿刺术的是（ ）

A. 烦躁、精神状态不正常者　　B. 严重腹胀者

C. 昏迷者　　D. 病史不清者

2. 为腹水患者行腹腔穿刺时，引流量不宜过多，一般一次性引流量不应超过（ ）

A. 1500ml　B. 2000ml　C. 2500ml　D. 3000ml

3.（多选）以下哪些不是腹腔穿刺术的禁忌证（ ）

A. 妊娠中后期　　B. 肝硬化腹水

C. 卵巢囊肿　　D. 肝性脑病先兆

4.（多选）以下哪些不是腹腔穿刺术操作的目的（ ）

A. 检查腹水性质　　B. 了解腹壁占位的性质

C. 人工气腹　　D. 检验腹壁血管走行

5.（多选）腹腔穿刺术的并发症包括（ ）

A. 出血　B. 休克　C. 感染　D. 高血压

二、课后测试题

1. 腹腔穿刺引流前后应观察的内容不包括（ ）

A. 腹围　B. 血压　C. 腹内压　D. 脉搏

2. 肝硬化患者第一次腹腔穿刺引流量不超过多少，以后每次引流不超过（ ）

A. 第一次不超过700ml，以后不超过1000ml

B. 第一次不超过1000ml，以后不超过3000ml

C. 第一次不超过1000ml，以后不超过2500ml

D. 第一次不超过1000ml，以后不超过3500ml

3.（多选）关于腹腔穿刺术的注意事项，以下哪些说法正确（ ）

A. 术前要详细询问患者有无药物过敏史

B. 放腹水的速度应尽量快

C. 术中注意观察患者反应，并注意保暖

D. 术前、术后要测量患者血压、脉搏、腹围

4.（多选）关于腹腔穿刺术穿刺点的选择以下哪些说法不正确（　）

A．一般取左下腹部脐与左髂前上棘连线的中外1/3交点处，此处不易损伤腹壁动脉

B．取脐与耻骨联合连线中点上方1.0cm、偏左或偏右3.0cm处，此处无重要器官且易愈合

C．少量腹水患者侧卧位，取脐水平线与腋前线或腋中线交点，常用于诊断性穿刺

D．包裹性积液不需要在B超指导下定位穿刺

5.（多选）患者行腹腔穿刺术抽出血性液体时，应采取以下哪些处置措施（　）

A．监测血压

B．停止引流

C．将抽出的血性液体静置，观察其是否凝固

D．继续穿刺

参考答案与解析

一、课前测试题

1．A

【解析】烦躁、精神状态不正常不能配合操作，属于禁忌证。

2．D

【解析】为防止腹压骤然降低导致休克，腹腔穿刺每次引流一般不超过3000～6000ml。

3．BC

【解析】肝硬化为腹腔穿刺术的适应证，巨大卵巢囊肿属于腹腔穿刺术的禁忌证，但较小或中等大小的卵巢囊肿不是腹腔穿刺术的禁忌证。

4．BD

【解析】腹壁占位及腹壁血管情况的检查不需要进入腹膜腔，不属于腹腔穿刺术的目的。

5．ABC

【解析】腹腔穿刺术的并发症有麻醉意外、出血、周围脏器损伤、肝性脑病和电解质紊乱、休克、感染等。

二、课后测试题

1．C

【解析】腹腔穿刺引流前后应观察血压、脉搏、腹围以了解病情变化，腹内压在穿刺前无法检测。

2．B

【解析】肝硬化患者腹腔穿刺初次引流不超过1000ml，以后一次引流一般不超过3000ml，过多引流可以诱发肝性脑病和电解质紊乱。

3．ACD

【解析】放腹水的速度不宜过快，以免引起腹压骤降。

4．BD

【解析】穿刺点可以取脐与耻骨联合连线中点上方1.0cm、偏左或偏右1.0～1.5cm处；包裹性积液需要在B超指导下定位穿刺。

5．ABC

【解析】行腹腔穿刺术抽出血性液体时，应停止穿刺，将抽出的血性液体静置，观察其是否凝固，监测血压，必要时抗休克治疗及请外科会诊。

第四节 腹腔穿刺术操作评价表

适合学员同伴互评

腹腔穿刺术操作核查表

序号	具体操作行为	执行情况（是√否×部分△）
1	穿好工作服，戴好帽子、口罩	
2	查阅患者资料，明确适应证，排除禁忌证	
3	核对患者，自我介绍，询问有无麻醉药过敏史，告知穿刺目的及注意事项，取得配合，签署知情同意书，嘱患者排尿	
4	调好操作室温度、光线，拉上屏风，六步洗手法洗手	
5	准备物品并核对有效期	
6	测量血压、脉搏、腹围、体重，叩诊移动性浊音	
7	协助患者摆好体位，大量引流者背后垫好腹带	
8	选择穿刺点并做标记	
9	以穿刺点为中心，由内向外消毒2～3遍	
10	打开穿刺包，戴无菌手套，铺洞巾并固定，检查穿刺包内物品	
11	核对局部麻醉药及有效期，取2%利多卡因注射液行局部浸润麻醉	
12	缓慢刺入穿刺针，病情需要时选择“Z”字形进针	
13	抽液或放液，注意量和速度	
14	诊断性穿刺按要求留取标本，送检	
15	拔针、按压、消毒、包扎	
16	复测血压、脉搏、腹围，告知患者注意事项	
17	医疗垃圾分类处理	
19	六步洗手法洗手，书写穿刺记录	
20	动作规范，过程流畅	
21	始终注意观察患者反应，做好人文关怀	

适合教师评价学员

腹腔穿刺术操作评分表

项目	检查内容与评分要点	满分	扣分
操作前准备（20分）	穿好工作服，戴好帽子、口罩	1	
	查阅患者资料，明确适应证（2），排除禁忌证（2）	4	
	自我介绍（0.5），核对患者（1），询问有无麻醉药过敏史（0.5），告知穿刺目的及注意事项，取得配合（1），签署知情同意书（1），嘱患者排尿（1）	5	
	调好操作室温度、光线，拉上屏风（1），六步洗手法洗手（2）	3	
	一次性备齐相关物品（2）并核对有效期（1）	3	
	测量血压（1）、脉搏（1）、腹围（1），叩诊移动性浊音（1）	4	
具体操作过程（55分）	协助患者摆好体位（平卧位、半卧位或稍左侧卧位）（3），大量引流者背后垫好腹带（1）	4	
	选择穿刺点：再次叩诊移动性浊音（1），一般取脐与左髂前上棘连线中外1/3交点处；或脐与耻骨联合连线中点上方1cm，偏左或偏右1.5cm处；少量腹水选侧卧位，脐水平线与腋前线或腋中线交点；包裹性积液需在B超引导下定位穿刺（口述4个穿刺部位）（8）	9	
	以穿刺点为中心（1），由内向外消毒2～3遍（2），直径15cm（2），逐次缩小消毒范围（1）	6	
	打开穿刺包，戴无菌手套（1），铺洞巾（1），检查穿刺包内物品（2）	4	
	核对局部麻醉药及有效期（2），取2%利多卡因注射液，按“皮丘注射－垂直逐层进针－回抽无血－注射”顺序进行局部浸润麻醉（4），有突破感、回抽有腹水即停止进针，拔针，按压（2）	8	
	左手固定皮肤，右手持穿刺针（2），斜行刺入皮下，再缓慢垂直刺入腹腔（2），病情需要时选择“Z”字形进针（2）。针尖抵抗感消失时进行抽吸（1），注意控制引流速度（1）。诊断性穿刺可用20ml或50ml注射器和7号针头直接穿刺（1）。按病情需要留取标本（1）	10	
	操作过程中要始终注意观察患者反应（2），治疗性引流初次不超过1000ml，以后每次引流不超过3000～6000ml，肝硬化患者一次引流一般不超过3000ml（口述引流量）（6）	8	
	诊断性穿刺按要求留取标本，第一管液体舍弃（1），腹水常规留取4ml以上，腹水生化留取2ml以上（1）；细菌培养需在无菌操作下将5ml腹水注入细菌培养瓶，病理检查需要收集腹水100ml以上（1）	3	
	拔针、按压（1），消毒，无菌纱布覆盖（1），必要时加压包扎（1）	3	

项目	检查内容与评分要点	满分	扣分
操作后处理（15分）	复测血压（1）、脉搏（1）、腹围（1），告知患者注意休息（1），术后当天保持穿刺点干燥（2），尽量保持穿刺点朝上（2）	8	
	医疗垃圾分类处理	2	
	腹水消毒保留30分钟后，倒入医疗污物渠道	1	
	标本送检	2	
	六步洗手法洗手，书写穿刺记录	2	
整体评价（10分）	仪表端庄、着装整洁（1），语言文明、沟通良好（2）；操作过程注意患者的感受、体现人文关怀（2）	5	
	无菌观念强（2），动作规范、操作熟练（2），认真细致（1）	5	
无菌原则	任何步骤违反无菌原则，一处扣10分，扣完为止	（0）	
计分	实际得分	100	
备注	合格标准：80分以上		

评分人：　　　　　　　　　　　　　　　　　　评分日期：

第十三章
腰椎穿刺术
(Lumbar Puncture)

第一节 腰椎穿刺术教学教案

总体教学设计					
课程名称	腰椎穿刺术				
授课教师		职称		专业	
辅助教师		职称		专业	
学情分析	**教学对象：**住院医师规范化培训医师（二、三年级）。 **学习基础：**教学对象经过本科阶段的学习，掌握了基本的临床解剖理论知识，其在临床见习和实习阶段接触过腰椎穿刺术，具备了不同程度的理论和操作基础，并在课前完成了教师布置的复习和测试。 **学习特点：**结合临床案例和模拟训练加强住培医师对知识的理解和应用，同时通过反馈和互动形式，激发其学习兴趣和积极性，提高培训效果。 **学习需求：**腰椎穿刺术对神经系统疾病的诊断和治疗具有重要价值，是临床常用的检查方法之一，也是我国执业医师资格考试、住院医师规范化培训结业考试实践技能项目之一。住培医师需要全面掌握腰椎穿刺术的理论知识和操作技能，熟悉本技能操作在临床应用中的实际情况，同时培养临床思维和综合能力，以确保在未来临床实践中能够安全、高效、有效地应用腰椎穿刺术，为患者的诊断和治疗提供质量保障。				
教学需求分析	腰椎穿刺术是临床中常用的重要技能，本课程资源适用于具备基本解剖理论知识，需进一步提升腰椎穿刺术操作技能和临床应用水平的住培医师。 教学上使用模拟器材、操作视频和临床案例，采用PPT图文讲解、观摩示范、刻意练习和情境模拟等方式，积极激发住培医师学习兴趣，鼓励其将理论知识与实际操作相结合。本课程强调实践和应用能力的培养，并采用同伴互学互评的方式，全面提高学员对腰椎穿刺术的理解与应用能力。				
师生比	1∶6	授课学时	4学时（180分钟）		
授课时间		授课地点			
学习目标	（一）知识认知目标（knowledge） 1. 准确描述腰椎穿刺术的适应证和禁忌证。 2. 正确叙述腰椎穿刺的操作流程及注意事项。 （二）动作技能目标（skill） 1. 按照标准操作流程，独立、规范地在模型上完成腰椎穿刺术。 2. 判断及处理腰椎穿刺过程中出现的并发症。 （三）情感价值目标（attitude） 1. 培养学员严谨细致的操作态度，树立严守无菌原则的意识。 2. 培养学员专业兴趣、提高爱伤观念。				

<table>
<tr><td>教学重点及
教学方法</td><td colspan="4">教学重点一：腰椎穿刺术的适应证和禁忌证。
教学方法
1. 理论学习：课程前一周要求学员自学腰椎穿刺术的相关内容，包括但不限于腰椎穿刺术的适应证和禁忌证、操作流程、并发症及处理、操作注意事项等，要求学员能正确掌握理论知识，并通过课前测试。
2. PPT临床案例展示、分组讨论：重点讲解适用于腰椎穿刺术的疾病类型，以及不能进行腰椎穿刺的情况，通过真实的临床案例展示腰椎穿刺术的适应证及禁忌证，学员参与案例讨论，确保学员理解腰椎穿刺术操作的安全性和有效性。
教学重点二：体位摆设和穿刺点的选定。
教学方法
1. 操作视频教学：观看体位摆设教学视频。
2. PPT讲解、示范教学：PPT图文引导学员回顾相关的临床解剖理论知识，指导老师示范体位摆设及穿刺点的选定，明确体位摆设的要求、目标，鼓励学员上台亲自感受穿刺点的选择。
3. 分组刻意练习：分组轮替刻意练习并反馈，指导老师观察学员在练习中的表现，及时纠正错误或不规范的操作。
教学重点三：正确掌握穿刺手法，评估深度，确保穿刺针进入蛛网膜下腔。
教学方法
1. 操作视频教学：观看腰椎穿刺术的教学视频。
2. PPT讲解、示范教学：指导老师通过PPT讲解，在模拟器材上分解操作示范，展示正确手法，讲解操作技巧，确保穿刺针抵达蛛网膜下腔。
3. 分组刻意练习：在模拟器材上进行刻意练习，同伴使用核查表进行反馈，指导老师进行观察，纠正错误操作。</td></tr>
<tr><td>教学难点及
教学方法</td><td colspan="4">教学难点：腰椎穿刺术的并发症的预防与处理。
教学方法
1. 不同病情和操作过程中可能出现不同的并发症，学员需要全面提高对腰椎穿刺术的理解和应用能力，具备应对各种情况的能力。
2. 教学上采用案例学习、情境模拟、小组讨论等方式，共同探讨并发症的预防和处理策略，最终培养学员临床思维能力，提高学员的技能水平，增强应急处理能力。</td></tr>
<tr><td>学员易错点</td><td colspan="4">1. 物品准备不齐全，未明确有无麻醉药物过敏史，未签署知情同意书。
2. 体位摆放不规范、穿刺点选择不当。
3. 进针角度不当。
4. 针芯拔出速度过快。
5. 测压前未调整体位。</td></tr>
<tr><td>课程思政
元素/案例及
融合方法</td><td colspan="4">在教学设计中有机融入思政元素，加强学员的医学伦理和责任意识。例如，讲解腰椎穿刺的适应证与禁忌证时，引用医疗纠纷案例以突出禁忌证把握的重要性，引导学员以患者安全为出发点，做出正确决策，促进爱伤爱生观念。在模型练习环节中设立不同的情境模式，引发学员思考和分析，在注重无菌观念、临床思维和决策能力培养的同时，加强学员人文素养及医患沟通能力。</td></tr>
<tr><td>总体
教学策略</td><td colspan="4">改良Peyton教学法、混合式学习、合作式学习、刻意性练习、启发式教学法、互动法、多媒体教学等。</td></tr>
<tr><td rowspan="3">主要教学
内容与时间分配</td><td colspan="2">教学环节</td><td>内容</td><td>时间（分钟）</td></tr>
<tr><td rowspan="2">1</td><td rowspan="2">课前准备</td><td>自主学习理论知识、观看视频</td><td>自行安排</td></tr>
<tr><td>统一课前测试（线上）</td><td>上课前1天</td></tr>
</table>

<table>
<tr><td rowspan="16">主要教学
内容与时间分配</td><td rowspan="4">2</td><td rowspan="4">导入阶段
（10分钟）</td><td>开场破冰</td><td>3</td></tr>
<tr><td>学员分组、编号</td><td>2</td></tr>
<tr><td>反馈课前测试、介绍课程安排</td><td>2</td></tr>
<tr><td>确定教学目标、课程主题</td><td>3</td></tr>
<tr><td rowspan="7">3</td><td rowspan="7">教学阶段
（130分钟）</td><td>复习基础理论知识</td><td>20</td></tr>
<tr><td>视频演示（腰椎穿刺术视频）</td><td>8</td></tr>
<tr><td>指导教师讲解PPT、示范教学</td><td>20</td></tr>
<tr><td>体位摆设及穿刺点的选定</td><td>15</td></tr>
<tr><td>全过程刻意练习</td><td>50</td></tr>
<tr><td>融入案例情境</td><td>15</td></tr>
<tr><td>指导教师总结</td><td>2</td></tr>
<tr><td>4</td><td colspan="3">休息（10分钟）</td></tr>
<tr><td rowspan="3">5</td><td rowspan="3">反馈阶段
（40分钟）</td><td>学员演示、反馈</td><td>30</td></tr>
<tr><td>教师总结、反馈</td><td>5</td></tr>
<tr><td>课后测试、满意度调查</td><td>5</td></tr>
<tr><td colspan="4"></td></tr>
<tr><td>教师准备</td><td colspan="4">1. 教师获院级及以上师资认证，接受过专项培训并取得授课资格。
2. 至少参加1次集体备课，初次授课应在课前进行试讲。
3. 开课前1周，预定教学场地，向培训部提供用物清单（包括核查表、评分表电子版）。
4. 认真阅读教案，明确教学目标。
5. 根据教学对象课前测试情况做好学情分析，确定本次技能课程的重点和难点，需要拓展的知识点。
6. 向学员发送课前信，安排课前学习任务，预习相关理论知识、操作视频等资料。
7. 开课前1天确定课程包是否完整，再次阅读教案，复习流程。
8. 开课前半小时到培训地点，检查用物及资料是否齐全、教室布置是否合理，调试多媒体设备，试播PPT和视频等。
9. 主讲教师与辅助教师再次确认课堂流程及各自任务。</td></tr>
<tr><td>学员准备</td><td colspan="4">1. 课前信
（1）本次技能操作模拟培训的主要内容简介。
（2）一般信息：授课教师、参加人员、时间、地点、学时、教学目标。
（3）需要准备和注意的事宜。
2. 课前学习资源
（1）人民卫生出版社，万学红、卢雪峰主编《诊断学》第九版，619页。
（2）人民卫生出版社，《2023临床执业医师资格考试实践技能指导用书》，99页。
（3）本课程提供的操作视频。
3. 完成课程要求
（1）完整参加课程。
（2）每人课堂上完成一次完整的腰椎穿刺术操作。
（3）完成课前小测、课后测试、满意度调查。</td></tr>
</table>

场地准备

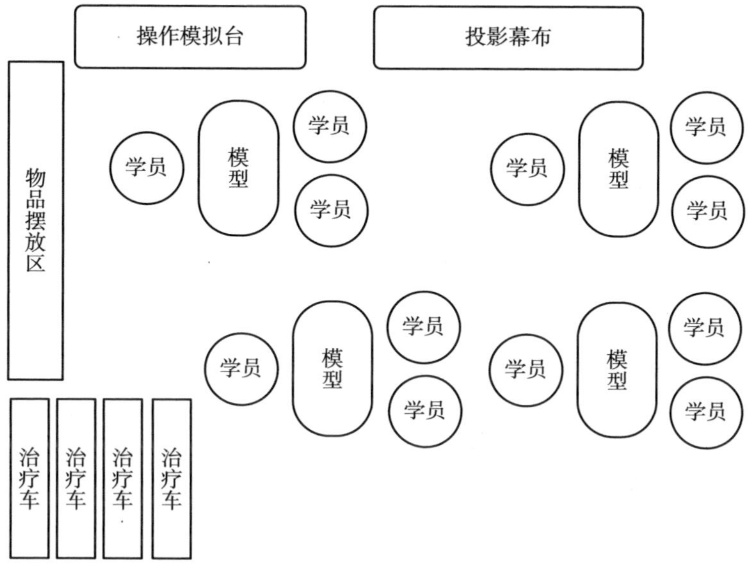

用物清单

——

以12名学员分4组为例

序号	模型/设备/物品/资料名称	品规或相应要求	数量
1	成人一次性无菌腰椎穿刺包	含腰椎穿刺针、测压管、5ml注射器、洞巾、纱布、棉球、试管5个	若干
2	标记笔	常规	4支
3	碘伏	常规	4瓶
4	免洗手消毒剂	常规	4瓶
5	无菌棉签	常规	若干
6	无菌手套	6.5、7.0、7.5、8.0号	若干
7	无菌纱布	常规	若干
8	利多卡因注射液	2%（模拟）	4支
9	注射器	5ml、10ml、20ml、50ml	若干
10	胶布	常规	若干
11	医疗垃圾桶	常规	4个
12	生活垃圾桶	常规	4个
13	医疗锐器桶	常规	4个
14	腰椎穿刺模拟器材	常规	4个

模拟情境	患者张三，男，35岁，因“发热、头痛5天，意识改变1天”入院。患者5天前无明显诱因出现发热，伴持续性头痛，体温最高可达39.5℃，自行口服感冒药、消炎药（具体不详）后无好转，1天前患者症状加重，出现意识改变，表现为嗜睡状态，对周围环境缺乏反应。家人发现情况不断恶化，将其送至医院就诊。查体：T 39℃，P 110次/分，RR 20次/分，BP 120/70mmHg，SpO_2 98%，急性面容，嗜睡，定向力差，心肺听诊正常，颈项强直，Kernig征阳性。 逐步讨论以下问题。 1. 考虑目前诊断是什么？ 2. 需要进一步完善哪些检查？ 3. 腰椎穿刺术操作前需要补充询问哪些病史？ 思考，腰椎穿刺过程中出现不同的临床状况如何处理。 1. 腰椎穿刺进针时，患者左大腿出现麻木疼痛。 2. 拔出针芯后，未见脑脊液流出。 3. 引流出血性脑脊液。 4. 穿刺结束2天后，患者持续头痛。

详细教学设计

阶段分配	教学内容	教学方法	时间（分钟）
导入阶段 （10分钟）	开场破冰 1. 师生互相介绍。 2. 学员心理安全建设：鼓励学员多表现，完成学习目标，无考核。	师生沟通	3
	1. 场地介绍。 2. 学员自由分组，为每组成员编号，发放操作核查表。 3. 反馈课前小测情况、了解预习情况、记录学员疑问（课中反馈），介绍课程内容、时间安排。		4
	教学目标介绍：简要介绍腰椎穿刺术的重要性和应用领域，激发学员学习的兴趣，明确课程的教学目标。	教师讲解	3
教学阶段 （130分钟）	PPT引入模拟情境：展示患者基本情况，患者张三，男，35岁，因“发热、头痛5天，意识改变1天”入院。 1. 逐步讨论以下问题。 （1）考虑目前诊断是什么？（5分钟） （2）需要进一步完善哪些检查？（5分钟） （3）腰椎穿刺术操作前需要补充询问哪些病史？（5分钟） 2. 举例医疗纠纷案件引发思考、讨论，巩固适应证、禁忌证等基础理论知识。（5分钟） 3. 融入思政元素。	PPT讲解 师生互动 合作式学习 启发式教学	20

教学阶段 （130分钟）	观看操作教学视频。	PPT讲解 师生互动 改良Peyton 合作式学习 刻意性练习	8
	指导教师PPT讲解、示范教学。 PPT讲解腰椎穿刺术的基本操作步骤，指导教师分步拆解演示，展示正确的操作手法，讲解操作技巧和步骤，强调操作中的注意事项，包括无菌操作、体位调整、穿刺点选择、穿刺技巧及术中术后观察等全过程。		20
	体位摆设及穿刺点的选定 1．重复观看该部分视频。（2分钟） 2．指导老师结合PPT图文讲解局部解剖结构。（3分钟） 3．分组刻意练习。（10分钟） 学员分为4组，每组3人，按A、B、C编号刻意练习，A学员模拟患者，B学员进行操作，A、C学员进行反馈，轮替进行。（每人2分钟操作，1分钟反馈）		15
	全过程刻意练习 1．学员分为4组，每组3人，在模拟器材上进行刻意练习，每人完成1次练习，同伴使用核查表反馈。（每人10分钟操作，2分钟反馈，共36分钟） 2．两位指导教师每人负责2组，对组员进行观察、纠正错误操作。（4分钟）		50
	融入案例模拟情境思考题：腰椎穿刺过程中出现4种不同的临床状况时应做的处理。 1．腰椎穿刺进针时，患者左大腿出现麻木疼痛。 2．拔出针芯后，未见脑脊液流出。 3．引流出血性脑脊液。 4．穿刺结束2天后，患者持续头痛。 针对不同的状况，学员举手回答，锻炼学员的临床思维能力及应急处理能力，同时提高学员的医患沟通、爱伤意识。		15
	指导教师总结。		2
休息10分钟			
反馈阶段 （40分钟）	学员演示、反馈 1．随机抽选2名学员进行腰椎穿刺术操作演示。（20分钟） 2．同伴互评、教师反馈。（6分钟） 3．邀请学员总结收获。（4分钟）	改良Peyton 师生互动 合作式学习	30
	教师反馈 1．引导学员回顾本次课程的学习目标。（2分钟） 2．指导教师行课程小结，反馈学员表现。（2分钟） 3．提出新的思考题及推荐文献阅读。（1分钟）	师生互动 启发式教学	5
	课后测试、满意度调查。		5

学习效果评价	1．评价方法：核查法、形成性评价——课堂练习时核查表反馈和操作后即刻师生反馈，理论测试——课后理论测试评价学员知识掌握情况。 2．评价表：见本章第四节。
课后作业	课程结束时完成课后测试、满意度调查。
专业英语词汇	腰椎穿刺术 lumbar puncture 椎管 vertebral canal 脊髓 spinal cord 脑脊液 cerebrospinal fluid, CSF 脑疝 brain hernia 颅内感染 intracranial infection
参考教学资料	[1] 万学红，卢雪峰．诊断学 [M]．9 版．北京：人民卫生出版社，2018. [2] 医师资格考试指导用书专家编写组．2023 临床执业医师资格考试实践技能指导用书 [M]．北京：人民卫生出版社，2022. [3] 贾建平，陈生弟．神经病学 [M]．8 版．北京：人民卫生出版社，2018. [4] 姜保国，陈红．中国医学生临床技能操作指南 [M]．3 版．北京：人民卫生出版社，2020.
教学反思	
知识拓展	腰椎穿刺术的并发症识别与处理 1．头痛：最常见，常见额枕部胀痛，可伴颈痛、恶心和呕吐，咳嗽时加重，卧位可减轻，经数小时至数日可自行消退。一般治疗可采取卧床休息、大量补液、多进咸食等措施。若头痛不减轻，应用非甾体抗炎药或咖啡因可能有效。 2．脑疝：最严重，多见于术前不清楚有颅内压增高或颅后窝占位性病变。其腰穿后引起沟回或枕骨大孔疝，延髓受压危及生命。处理：停止放液，给予强力脱水剂。需严格掌握腰椎穿刺指征，明显颅高压症状禁行腰椎穿刺术。 3．腰背痛及根痛：穿刺时损伤神经根会引起相应神经根支配区域感觉障碍或神经根痛。原因可能为穿刺不顺利、反复进行或手法欠佳，或穿刺针孔斜面与脊髓韧带不平行，切断韧带纵型纤维，造成韧带失张力而产生腰背部酸痛。 4．出血：因误穿蛛网膜或硬膜静脉，出血量少不引起临床症状。如穿刺针误穿血管，应将针拔出，更换新穿刺针，换一腰椎水平重新穿刺。患者有血液系统疾病或正在服用阿司匹林及抗凝药时，应避免腰穿。腰穿后持续背部剧痛或迅速出现截瘫，提示可能发生硬膜下血肿。腰穿后注意观察有无脊髓硬膜下或硬膜外血肿导致脊髓受压体征。 5．感染：严格无菌操作，注意规范消毒。
案例编写	教案作者：杨玮、刘圆 作者单位：深圳市第二人民医院、深圳市卫生健康能力建设和继续教育中心 联系邮箱：weeeeei@163.com

第二节 腰椎穿刺术操作规范

【扫码观看视频】

一、目的

用于神经系统疾病的诊断和治疗。

二、适应证

1．诊断方面

（1）颅脑疾病：用于测量颅内压力，明确病变性质，如炎症、肿瘤、血管和代谢性疾病等。

（2）脊髓疾病：了解脊髓病变性质，如炎症、出血、肿瘤或脱髓鞘等，通过压颈试验判断蛛网膜下腔是否阻塞。椎管造影可以确定阻塞部位、阻塞程度和病变性质。

（3）多发性神经根病变：有助于吉兰-巴雷综合征等疾病的确诊。

2．治疗方面

（1）行鞘内药物注射：用于白血病中枢神经系统浸润的化疗、中枢神经系统结核的抗结核药物注射。

（2）脑脊液置换：适用于蛛网膜下腔出血的患者。

三、禁忌证

1．无法合作或生命体征不稳定者，可能影响穿刺安全。

2．全身败血症或穿刺部位局部感染、可能存在脓肿者。

3．已出现明显颅内压增高征象或脑疝征象者。

4．可疑颅内占位性病变或先天性小脑扁桃体下疝畸形（Arnold-Chiari畸形）的患者。

5．存在脊髓压迫，如高颈段脊髓肿物、完全椎管阻塞、脊髓外伤急性期的患者。

6．存在开放性颅脑外伤、脑脊液鼻漏或耳漏的患者。

7．凝血功能障碍、出血倾向及血小板计数低于50×10^9/L者。

四、操作前准备

1．操作者准备

（1）洗手、戴帽子、口罩。

（2）自我介绍、核对患者信息，明确有无麻醉药过敏史。

（3）告知腰穿目的，签署知情同意书，安抚患者情绪。

2．用物准备：腰穿包1个（含有腰椎穿刺针、测压管、5ml注射器、洞巾、纱布、棉球、试管5个），棉签、碘伏、2%利多卡因注射液、无菌手套、免洗手消毒剂、胶布、生活垃圾桶、医疗垃圾桶、锐器桶等。

3．患者准备

（1）患者排空小便。

（2）医患沟通：操作中保持体位、配合医生操作、不舒服及时告知等。

五、操作步骤

1．患者评估

（1）确认患者的病情、测量生命体征，检查脑膜刺激征及眼压。

（2）确认患者腰椎穿刺术的适应证、禁忌证。

2．协助患者取侧卧位，背部与床面垂直，脊柱与床面平行，头向前胸部屈曲，双手抱膝紧贴腹部，使躯干呈弓形，使腰椎尽量后凸以增宽椎间隙，便于进针。

3．确定穿刺点并进行标记，通常以双侧髂嵴最高点连线或髂后上棘连线与后正中线交点为穿刺点，此处相当于第3～4腰椎间隙，也可以在上一或下一腰椎间隙进行。

4．检查穿刺包等用品包装是否完好、有效期。双人核对麻醉药品（2%的利多卡因注射液）的名称、有效期及浓度等。

5．消毒铺巾

（1）用碘伏以穿刺点为中心自内向外进行螺旋式消毒，第一次消毒范围直径至少15cm，至少消毒2遍，每次消毒范围小于前一次，最后一次消毒直径必须大于洞巾直径。

（2）打开穿刺包外层3/4，戴无菌手套（已戴手套的操作者不可触碰未消毒的区域或物品）。再打开穿刺包外层剩余1/4及内层，检查穿刺包内器械是否齐全及完整，检查消毒指示卡有效性，检查穿刺针是否通畅。

（3）以穿刺点为中心铺洞巾。

6．核对药品及有效期，5ml注射器抽取2%利多卡因注射液2ml，左手固定穿刺点皮肤，沿穿刺点垂直进针，自皮肤到椎间隙韧带做逐层局部麻醉。注射前应回抽，注射器内无血液方可推注麻醉药，注意穿刺针进针深度。麻醉满意后拔注射器，纱布按压。

7．穿刺

（1）左手固定穿刺皮肤，右手持穿刺针垂直于穿刺点，穿刺针头斜面应朝上并偏向头侧，缓慢刺入，成年人进针深度4～6cm，儿童2～4cm。

（2）当针头有阻力突然消失的落空感时（穿过韧带与硬脊膜），将针芯慢慢抽出，以防脑脊液迅速流出，造成脑疝。

（3）见脑脊液流出后再将针芯插入；嘱助手固定穿刺针，嘱患者缓慢伸展头颈及下肢，接上测压管测量压力。

（4）脑脊液采集完毕后放回针芯，快速拔出穿刺针，按压。

（5）消毒穿刺点，覆盖无菌纱布，以胶布固定。

8．无菌试管收集脑脊液2～5ml按顺序送检：病原学、生化免疫、常规、细胞学、特异性化验等，其中第一管标本不能送检常规及细胞学检查。需做培养时，应用无菌试管送检标本。

六、操作后处理

1．复测生命体征，并观察术后反应，注意并发症，如有无头痛及穿刺点有无渗血、渗液。

2．术后嘱患者保持去枕平卧体位4～6小时，穿刺部位避免沾水，不适时立即通知医护人员。

3．清洁器械及操作场所。

4．脱手套、洗手，完成操作记录。

七、并发症及处理

1. 头痛：最常见并发症，多为额枕部胀痛，可伴颈痛、恶心和呕吐，咳嗽时加重，卧位可减轻，经数小时至数日可自行消退。处理：卧床休息，大量补液，多进咸食；头痛不减轻时应用非甾体抗炎药或咖啡因可能有效。

2. 脑疝：最严重并发症，多见于术前不清楚有颅内压增高或颅后窝占位性病变的患者。腰椎穿刺后引起沟回或枕骨大孔疝，导致延髓受压危及生命。处理：停止放脑脊液，强力脱水剂治疗。操作前需严格掌握腰椎穿刺指征，明显颅高压症状禁行腰椎穿刺术。

3. 腰背痛及根痛：穿刺时损伤神经根会引起相应神经根支配区域感觉障碍或神经根痛；穿刺不顺利、反复进行或手法欠佳，以及穿刺针孔斜面与脊髓韧带不平行、切断韧带纵型纤维，均可能造成韧带失张力而产生腰背部酸痛。

4. 出血：因误穿蛛网膜或硬膜静脉所致，出血量少可不引起临床症状。如穿刺针误穿血管，应将针拔出，更换一个新穿刺针，换一腰椎水平重新穿刺；患者有血液系统疾病或正在服用阿司匹林及抗凝药时，应避免腰穿；腰穿后持续背部剧痛或迅速出现截瘫，提示可能发生硬膜下血肿；腰穿后需注意观察有无脊髓硬膜下或硬膜外血肿导致脊髓受压体征。

5. 感染：严格无菌操作，注意规范消毒。

八、注意事项

1. 怀疑颅内压增高需行腰穿明确诊断者，应备20%甘露醇于床旁；术中一旦发现颅内压增高，应首先加压静滴甘露醇，降低颅内压，再留取脑脊液标本进行相应检查，以防诱发脑疝。

2. 严格无菌技术，避免蛛网膜下腔感染。

3. 穿刺针头斜面应朝上，穿刺成功后偏向头侧，穿刺时动作轻柔缓慢。

4. 穿刺针进入椎间隙后，如遇阻力，不可强行进针，需将针尖退至皮下，再调整进针方向重新进针。

5. 腰穿失败的主要原因通常是患者的体位没有摆好，椎间隙暴露不充分。

6. 操作过程中密切观察患者的反应，如果有明显的不适，应及时停止操作。

7. 操作结束后，患者应平卧4～6小时，可适当补充液体。

8. 穿刺后观察有无后遗症，如头晕、头痛、发热、大小便功能及双下肢的感觉障碍等。

9. 流出含血脑脊液时，必须区分是因穿刺损伤出血还是脑脊液原本就含血（如蛛网膜下腔出血），可用连续三支试管收集脑脊液，蛛网膜下腔出血者前后各管血色均匀一致，穿刺损伤出血则各管颜色依次变淡。

10. 鞘内注药时，应先放出等量脑脊液，然后再给予等量容积的药物，以注射器边推药边回抽，用脑脊液不断稀释药物浓度，且注药过程需缓慢，通常在10分钟以上。

九、相关知识

脑脊液为无色透明的液体，充满在各脑室、蛛网膜下腔和脊髓中央管内。脑脊液由脑室中的脉络丛产生，与血浆和淋巴液的性质相似，略带黏性。脑脊液属于细胞外液。正常脑脊液具有一定的化学成分和压力，对维持颅压的相对稳定有重要作用。患中枢神经系统疾病时，常常要做腰椎穿刺，留取脑脊液检查，以协助诊断。正常成年人脑脊液总量为110～200ml，平均130ml，其生成速度为0.3～0.5ml/min，每日生成400～500ml。正常侧卧位脑脊液压力为70～180mmH_2O或每分钟40～50滴。

脑脊液的生化检查主要包括以下几种。

1．脑脊液的总蛋白测定：正常人脑脊液的蛋白质含量为0.15～0.45g/L。脑脊液总蛋白升高见于化脓性脑膜炎、结核性脑膜炎、中枢神经系统恶性肿瘤、椎管梗阻等疾病。

2．脑脊液的葡萄糖正常值参考范围为2.5～4.4mmol/L。脑脊液含糖量明显降低见于化脓性脑膜炎，轻中度降低见于结核性和真菌性脑炎。

3．脑脊液氯化物的正常范围为120～130mmol/L。结核性脑炎或结核性脑膜炎氯化物降低最明显。不同感染性质的疾病，脑脊液的生化改变有所不同。

十、相关临床情境及临床思维分析

患者张三，男，35岁，因“发热、头痛5天，意识改变1天”入院。患者5天前无明显诱因出现发热，伴持续性头痛，体温最高可达39.5℃，自行口服感冒药、消炎药（具体不详）后无好转，1天前患者症状加重，出现意识改变，表现为嗜睡状态，对周围环境缺乏反应。家人发现情况不断恶化，将其送至医院就诊。查体：T 39℃，P 110次/分，RR 20次/分，BP 120/70mmHg，SpO_2 98%，急性面容，嗜睡，定向力差，心肺听诊正常，颈项强直，Kernig征阳性。

1．逐步讨论以下问题。

（1）考虑目前诊断是什么？

（2）需要进一步完善哪些检查？

（3）腰椎穿刺术操作前需要补充询问哪些病史？

要求：给患者进行腰椎穿刺术（在模拟器材上），进行刻意练习。

2．在进行腰椎穿刺过程中出现不同的临床状况。

（1）腰椎穿刺进针时，患者左大腿出现麻木疼痛。

（2）拔出针芯后，未见脑脊液流出。

（3）引流出血性脑脊液。

（4）穿刺结束2天后，患者持续头痛。

要求：对不同的临床状况进行分析、分组讨论，锻炼学员的临床思维能力及应急处理能力，同时提高学员的医患沟通、爱伤意识。

十一、参考资料

[1] 万学红, 卢雪峰. 诊断学 [M] . 9版. 北京: 人民卫生出版社, 2018.

[2] 葛均波, 徐永健, 王辰. 内科学 [M] . 9版. 北京: 人民卫生出版社, 2018.

[3] 贾建平, 陈生弟. 神经病学 [M] . 8版. 北京: 人民卫生出版社, 2018.

[4] 国家医学考试中心. 国家医师资格考试临床执业医师实践技能应试指南 [M] . 北京: 人民卫生出版社, 2008.

[5] 姜保国, 陈红. 中国医学生临床技能操作指南 [M] . 3版. 北京: 人民卫生出版社, 2020.

[6] 张锟, 张新庆. 腰椎穿刺术的正确操作及注意事项 [J] . 中国全科医学 (医生读者版), 2009, (3) : 33-34.

第三节 腰椎穿刺术理论测试题

一、课前测试题

1. 正常人侧卧位时腰穿脑脊液压力为（ ）

A. 70 ～ 180mmH_2O　　B. 70 ～ 200mmH_2O

C. 80 ～ 180mmH_2O　　D. 80 ～ 200mmH_2O

2. 以下描述错误的是（ ）

A. 腰椎穿刺点为L3 ～ L4或L4 ～ L5棘突间隙

B. 经过的层次是皮肤、皮下、棘上韧带、棘间韧带、黄韧带，到达脊髓腔

C. 腰椎穿刺时若无液体引出，应拔出针芯后调整位置，观察有无脑脊液流出

D. 以穿刺点为中心消毒直径约15cm

3. 腰椎穿刺时采用的体位是（ ）

A. 仰卧位　　B. 侧卧屈髋抱膝

C. 膝胸卧位　　D. 截石位

4. 下列疾病中，不需要做腰穿的是（ ）

A. 吉兰-巴雷综合征　　B. 蛛网膜下腔出血

C. 脑膜炎　　D. 重症肌无力

5. 有助于降低穿刺后头痛的是（ ）

A. 多喝水　　B. 头部抬高45°

C. 用粗的穿刺针穿刺　　D. 穿刺针针尖斜面向上

二、课后测试题

1．下列属于腰椎穿刺术禁忌的是（　）

A．视神经盘水肿　　B．头痛昏迷原因不明者

C．脑膜刺激征阳性者　　D．椎管内给药

2．腰穿取标本时需进入腔隙是（　）

A．硬膜下腔　B．硬膜外腔　C．椎旁间隙　D．蛛网膜下腔

3．腰椎穿刺后须去枕平卧位4～6小时，其目的是防止（　）

A．穿刺部位出血　　B．穿刺部位感染

C．低压性头痛　　D．颅内感染

4．对于颅内高压患者，腰椎穿刺的主要危险是（　）

A．引起脑出血　　B．诱发脑疝

C．引起癫痫发作　　D．引起感染

5．做压腹试验时，脑脊液在测压管中液平面不上升说明（　）

A．脑脊液压力升高　　B．脑脊液压力降低

C．椎管阻塞　　D．腰椎穿刺针不在蛛网膜下腔

参考答案与解析

一、课前测试题

1．A

【解析】正常人侧卧位时腰穿脑脊液压力为70～180mmH_2O。

2．C

【解析】在腰椎穿刺时，如果需要重新调整针头位置或深度，应该小心谨慎地进行，避免拔出针芯，以确保脑脊液的稳定和准确采集。

3．B

【解析】侧卧屈髋抱膝可以使腰椎尽量后凸以增宽椎间隙，便于进行腰椎穿刺操作。

4．D

【解析】重症肌无力是一种神经肌肉接头传递障碍的获得性自身免疫性疾病，脑脊液无明显改变。

5．A

【解析】腰穿后多喝水可保持体液平衡，促进脑脊液生成，从而减轻头痛症状。

二、课后测试题

1．A

【解析】视神经盘水肿是指视神经盘区域的水肿，可能是颅内压增高、脑肿瘤、颅内感染等引起的。进行腰椎穿刺时，如果患者存在视神经盘水肿，可能会因为颅内压力异常增高而导致严重的并发症，如脑疝等。

2．D

【解析】蛛网膜下腔是脑脊液流动的空间，位于软脑膜和蛛网膜之间，是腰穿取标本的主要目标。在腰穿过程中，腰椎穿刺针会穿过硬脑膜和蛛网膜，进入蛛网膜下腔，从而抽取脑脊液进行检查。

3．C

【解析】低压性头痛是腰椎穿刺后常见的并发症之一。腰椎穿刺后，由于抽取了一定量的脑脊液，脑脊液可能压力下降，形成低脑脊液压力。平卧位可以减少脑脊液的流动，并有助于维持脑脊液压力，防止低脑脊液压力导致的头痛。

4．B

【解析】脑疝是一种严重并危及生命的病理状态，指颅内结构的移位和压迫，使之突破颅腔并压迫脑干或脊髓。脑疝的发生可能导致呼吸抑制、心跳减慢、昏迷等严重后果。在颅内高压患者中进行腰椎穿刺可能会导致脑脊液压力的突然下降，从而增加脑疝的风险。

5．D

【解析】在压腹试验中，脑脊液在测压管中液平面不上升，通常是因为腰椎穿刺针的位置不正确，没有成功进入蛛网膜下腔。正常情况下，腰椎穿刺针应该进入蛛网膜下腔，脑脊液会从脑脊液腔流入测压管，导致液平面上升。如果腰椎穿刺针没有进入蛛网膜下腔，脑脊液就无法自由流动，导致测压管中的液平面不会上升。

第四节 腰椎穿刺术操作评价表

适合学员同伴互评

腰椎穿刺术操作核查表

序号	操作行为概要	执行情况（是√否×部分△）
1	自我介绍	
2	核对患者信息（姓名、床号等），了解病史，评估患者病情，明确穿刺目的，排除禁忌证，有无麻醉药过敏史，签署知情同意书	
3	测量生命体征，嘱患者术前排空小便	
4	术者戴帽子、口罩，洗手	
5	物品准备齐全	

序号	操作行为概要	执行情况（是√否×部分△）
6	协助患者摆好体位	
7	穿刺点选择正确，消毒3遍	
8	开包，戴无菌手套，检查消毒指示卡，核对和检查包内器械	
9	消毒，铺洞巾，逐层浸润麻醉	
10	正确穿刺，测量脑脊液压力	
11	缓慢放液至标本管，标记并送检	
12	术毕插入针芯，快速拔针、按压	
13	消毒穿刺点，无菌纱布覆盖和固定	
14	复测生命体征（可口述），观察患者有无不良反应，告知注意事项	
15	物品复位整理，分类处理医疗垃圾	
16	洗手、脱手套，做好穿刺记录（口述）	
17	操作熟练、稳重，操作顺序有条理、不慌乱	
18	有无菌意识	
19	操作中和患者保持沟通，不断观察有无异常反应	
20	操作中注重人文关怀，体现爱伤意识	

适合教师评价学员

腰椎穿刺术操作评分表

项目	检查内容与评分要点	满分	扣分
操作前准备（17分）	自我介绍，核对患者信息	3	
	评估病情：有无过敏史（1），明确穿刺目的（1），有无禁忌证（1），签署知情同意书（2）	5	
	嘱患者排空小便、保护患者隐私	2	
	术者戴帽子、口罩，洗手	3	
	物品准备：腰穿包（内含腰椎穿刺针、测压管、5ml注射器、洞巾、纱布、棉球、试管5个）、棉签、碘伏、2%利多卡因注射液、无菌手套、免洗手消毒剂、胶布、生活垃圾桶、医疗垃圾桶、锐器盒等。核对有效期	4	

项目	检查内容与评分要点	满分	扣分
定位、消毒和麻醉（30分）	协助患者取侧卧位（1），背部与床面垂直（1），脊柱与床面平行（1），头向前胸部屈曲（1），双手抱膝紧贴腹部，使躯干呈弓形，使腰椎尽量后凸以增宽椎间隙，便于进针（1）	5	
	充分暴露患者背部（1），以双侧髂嵴最高点连线或髂后上棘连线与后正中线处为穿刺点，此处相当于第3～4腰椎间隙，也可以在上一或下一腰椎间隙进行（3），做好标记（1）	5	
	查看腰椎穿刺包消毒日期并开包	1	
	戴无菌手套熟练。过程中如有污染，重新更换无菌手套（扣2分）	3	
	检查消毒指示卡（0.5），核对包内器械（0.5），检查穿刺针是否通畅（0.5），试管有无破损（0.5）	2	
	碘伏消毒：消毒范围以穿刺点为中心，由内向外消毒直径不小于15cm（1），消毒3遍（1），消毒范围依次缩小（1）	3	
	注意勿留空隙，棉签不要返回已消毒区	2	
	正确覆盖并固定无菌洞巾（2），注意无菌原则（1）	3	
	核对局部麻醉药（名称、生产日期），抽取2%利多卡因注射液	2	
	逐层浸润麻醉：皮丘、垂直进针，边进针边回抽，退针后纱布按压	4	
穿刺（23分）	一手固定穿刺点皮肤（1），一手持穿刺针（1），垂直皮肤进针（2），针尖可稍倾向头侧，有突破感后停止进针，缓慢抽出针芯（4）	8	
	见脑脊液流出后插回针芯。若无脑脊液流出，调整穿刺针位置，此时进针或转动穿刺针均应插回针芯。不以是否有脑脊液流出为评分点	2	
	嘱患者放松下肢，或请助手协助缓慢将双腿略伸直（1），连接测压管并测脑脊液压力（2）。能说出脑脊液压力正常值：40～50滴/分，或70～180mmH_2O（2）	5	
	正确缓慢留取脑脊液标本（病原学、生化、常规、细胞学）	3	
	术毕插入针芯，快速拔出穿刺针	2	
	无菌纱布按压（1），消毒穿刺点（1），无菌纱布覆盖和胶布固定（1）	3	
操作后处理（12分）	复测生命体征（可口述），观察患者有无不良反应	2	
	交代术后注意事项，嘱患者去枕平卧4～6小时	4	
	分类整理物品（1），医疗垃圾分类处理正确（1），标本送检（1）	3	
	洗手、脱手套，做好穿刺记录（口述）	3	
整体评价（18分）	操作过程不断观察患者有无异常反应	3	
	无菌观念（如果有重大错误可直接扣除15分）	5	
	人文关怀，体现爱伤意识	5	
	良好的医学职业素养：着装整洁、举止大方、语言文明、操作熟练、有条理、不慌乱	5	
计分	实际得分	100	
备注	合格标准：60～80分 优良标准：80～90分 优秀标准：90分以上		

评分人：　　　　　　　　　　　　　　　　　　评分日期：

第十四章

骨髓穿刺术

(Bone Marrow Aspiration)

第一节 骨髓穿刺术教学教案

总体教学设计				
课程名称	骨髓穿刺术			
授课教师		职称		专业	
辅助教师		职称		专业	
学情分析	**教学对象：**住院医师规范化培训医师（一年级）。 **学习基础：**教学对象在本科阶段获得相关的临床医学理论知识，并通过临床见习及实习，具备骨髓穿刺术的相关理论和操作能力基础。 **学习特点：**住培医师从实习生角色到正在接受规范化培训医师的过渡至关重要，他们有积极主动的学习态度，渴望提高临床技能。在教学中应将理论知识与实际临床技能相结合，并强调临床技能的规范化，以提高住培医师临床实际应用能力。 **学习需求：**骨髓穿刺术是临床实践所需的基本技能，也是国家医师资格实践技能考试的必要内容。住培医师需要在这些方面进一步提高，以确保患者安全和有效治疗。临床上骨髓穿刺术为高风险操作，普通学员几乎没有机会将该技能在真实患者上实践。模拟教学对培训医护人员按标准流程进行骨髓穿刺术准备、实施骨髓穿刺术操作、操作后管理十分必要。对于急诊、内科、儿科、重症等专业住培医师，接触真实需要骨髓穿刺患者前，建立规范操作习惯也是患者安全的有力保障。			
教学需求分析	该项操作属于侵入性操作，因此，准确评估骨髓穿刺的适应证和禁忌证、掌握操作流程、正确选择穿刺位点很重要。同时必须掌握麻醉、穿刺、涂片技巧，严格执行无菌操作，做好患者告知与安抚，也是本次课程对学员的基本要求。根据患者病情综合评价骨髓穿刺的适应证，做出合理的操作决策，是对学员更进一步的学习要求。			
师生比	1∶12	授课学时	3学时（135分钟）	
授课时间		授课地点		
学习目标	（一）知识认知目标（knowledge） 1. 准确说出骨髓穿刺术的适应证和禁忌证。 2. 正确叙述骨髓穿刺术的操作流程及注意事项。 （二）动作技能目标（skill） 1. 在模型或标准化患者身上正确指出常用的骨髓穿刺位点。 2. 按照标准流程独立、规范地实施骨髓穿刺术。 3. 综合评价患者病情，做出骨髓穿刺术的合理决策。 （三）情感价值目标（attitude） 树立学员正确的无菌观念和爱伤观念。			

<table>
<tr><td>教学重点及
教学方法</td><td colspan="4">教学重点
1. 准确说出骨髓穿刺术的适应证和禁忌证（包括相对禁忌证和绝对禁忌证）。
2. 在模型或标准化患者身上正确指出常用的骨髓穿刺位点、体表标志位置识别。
3. 无菌观念：强调维持手术环境的无菌性的重要性，以最小化感染风险。
4. 并发症处理：如何识别和处理潜在的并发症，如出血、感染或对周围结构的损伤。
教学方法：采取互动式教学、PPT教学、视频教学、示范式教学、同伴互学、案例模拟及引导反馈等教学方法。</td></tr>
<tr><td>教学难点及
教学方法</td><td colspan="4">教学难点
1. 如何根据患者的年龄、体型、病情等因素选择合适长度和直径的穿刺针头。
2. 定位后，注射麻醉药导致局部肿胀，影响穿刺时定位准确；穿刺角度错误可能会导致出血、伤害神经或器官等并发症。
3. 操作程序的侵入性和潜在的并发症可能会引起住院医师的焦虑和压力，影响他们有效地学习和执行操作程序。
教学方法：实操课程运用改良Peyton教学法、鼓励性教学法、示范式教学、同伴利用核查表互评互学、案例模拟及引导反馈等教学方法。</td></tr>
<tr><td>学员易错点</td><td colspan="4">1. 未充分了解患者的病情、病史，评估患者的手术风险，并进行适当的检查和预防措施等准备工作。
2. 操作不规范，易造成患者疼痛和身体损伤。
3. 不注意无菌操作，造成感染等后果。
4. 穿刺深度不足，易导致骨髓液采集不到或者质量较差。
5. 穿刺结束后忘记同时送检3～5张患者外周血涂片。
6. 未适当止血，易出现出血等并发症。
7. 未及时发现及处理并发症。
8. 骨穿针未旋转进针和出针。</td></tr>
<tr><td>课程思政
元素/案例及
融合方法</td><td colspan="4">在课程中，教师要引导学员把模拟人当作现实中的病患对待，在整个操作过程中，始终贯穿医学人文关怀，体现爱伤观念，时刻谨记“生命至上，人民至上”。提前关注患者操作中可能出现的不适，培养学员的人文关怀精神。同时，要求学员在操作过程中，严格遵守无菌原则，尊重患者的隐私和尊严，体现社会主义核心价值观。有助于培养一批具备专业技能、人文关怀和社会责任感的医学人才，为社会主义事业做出贡献。</td></tr>
<tr><td>总体
教学策略</td><td colspan="4">改良Peyton教学法、同伴互学、探究式学习、团队学习、复盘、沉浸式教学法、鼓励性教学法。</td></tr>
<tr><td rowspan="10">主要教学
内容与时间分配</td><td colspan="2">教学环节</td><td>内容</td><td>时间（分钟）</td></tr>
<tr><td>1</td><td>导入阶段
（5分钟）</td><td>破冰及课程介绍</td><td>5</td></tr>
<tr><td rowspan="6">2</td><td rowspan="6">教学阶段
（120分钟）</td><td>理论知识讲解、视频演示</td><td>20</td></tr>
<tr><td>分解示教及练习：术前准备</td><td>10</td></tr>
<tr><td>分解示教及练习：穿刺过程</td><td>30</td></tr>
<tr><td>分解示教及练习：术后管理</td><td>10</td></tr>
<tr><td>完整流程及练习</td><td>30</td></tr>
<tr><td>随堂测试，反馈</td><td>20</td></tr>
<tr><td>3</td><td>反馈阶段
（10分钟）</td><td>整体反馈及课程总结</td><td>10</td></tr>
</table>

<table>
<tr><td>教师准备</td><td colspan="4">1．教师获院级及以上师资认证，接受过专项培训并取得授课资格。
2．至少参加1次集体备课，初次授课应在课前进行试讲。
3．开课前1周，预定教学场地，向培训部提供用物清单（包括核查表、评分表电子版）。
4．认真阅读教案，明确教学目标。
5．根据教学对象课前测试情况做好学情分析，确定本次技能课程的重点和难点，需要拓展的知识点。
6．向学员发送课前信，安排课前学习任务，预习相关理论知识、操作视频等资料。
7．开课前1天确定课程包是否完整，再次阅读教案，复习流程。
8．开课前半小时到培训地点，检查用物及资料是否齐全、教室布置是否合理，调试多媒体设备，试播PPT和视频等。
9．主讲教师与辅助教师再次确认课堂流程及各自任务。
10．辅助教师组织学员签到，发放《骨髓穿刺术操作核查表》，引导学员分组就座。</td></tr>
<tr><td>学员准备</td><td colspan="4">1．课前信
（1）本次技能操作模拟培训的主要内容简介。
（2）一般信息：授课教师、参加人员、时间、地点、学时、教学目标。
（3）需要准备和注意的事宜。
2．课前学习资源
（1）人民卫生出版社，《2023年临床执业医师资格考试实践技能指导用书》，100～101页。
（2）人民卫生出版社，刘原、刘成玉主编《临床技能培训与实践》，354～356页。
（3）操作视频和操作流程。
3．完成课程要求
（1）完整参加课程。
（2）完成课后作业，包括学习报告、课后测试和持续练习。</td></tr>
<tr><td>场地准备</td><td colspan="4">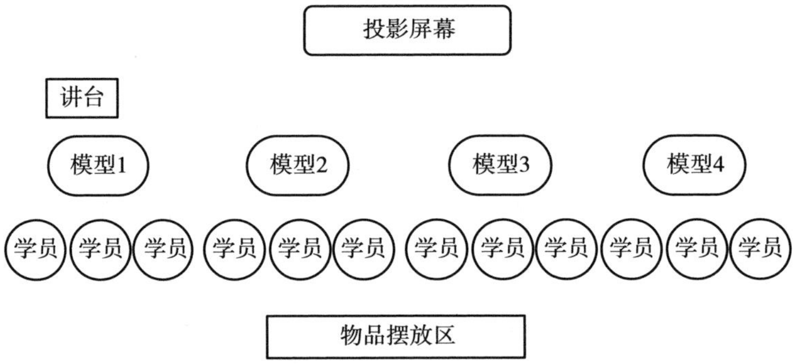
</td></tr>
<tr><td rowspan="9">用物清单
——
以12名学员分4组为例</td><td>序号</td><td>模型/设备/物品/资料名称</td><td>品规或相应要求</td><td>数量</td></tr>
<tr><td>1</td><td>骨髓穿刺模型</td><td>模型与学员比1∶3</td><td>4个</td></tr>
<tr><td>2</td><td>操作台（桌子）</td><td>放置骨穿模型</td><td>4个</td></tr>
<tr><td>3</td><td>治疗车</td><td>每台车配有免洗手消毒剂</td><td>4台</td></tr>
<tr><td>4</td><td>骨髓穿刺包</td><td>可重复使用</td><td>4套</td></tr>
<tr><td>5</td><td>碘酊</td><td>2%，或0.5%碘伏</td><td>4瓶</td></tr>
<tr><td>6</td><td>医用乙醇</td><td>75%</td><td>4瓶</td></tr>
<tr><td>7</td><td>治疗盘</td><td>常规</td><td>4个</td></tr>
<tr><td>8</td><td>棉签</td><td>无菌</td><td>若干</td></tr>
</table>

<table>
<tr><td rowspan="7">用物清单
——
以12名学员分4组为例</td><td>9</td><td>玻片</td><td>同穿刺包内玻片，备用</td><td>若干</td></tr>
<tr><td>10</td><td>无菌手套</td><td>型号齐全</td><td>按需</td></tr>
<tr><td>11</td><td>无菌小纱布</td><td>常规</td><td>按需</td></tr>
<tr><td>12</td><td>利多卡因注射液</td><td>2%（模拟）</td><td>4支</td></tr>
<tr><td>13</td><td>注射器</td><td>5ml、10ml、20ml</td><td>各4个</td></tr>
<tr><td>14</td><td>医疗垃圾桶</td><td>常规</td><td>4个</td></tr>
<tr><td>15</td><td>生活垃圾桶</td><td>常规</td><td>4个</td></tr>
<tr><td>模拟情境</td><td colspan="4">模拟情境一
患者王某，女性，5岁，因“全身皮肤多处瘀斑2天”入院，查血常规：WBC 8.5×10^9/L，Hb 127g/L，PLT 25×10^9/L。请为患者进行骨髓穿刺术，采集骨髓涂片5张。操作时间：10分钟。
分析要点：血小板减少不是骨髓穿刺的绝对禁忌证；注意询问凝血功能的结果，凝血功能无异常，予以穿刺。
模拟情境二
患者刘某，男性，18岁，因“发热3天，发现皮肤出血点1天”入院。查体：面色稍苍白，皮肤散在针尖大小出血点，心肺查体无异常，腹部膨隆，肝肋下3.0cm，脾肋下约7.0cm，质地较硬。血常规：WBC 30.8×10^9/L，Hb 68g/L，PLT 30×10^9/L。请为患者进行骨髓穿刺术，采集骨髓涂片5张。操作时间：10分钟。
分析要点：需要行骨髓穿刺术检查，选择巨脾患者的骨穿位点时需避免损伤脾脏。
模拟情境三
患者肖某，女性，25岁，因“反复发热2月余，皮肤瘀斑10天”入院。查体：T 39.8℃，烦躁不安。辅查血常规：WBC 1.3×10^9/L，Hb 58g/L，N 0.01×10^9/L，L 89%，PLT 6×10^9/L。请为患者进行骨髓穿刺术，采集骨髓涂片5张。操作时间：10分钟。
分析要点：操作前应该充分评估气道、呼吸、循环情况，确定病情稳定能够耐受操作；给予退热及适当的镇静处理；询问凝血功能检查结果。</td></tr>
</table>

<table>
<tr><th colspan="4">详细教学设计</th></tr>
<tr><th>阶段分配</th><th>教学内容</th><th>教学方法</th><th>时间（分钟）</th></tr>
<tr><td rowspan="3">导入阶段
（5分钟）</td><td>破冰，介绍周围环境及课程安排等。
分组：12名学员平均分成4组，每组一个模型单元。</td><td>师生互动</td><td rowspan="3">5</td></tr>
<tr><td>通过案例引入课程主题。</td><td>案例分析</td></tr>
<tr><td>明确学习目标。</td><td>PPT讲授</td></tr>
<tr><td rowspan="3">教学阶段
（120分钟）</td><td>回顾骨髓穿刺术的重要理论知识点。</td><td>PPT讲授</td><td>10</td></tr>
<tr><td>观看完整骨髓穿刺操作视频，观看过程中不进行讲解。</td><td>视频演示
改良Peyton</td><td>10</td></tr>
<tr><td>分步示教及练习（术前准备）
1. 身份核对，隐私保护。
2. 评估适应证及禁忌证。
3. 询问过敏史、知情同意。
4. 物品准备。</td><td>改良Peyton
示范教学
刻意练习
图片辅助</td><td>10</td></tr>
</table>

<table>
<tr><td rowspan="5">教学阶段
（120分钟）</td><td>分步示教及练习（穿刺过程）
1. 穿刺点定位、消毒、铺巾。
2. 局部麻醉。
3. 穿刺及涂片。
4. 拔针，插回针芯，拔针，按压穿刺点消毒，纱布覆盖，敷料固定。</td><td>改良Peyton
示范教学
刻意练习</td><td>30</td></tr>
<tr><td>分步示教及练习（术后管理）
1. 复原衣物。
2. 告知患者术后注意事项。
3. 垃圾分类。</td><td>改良Peyton
示范教学
刻意练习</td><td>10</td></tr>
<tr><td>每组学员编为1、2、3号，进行全流程的操作练习。学员在进行练习时，组内其他学员持核查表观察有无错漏并反馈。练习结束后交换角色继续练习。</td><td>刻意练习
同伴互学
核查法</td><td>30</td></tr>
<tr><td>学员分两组完成随堂测试。</td><td>案例模拟
评分法</td><td rowspan="2">20</td></tr>
<tr><td>每位学员抽取一个模拟临床情境案例，学员根据患者情况综合评价后合理实施骨髓穿刺操作。</td><td>引导反馈</td></tr>
<tr><td rowspan="4">反馈阶段
（10分钟）</td><td>对学员的表现给予评价。</td><td rowspan="2">互动讨论</td><td rowspan="4">10</td></tr>
<tr><td>询问学员有无疑问并解答。</td></tr>
<tr><td>回顾教学目标做课程总结。</td><td rowspan="2">总结归纳</td></tr>
<tr><td>布置课后学习任务。</td></tr>
<tr><td>学习效果评价</td><td colspan="3">1. 评价方法：评价表评价。
2. 评价表：见本章第四节。</td></tr>
<tr><td>课后作业</td><td colspan="3">1. 请学员以小组为单位查阅相关资料完成以下学习任务，并于课后1周内提交学习报告。
（1）请说出何时选择胫骨骨髓穿刺，具体穿刺点定位及穿刺时的注意事项是什么？
（2）抽取骨髓液时如遇到干抽现象应如何处理？
（3）骨髓穿刺除了抽取骨髓液进行相关检查外，还可能在什么情况下使用？
2. 在72小时内完成课后测试。
3. 鼓励学员前往技能中心强化练习，强调骨髓穿刺术需要反复练习，避免技能退化。
4. 通过基于胜任力的考核后，可以在教师的监督下为真实患者进行骨髓穿刺操作。</td></tr>
<tr><td>专业英语词汇</td><td>骨髓穿刺术 bone marrow aspiration
髂前上棘 anterior superior iliac spine</td><td colspan="2">胸骨柄 sternal manubrium, manubrium sterni
腰椎棘突 spinous process of lumbar vertebra</td></tr>
<tr><td>参考教学资料</td><td colspan="3">[1] 医师资格考试指导用书专家编写组. 2023年临床执业医师资格考试实践技能指导用书 [M]. 北京：人民卫生出版社，2022.
[2] 万学红，卢雪峰. 诊断学 [M]. 9版. 北京：人民卫生出版社，2018.
[3] 黄晓军. 血液病学 [M]. 北京：人民卫生出版社，2008.
[4] 马明信，贾继东. 物理诊断学 [M]. 4版. 北京：北京大学医学出版社，2019.
[5] 刘原，刘成玉. 临床技能培训与实践 [M]. 2版. 北京：人民卫生出版社，2021.</td></tr>
<tr><td>教学反思</td><td colspan="3">围绕教学目标是否达成，教学方法是否恰当，教学时间分配是否合理，改进方法等。</td></tr>
<tr><td>知识拓展</td><td colspan="3"></td></tr>
</table>

案例编写	教案作者：胡智立 作者单位：深圳市南山区人民医院 联系邮箱：2638138341@qq.com

第二节 骨髓穿刺术操作规范

【扫码观看视频】

一、目的

1. 诊断作用：通过检查骨髓细胞增生程度、细胞组成及其形态学变化、细胞遗传学检查（染色体检查）、造血干细胞培养、寄生虫和细菌学检查等协助临床诊断。

2. 治疗作用：观察疗效和判断预后，或为骨髓移植提供骨髓。

二、适应证

1. 各类血液病的诊断，以及检查全身肿瘤性疾病是否有骨髓侵犯或转移。

2. 原因不明的肝、脾、淋巴结肿大及某些发热原因未明者。

3. 某些传染病或寄生虫病需要骨髓细菌培养或涂片寻找病原体，如伤寒杆菌的骨髓培养及骨髓涂片寻找疟原虫和利－杜小体。

4. 诊断代谢性疾病，如戈谢病（Gaucher disease），只有骨髓找到戈谢细胞，才能最后确定诊断。

5. 观察血液病及其他骨髓侵犯疾病的治疗反应和评估其预后。

6. 为骨髓移植提供足量的骨髓。

三、禁忌证

1. 血友病及有严重凝血功能障碍者，当骨髓检查并非唯一确诊手段时，不宜进行此种检查，以免引起局部严重迟发性出血。

2. 拟行骨髓穿刺处局部皮肤有感染者。

3. 妊娠早期或妊娠晚期。

四、操作前准备

1. 操作者准备

（1）掌握骨髓穿刺操作相关知识，了解患者病情、穿刺目的。

（2）操作者摆放好患者体位，选择好穿刺点并标记。

（3）操作者洗手，戴好帽子、口罩。

（4）操作者（或制片助手）根据骨髓穿刺目的制作合格且规范的骨髓片。

2．用物准备

（1）治疗车（含生活垃圾桶、医疗垃圾桶、锐器盒）。

（2）骨髓穿刺包（内含骨髓穿刺针、无菌盘、镊子、洞巾、纱布2块、棉球若干、2ml或5ml注射器1个，10ml或20ml注射器1个、干净玻片6～8张、推片1张、EDTA抗凝管1支、肝素抗凝管数支）。

（3）无菌手套、2%碘酊（或0.5%碘伏）、75%乙醇、2%利多卡因2ml、胶布。

3．患者准备

（1）检查凝血功能结果，询问过敏史，以决定是否适合做骨髓穿刺术检查。

（2）向患者或其家属说明骨髓穿刺的目的、操作过程及可能出现或应注意的问题，签署知情同意书。

（3）告知需要配合的事项（操作过程中可能会有疼痛等不适及时报告，穿刺后3天内穿刺部位不要着水，并保持清洁等）。

（4）测量生命体征。

（5）评估穿刺处皮肤情况，有无破损或感染。

五、操作步骤

1．体位：骨髓穿刺的体位因穿刺点的选择部位不同而异（仰卧位常用于髂前上棘、胸骨作为穿刺点时，髂后上嵴穿刺可选俯卧位、侧卧位，腰椎棘突穿刺可选侧卧位或坐位）。

2．穿刺点的选择

（1）髂后上棘：骶椎两侧、臀部内上方突出的部位。此处骨质薄，进针容易，骨髓液丰富，血液稀释的可能性小。患者取俯卧位。

（2）髂前上棘：髂前上棘后1～2cm处，该处骨面平坦，易于固定，操作方便。但此处骨质硬，骨髓腔小，常用于翻身困难、需多部位穿刺的患者。患者取仰卧位。

（3）胸骨柄：第1、2肋间之间的胸骨部位（不作为常规穿刺，只有当其他部位穿刺不成功时才考虑）。患者取仰卧位。

（4）腰椎棘突：腰椎棘突突出处。患者取坐位或侧卧位，极少选用。

（5）胫骨粗隆：小于3岁儿童可选择胫骨上端，膝关节下3cm处，患儿取仰卧位（临床上以髂前上棘、髂后上棘最常用，尤其髂后上棘骨质薄、骨髓腔大、量多，较难稀释）。

主要要点：穿刺点避开局部皮肤感染灶，确定后标记穿刺点。

3．消毒铺巾

（1）准备：在两个消毒小杯内分别放入数个棉球，助手协助，分别倒入少量2%碘酊和75%乙醇。

（2）消毒：以定位穿刺点为中心，先用2%碘酊消毒一遍，消毒半径15cm左右，等待1分钟干燥后，再用75%乙醇以同样方式消毒两遍；也可单用0.5%碘伏同样消毒两遍。

（3）开包：检查骨穿包有效期，打开外层3/4，戴无菌手套，打开剩余1/4。清点包内物品，检查穿刺针通畅性及密闭性。

（4）铺巾：无菌洞巾中心对准穿刺点，当采取坐位或侧卧位时，应以胶布固定无菌洞巾于患者衣服上。

4．麻醉

（1）准备：双人核对利多卡因注射液，2ml注射器或5ml注射器抽吸2%药液。

（2）在穿刺点局部皮下注射形成1个皮丘，将注射器垂直于皮肤表面，缓缓刺入。

（3）间断负压回抽，如无鲜血吸出，则注射麻醉药，逐层浸润麻醉各层组织，直至骨膜。要求以定位穿刺点为中心，对骨膜进行多点（3～4个点）麻醉，以达到麻醉一个面，而非一个点，这样可防止因穿刺点与麻醉点不完全相符而引起的疼痛。

5．穿刺

（1）准备：根据麻醉时的进针深度，将骨穿针的固定器固定在适当的长度上（成人用16号或18号穿刺针，儿童用12号穿刺针）。

（2）穿刺：操作者左手拇指和示指固定穿刺部位，右手持骨穿针与骨面呈垂直方向刺入，当穿刺针针尖接触骨面时，则沿骨穿针的针体长轴左右旋转穿刺针，以缓慢钻刺骨质并向前推进，当突然感到穿刺阻力消失，即有突破感且穿刺针已固定在骨内时，表示穿刺针已进入骨髓腔内。

（3）抽吸：拔出穿刺针针芯，放于无菌盘内，接上干燥的10ml或20ml注射器（注射器预先回抽1～2ml空气），当用负压回抽见到注射器内有骨髓液时，标志穿刺已成功。

6．抽取骨髓液

（1）当用负压回抽见到注射器内有骨髓液时，若为了骨髓涂片进行常规骨髓细胞学检查，则应该用适当的力量迅速抽取骨髓液0.1～0.2ml，即注射器针栓部分见到骨髓液即可。

（2）如果需要做骨髓液的其他检查时，应在留取骨髓液涂片标本后，再抽取需要量的骨髓液。

7．制片：取下注射器，插入针芯，迅速将留取在注射器内的骨髓液滴于载玻片上，由操作者或助手用推片蘸取少许骨髓液快速涂片6～8张（具体制片数量视需要而定）。

8．拔针

（1）抽取骨髓液结束，拔除插入针芯的穿刺针。

（2）局部消毒，无菌纱布盖住针孔，按压1～3分钟（具体时间视出血情况而定），用胶布固定。

9．标本处理

（1）骨髓穿刺结束后采集患者外周血涂片3～5张，连同骨髓涂片和申请单送骨髓检查室。

（2）其他骨髓液根据临床需要，进行相应检查。如骨髓干细胞培养、染色体和融合基因检查、骨髓细胞流式细胞术检查及骨髓液细菌培养等检查。

六、操作后处理

1．穿刺结束后，冲洗穿刺针，将用过的手套、注射器、纱布放入指定医疗垃圾桶，将穿刺包放在指定回收地点。

2．术后确认取材是否合适，必要时多部位穿刺取材或行骨髓活检。

3．术后再次复测生命体征，嘱患者穿刺部位保持清洁、干燥，有异常询问医生。

七、并发症及处理

1．穿刺针被折断在骨内：很罕见，常由于骨穿针针头进入骨质后，操作者摆动过大，或在穿刺过程中，由于骨质坚硬，难以达到骨髓腔，强行进针所致。为了防止穿刺针被折断，骨穿针针头进入骨质后，不要摆动过大；穿刺过程中，如果感到骨质坚硬，难以达到骨髓腔，不可强行进针。若穿刺针被折断在骨内，可请外科处理。

2．局部皮肤出血和红肿感染，对症处理即可。

八、注意事项

1．骨髓穿刺前应进行凝血检查，血友病患者禁止骨髓穿刺检查。

2．骨髓穿刺针和注射器必须干燥，以免发生溶血。

3．穿刺针针头进入骨质后避免摆动过大，以免折断。胸骨穿刺时不可用力过猛、穿刺过深，以防穿透内侧骨板而发生意外（损伤心脏和大血管危及生命）。

4．穿刺过程中，如果感到骨质坚硬，难以进入骨髓腔，不可强行进行，以免断针。应考虑可能为石骨症，及时行骨骼X线检查，以明确诊断。

5．若未能抽出骨髓液，可能是穿刺的深度或方向不合适，或骨质、组织堵塞穿刺针，此时应重新插上针芯，稍加旋转或再钻入少许，重新接上注射器再行抽吸。若仍抽不出骨髓成分或仅吸出少许稀薄血液，可能是疾病原因，如骨髓纤维化或急性白血病等导致骨髓成分黏稠。此时应进行骨髓活检。

6．做骨髓细胞形态学检查时，抽取的骨髓液不可超过0.2ml，以免骨髓稀释，影响结果判定。

7．穿刺抽取骨髓液后立即涂片，避免凝固。

8．送检骨髓液涂片（一般多于4张）时加送3～5张外周血涂片，协助分析造血情况。

九、相关知识

1．穿刺点局部解剖特点

（1）髂后上棘穿刺部位骨髓腔大，骨髓量多，穿刺容易成功。特别是为骨髓移植提供大量骨髓时，常首先将此部位作为穿刺点。

（2）髂前上棘穿刺部位易于固定，操作方便，无危险性，但骨髓成分次于髂后上棘。

（3）胸骨穿刺部位骨髓液含量丰富，但胸骨较薄（胸骨外板厚仅1.33mm，髓腔7.5mm），其后方为大血管和心脏，若穿通胸骨会导致意外。

2．骨髓穿刺成功的标志

（1）按照骨髓穿刺技术常规操作，顺利完成穿刺。

（2）抽取骨髓液时患者有短暂锐痛。

（3）骨髓液中可见淡黄色骨髓小粒。

（4）骨髓涂片中杆状核与分叶核粒细胞的比例大于血涂片中杆状核与分叶核粒细胞的比例。

（5）骨髓涂片中可见巨核细胞、浆细胞和网状细胞等骨髓特有的细胞。

3. 制片技术

（1）当骨髓液抽取过多可能有血液稀释时，为尽量减少稀释，制片时可采取以下两种措施：将骨髓液迅速滴于倾斜载玻片的上方，任其稀释的血液下流，用上方流下的骨髓液制片；或将骨髓液滴于水平放置的载玻片上，迅速用注射器回吸过多稀释的血液，再用剩余的骨髓液制片。

（2）合格而规范的骨髓片要求达到：有头、体、尾三部分，涂片厚薄应适宜，即估计骨髓细胞增生极度活跃时涂片要薄，增生低下或重度低下时涂片要厚。

十、相关临床情境及临床思维分析

模拟情境一：患者王某，女性，5岁，因“全身皮肤多处瘀斑2天”入院。查血常规：WBC 8.5×10^9/L，Hb 127g/L，PLT 25×10^9/L。请为患者进行骨髓穿刺术，采集骨髓涂片5张。操作时间：10分钟。

临床思维分析以下问题。

1. 血小板减少不是骨髓穿刺的绝对禁忌证。

2. 注意询问凝血功能的结果，凝血功能无异常，予以穿刺。

模拟情境二：患者刘某，男性，18岁，因“发热3天，发现皮肤出血点1天”入院。查体：面色稍苍白，皮肤散在针尖大小出血点，心肺查体无异常，腹部膨隆，肝肋下3.0 cm，脾肋下约7.0 cm，质地较硬。血常规：WBC 30.8×10^9/L，Hb 68g/L，PLT 30×10^9/L。请为患者进行骨髓穿刺术，采集骨髓涂片5张。操作时间：10分钟。

临床思维分析以下问题。

1. 需要行骨髓穿刺术检查。

2. 选择巨脾患者的骨穿位点时需避免损伤脾脏。

模拟情境三：患者肖某，女性，25岁，因“反复发热2月余，皮肤瘀斑10天”入院。查体：T 39.8℃，烦躁不安。辅查血常规：WBC 1.3×10^9/L，Hb 58g/L，N 0.01×10^9/L，L 89%，PLT 6×10^9/L。请为患者进行骨髓穿刺术，采集骨髓涂片5张。操作时间：10分钟。

临床思维分析：操作前应该充分评估气道、呼吸、循环情况，确定病情稳定能够耐受操作。患者发热，应给予退热及适当的镇静处理，注意提前查看凝血功能检查结果。

十一、参考资料

[1] 医师资格考试指导用书专家编写组. 2023临床执业医师资格考试实践技能指导用书[M]. 北京：人民卫生出版社，2022.

[2] 万学红，卢雪峰. 诊断学[M]. 9版. 北京：人民卫生出版社，2018.

[3] 黄晓军. 血液病学[M]. 北京：人民卫生出版社，2008.

[4] 马明信，贾继东. 物理诊断学[M]. 4版. 北京：北京大学医学出版社，2019.

[5] 刘原，刘成玉. 临床技能培训与实践[M]. 2版. 北京：人民卫生出版社，2021.

第三节　骨髓穿刺术理论测试题

一、课前测试题

1. 以下属于骨髓穿刺术适应证的是（　）

A. 治疗骨骼疾病　　B. 诊断和治疗血液系统疾病

C. 治疗肿瘤　　D. 诊断呼吸系统疾病

2. 下列哪种情况是禁忌行骨髓穿刺术的（　）

A. 肺炎　　B. 骨骼损伤

C. 血小板减少　　D. 急性白血病

3. 骨髓穿刺术最常用的穿刺部位是（　）

A. 腰椎　　B. 坐骨

C. 胸骨　　D. 髂后上棘

4.（多选）骨髓穿刺的目的是（　）

A. 诊断和治疗作用

B. 做骨髓细胞学、染色体、细胞免疫分型等检查

C. 有助于血液病、恶性肿瘤、寄生虫病、贮积性疾病等的诊断

D. 可做造血干细胞培养、细菌培养、供干细胞移植使用等

5.（多选）骨髓穿刺术的适应证是（　）

A. 明确各类血液病的诊断和全身肿瘤性疾病有无骨髓侵犯或转移

B. 原因不明的肝脾、淋巴结肿大，以及某些发热未明者

C. 某些传染病或寄生虫病查找病原体

D. 观察血液病及其他骨髓侵犯疾病的治疗反应和判断预后

二、课后测试题

1. 一名27岁的患者来就诊，血常规提示血小板数量减少，医生考虑进行骨髓穿刺术以明确诊断，下列哪种情况是骨髓穿刺术的常见适应证（　）

A. 脑震荡　　B. 肾结石

C. 面部瘀斑　　D. 血小板减少症

2. 一位60岁的患者被转诊至血液科，病史中有持续性贫血的表现，医生考虑进行骨髓穿刺术以评估贫血的原因，下列哪个部位是常见的骨髓穿刺术操作部位（　）

A. 肩胛骨后缘　　B. 下颌角

C. 桡骨骺部　　D. 髂后上棘

3. 一名45岁的患者来诊，血常规检查显示白细胞计数明显升高，医生怀疑可能是白血病，下列哪项是骨髓穿刺术之前应进行的检查（　）

A. 胸部X线摄片　　B. 腹部CT扫描

C. 血常规检查　　D. 尿常规检查

4. 一位35岁的患者需进行骨髓穿刺术，医生建议使用局部麻醉，下列哪个是局部麻醉的特点（　）

A. 使患者完全失去知觉　　B. 通过静脉注射给药

C. 仅在穿刺部位局部使用　　D. 无须任何药物

5. 一位患者刚完成骨髓穿刺术，下列哪个是最常见的并发症（　）

A. 咳嗽　　B. 发热

C. 鼻出血　　D. 脱发

参考答案与解析

一、课前测试题

1. B

【解析】骨髓穿刺术是一种常用的诊断和治疗方法，主要用于血液系统疾病的诊断和治疗。通过从骨髓中获取样本，可以检查血细胞的生成和功能，以确定是否存在血液病理性改变或异常。此外，骨髓穿刺还可使用一些药物进行治疗，如骨髓移植和造血干细胞移植等。

2. B

【解析】骨髓穿刺术有一些禁忌证，其中之一是存在骨骼损伤的情况。骨骼损伤可能导致穿刺点周围的感染、出血或其他并发症，因此在这种情况下不适宜进行骨髓穿刺。其他选项中，肺炎、血小板减少和急性白血病并不是骨髓穿刺术的禁忌证，但需要综合患者的具体情况来判断是否进行该检查或治疗。

3. D

【解析】在骨髓穿刺术中，最常用的穿刺部位是髂后上棘。髂后上棘位于骨盆的后上方，是一块突起的骨头，较为容易识别和定位。选择髂后上棘作为穿刺点的原因是相对其他选项更容易操作，并且在此区域进行穿刺所引起的不适感相对较少。腰椎、坐骨和胸骨也可以作为穿刺部位，但使用较少，且需要根据具体情况进行选择。

4. ABCD

【解析】骨髓穿刺的目的是多方面的。首先，具有诊断和治疗的作用，可以帮助医生确定疾病的类型和严重程度，并指导后续的治疗方案。其次，骨髓穿刺可进行骨髓细胞学、染色体、细胞免疫分型等检查，通过观察和分析骨髓样本中的细胞形态、染色体结构和免疫表型等信息，进一步明确诊断。此外，骨髓穿刺还可以帮助诊断血液病、恶性肿瘤、寄生虫病、贮积性疾病等，因为这些疾病往往会导致骨髓中的异常变化。最后，骨髓穿刺还可以进行造血干细胞培养、细菌培养及供干细胞移植等操作，以供临床治疗使用。

5. ABCD

【解析】 骨髓穿刺术具有多种适应证。首先，可以用来明确各类血液病的诊断，通过观察骨髓样本中的细胞形态、染色体结构和免疫分型等信息，医生确认血液病的类型和严重程度。其次，骨髓穿刺术也可用于检测全身肿瘤性疾病是否存在骨髓侵犯或转移。再次，骨髓穿刺术适用于一些病情不明的患者，如出现原因不明的肝脾、淋巴结肿大，或者出现未明原因的发热等症状。此外，骨髓穿刺术在某些传染病或寄生虫病的诊断中也有应用。从骨髓样本中查找病原体，可以帮助医生明确诊断这些感染性疾病。最后，骨髓穿刺术还可用于观察血液病及其他骨髓侵犯疾病的治疗反应和判断预后。通过对治疗后的骨髓样本进行检查，可以评估疾病的进展情况及治疗效果，并帮助制定更好的治疗方案。

二、课后测试题

1. D

【解析】 骨髓穿刺术常用于诊断和治疗血液系统相关疾病，如血小板减少症。本例中，患者主要表现为血小板减少，作为常见的适应证，适于进行骨髓穿刺术明确诊断和制定治疗方案。

2. D

【解析】 骨髓穿刺术常在髂后上棘进行，这个部位骨髓丰富且较为容易取得。其他选项所提到的部位不是常见的骨髓穿刺术操作部位。

3. C

【解析】 在进行骨髓穿刺术之前，需要进行血常规检查。血常规检查可以提供关于血液细胞类型和数量的信息，帮助医生确定疾病的类型和严重程度，并指导治疗方案的制定。

4. C

【解析】 局部麻醉是指仅在手术切口或穿刺部位局部使用麻醉药。对于骨髓穿刺术，常使用局部麻醉，在穿刺部位附近注射麻醉药，以减轻患者的疼痛感，不需要使患者完全失去知觉，也不需要通过静脉注射给药。

5. B

【解析】 骨髓穿刺术后常见的并发症之一是发热，这是手术刺激引起的炎症反应所导致的。其他选项所提到的症状并不常见于骨髓穿刺术后。

第四节 骨髓穿刺术操作评价表

适合学员同伴互评

骨髓穿刺术操作核查表

序号	具体操作行为	执行情况 （是√否×部分△）
1	个人准备完善，自我介绍，核对患者信息	
2	评估患者病情，明确有适应证、无禁忌证，测量生命体征	
3	告知患者操作目的、过程及不良反应，签署知情同意书	
4	物品准备齐全	
5	根据病情和年龄选择患者体位	
6	准确定位穿刺点并标记，消毒	
7	取骨穿包，检查有效期和密封性，打开包装	
8	戴无菌手套，打开骨穿包内层 1/4	
9	清点包内物品是否齐全，铺无菌洞巾	
10	检查穿刺针是否通畅，固定穿刺针固定器，摆好玻片备用	
11	核对麻醉药，逐层浸润麻醉，在骨膜表面多点麻醉	
12	麻醉过程中注意观察患者有无不良反应	
13	垂直进穿刺针，到达骨膜后，针尖向下旋转缓慢进针直至进入骨髓腔	
14	干燥注射器抽吸骨髓液 0.1 ～ 0.2ml	
15	插回针芯，涂骨髓片，与外周血涂片一起送检	
16	拔针，按压，消毒穿刺点，覆盖敷料	
17	操作过程注意观察患者生命体征，询问患者感受	
18	操作完毕后复原患者衣物，交代术后注意事项	
19	垃圾分类	
20	着装整洁，仪表端庄，操作流畅，体现人文关怀	
21	严格执行无菌操作	

适合教师评价学员

骨髓穿刺术操作评分表

项目	检查内容与评分要点	满分	扣分
操作前准备（21分）	穿工作服，戴口罩、帽子，洗手（可口述）	2	
	自我介绍，核对床号、姓名	2	
	核查凝血功能结果，询问麻醉药过敏史、血友病史（3），知情同意并签字（2），测血压、脉搏正常（1），评估穿刺部位皮肤情况（2）	7	
	用物准备：骨髓穿刺包、碘伏（或碘酊、乙醇）、无菌棉签、手套、胶布、2%利多卡因注射液。检查物品是否在有效期内，包装是否完好	4	
	能说出骨髓穿刺术常用的体位并选择合适体位 1．髂前上棘、胸骨：仰卧位 2．髂后上棘：俯卧位、侧卧位 3．腰椎棘突：侧卧位、坐位	2	
	选择正确穿刺点（2），做好标记（1）。能说出常用的穿刺点（1） 1．髂前上棘：髂前上棘后1～2cm处，取骨面较平坦处 2．髂后上棘：骶椎两侧，臀部内上方，骨质突出处 3．胸骨：胸骨柄、胸骨体相当于1、2肋间隙处 4．腰椎棘突：腰椎棘突突出的部位 5．胫骨粗隆：膝关节下约3cm处	4	
消毒和麻醉（20分）	以穿刺点为圆心，由内向外消毒3次（2），消毒不留空隙，每次范围小于前一次（2），最后一次消毒大于洞巾直径，在15cm以上（2）	6	
	取骨穿包，检查包的有效期，打开骨穿包的外层3/4	2	
	戴无菌手套，打开骨穿包的内层1/4	2	
	清点物品，选择穿刺针并检查通畅性	2	
	中心对准拟穿刺点，铺洞巾，胶布固定洞巾	2	
	与助手双人核对麻醉药，正确开启药瓶	2	
	于穿刺点行皮丘注射，沿穿刺点垂直进针，边进针边回抽及推药，在骨膜表面行多点麻醉	4	

项目	检查内容与评分要点	满分	扣分
骨髓穿刺（39分）	将骨髓穿刺针固定器固定在适当的长度上	2	
	左手拇指及示指固定并绷紧穿刺部位的皮肤	2	
	沿穿刺点垂直进针	2	
	到达骨膜后，针尖向下旋转缓慢进针	2	
	感阻力消失时，固定穿刺针，拔出针芯	2	
	干燥的10ml或20ml注射器预先回抽1～2ml空气	2	
	将穿刺针接上注射器，抽出0.1～0.2ml骨髓液	2	
	注射器保持垂直向下拔出，插入针芯。将注射器内留存的骨髓滴于玻片上，立即涂6～8张骨髓片，涂片手法正确，连同3～5张外周血涂片一同送检（口述送检项目）	4	
	拔出穿刺针，用纱布按压1～3分钟	2	
	消毒穿刺点，敷料覆盖，胶布固定，按压针孔处	2	
	操作完成后，协助患者复原衣物，嘱患者保持伤口干燥2～3天	2	
	第一次操作即成功得15分，第二次操作才成功得10分，第三次以上操作成功得5分，未抽出骨髓液不得分	15	
总体评价（20分）	恢复物品，分类处理医疗垃圾	2	
	人文关怀 1. 操作前拉上屏风或床帘，保护患者隐私 2. 麻醉前告知患者可能有不适，安抚患者 3. 操作过程注意观察患者生命体征，如有头晕、面色苍白、出汗、心悸等不良反应，应立即停止操作，操作过程中注意询问患者的感受	6	
	术后观察生命体征、有无出血及继发感染等	2	
	违反无菌原则每次扣5分，最多扣10分	10	
计分	实际得分	100	
备注	1. 合格标准：60分以上 2. 若穿刺部位判断错误，从标记穿刺点开始不再得分		

评分人：　　　　　　　　　　　　　　　　评分日期：

第十五章

膝关节穿刺术

(Arthrocentesis of Knee Joint)

第一节　膝关节穿刺术教学教案

总体教学设计					
课程名称	膝关节穿刺术				
授课教师		职称		专业	
辅助教师		职称		专业	
学情分析	**教学对象**：住院医师规范化培训医师（二年级）。 **学习基础**：教学对象既往较少接触膝关节穿刺术，相关理论知识薄弱，不熟悉操作流程。 **学习特点**：本操作非执业医师资格考试必考项目，易被忽视。 **学习需求**：住培医师需明确膝关节穿刺术的适应证，熟练掌握膝关节穿刺术的操作流程，准确把握关键环节，知晓其禁忌证及可能出现的不良反应和后果，为进入相应科室轮转做准备。				
教学需求分析	膝关节穿刺是骨科、风湿免疫科临床常用的检查治疗方法之一，主要分为诊断性穿刺术和治疗性穿刺术，简便易行，操作较为安全，可协助诊断治疗痛风性关节炎、膝骨关节炎、化脓性关节炎等常见疾病，对骨科疾病、风湿免疫科疾病的诊断和治疗有重要价值。因此，住培医师应熟练掌握并应用本操作技术。				
师生比	1∶12		授课学时	4学时（180分钟）	
授课时间			授课地点		
学习目标	（一）知识认知目标（knowledge） 1. 准确描述膝关节穿刺术的适应证和禁忌证。 2. 正确叙述膝关节穿刺术的操作流程及注意事项。 （二）动作技能目标（skill） 1. 协助患者摆出正确体位。 2. 按照标准流程独立、规范地完成操作。 （三）情感价值目标（attitude） 1. 树立学员正确的无菌观念。 2. 培养学员爱伤观念。				
教学重点及教学方法	**教学重点** 1. 膝关节穿刺术的适应证和禁忌证。 2. 操作流程。 **教学方法**：改良Peyton教学法，重点分解示范，同伴互学等。				

<table>
<tr><td>教学难点及教学方法</td><td colspan="4">教学难点
1. 操作过程中的无菌观念。
2. 穿刺点定位。
3. 穿刺手法及技巧。
教学方法：观看视频、分解示范操作，分组练习、同伴互学、互评相结合。</td></tr>
<tr><td>学员易错点</td><td colspan="4">1. 膝关节穿刺定位。
2. 进针角度、方向和深度。</td></tr>
<tr><td>课程思政元素/案例及融合方法</td><td colspan="4">膝关节穿刺术是骨科、风湿免疫科等专科常用的诊疗手段，简便易行，但若操作不当，可能引起患者痛苦或引发感染等并发症。本教学通过案例讲述、展示图片及视频等方法使学员认识到膝关节穿刺的必要性和重要性，规范操作技术，以期减轻患者痛苦，缩短患者住院时间，减少医疗负担。</td></tr>
<tr><td>总体教学策略</td><td colspan="4">设陷诱错法、将错就错法、重蹈覆辙法、讲授法、演示法、讨论法、刻意练习、评价反馈法、鼓励性教学法、启发式教学、结构式反馈。</td></tr>
<tr><td rowspan="11">主要教学内容与时间分配</td><td colspan="2">教学环节</td><td>内容</td><td>时间（分钟）</td></tr>
<tr><td rowspan="3">1</td><td rowspan="3">课程简介
（15分钟）</td><td>学员自我介绍及分组</td><td>5</td></tr>
<tr><td>介绍课程内容、课程要求及安排介绍</td><td>5</td></tr>
<tr><td>介绍环境、场地及模型</td><td>5</td></tr>
<tr><td rowspan="5">2</td><td rowspan="5">实操阶段
（145分钟）</td><td>PPT讲授</td><td>15</td></tr>
<tr><td>视频示教</td><td>10</td></tr>
<tr><td>分步讲解，分组练习</td><td>60</td></tr>
<tr><td>全流程操作练习</td><td>30</td></tr>
<tr><td>考核</td><td>30</td></tr>
<tr><td>3</td><td>课程总结
（20分钟）</td><td>反馈及总结</td><td>20</td></tr>
<tr><td colspan="4"></td></tr>
<tr><td>教师准备</td><td colspan="4">1. 教师获院级及以上师资认证，接受过专项培训并取得授课资格。
2. 至少参加1次集体备课，初次授课应在课前进行试讲。
3. 开课前1周，预定教学场地，向培训部提供用物清单（包括核查表、评分表电子版）。
4. 认真阅读教案，明确教学目标。
5. 根据教学对象课前测试情况做好学情分析，确定本次技能课程的重点和难点，需要拓展的知识点。
6. 向学员发送课前信，安排课前学习任务，预习相关理论知识、操作视频等资料。
7. 开课前1天确定课程包是否完整，再次阅读教案，复习流程。
8. 开课前半小时到培训地点，检查用物及资料是否齐全、教室布置是否合理，调试多媒体设备，试播PPT和视频等。</td></tr>
<tr><td>学员准备</td><td colspan="4">1. 课前信
（1）本次技能操作模拟培训的主要内容简介。
（2）一般信息：授课教师、参加人员、时间、地点、学时、教学目标。
（3）需要准备的物品和注意事宜。
2. 课前学习资源
（1）人民卫生出版社，刘原、刘成玉主编《临床技能培训与实践》第二版，374～376页。
（2）人民卫生出版社，于晓松主编《全科医生临床操作技能训练》第三版，211～213页。
（3）英文文献：THOMSEN TW, SHEN S, SHAFFER RW, et al. Videos in clinical medicine. Arthrocentesis of the knee [J] . N Engl J Med, 2006, 354 (19) : e19.
3. 完成课程要求
（1）完整参加课程。
（2）完成课前、课后测试，课后积极练习。</td></tr>
</table>

场地准备	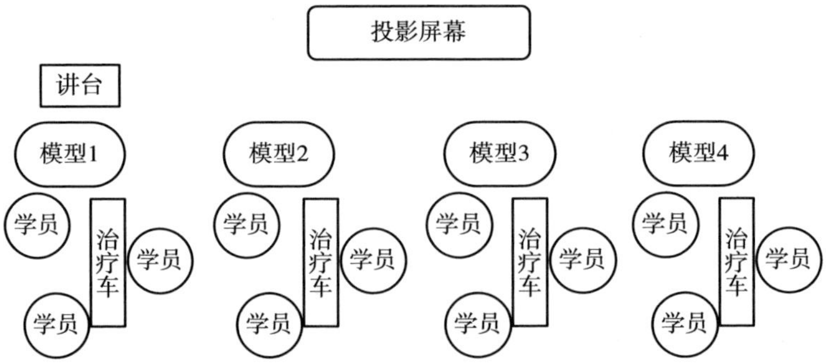

	序号	模型/设备/物品/资料名称	品规或相应要求	数量
用物清单 —— 以12名学员分4组为例	1	碘伏	常规	4瓶
	2	无菌洞巾	常规	若干
	3	无菌棉签	常规	若干
	4	无菌敷贴	常规	若干
	5	无菌手套	6.5、7.0、7.5号	若干
	6	利多卡因注射液	2%（模拟）	4支
	7	注射器	5ml、50ml	若干
	8	免洗手消毒剂	常规	4瓶
	9	纱布	6cm×8cm	若干
	10	垃圾桶	医疗和生活垃圾桶	各4个
	11	锐器盒	常规	4个
	12	关节穿刺模型	常规	4个
	13	考核评分表	A4打印	24份
	14	操作评价表	A4打印	24份

模拟情境	患者，女，37岁，因“反复右膝关节肿痛1个月”入院。患者1个月来无明显诱因出现反复右膝关节肿痛，伴活动受限，自行口服阿莫西林后无好转。入院查体：T 38℃，P 90次/分，R 20次/分，BP 135/80mmHg，SpO_2 98%，痛苦面容，心肺听诊正常，右膝关节肿胀，压痛阳性，浮髌征阳性，局部皮温高，屈伸受限。

详细教学设计

阶段分配	教学内容	教学方法	时间（分钟）
课程简介 （15分钟）	学员自我介绍及分组。 将学员分为4组，每组3人，并编A、B、C号。	互动法	5
	介绍课程内容、课程要求及安排介绍。 强调课程为一个容许犯错的练习环境，签订虚拟保密协议，保证课程中的不当行为不会外传，鼓励学员不怕犯错、反复练习。		5
	介绍环境、场地及模型。 介绍教室环境、卫生间等，每组分配1个模型。		5

实操阶段 （145分钟）	PPT讲授：通过PPT示教，讲述膝关节穿刺术的适应证、禁忌证、操作流程、注意事项、并发症及相关知识等理论。	讲授法	15
	教师分步骤演示操作前准备、操作过程和术后处理。 讲授教学重难点（穿刺点定位，穿刺角度、方向及深度）时引导学员讨论。讨论时使用设陷诱错法和将错就错法的教学策略，当学员提出错误的操作时，按其指导继续做下去，展示可能造成的后果，以此加深学员印象。 分步骤演示后邀请学员发指令，指导教师根据学员的指令进行操作。当学员重复提出错误操作时，进行重蹈覆辙的演示，再次强调操作中需要注意的事项。 教师根据学员指令完成操作后带领学员分步骤进行操作练习。	示范教学 启发式教学 设陷诱错法 将错就错法 重蹈覆辙法 刻意练习	70
	学员分组模型练习 1. 学员3人一组进行分组（A、B、C角，A操作，B提示，C打分、评价）。 2. 每组学员（A、B、C角）轮流进行1次全流程操作练习。	示范教学 鼓励性教学法 刻意练习	30
	提供情景题干分组进行考核，每名学员用时小于10分钟。	考核	30
课程总结 （20分钟）	学员反馈，回顾今日所学，提出自己的优点及改进点。	反馈法	10
	教师反馈总结，布置课后作业。	结构式反馈	10
学习效果评价	1. 评价方法：课前和课后的测试题、主观简答题、实际操作情况等。 2. 评价表：见本章第四节。		
课后作业	课下反复练习，熟练掌握膝关节腔穿刺术。		
专业英语词汇	膝关节穿刺术 arthrocentesis of knee joint 关节积液 joint effusion 化脓性关节炎 suppurative arthritis		
参考教学资料	[1] 刘原，刘成玉．临床技能培训与实践 [M]．2版．北京：人民卫生出版社，2021. [2] 于晓松．全科医生临床操作技能训练 [M]．3版．北京：人民卫生出版社，2023. [3] THOMSEN TW, SHEN S, SHAFFER RW, et al. Videos in clinical medicine. Arthrocentesis of the knee [J]. N Engl J Med, 2006, 354 (19) : e19.		
教学反思	根据既往带教情况总结如下 1. 成功之处：使学员明确了关节腔穿刺的适应证、禁忌证和操作流程，膝关节穿刺抽液及注药的注意事项。 2. 存在的问题：学员戴手套不熟练；定位欠准确；进针方向不对，易刺到骨质等。		
知识拓展			
案例编写	教案作者：王黎醒 作者单位：深圳市第三人民医院 作者邮箱：631571707@qq.com		

第二节 膝关节穿刺术操作规范

【扫码观看视频】

一、目的

1. 检查关节腔内积液，以明确诊断。
2. 抽出关节腔内积液、积血或积脓，以达到减压的目的。
3. 关节腔内注入某些药物进行治疗。

二、适应证

1. 诊断性穿刺术：关节积液时抽液检查，确定积液的性质和诊断，或做关节腔造影用。

2. 治疗性穿刺术：化脓性关节炎的抽脓、冲洗和注入抗菌药物，关节腔内药物注射治疗，关节损伤或关节手术后发生多量积血时抽出积血、减少粘连、防治感染，关节镜检查、滑膜活检或切除。

三、禁忌证

1. 穿刺部位有炎症。
2. 穿刺关节周围有皮肤破溃或银屑病等皮损。
3. 有出血性疾病或有严重出血倾向的疾病，如血友病等。
4. 败血症。

四、操作前准备

1. 操作者准备：戴帽子、口罩，洗手，自我介绍。

2. 环境准备：室内温度适宜、光线充足、拉好床帘，保护患者隐私。

3. 用物准备：5ml注射器、50ml注射器、无菌试管、无菌洞巾、无菌纱布、无菌手套、无菌棉签、碘伏、2%利多卡因注射液、无菌敷贴、免洗手消毒剂、治疗车（含生活垃圾桶、医疗垃圾桶、医疗锐器桶）等。

4. 患者准备

（1）核对信息：姓名、床号。

（2）评估患者状态及实验室检查结果，明确适应证、禁忌证。

（3）说明目的、意义、安全性和可能发生的并发症。

（4）签署知情同意书。

（5）嘱患者排空尿液。

（6）患者配合及注意事项，简要说明操作过程。

五、操作步骤

1．患者取坐位或仰卧位均可，依操作者的习惯来决定，主要有以下三种。

（1）坐位，双腿自然下垂，暴露膝关节，小腿与大腿呈90°，如图15-1（a）。

（2）患者仰卧于床上，暴露膝关节，膝关节微屈，使小腿与大腿成150°左右，如图15-1（b）。

（3）患者仰卧于床上，暴露膝关节，膝关节屈曲90°，如图15-1（c）。

2．以髌骨下缘、髌韧带外侧1cm凹陷处（外侧膝眼）为穿刺点，用碘伏进行常规皮肤消毒，以穿刺点为中心由内向外消毒，范围不小于15cm，消毒3遍，消毒范围依次缩小（一般来说，髌骨的外上方、外下方、内上方、内下方均可作为穿刺点。学员掌握此种最常用的穿刺点即可）。

3．戴无菌手套，铺好洞巾。检查注射器通畅性。

4．核对局部麻醉药，取5ml注射器，助手协助抽取2%利多卡因注射液，在穿刺点进行浸润麻醉，先打皮丘，随后向内上方进针，回抽无血再推注麻醉药，至有落空感为止。

5．关节腔穿刺成功后，固定针头，更换为50ml注射器，抽取关节液送检，尽量抽尽关节液。

6．穿刺完毕，将针管连同针头一起拔出，用无菌纱布按压2～3分钟，避免穿刺部位出血。再次消毒穿刺部位，覆盖无菌敷贴，若抽出的关节液量较大，则局部需用使用加压绷带进行加压包扎，并适当固定（避免绷带滑动，但不可影响血供）。

7．整理用物，安置患者。

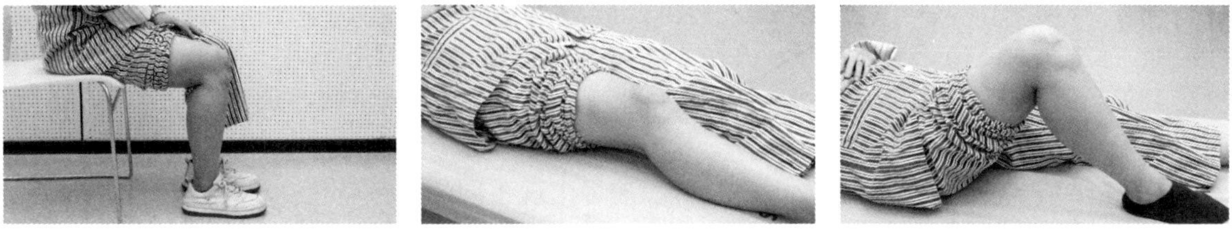

（a）坐位体位　（b）卧位体位1　（c）卧位体位2

图15-1　膝关节穿刺术体位

六、操作后处理

1．告知患者注意事项：休息15～20分钟，穿刺处2天内不要接触水，避免穿刺点污染等。

2．观察有无生命体征变化，伤口有无渗血、渗液、肿胀，关节活动有无受限等。

3．根据临床需要填写检验单，分送标本。

4．清洁器械及操作场所，将剩余用物用消毒包布包好，放入医疗垃圾桶，锐器弃入锐器盒。

5．做好穿刺记录（穿刺时间、部位、关节液的量、颜色、送检项目、注射的药物及剂量等）。

七、并发症及处理

1．注射部位出现疼痛、肿胀、皮疹、瘙痒等症状。无须特殊处理，一般2～3天可自行消退。

2．关节腔感染。预防措施：严格无菌操作。

3．刺入血管。预防措施：应回抽无血再进针；需注药时，要在抽液后固定针头，轻轻拔除针管，换上装有药物的针管，再次回抽无血、注药。

八、注意事项

1．严格无菌操作，以免引起关节腔感染。

2．穿刺时应回抽无血再进针。若抽出新鲜血液，应退出少许，改变方向再进针。

3．对抽出的关节液应做肉眼观察、各种镜下检查、细菌检查。

4．关节腔内有明显积液者，穿刺抽液后应使用加压绷带做加压包扎，适当固定。

九、相关知识

健康人关节腔分泌极少量滑膜液（synovial fluid, SF），其量一般在0.1～0.2ml，为无色、淡黄色或草黄色透明、清亮液体，有营养和润滑关节面、排出关节腔内废物、保护关节和增强关节效能的作用，通常不易被抽出。当关节发生炎症、损伤或感染等病变时，滑膜液增多，称为关节腔积液。积液量的多少可初步反映关节局部刺激、炎症或感染的严重程度。

1．标本采集时应记录采集量，并根据需要分别置入3个无菌试管中，第1管用于理学和微生物学检查；第2管加肝素抗凝，用于细胞学和化学检查；第3管不加抗凝剂，用于观察有无凝固。

2．关节液的颜色：病理情况下，关节积液可出现不同的颜色变化。

（1）淡黄色：穿刺损伤时渗出红细胞、轻度炎症。

（2）红色：创伤、全身出血性疾病、恶性肿瘤、关节置换术后及血小板减少症。

（3）金黄色：积液内胆固醇增高。

（4）脓性黄色：严重细菌感染性关节炎。

（5）乳白色：结核性、慢性类风湿关节炎、痛风、系统性红斑狼疮、丝虫病、大量结晶等。

（6）绿色：铜绿假单胞菌性关节炎。

（7）黑色：褐黄病。

3．关节液的透明度：关节腔积液浑浊主要与细胞成分、细菌、蛋白质增多有关。浑浊多见于炎症，还可见于结晶、脂肪小滴、纤维蛋白或块状退化的滑膜细胞形成的悬浮组织等。

4．关节液的黏稠度：健康人滑膜液高度黏稠，拉丝长度可达3～6cm。炎症时积液中的透明质酸被中性粒细胞释放的酶降解，且积液含水量多，其稀释作用均可使积液黏稠度降低。炎症越重，黏稠度越低。重度水肿或外伤性急性关节腔积液，因透明质酸被稀释，即使无炎症，黏稠度也降低。黏稠度增高见于甲状腺功能减退、系统性红斑狼疮和腱鞘囊肿等。

5. 关节液的凝块形成：健康人滑膜液不含纤维蛋白原和其他凝血因子，因此不凝固。炎症时血浆凝血因子渗入关节腔积液中可形成凝块，凝块形成的速度、大小与炎症程度呈正相关。

6. 关节液的主要显微镜检查和化学检查

（1）细胞计数：健康人滑膜液中无红细胞，有少量白细胞，其正常范围为200×10^6/L～700×10^6/L。白细胞计数可初步区分炎症性和非炎症性积液。炎症时白细胞计数增高，化脓性关节炎时白细胞计数往往超过50 000×10^6/L，急性痛风、风湿性关节炎时白细胞计数可达20 000×10^6/L。

（2）细胞分类计数：健康人滑膜液中的细胞约65%为单核吞噬细胞，10%为淋巴细胞，20%为中性粒细胞，偶见软骨细胞和组织细胞。中性粒细胞比例明显升高多见于炎症，淋巴细胞比例升高主要见于慢性感染、结缔组织病等。

（3）结晶：常见的有尿酸盐结晶、焦磷酸钙结晶、磷灰石结晶、草酸钙结晶等，见于各种痛风。外源性结晶多见于关节手术中手套滑石粉脱落，或注射皮质类固醇形成的结晶，不同类型的结晶可同时存在。

（4）黏蛋白凝块形成试验：健康人滑膜液中含有大量黏蛋白，主要是透明质酸与蛋白质的复合物，在乙酸作用下形成了坚实的黏蛋白凝块。凝块形成不良多见于化脓性关节炎、结核性关节炎、类风湿关节炎及痛风等。

（5）蛋白质：参考范围为11～30g/L，其中白蛋白与球蛋白的比约为4∶1，无纤维蛋白原。炎症时关节腔积液中的总蛋白、白蛋白、球蛋白和纤维蛋白原均增高。蛋白质增加量可反映炎症的程度，由低到高依次为：健康人、外伤性、类风湿关节炎、感染性关节炎。

（6）葡萄糖：参考范围为3.3～5.3mmol/L。应与空腹血糖同时测定。健康人滑膜液葡萄糖较血糖稍低，两者相差小于0.5mmol/L。若差值增大（超过2.2mmol/L），应考虑化脓性关节炎，白细胞增多使葡萄糖转化为乳酸和细菌消耗葡萄糖导致。

（7）乳酸：参考范围为1.0～1.8mmol/L。增高多见于化脓性关节炎，局部炎症使血液循环不足及低氧代谢等导致。

十、相关临床情境及临床思维分析

患者，女，37岁，因“反复右膝关节肿痛1个月”入院。患者1个月来无明显诱因出现反复右膝关节肿痛，伴活动受限，自行口服阿莫西林后无好转。入院查体：T 38℃，P 90次/分，R 20次/分，BP 135/80mmHg，SpO_2 98%，痛苦面容，心肺听诊正常，右膝关节肿胀，压痛阳性，浮髌征阳性，局部皮温高，屈伸受限。

临床思维分析：反复关节肿痛，提示关节炎，试验性抗生素治疗无效，需查找病因。最直接的办法就是关节腔穿刺抽液送检。

十一、参考资料

[1] 刘原，刘成玉．临床技能培训与实践 [M]．2版．北京：人民卫生出版社，2021.
[2] 于晓松．全科医生临床操作技能训练 [M]．3版．北京：人民卫生出版社，2023.
[3] 许文荣，林东红．临床基础检验学技术 [M]．北京：人民卫生出版社，2015.
[4] 刘成玉，罗春丽．临床检验基础 [M]．5版．北京：人民卫生出版社，2011.
[5] 许文荣．临床基础检验学 [M]．北京：高等教育出版社，2006.

第三节　膝关节穿刺术理论测试题

一、课前测试题

1.（简答）男，32岁，银屑病病史10余年，近2个月有反复左膝关节肿痛。查体：左膝关节局部可见鳞屑样皮疹，有脱屑，浮髌征阳性。患者要求穿刺抽液，减轻疼痛，你的回复是什么?

2.（简答）女，54岁，农民，诉右膝关节腔穿刺术后局部皮肤瘙痒肿胀1天。可给予的处理是什么?

3.（简答）女，68岁，反复左膝关节疼痛2年。查体：左膝浮髌征阴性，可触及骨擦感。口服药效果欠佳，应如何处理?

4.（简答）男，24岁，外伤后左膝关节肿痛3小时入院，查体：左膝关节浮髌征阳性，活动受限。下一步可进行的操作是什么?

5．膝关节穿刺术最常用的穿刺点有（　）

A．髌骨外上缘穿刺点　　B．髌骨外下缘穿刺点

C．髌骨内上缘穿刺点　　D．髌骨内下缘穿刺点

二、课后测试题

（以下为1～5题共用题干）

女，72岁，双膝关节肿痛、变形10余年。查体：双下肢膝内翻，呈“O”型，双膝关节肿胀，压痛阳性，可及骨擦感，浮髌征阳性。

1.（多选）可给予的治疗方法有（　）

A．局部药物治疗　　B．全身镇痛治疗

C．关节腔穿刺抽液及注药　　D．外科手术治疗

2.（多选）膝关节彩超提示大量关节腔积液，拟行膝关节穿刺抽液术，其目的是（　）

A．检查关节腔内积液，以明确诊断

B．抽出关节腔内积液、积血或积脓

C．防止感染

D．关节腔内注入某些药物进行治疗

3.（判断题）患者诉对青霉素过敏，可以行膝关节腔穿刺术。

4.（多选）下列哪些因素可影响膝关节腔穿刺的效果（　）

A．关节腔的大小

B．关节滑液的量

C．患者体位

D．滑膜炎症的严重程度和累及的范围

5.（多选）当患者合并何种情况时，不能予以穿刺（　）

A．血友病

B．冠心病

C．败血症

D．髌骨骨折术后

参考答案与解析

一、课前测试题

1．暂不能抽液，需药物控制病情。

【解析】关节穿刺的禁忌证：穿刺部位有炎症；穿刺关节周围有皮肤破溃或银屑病等皮损；有出血性疾病或有严重出血倾向的疾病，如血友病等；败血症。

2．暂观察，可自行消退。

【解析】关节穿刺术后，注射部位出现疼痛、肿胀、皮疹、瘙痒等症状，一般无须特殊处理，2～3天可自行消退。

3．膝关节腔穿刺术，注入玻璃酸钠。

【解析】口服药治疗骨关节炎效果差时，可向关节腔内注射玻璃酸钠，作用是润滑关节，减轻滑膜炎症和关节软骨破坏。

4．关节腔穿刺术，抽出积血或积液

【解析】关节穿刺术的目的包括协助诊断（抽液、抽血、注入造影剂）、减轻症状（抽液、抽血）和药物治疗（注药）。

5．B

【解析】膝关节是大关节，由于髌骨为类圆型，其内外上下四个角都可以进针，但外下缘穿刺点最常用。

二、课后测试题

1．ABCD

【解析】膝关节炎是骨关节炎在膝关节的表现，可同时出现其他关节的炎症，症状轻时以内科治疗为主，全身用药或局部用药，效果欠佳时可行关节腔穿刺抽液及注药，畸形严重者可行手术治疗。

2. ABD

【解析】 关节穿刺术的目的是诊断和治疗。

3. 正确

【解析】 膝关节穿刺术的禁忌证包括：穿刺部位有炎症；穿刺关节周围有皮肤破溃或银屑病等皮损；有出血性疾病或有严重出血倾向的疾病，如血友病等；败血症。该患者对青霉素过敏，而非对注射药物成分过敏。

4. ABCD

【解析】 上述因素均可影响膝关节穿刺的效果。

5. AC

【解析】 本操作的禁忌证包括：穿刺部位有炎症；穿刺关节周围有皮肤破溃或银屑病等皮损；有出血性疾病或有严重出血倾向的疾病，如血友病等；败血症。

第四节　膝关节穿刺术操作评价表

适合学员同伴互评

膝关节穿刺术操作核查表

序号	具体操作行为	执行情况 （是√否×部分△）
1	介绍自己，核对患者的姓名、床号	
2	签署知情同意书	
3	物品准备齐全	
4	术者戴帽子、口罩，术前洗手	
5	嘱患者排尿	
6	协助摆合适体位，穿刺点定位	
7	碘伏消毒	
8	动作熟练，无污染	
9	正确铺洞巾，未接触有菌部位	
10	检查注射器是否通畅	
11	双人核对局部麻醉药	
12	再次定位穿刺点，打皮丘，逐层浸润麻醉，至有落空感	
13	更换注射器，抽取关节液，及时送检	
14	拔针，用无菌纱布按压	
15	再次消毒穿刺点，无菌敷贴覆盖	

序号	具体操作行为	执行情况 （是√否×部分△）
16	告知患者注意事项	
17	物品复原整理到位，医疗垃圾分类处理正确	
18	书写穿刺记录	
19	操作熟练、稳重，操作顺序有条理、不慌乱，有无菌意识	
20	人文关怀	
21	操作中和患者保持沟通，不断观察有无异常反应	

适合教师评价学员

膝关节穿刺术考核评分

项目	检查内容与评分要点	满分	扣分
操作前准备（12分）	自我介绍，核对患者的姓名、床号，评估是否符合穿刺适应证，排除禁忌证	5	
	明确操作的目的，取得患者配合，签署知情同意书	2	
	物品准备齐全：5ml注射器、50ml注射器、无菌洞巾、无菌纱布、无菌手套、无菌棉签、碘伏、2%利多卡因注射液、无菌敷贴、无菌试管、免洗手消毒剂、锐器盒、医疗垃圾桶、生活垃圾桶。检查各物品在有效期内，包装完好	3	
	术者戴帽子、口罩，按六步洗手法洗手	2	
体位及穿刺部位选择（8分）	嘱患者排尿	1	
	协助患者摆好合适体位	3	
	明确穿刺点位置（常选择外侧膝眼），做标记	4	
消毒铺巾（16分）	使用碘伏由穿刺点中心向外螺旋状消毒3遍，范围超过15cm，每次比前次稍小，最后一次范围大于洞巾直径	5	
	遵循原则戴无菌手套，动作熟练，无污染。若过程中污染，更换新的无菌手套	3	
	正确铺洞巾，不接触有菌部位，翻转洞巾保护无菌手，一次到位	5	
	嘱助手帮助打开5ml注射器包装，检查穿刺用的注射器是否通畅	3	
麻醉（8分）	双人核对2%利多卡因注射液（名称、生产日期、浓度），抽取适量麻醉药	2	
	再次定位穿刺点，针头斜面向上，先打一皮丘	3	
	边回抽边进针，逐层浸润麻醉，直至有落空感	3	
穿刺和抽液（12分）	固定针头，更换50ml注射器针筒	5	
	抽取适量关节液，注入无菌试管送检	5	
	尽量抽尽关节液	2	
拔针和消毒（6分）	拔针，用无菌纱布按压，压迫止血	2	
	再次消毒穿刺点局部，贴无菌敷贴	4	

项目	检查内容与评分要点	满分	扣分
操作后处理（7分）	告知患者注意事项：休息15～20分钟，伤口敷料1～2天不要接触水，避免穿刺点污染	2	
	物品复原整理，分类处理医疗垃圾	3	
	书写穿刺记录	2	
总体评价（31分）	操作熟练、稳重，操作顺序有条理、不慌乱	5	
	全程注意无菌意识（每触犯一次扣5分，直至扣完）	20	
	操作中和患者保持沟通，不断观察有无异常反应，人文关怀到位	3	
	着装整洁，态度认真，与考官沟通交流有礼貌	3	
计分	实际得分	100	
备注	合格标准：80分以上		

评分人：　　　　　　　　　　　　　　　　　　　评分日期：

第十六章
三腔二囊管止血法
(Sengstaken-Blakemore Tube Hemostasis)

第一节 三腔二囊管止血法教学教案

总体教学设计				
课程名称	三腔二囊管止血法			
授课教师		职称		专业
辅助教师		职称		专业
学情分析	**教学对象**：住院医师规范化培训医师（一、二、三年级）。 **学习基础**：教学对象在本科阶段已获得相关的临床医学理论知识，并通过临床见习及实习，对三腔二囊管止血法有不同程度的理论和操作基础。 **学习特点**：三腔二囊管现已较少应用于临床实际工作，住培医师往往没有接触过该种治疗方式，学员对此易产生好奇心及积极主动的学习意愿。 **学习需求**：三腔二囊管止血法是危重消化道出血救治的最基本的临床技能，也是国家医师资格实践技能考试的必要内容。住培医师需要进一步提高操作标准，以确保患者安全和有效治疗。			
教学需求分析	本技能课程适用于住院医师规范化培训医师及其他需要掌握规范三腔二囊管止血法的学员。三腔二囊管止血法临床上用于一般止血措施难以控制的门静脉高压合并食管胃底静脉曲张破裂出血，实施风险高，临床实践机会难得，本课程为学员提供可重复的模拟练习，掌握规范的操作流程。通过临床案例导入、同伴互学和刻意练习，培养学员临床思维、临床技能、职业素养等多方面能力。			
师生比	1∶6	授课学时	4学时（180分钟）	
授课时间		授课地点		
学习目标	（一）知识认知目标（knowledge） 1．准确描述三腔二囊管置入术的适应证及禁忌证。 2．正确叙述三腔二囊管置入术的操作流程及注意事项。 （二）动作技能目标（skill） 1．在模型上独立、规范完成三腔二囊管置入术操作。 2．正确判断及处理操作过程中出现的并发症。 （三）情感价值目标（attitude） 树立正确的无菌观念、急救意识和爱伤观念。			
教学重点及教学方法	教学重点 1．检查三腔二囊管的气囊是否漏气及管道是否通畅。 2．三腔二囊管置入过程中经过喉部弯曲，喉部是气管和食管的交汇处，注意调整插管角度，嘱患者吞咽配合，避免误入气管或损伤喉部组织。 3．正确预估插入深度，确保置管后胃囊位于胃内。			

教学重点及教学方法	**教学方法** 1．教师示范教学：展示正确手法。 2．PPT、视频、模型教学：借助PPT展示解剖图片、局部模型、视频等，通过直观视觉感受和刻意练习学会操作要领。 3．展示口腔、食管及胃的矢状位解剖模型或图片，引导学员讨论诊疗策略，探讨三腔二囊管如何顺利通过生理弯曲。 4．同伴互学：学员以组为单位，交叉练习及互学互评。
教学难点及教学方法	**教学难点：**临床适应证的识别。三腔二囊管止血法用于危重消化道出血的救治，因此，如何在临床实践中识别适宜情况并正确应用三腔二囊管止血法抢救危重消化道出血是本课程的难点。 **教学方法：**教学过程中通过临床案例分析、案例模拟，加强学员对适应证的理解。
学员易错点	1．未检查或未正确检查三腔二囊管是否通畅、气密性是否良好。 2．拔管前未嘱患者口服石蜡油，进管时未嘱患者配合吞咽。 3．胃囊打气前未确认胃囊是否位于胃内。 4．胃囊、食管囊打气、放气顺序错误。 5．重物牵引（0.5kg、45°角、顺鼻腔方向）方式错误。 6．口述内容不全。需测食管囊、胃囊内压力，记录插管时间、插管深度、食管囊及胃囊内压力，以及负压引流盒内液体的量、性状、颜色等。
课程思政元素/案例及融合方法	在课程设计中，采用讲解、案例分析、小组讨论、角色扮演等多种教学方法，将思政元素和案例有机融入教学过程，例如，在讲解三腔二囊管止血法的操作流程时，加入因医患沟通不善导致纠纷或三腔二囊管滑脱导致医疗事故等情境。在模拟练习环节，要求学员在操作过程中严格遵守无菌原则，细致安全操作，体现急救意识、人文关怀及爱伤观念。
总体教学策略	混合式学习、刻意性练习、启发式教学法、团队学习、沉浸式教学法。

主要教学内容与时间分配	教学环节		内容	时间（分钟）
	1	线上课程	观看理论讲解、技能操作视频，课前测试	自主安排
	2	课时1（90分钟）	课程介绍、导入	10
			简单复习完整理论讲解视频	5
			复习完整技能操作视频	5
			分步拆解演示，讲解难点	15
			难点练习，学员分步练习	15
			学员分组模型练习（3人一组，完成3次练习，3人角色依次轮换）	30
			反馈阶段	10
	3	课时1课后	发布课后思考题	自主安排
			再次开放线上平台提供视频回看	
	4	课时2（90分钟）	回顾课时1内容，介绍课时2安排	3
			复习完整操作视频	5
			教师重点讲解课时1的易错点	10
			学员分组模拟练习	10

主要教学内容与时间分配	4	课时2（90分钟）	学员分组模拟练习（提供情境模拟题干）	40
			学员操作演示	12
			学员互评，教师总结、反馈	10
	5	课时2课后	完成课后反馈	自主安排
			开放临床技能教室，学员自主练习	
			提交课后作业（学员操作视频）	
教师准备	1. 教师获院级及以上师资认证，接受过专项培训并取得授课资格。 2. 至少参加1次集体备课，初次授课应在课前进行试讲。 3. 开课前1周，预定教学场地，向培训部提供用物清单（包括核查表、评分表电子版）。 4. 认真阅读教案，明确教学目标。 5. 根据教学对象课前测试情况做好学情分析，确定本次技能课程的重点和难点，需要拓展的知识点。 6. 向学员发送课前信，安排课前学习任务，预习相关理论知识、操作视频等资料。 7. 开课前1天确定课程包是否完整，再次阅读教案，复习流程。 8. 开课前半小时到培训地点，检查用物及资料是否齐全、教室布置是否合理，调试多媒体设备，试播PPT和视频等。			
学员准备	1. 课前信 （1）本次技能操作模拟培训的主要内容简介。 （2）一般信息：授课教师、参加人员、时间、地点、学时、教学目标。 （3）需要准备和注意事宜。 2. 课前学习资源 （1）人民卫生出版社，《2023年临床执业医师资格考试实践技能指导用书》，100 ～ 101页。 （2）人民卫生出版社，刘原、刘成玉主编《临床技能培训与实践》第二版，354 ～ 356页。 （3）本课程提供的理论讲解幻灯及操作视频。 3. 完成课程要求 （1）完整参加课程。 （2）学员完成课前小测、课后习题测试并及格，且技能测试得分达80分以上（根据提交的作业视频进行评分）。			
场地准备	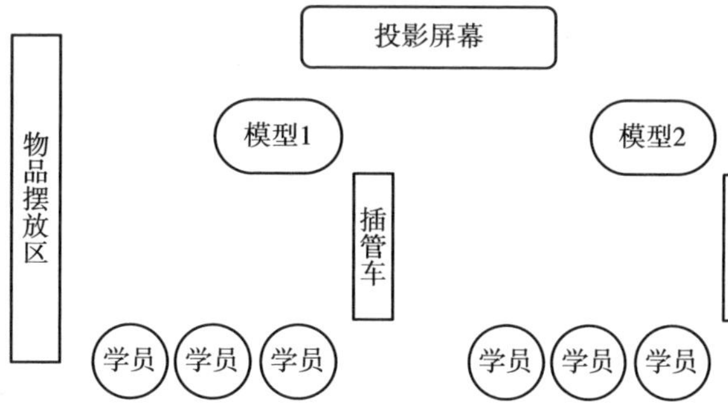			

<table>
<tr><td rowspan="18">用物清单
——
以6名学员
分2组为例</td><td>序号</td><td>模型/设备/物品/资料名称</td><td>规格</td><td>数量</td></tr>
<tr><td>1</td><td>三腔二囊管</td><td>常规</td><td>2个</td></tr>
<tr><td>2</td><td>注射器</td><td>50ml</td><td>4个</td></tr>
<tr><td>3</td><td>治疗盘</td><td>常规</td><td>2个</td></tr>
<tr><td>4</td><td>无菌治疗碗</td><td>常规</td><td>2个</td></tr>
<tr><td>5</td><td>石蜡油</td><td>常规</td><td>4瓶</td></tr>
<tr><td>6</td><td>负压引流盒</td><td>常规</td><td>2个</td></tr>
<tr><td>7</td><td>无菌注射用水</td><td>常规</td><td>若干</td></tr>
<tr><td>8</td><td>重物</td><td>0.5kg</td><td>2个</td></tr>
<tr><td>9</td><td>血压表（或测压计）</td><td>常规</td><td>2个</td></tr>
<tr><td>10</td><td>绷带</td><td>常规</td><td>4卷</td></tr>
<tr><td>11</td><td>宽胶布</td><td>常规</td><td>4卷</td></tr>
<tr><td>12</td><td>听诊器</td><td>常规</td><td>2个</td></tr>
<tr><td>13</td><td>电筒</td><td>常规</td><td>2个</td></tr>
<tr><td>14</td><td>治疗巾</td><td>常规</td><td>2块</td></tr>
<tr><td>15</td><td>棉签</td><td>常规</td><td>若干</td></tr>
<tr><td>16</td><td>牵引架</td><td>常规</td><td>2台</td></tr>
<tr><td>17</td><td>滑轮</td><td>常规</td><td>2组</td></tr>
<tr><td>模拟情境</td><td colspan="4">模拟情境一
黄先生，60岁。突发上腹部不适1小时，随之呕血，呕吐量约800ml，其中混有食物。乙肝肝硬化病史6年。初步诊断为食管胃底静脉曲张破裂出血。
操作要求：请用三腔二囊管为患者（医学模拟人）止血。
模拟情境二
一50岁男性因“突发呕血2小时”由120转送入急诊，持续呕血。查体：T 36.4℃，HR 120次/分，RR 24次/分，BP 85/50mmHg，急性面容，见肝掌、蜘蛛痣，腹膨隆，腹部无压痛、反跳痛。急查血红蛋白：50g/L；血氨：180μmol/L。
操作要求：请选择合适方法为患者（医学模拟人）紧急止血。</td></tr>
</table>

<table>
<tr><td colspan="4">详细教学设计</td></tr>
<tr><td>阶段分配</td><td>教学内容</td><td>教学方法</td><td>时长（分钟）</td></tr>
<tr><td rowspan="2">课时1
导入阶段
（10分钟）</td><td>参与成员介绍：教师与学员破冰，激发学习兴趣、降低心理压力，使他们更愿意参与课程的学习和讨论，更容易融入课堂氛围。</td><td>互动法</td><td>4</td></tr>
<tr><td>环境和课程介绍
1. 教室位置、室内物品布局、洗手间位置和其他注意事项。
2. 讲述流程安排及时间分配：观看视频、分步讲解、分组练习、抽取核查、反馈等环节。
3. 分组练习：分2组，每组3位学员、1个模型。</td><td>讲授法</td><td>1</td></tr>
</table>

课时1 导入阶段 （10分钟）	确认教学目标，记录问题，不深入探讨，在后续环节反馈。 1．了解学员预习程度，有助于教学开展：确认学员课前完成相关文献复习、阅读及观看视频情况。 2．反馈课前测试的集中问题：询问学员疑惑和难点，带着问题开展教学。 3．确认教学目标：学员知晓本课程需要达到的标准。	讨论法	4
	学员心理安全性建立 1．不考核，形成性评价。 2．鼓励积极参与：保密原则，消除学员紧张感。	互动法	1
课时1 教学阶段 （70分钟）	复习完整理论讲解视频及操作视频。	视频教学	10
	教师分步拆解技能，现场演示操作手法，重点讲解难点、易错点。	幻灯讲解 演示法	15
	学员分步练习，练习重点手法，教师纠正。	刻意练习	15
	每组3人，互为主操、助手及观摩反馈员，每组完成3次练习，3人角色依次轮换。	刻意练习 同伴互学	30
课时1 反馈阶段 （10分钟）	简单反馈，总结，布置任务，告知课时2时间及安排。	反馈	10
课时2 导入阶段 （3分钟）	简单总结课时1已学内容，介绍课时2安排。	讲授	3
课时2 教学阶段 （65分钟）	播放视频：复习完整操作视频。	视频教学	5
	对课时1的操作表现进行反馈，提醒易错点。	反馈教学	10
	小组成员分别作为主操、助手及观摩反馈员，其中每人完成1次完整练习。	刻意练习 同伴互学	10
	学员分组模拟练习，提供情境模拟题干。	刻意练习	40
课时2 反馈阶段 （22分钟）	邀请一位学员进行完整操作演示，教师添加情境或者设置问题。	刻意练习 情境模拟	12
	自我总结、同伴互评、导师反馈（优点及可改进地方）。 1．学员行为优点和可改进之处。 2．回顾教学目标是否达成。 3．布置课后任务。	同伴互学 反馈教学	10
学习效果 评价	1．评价方法：形成性评价（学员练习时反馈），总结性评价（对课后作业进行评分）。 2．评价表：见本章第四节。		
课后作业	1．学员完成课程评价表。 2．开放临床技能教室，自主练习，提交课后作业（操作视频）。		
专业英语 词汇	三腔二囊管 Sengstaken-Blakemore tube 食管胃底静脉曲张 esophagogastric varices	消化道出血 gastrointestinal (GI) hemorrhage 门静脉高压 portal hypertension	

参考教学资料	[1] 万学红，卢雪峰. 诊断学 [M]. 9版. 北京：人民卫生出版社，2018. [2] 葛均波，徐永健，王辰. 内科学 [M]. 9版. 北京：人民卫生出版社，2018. [3] 姜保国，陈红. 中国医学生临床技能操作指南 [M]. 3版. 北京：人民卫生出版社，2020.
教学反思	
知识拓展	
案例编写	教案作者：赵小红、徐晨光 作者单位：深圳市人民医院、深圳市龙华区人民医院 联系邮箱：season.zhao@163.com

第二节　三腔二囊管止血法操作规范

【扫码观看视频】

一、目的

1. 食管胃底静脉曲张破裂出血局部压迫止血。
2. 抽吸胃内积液（血）、积气，减轻胃扩张。

二、适应证

一般止血措施难以控制的门静脉高压合并食管胃底静脉曲张破裂出血。

三、禁忌证

1. 病情垂危或躁动不合作。
2. 咽喉食管肿瘤性病变或曾接受相关手术。
3. 胸、腹部主动脉瘤。
4. 严重冠心病、高血压。

四、操作前准备

1. 操作者准备：穿工作服，戴帽子、口罩，洗手。

2. 用物准备：三腔二囊管、50ml注射器、治疗盘、无菌治疗碗、石蜡油、负压引流盒、无菌注射用水、0.5kg重物、牵引架、滑轮、血压表（或测压计）、绷带、宽胶布、听诊器、电筒、治疗巾、棉签等。

3. 患者准备：核对患者信息，测量生命体征，评估意识状态，告知操作目的、过程及存在风险，告知需要配合事项，签署知情同意书。

五、操作步骤

1. 患者取平卧位、头偏向一侧或取侧卧位。

2. 铺治疗巾，检查患者鼻腔有无鼻部手术病史、鼻黏膜是否完整、有无鼻中隔偏曲及异物，用湿棉签清洗鼻孔，将注射器、三腔二囊管、石蜡油等物品置入无菌盘内。

3. 戴手套，充气检查三腔二囊管是否通畅，气囊有无漏气及偏移。

4. 抽尽双囊内气体，用石蜡油润滑三腔二囊管及选定鼻孔，嘱患者口服20ml石蜡油。

5. 预估插入深度，即前额发际至剑突的距离或鼻尖到耳垂再到剑突的相加距离。

6. 从选定的鼻孔缓慢插入，插入14～16cm（咽喉部）时，嘱患者吞咽，使三腔二囊管顺势插入，直至达预定插入深度（50～65cm）。

7. 用注射器从胃管内抽吸胃液，抽出证明已插入胃内，向胃气囊内注气250～300ml，夹闭管腔，轻向外牵引，感有中等弹性阻力时，表示胃囊已成功压迫于胃底部。

8. 将三腔二囊管用胶布固定于鼻部，连接负压引流盒。

9. 在末端系上牵引绳，通过牵引架及滑轮固定于床尾架上，牵引重量为0.5kg，牵引角度约45°。

10. 观察，若仍未止血，再向食管气囊内注入100～150ml空气，夹闭管腔。

六、操作后处理

1. 胃囊每12～24小时放气一次，每次放气时间15～30分钟。食管囊每8～12小时放气一次，每次放气时间30～60分钟。

2. 气囊压迫时间一般为3～4天，出血停止24小时后，再放气观察24小时，如无出血可拔管。

3. 拔管时先服用液状石蜡20～30ml，尽量将两气囊气体抽出，再缓缓拔出三腔二囊管。如为双囊压迫，应先抽空食管囊，再抽空胃囊。

七、并发症及处理

1. 鼻咽部和食管黏膜损伤、狭窄乃至梗阻：插管、充气、拔管时充分润滑，术者动作轻柔，切忌反复插管。三腔二囊管放置妥当后，牵引方向需与鼻腔方向成一直线，定时放气。拔管后检查鼻腔黏膜，若有破损应及时做相应处理。

2. 心动过缓：抽出胃气囊内气体，减轻对胃底迷走神经刺激可缓解。为避免此现象，牵引物不宜过重。

3. 呼吸困难：发生呼吸困难时，应检查三腔二囊管插入深度，插入深度不足即充气食管囊；或胃囊充气不足，三腔二囊管向外滑脱导致食管囊阻塞喉部可能导致此现象。充气胃气囊前要确保插管深度足够，充足量空气后缓慢向外拉，感到阻力方说明插管到位。若为紧急情况，立即抽空食管囊或剪断管身，将囊内气体放尽，解除喉部梗阻。

4. 食管穿孔：往往由于操作粗暴、患者不配合或压迫时间过长、压力过大，应规范按照流程进行置管、压迫和定时放气，操作时动作应轻柔、迅速，避免反复刺激。

八、注意事项

1. 正确检查三腔二囊管是否通畅、漏气。
2. 检查气密性时打气不宜过多，浪费过多时间。
3. 三腔二囊管插管前、拔管前及每次充气前均需口服适量石蜡油。
4. 插入后先向胃囊打气，牵拉压迫，再连接负压引流盒，并连接重物牵引（0.5kg，45°角，顺鼻腔方向）。
5. 口述内容需全面：测量食管囊、胃囊内压力（胃囊充气压力要求常为40～50mmHg，食管囊常为30～40mmHg），并记录插管时间、插管深度、食管囊及胃囊内压力，以及负压引流盒内液体的量、性状、颜色等。

九、相关临床情境及临床思维分析

50岁男性，因“突发呕血2小时”由120转送入急诊。既往有乙肝肝硬化病史。查体：T 36.4℃，HR 120次/分，R 24次/分，BP 85/50mmHg，急性面容，见肝掌、蜘蛛痣，腹膨隆，腹部无压痛、反跳痛。急诊查：血红蛋白 50g/L；血氨 180μmol/L。

问题1：患者初步诊断考虑哪些？

问题2：预估患者急性失血量为多少？

问题3：该患者下一步处置措施是什么？

问题4：该患者行三腔二囊管置入时出现躁动不安、无法配合等情况，需如何处理？

十、参考资料

[1] 万学红，卢雪峰．诊断学 [M]．9版．北京：人民卫生出版社，2018.

[2] 葛均波，徐永健，王辰．内科学 [M]．9版．北京：人民卫生出版社，2018.

[3] 医师资格考试指导用书专家编写组．2023临床执业医师资格考试实践技能指导用书 [M]．北京：人民卫生出版社，2022.

[4] 姜保国，陈红．中国医学生临床技能指南 [M]．3版．北京：人民卫生出版社，2020.

第三节　三腔二囊管止血法理论测试题

一、课前测试题

1. 三腔二囊管的适应证（　）

A．上消化道溃疡出血　　B．食管胃底静脉曲张破裂出血

C．贲门撕裂综合征　　D．急性糜烂出血性胃炎

2. 食管气囊及胃气囊的充气量分别为（ ）

A. 150～200ml，150～200ml　　B. 100～150ml，150～200ml

C. 150～200ml，250～300ml　　D. 100～150ml，250～300ml

3. 三腔二囊管的预计置入深度为（ ）

A. 50～60cm　　B. 60～65cm

C. 50～65cm　　D. 55～70cm

4. 三腔二囊管置入后悬挂重物重量为（ ）

A. 1.0kg　　B. 2.0kg

C. 1.5kg　　D. 0.5kg

5. 下列哪一项不是三腔二囊管操作的常见并发症（ ）

A. 鼻咽部和食管黏膜损伤、狭窄乃至梗阻　　B. 心动过缓

C. 呼吸困难　　D. 出血

二、课后测试题

1. 食管气囊及胃气囊放气的时间间隔分别要求为（ ）

A. 8～12小时，12～16小时　　B. 8～12小时，12～24小时

C. 12～24小时，8～12小时　　D. 12～16小时，8～12小时

2. 胃气囊每次放气的时间为（ ）

A. 10～15分钟　　B. 10～20分钟

C. 25～40分钟　　D. 15～30分钟

3. 三腔二囊管胃气囊及食管气囊的充气压力通常分别要求为（ ）

A. 40～50mmHg，30～40mmHg　　B. 45～65mmHg，35～45mmHg

C. 30～40mmHg，40～50mmHg　　D. 30～40mmHg，20～30mmHg

4. 女，38岁，呕血1小时。既往患肝硬化门静脉高压多年。查体：巩膜黄染，中等量腹水。血清蛋白25g/L。首先应选择的治疗方法是（ ）

A. 断流手术　　B. 经颈静脉肝内门体分流术

C. 三腔二囊管压迫止血　　D. 非选择性门体分流术

5. 患者男性，52岁；因肝硬化上消化道出血入院，经药物止血效果不佳给予三腔二囊管暂时压迫止血。使用过程中，若患者频发期前收缩，最可能的原因是（ ）

A. 食管囊注气过多　　B. 胃囊注气过多

C. 牵引不紧　　D. 胃囊进入食管下端挤压心脏

参考答案与解析

一、课前测试题

1．B

【解析】三腔二囊管止血法临床上用于一般止血措施难以控制的门静脉高压合并食管胃底静脉曲张破裂出血。

2．D

【解析】胃气囊和食管气囊附在三腔管的一端，通过向胃气囊内注入250～300ml气体以压迫胃底，向食管气囊注入100～150ml气体压迫食管下段。

3．C

【解析】预估插入深度为50～65cm，即前额发际至剑突的距离或鼻尖到耳垂再到剑突的相加距离。

4．D

【解析】使用0.5kg重物（如重沙袋或盐水瓶）通过滑轮固定于床角架上做持续牵引，以达到充分牵引的目的。

5．D

【解析】三腔二囊管用于门静脉高压合并食管胃底静脉曲张破裂出血的止血处理，其常见并发症不包括出血。

二、课后测试题

1．B

【解析】食管气囊每隔8～12小时放气30～60分钟，胃气囊每隔12～24小时放气15～30分钟，避免压迫过久引起黏膜缺血、坏死、穿孔。

2．D

【解析】三腔二囊管压迫需定期放气，胃气囊放气时间以15～30分钟为宜，食管气囊放气时间以30～60分钟分宜。

3．A

【解析】三腔二囊管胃气囊压力通常在40～50mmHg、食管气囊压力通常为30～40 mmHg为宜，具体囊内压力也可根据实际需要来进行调整。

4．C

【解析】中年女性患者，患肝硬化门静脉高压多年，突发呕血，应诊断为胃底食管静脉曲张破裂出血。患者巩膜黄染（黄疸）、血白蛋白25g/L(低白蛋白血症，正常值40～55g/L)，提示肝功能差，应属Child-Pugh C级，不可采用断流手术（A错）、选择性门体分流术（B错）、非选择性门体分流术（D错）等手术治疗。三腔二囊管压迫止血（C对）是暂时控制出血的有效方法，是患者的首选治疗方法。

5．D

【解析】牵引物过重，使贲门、膈肌过度牵拉上提，胃囊进入食管下端，挤压心脏导致心律失常（频发期前收缩）。

第四节 三腔二囊管止血法操作评价表

适合学员同伴互评

三腔二囊管止血法操作核查表

序号	具体操作行为	执行情况（是√否×部分△）
1	操作者准备	
2	评估适应证和禁忌证	
3	物品准备齐全	
4	屏风遮挡、调节室温	
5	自我介绍，核对患者信息，测量生命体征，评估意识状态，告知相关事项，签署知情同意书	
6	摆放体位	
7	铺巾，检查及清洁鼻腔	
8	开包，检查包内物品，润滑	
9	抽尽双囊内气体，插入三腔二囊管	
10	插入至预估深度，确认插入胃内	
11	胃管连接负压引流盒	
12	向胃囊充气，向外牵拉，用重物牵引	
13	观察止血效果，必要时食管囊充气	
14	观察，记录	
15	操作后整理，清洁，垃圾分类丢弃	
16	交代注意事项	
17	正确判断需接受三腔二囊管止血术的情况	

适合教师评价学员

三腔二囊管止血术法评分表

项目	检查内容与评分要点	满分	扣分
操作前准备（16分）	穿工作服，戴口罩、帽子，洗手	3	
	核对患者手腕带。问候患者，介绍自己	2	
	评估适应证、禁忌证。向患者或家属说明三腔二囊管置入的必要性及相关风险，签署知情同意书	4	

项目	检查内容与评分要点	满分	扣分
操作前准备 （16分）	备物前洗手（1）。备物齐全（3）：三腔二囊管、50ml注射器、治疗盘、无菌治疗碗、石蜡油、负压引流盒、无菌注射用水、0.5kg重物、牵引架、滑轮、血压表（或测压计）、绷带、宽胶布、听诊器、电筒、治疗巾、棉签等。检查有效期（1）	5	
	调节室温，屏风遮挡	2	
插管前准备 （33分）	接触患者前洗手，测量生命体征	2	
	协助患者摆放体位（仰卧，头偏向一侧）	2	
	患者下颌处铺无菌治疗巾。剑突处做标记	2	
	使用手电筒检查患者鼻腔（有无鼻部手术病史、鼻黏膜是否完整、有无鼻中隔偏曲及异物）（3）。使用棉签清洁鼻腔（2）	5	
	打开无菌治疗碗包（注意无菌原则）。将50ml注射器、无菌棉纱块、石蜡油放入无菌治疗包内备用	5	
	再次检查三腔二囊管有效期，打开外包装倒入无菌治疗巾内。倒入无菌注射用水备用（用于检查三腔二囊管的密闭性）	3	
	戴无菌手套，避免污染	2	
	检查三腔二囊管的通畅性及胃囊腔、食管囊腔的密闭性	6	
	预估插入深度（前额发际线至剑突或鼻尖到耳垂再到剑突的距离）	3	
	充分润滑三腔二囊管及患者鼻孔，嘱患者口服约20ml石蜡油	3	
插管 （19分）	从选定鼻腔开始轻柔插管	2	
	插管至14～16cm处嘱患者做吞咽动作，同时检查口中是否有三腔二囊管盘曲	4	
	继续轻柔插入三腔二囊管至预估深度（50～65cm处）	4	
	使用合适方法确认插入胃内（回抽到胃液或听诊有气过水音）	4	
	胃囊充气250～300ml后回拉至胃底（感受到中等阻力）	2	
	使用胶布将三腔二囊管固定管于鼻部，连接负压引流盒	3	
加压牵拉 （10分）	助手辅助牵拉三腔二囊管悬挂0.5kg重物于床尾，通过牵引架、滑轮，重物牵拉方向呈45°	4	
	观察负压引流盒是否仍继续有血性液体引出，若仍有，向食管囊缓慢充气100～150ml	4	
	测食管囊、胃囊内压力	2	
操作后处理 （22分）	记录：插管时间、插管深度、食管囊及胃囊内压力，以及负压引流盒内液体的量、性状、颜色等（口述）	6	
	撤治疗巾，清洁患者口周及鼻周	2	
	复测生命体征，交代患者注意事项	3	
	整理物品，垃圾分类处理回收，脱手套，洗手	5	

项目	检查内容与评分要点		满分	扣分
操作后处理（22分）	【提问】 1. 食管囊每8～12小时放气一次，胃囊每12～24小时放气一次，每次放气时间为胃气囊15～30分钟、食管气囊30～60分钟。（2） 2. 气囊压迫一般为3～4天，出血停止24小时后，再放气观察24小时，如无出血可拔管。（2） 3. 拔管时尽量将两气囊气体抽出，先抽食管气囊，再抽胃气囊。（1） 4. 拔管前，先服用石蜡油20～30ml，再拔管。（1）		6	
整体评估	不通过（failure）	待定（borderline）	通过（pass）	
	＜60分	60～80分	81～100分	
	无菌观念差，遗漏大部分操作项目，技巧差，无组织，未关注患者的尊严或意愿	介于两者之间	无菌观念强，仅遗漏少部分操作项目，技巧熟练，组织性好，表现出对患者尊严及意愿的尊重	
计分	实际得分		100	
备注	总分=项目得分×80%＋整体评估×20% 通过标准：80分以上。若整体评估未通过，则该次技能考核不通过			

评分人：　　　　　　　　　　评分日期：

第十七章
穿（脱）无菌手套
(Donning and Doffing Surgical Gloves)

第一节 穿（脱）无菌手套教学教案

总体教学设计				
课程名称	穿（脱）无菌手套			
授课教师		职称		专业	
辅助教师		职称		专业	
学情分析	教学对象：住院医师规范化培训医师（一年级）。 学习基础：教学对象在本科阶段已通过外科学学习、临床见习及实习，对于无菌技术、穿（脱）无菌手套有一定的理论知识和操作实践能力基础。 学习特点：教学对象处于从实习到规范化培训的过渡阶段，有积极的主动学习意愿，能将理论知识与实际临床技能相结合。在教学过程中需要强调临床技能的规范化，使其提高临床实际应用能力。 学习需求：穿（脱）无菌手套是临床上常见的基本操作技能，是医师资格实践技能考试的大纲内容。住培医师需要在这些方面进一步提高，以确保患者医疗安全。			
教学需求分析	临床医生进行有创操作及手术时，需要进行穿（脱）无菌手套的操作，这也是医师资格实践技能考试的大纲内容之一。经对教学对象进行课前调查，发现该操作的规范性、熟练度及临床实际应用能力有待进一步提高。			
师生比	1∶9	授课学时	2学时（90分钟）	
授课时间		授课地点		
学习目标	（一）知识认知目标（knowledge） 1. 描述穿（脱）无菌手套的适应证、禁忌证、注意事项。 2. 叙述穿（脱）无菌手套的操作流程。 （二）动作技能目标（skill） 展示规范化、标准化穿（脱）无菌手套操作流程。 （三）情感价值目标（attitude） 1. 操作过程中注意无菌原则，体现爱伤观念。 2. 培养责任感与使命感，树立严谨的工作态度。			
教学重点及教学方法	教学重点 1. 接触式和无接触式穿戴无菌手套的原理、目的和注意事项。 2. 接触式和无接触式穿戴无菌手套的步骤和方法。 3. 常见的无菌手套使用错误，以及如何避免出现这些错误。			

<table>
<tr><td>教学重点及
教学方法</td><td colspan="4">教学方法
1．安排住培医师课前复习相关理论知识、观看操作视频，课中借助PPT通过讲授、提问、讨论等方式加强教学对象对规范操作流程的记忆和理解。
2．教学策略：演示教学、分组刻意练习、同伴互学等。</td></tr>
<tr><td>教学难点及
教学方法</td><td colspan="4">教学难点：无菌操作原则。
教学方法
1．借助PPT中的图片展示各种不规范穿（脱）手套的手法；对违反无菌操作原则的行为、多余动作，教师要及时发现并给予反馈和再评价。
2．教学策略：演示教学、分组刻意练习、同伴互学。</td></tr>
<tr><td>学员易错点</td><td colspan="4">1．取手套时，手指接触部位错误。
2．穿好一只手时，穿戴另外一只手套的辅助手法错误。
3．穿戴完毕后双手整理手套时，已戴无菌手套的手指接触皮肤。
4．脱手套时，双手交互辅助时接触皮肤。</td></tr>
<tr><td>课程思政
元素/案例及
融合方法</td><td colspan="4">使用案例情境导入，演示、提问、讨论穿（脱）手套具体执行的操作要点、操作流程及注意事项，要求学员手法轻柔，严格遵循无菌操作原则，体现爱伤观念，以减少感染的风险，提升手术全流程安全效果，有助于培养一批具备专业技能、人文关怀和社会责任感的医学人才。</td></tr>
<tr><td>总体
教学策略</td><td colspan="4">混合式学习、讲授法、启发式教学、分步练习、同伴互学、团队学习、合作式学习、掌握性学习、刻意练习。</td></tr>
<tr><td rowspan="14">主要教学
内容与时间分配</td><td colspan="2">教学环节</td><td>内容</td><td>时间（分钟）</td></tr>
<tr><td rowspan="3">1</td><td rowspan="3">导入阶段
（7分钟）</td><td>相互介绍</td><td>2</td></tr>
<tr><td>介绍教学目标及培训流程，强调重、难点</td><td>4</td></tr>
<tr><td>介绍场地环境、相关要求，构建安全的心理环境</td><td>1</td></tr>
<tr><td rowspan="7">2</td><td rowspan="7">教学阶段
（71分钟）</td><td>了解学员课前自学情况，询问学员有无问题并讨论，答疑</td><td>1</td></tr>
<tr><td>阐述教学目标、穿（脱）无菌手套目的、适应证、禁忌证、注意事项</td><td>5</td></tr>
<tr><td>通过模拟情境一引入，学习接触式穿（脱）手套</td><td>10</td></tr>
<tr><td>分组练习、每组学员间互评互学</td><td>15</td></tr>
<tr><td>通过模拟情境二引入，学习无接触式穿（脱）手套</td><td>10</td></tr>
<tr><td>分组练习，每组学员间互评互学</td><td>15</td></tr>
<tr><td>学员代表操作，其他学员借助核查表给予评价，学员给予反馈，教师给予总结反馈</td><td>15</td></tr>
<tr><td rowspan="2">3</td><td rowspan="2">反馈阶段
（12分钟）</td><td>答疑及课程总结</td><td>10</td></tr>
<tr><td>布置作业</td><td>2</td></tr>
</table>

教师准备	1．教师获院级及以上师资认证，接受过专项培训并取得授课资格。 2．至少参加1次集体备课，初次授课应在课前进行试讲。 3．开课前1周，预定教学场地，向培训部提供用物清单（包括核查表、评分表电子版）。 4．认真阅读教案，明确教学目标。 5．根据教学对象课前测试情况做好学情分析，确定本次技能课程的重点和难点，需要拓展的知识点。 6．向学员发送课前信，安排课前学习任务，预习相关理论知识、操作视频等资料。 7．开课前1天确定课程包是否完整，再次阅读教案，复习流程。 8．开课前半小时到培训地点，检查用物及资料是否齐全、教室布置是否合理，调试多媒体设备，试播PPT和视频等。 9．主讲教师与辅助教师再次确认课堂流程及各自任务。
学员准备	1．课前信 （1）本次技能操作模拟培训的主要内容简介。 （2）一般信息：授课教师、参加人员、时间、地点、学时、教学目标。 （3）需要准备和注意事宜。 2．课前学习资源 （1）人民卫生出版社，《2023临床执业医师资格考试实践技能指导用书》。 （2）人民卫生出版社，姜保国、陈红主编《中国医学生临床技能操作指南》第3版，101～103页。 （3）人民卫生出版社，傅晓主编《外科学总论实验指导》，19～22页。 （4）观看操作视频。 3．完成课程要求 （1）不迟到、不早退，全程参加课程培训。 （2）集中注意力，积极发言、参与讨论，主动练习，积极参与学员间相互反馈。 （3）课后以小组为单位自主模拟练习，1周后以小组为单位拍摄一个完整的操作视频并上交；通过2周后的评价考核。
场地准备	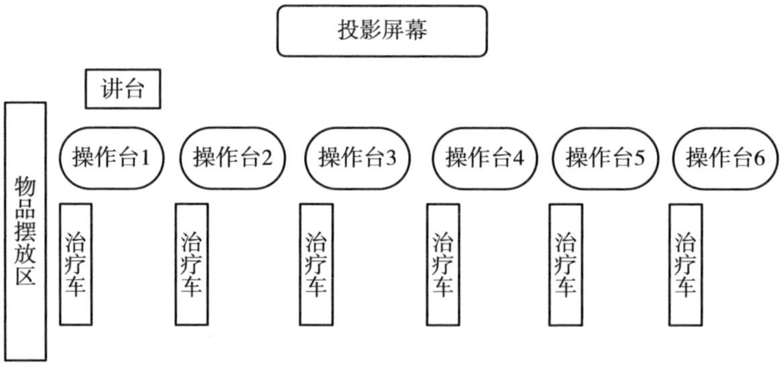

用物清单——以18名学员分6组为例	序号	模型/设备/物品/资料名称	品规或相应要求	数量
	1	外科无菌手套	6.5、7、7.5号，放置于操作台	各12副
	2	手术衣	模拟无菌，放置于操作台	6件
	3	治疗车	常规	6台
	4	生活垃圾桶	套黑色垃圾袋	3个
	5	医疗垃圾桶	套黄色垃圾袋	3个

<table>
<tr><td>模拟情境</td><td colspan="3">模拟情境一
模拟病房：接触式穿（脱）无菌手套。
模拟情境二
模拟手术室：无接触式穿（脱）无菌手套。</td></tr>
<tr><td colspan="4">详细教学设计</td></tr>
<tr><td>阶段分配</td><td>教学内容</td><td>教学方法</td><td>时间（分钟）</td></tr>
<tr><td rowspan="4">导入阶段
（7分钟）</td><td>相互介绍。</td><td>相互沟通交流</td><td>2</td></tr>
<tr><td>介绍教学目标，强调重、难点。</td><td rowspan="3">讲授法</td><td>2</td></tr>
<tr><td>介绍培训流程（相关理论知识复习、教师演示、分为6组练习、抽查评价、总结反馈等）。</td><td>2</td></tr>
<tr><td>介绍场地环境、相关要求，构建安全的心理环境。</td><td>1</td></tr>
<tr><td rowspan="7">教学阶段
（71分钟）</td><td>了解学员课前是否复习相关理论知识、是否已观看视频，询问学员有无问题并讨论。</td><td>讨论法
反馈法</td><td>1</td></tr>
<tr><td>阐述教学目标、穿（脱）无菌手套目的、适应证、禁忌证、注意事项。</td><td>讲授法</td><td>5</td></tr>
<tr><td>通过模拟情境一引入，演示、提问、讨论接触式穿（脱）手套具体执行的操作、操作流程及注意事项。</td><td>示范法
同伴互学</td><td>10</td></tr>
<tr><td>分组练习、每组学员间互评互学，教师引导练习环节顺利进行，并适时观察参与评价及反馈（分为6组，每组3人，依次按编号1、2、3先后顺序练习操作，非操作的学员结合核查表给予操作的学员评价；每位教师带3组学员）。</td><td>刻意练习
示范法
同伴互学</td><td>15</td></tr>
<tr><td>通过模拟情境二引入，演示、提问、讨论非接触式穿（脱）手套具体执行的操作、操作流程及注意事项，较为复杂的操作步骤通过视频展示。</td><td>视频示范
启发式教学
讨论法</td><td>10</td></tr>
<tr><td>分组练习、每组学员间互评互学，教师引导练习环节顺利进行，并适时观察参与评价及反馈。按上述分组方式轮流进行练习及评价。</td><td>团队学习
合作式学习
同伴互学</td><td>15</td></tr>
<tr><td>自愿或选取2位学员操作，其他学员借助核查表给予评价；自愿或选取1位学员给予反馈；教师给予总结反馈。</td><td>形成性评价</td><td>15</td></tr>
<tr><td rowspan="3">反馈阶段
（12分钟）</td><td>答疑。</td><td rowspan="3">反馈法</td><td>8</td></tr>
<tr><td>总结课程内容；总结优点、指出需改进的方面。</td><td>2</td></tr>
<tr><td>布置作业。</td><td>2</td></tr>
<tr><td>学习效果评价</td><td colspan="3">1. 评价方法：课前、课后理论测验（通过线上进行），以小组为单位拍摄并上交操作视频，技能操作模拟评价或考核。
2. 评价表：见本章第四节。</td></tr>
<tr><td>课后作业</td><td colspan="3">1. 以小组为单位自主模拟练习。
2. 一周后以小组为单位拍摄一个完整操作视频并上交。
3. 两周后参加评价考核。
4. 思考题
（1）无菌手术后接台与污染手术后接台有何区别？
（2）手术中，缝合针刺破手套及手指时的应急策略是什么？</td></tr>
</table>

专业英语词汇	外科手套 surgical glove 无接触式戴手套 non-contact gloving / closed gloving
参考教学资料	[1] 医师资格考试指导用书专家编写组. 2023临床执业医师资格考试实践技能指导用书 [M]. 北京: 人民卫生出版社, 2022. [2] 姜保国, 陈红. 中国医学生临床技能操作指南 [M]. 3版. 北京: 人民卫生出版社, 2020. [3] 刘原, 刘成玉. 临床技能培训与实践 [M]. 2版. 北京: 人民卫生出版社, 2021. [4] 傅晓. 外科学总论实验指导 [M]. 北京: 人民卫生出版社, 2017.
教学反思	课程结束后由主讲教师组织完成，从教学目标、教学设计与教学方法完成情况等角度进行自我评价，反思本次教学的成功之处与存在的问题，并能做到教学重建。要求联系实际、有感而发、思路清晰、观点明确。
拓展内容	艾滋病患者手术时加强防护的策略。
案例编写	教案作者：周昭雄 作者单位：南方医科大学坪山医院 联系邮箱：105704548@qq.com

第二节　穿（脱）无菌手套操作规范

【扫码观看视频】

一、目的

建立无菌屏障，隔绝开展有创操作人员手上皮肤的细菌，避免细菌移位导致手术物品污染及手术切口感染。

二、适应证

进行有创操作的医务人员。

三、禁忌证

1．对无菌手套材料过敏。
2．手部有感染。
3．手部皮肤破损或湿疹。
4．未进行正确的手部消毒操作。

四、操作前准备

1．操作者准备

（1）穿好工作服，戴帽子、口罩，做到“五不露”（不露口、鼻、头发、袖口、裤管）。

（2）进行有创操作的人员需修剪指甲，取下手上所有饰物，穿戴无菌手套前完成外科洗手，并涂抹消毒液、自然晾干。

2．用物准备：手术衣、合适型号的无菌手套、生活垃圾桶、医疗垃圾桶。

五、操作步骤

（一）接触式穿无菌手套（图17-1）

1．选用合适尺码的无菌手套一副（女性多为6.5号、7号，男性多为7号、7.5号），检查有效期，由巡回护士或助手拆开外包装，操作者取出内层套袋。将其放于左手或者无菌操作台面，平铺。

2．观察、辨别左右手套并将其对合，一只手捏住两个套口的翻折部一起取出。

3．保持手套在腰以上、肩以下，悬空。严禁手套外侧触碰皮肤及非无菌物品。

4．一手捏住两只手套内侧的套口翻折部并使手套各指自然下垂。

5．先将另一只手伸入对应手套内，再用已穿好手套的手指插入另一手套的翻折部，以助对侧手伸入手套内。

6．分别整理双侧手术衣袖口，应注意手部皮肤不可接触手套外侧面，已穿手套的手指不能接触手术衣袖内侧面，将手套翻折部翻回盖住手术衣袖口，将其完全压入手套中。

7．双手相互略做调整使各手指完全贴合手套。

8．穿手套后，保持双手在腰以上胸前，避免过肩。

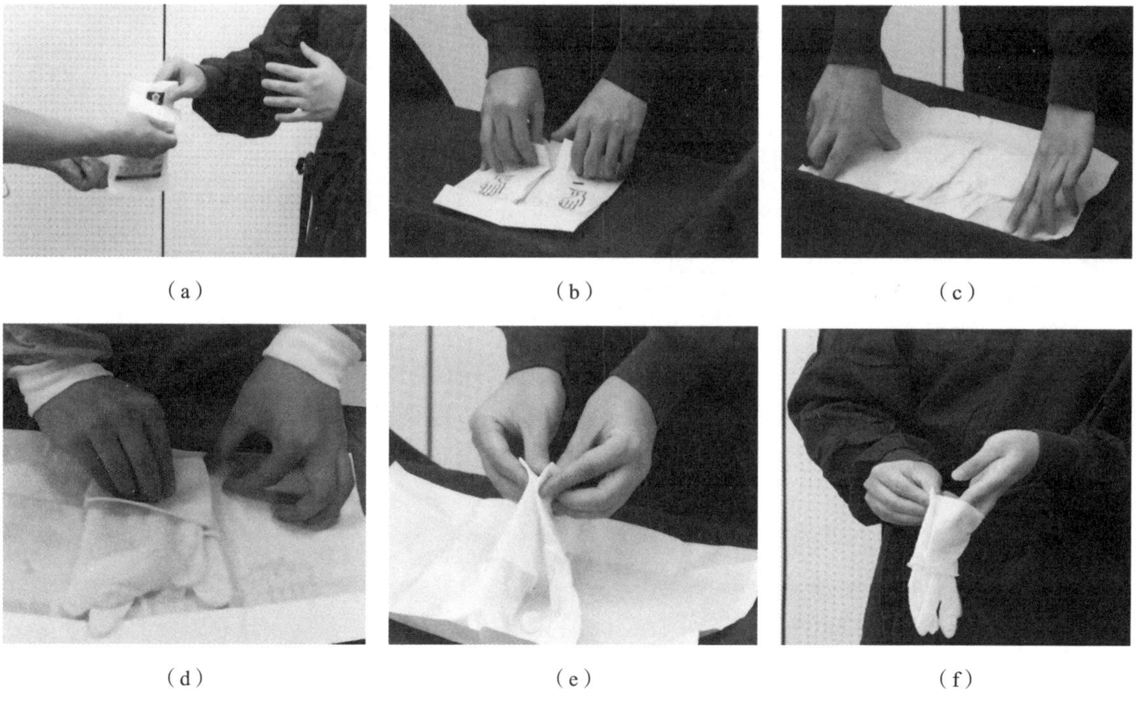

（a）（b）（c）（d）（e）（f）

图17-1 接触式穿无菌手套流程

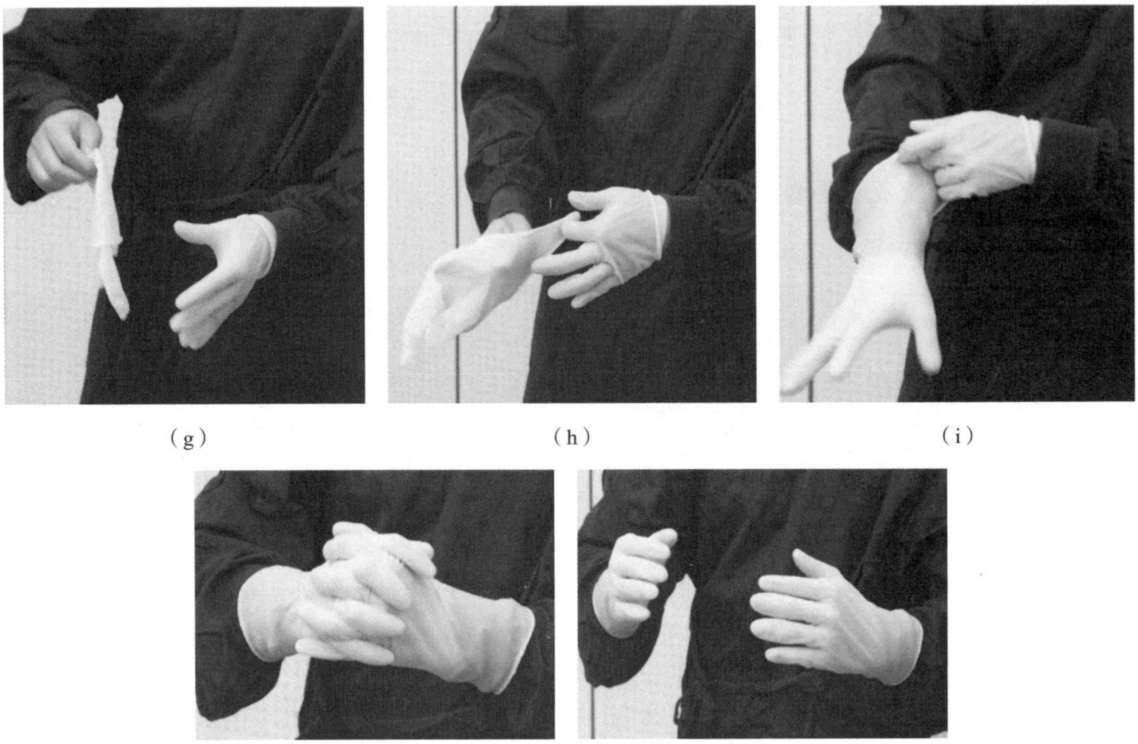

（g）　（h）　（i）

（j）　（k）

图 17-1　接触式穿无菌手套流程（续）

（二）无接触式穿无菌手套（图 17-2）

1. 穿着无菌手术衣时，双前臂向前伸展微屈，双手藏于袖内，不出袖口。

2. 选用合适尺码无菌手套，由巡回护士拆开外包装，术者用手隔着衣袖取出内层套袋，打开并平铺置于无菌操作台上。

3. 一只手在袖口内手掌朝上摊平，另一只手隔着衣袖取相应侧手套放于平摊的手掌上，手套的手指指向自己（即手套开口朝前），手套各指与袖口内手指一一对应。

4. 用袖口内手的四指隔着衣袖将套口翻折部的一侧双层折边抓住，另一手隔着衣袖将另一侧双层折边翻于袖口上，包住该手四指，并顺势将单层折边向上提拉，平摊的手伸出衣袖并伸入手套内。

5. 同法穿好另外一只手手套。

6. 双手相互调整使各手指完全贴合手套。

7. 穿手套后，保持双手在腰以上胸前，避免过肩。

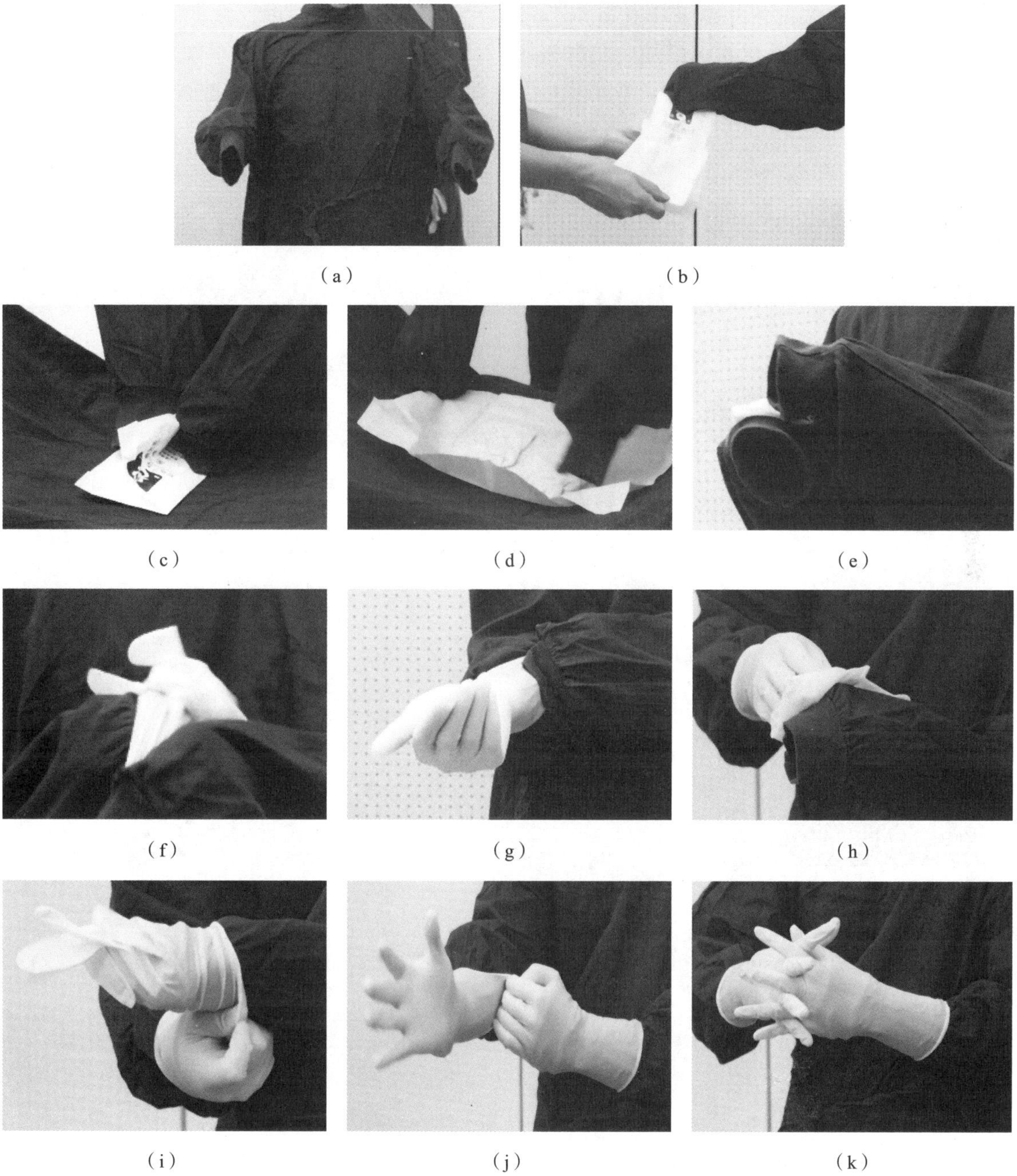

图17-2 无接触式穿无菌手套流程

（三）脱无菌手套（图17-3、图17-4）

1. 先用穿着手套的一只手抓住另一手手套的翻折部外面，向下拉扯并脱下手套，不触及另一手的皮肤。再用已脱手套的拇指伸入对侧手套翻折口部内侧，将其翻转脱下，注意手部皮肤不接触手套的外面。将脱下的手套放入医疗垃圾桶中。

2．当先脱手术衣，再脱手套或更换手套时，术者双臂伸直向前，嘱助手将手术衣自背部向前反折脱去，使手套的腕部随之翻转于手上。右手扯下左手手套至手掌部，再以左手指脱去右手手套，用右手指在左手掌部推下左手手套，将手套放入医疗垃圾桶。

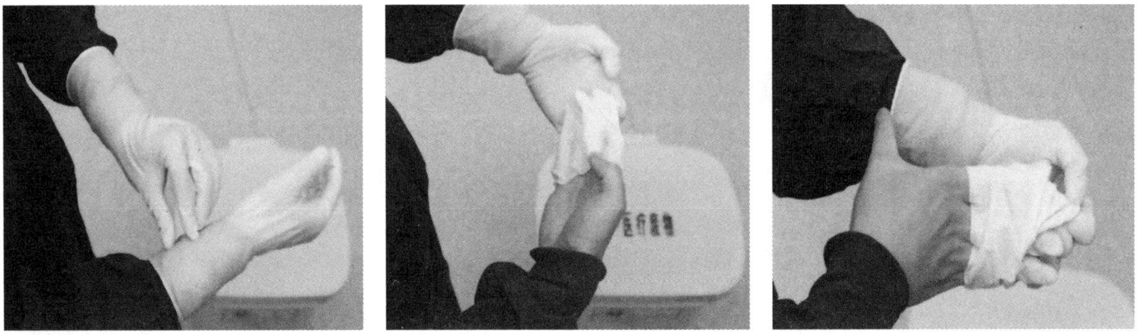

（a）　　（b）　　（c）

图17-3　单纯脱手套的流程

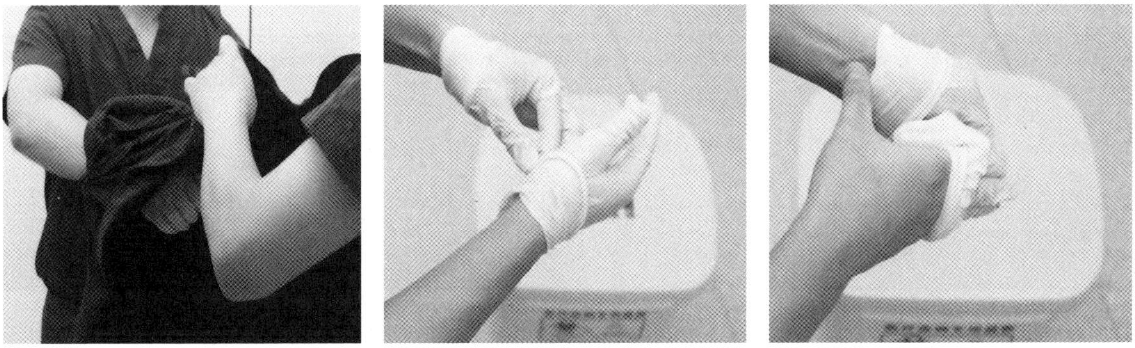

（a）　　（b）　　（c）

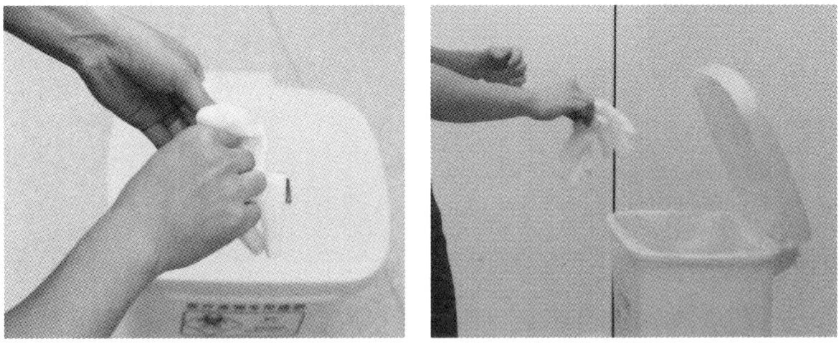

（d）　　（e）

图17-4　先脱手术衣再脱手套的流程

六、操作后处理

无。

七、并发症及其处理

无。

八、注意事项

1．手术衣和手套都是灭菌水平的物品，操作人员的手及手臂则是消毒水平，穿戴手套过程应严格遵循无菌观念，消毒水平的手及手臂不能接触到灭菌水平的手术衣的外侧面和手套外侧面。注意手套的绝对无菌区及相对无菌区。

2．已穿无菌手套的手不可接触皮肤和手术衣袖口内侧面。穿好无菌手套后，如必要，用无菌盐水冲净手套外面的滑石粉以免其落入切口。

3．穿手套应注意观察手套对应情况，调整手套时注意力度，发现破损立即更换。

4．穿手套后应注意无菌观念，严禁触碰非无菌物品，保持停留在腰以上，肩部以下。

5．手术衣及接触患者创面的手套应分类放置于手术衣物回收框及医疗垃圾桶。

九、相关知识

连台手术的手卫生原则如下。

1．施行无菌手术后，如需要连台手术，先脱手术衣后脱手套，手及手臂涂消毒液后再次穿手术衣及无菌手套进行手术。

2．施行污染手术后或术中手套已经破损，接连下一台手术时，需要重新刷洗手、臂和浸泡消毒。

3．有菌手术先摘手套后脱手术衣。

十、相关临床情境及临床思维分析

模拟情境一：模拟病房，准备进行有创操作，事先已完成手卫生，拟进行接触式穿（脱）无菌手套。

模拟情境二：模拟手术室，准备进行手术操作，事先已完成外科洗手，拟进行无接触式穿（脱）无菌手套。

十一、参考资料

[1] 医师资格考试指导用书专家编写组. 2023临床执业医师资格考试实践技能指导用书[M]. 北京：人民卫生出版社，2022.

[2] 姜保国，陈红. 中国医学生临床技能操作指南[M]. 3版. 北京：人民卫生出版社，2020.

[3] 刘原，刘成玉. 临床技能培训与实践[M]. 2版. 北京：人民卫生出版社，2021.

[4] 傅晓. 外科学总论实验指导[M]. 北京：人民卫生出版社，2017.

第三节　穿（脱）无菌手套理论测试题

一、课前测试题

1. 洗手完毕，开始戴无菌手套时，已消毒但未戴手套的手只允许接触手套的哪一面（　）

A. 套口翻转部的外面　　B. 套口翻转部的内面
C. 手套的掌面　　D. 手套的背面
E. 以上都正确

2. 穿上无菌手术衣，戴好无菌手套后，术者的无菌区域包括（　）

A. 肩以上　　B. 背部　　C. 腰以下
D. 腰以上、肩以下　　E. 膝盖以上、肩以下

3.（多选）当穿好手术衣并戴好无菌手套，而手术还没开始时，双手不能做的姿势包括（　）

A. 双手交叉自然下垂　　B. 双手自然下垂
C. 双手可高举过肩　　D. 双手交叉放于腋下
E. 双手互握置于胸前

4.（多选）关于穿戴手套描述正确的是（　）

A. 进行侵入性操作或手术时，应当戴无菌手套
B. 进行无菌操作时，可以不穿戴手套
C. 穿戴手套前应当洗手
D. 普通操作非无菌要求，不同患者之间可以不换手套
E. 脱手套后应当洗手

5. 关于穿手术衣及戴无菌手套，下列说法错误的是（　）

A. 并非所有外科操作时都必须穿无菌手术衣、戴无菌手套
B. 即使严格按照七步法洗手及消毒液刷手，也不能完全消灭手部皮肤的细菌
C. 穿手术衣与戴手套前，手术人员如使用快速免洗手消毒剂，则无须外科刷手
D. 即使手术人员严格完成外科洗手及消毒，也不能直接接触手术部位
E. 手术时穿手术衣、戴手套不能防止手术部位的血液、脓液等污染手术人员

二、课后测试题

1.（多选）在进行阑尾手术时，手套不小心被缝针刺破，这时应该（　）

A. 重新洗手　　B. 以碘酊、乙醇消毒　　C. 终止手术

D．另换无菌手套　　E．再加戴一双手套

2．术者做完阑尾手术，处于关腹流程时，需要前往隔壁手术间进行台上急会诊时应该（　）

A．立即脱掉手术衣和手套，重新消毒洗手，然后穿手术衣、戴手套，走到隔壁手术间，上台手术

B．立即走到隔壁手术间，脱掉手术衣和手套，重新洗手消毒，然后穿手术衣、戴手套，上台手术

C．立即脱掉手术衣和手套，走到隔壁手术间，重新穿手术衣、戴手套，上台手术

D．立即走到隔壁手术间，脱掉手术衣和手套，重新穿手术衣、戴手套，上台手术

E．立即脱掉手术衣和手套，走到隔壁手术间，重新洗手消毒，然后穿手术衣、戴手套，上台手术

3．完成一台手术，需要马上进行第二台手术时，如何更换手套及手术衣（　）

A．手部可随意接触　　B．无须洗手，另穿手术衣　　C．先脱手套，再脱手术衣

D．先脱手术衣，再脱手套　　E．不需更换

4．采用无接触式穿手套法时，从无菌原则角度考虑，以下叙述正确的是（　）

A．穿好手术衣后穿手套前，双手可伸出衣袖口

B．仅适用于穿好无菌手术衣后进行

C．如双手已伸出衣袖口，将双手缩回衣袖内再开始戴手套

D．取手套置于手掌时，手套的手指指向自己，各手指相对

E．无接触戴手套可以完全避免手接触手套外面

5．关于连台手术，以下做法符合无菌原则的是（　）

A．穿手套前，手部皮肤可以触碰手套的外面

B．应先脱手术衣、后脱手套，再浸泡消毒，先穿手术衣、后戴手套

C．先戴湿手套，后穿无菌手术衣

D．紧急抢救手术，来不及按常规洗手时，用碘酊和乙醇消毒双手和前臂，应先戴手套、后穿手术衣，再戴一副手套

E．按标准脱去无菌手套，脱去手术衣后行外科刷手，再穿手术衣、戴手套

参考答案与解析

一、课前测试题

1．B

【解析】套口翻转部内侧面为皮肤可接触面。

2．D

【解析】识记题。

3．ABCD

【解析】穿好手术衣、戴好无菌手套后，术者的无菌区域包括肩以下、腰以上、双侧腋中线之前，故双手应互握置于胸前。

4．ACE

【解析】进行无菌操作时必须穿手套，不同患者之间操作应更换手套。

5．E

【解析】手术衣及手套能隔离患者体液污染手术人员。

二、课后测试题

1．ABD

【解析】按污染手术手卫生原则，更换手套前需重新刷手消毒，穿无菌手套。

2．A

【解析】按污染手术后连台手术手卫生原则处理。

3．D

【解析】连台手术时，应更换手术衣及手套，先脱手术衣，再脱手套，可进行快速手消毒，不需要外科刷手，速度较快。

4．D

【解析】无接触穿手套法可最大限度避免手接触手套外侧。穿防护服后也可使用无接触穿手套法穿戴无菌手套。

5．B

【解析】任何时候，手皮肤不能接触手套外侧面，连台手术时应先脱手术衣后脱手套，防止污染手。

第四节 穿（脱）无菌手套操作评价表

适合学员同伴互评

穿（脱）无菌手套操作核查表

序号	操作行为概要	执行情况 （是√否×部分△）
	接触式穿无菌手套	
1	衣帽整齐，戴口罩，做到“五不露”	
2	用物准备齐全	
3	确认有效期	

序号	操作行为概要	执行情况（是√否×部分△）
4	用手从手套袋内捏住两只手套向外翻折部，对好两只手套	
5	一只手插入对应手套，不接触手套外面	
6	用戴好手套的手插入另一只手手套的翻折部	
7	整理袖口，将手套翻折部翻回手术衣袖口	
无接触式穿无菌手套		
8	穿着无菌手术衣时，双手藏于袖内	
9	取相应侧手套放于手掌上，手套的手指指向自己，手套各指与袖口内手指一一对应	
10	袖内四指隔着衣袖将手套一侧双层折边抓住，另一手隔着衣袖将另一侧双层折边翻下，包住该手四指，向上提拉，手伸出衣袖并伸入手套内	
11	同样方法穿好另一只手	
12	双手交互整理手套贴合，并呈拱手姿势	
13	穿戴完毕手套后，双手保持在腰以上、肩部以下	
脱无菌手套		
14	一只手捏住另一只手手套口外面，翻转脱下	
15	将脱下手套的手插入另一手套翻折口部内侧，将其翻转脱下	
16	整个过程，双手皮肤未接触手套外侧面和手术衣	

适合教师评价学员

穿（脱）无菌手套操作评分表

项目	检查内容与评分要点	满分	扣分
准备工作（15分）	衣帽整齐，戴口罩，做到“五不露”（不露口、鼻、头发、袖口、裤管）	5	
	无菌手套、消毒等用物准备齐全	5	
	检查手套外包装，确认处于有效日期	5	
接触式穿无菌手套（20分）	用手从手套袋内捏住两只手套翻折部，对好两只手套	5	
	一只手插入对应手套，不接触手套外面	5	
	用戴好手套的手插入另一只手手套的向内翻折部	5	
	整理袖口，将手套翻折部翻回，包住手术衣袖口	5	
无接触式穿无菌手套（20分）	穿着无菌手术衣时，双臂向前伸展微屈，双手藏于袖内，不出袖口	5	
	一只手在袖口内手掌朝上摊平，另一只手隔着衣袖取相应侧手套放于平摊的手掌上，手套的手指指向自己，手套各指与袖口内手指一一对应	5	
	用袖口内的四指隔着衣袖将套口翻折部的一侧双层折边抓住，另一手隔着衣袖将另一侧双层折边翻于袖口上，包住该手四指，并顺势将单层折边向上提拉，平摊的手伸出衣袖并伸入手套内	5	
	同样方法穿好另一只手	5	

项目	检查内容与评分要点	满分	扣分
无菌原则（30分）	双手交互整理手套贴合，并呈拱手姿势	5	
	整个过程双手皮肤未接触手套外侧面	10	
	整个过程双手皮肤未接触手术衣外面	10	
	手套穿戴完毕后，双手保持在腰以上、肩部以下，胸前无菌区域	5	
脱手套（15分）	一只手捏住另一只手手套口外面，翻转脱下	5	
	将脱下手套的手插入另一手套翻折口部内侧，将其翻转脱下	5	
	过程中，双手皮肤未接触手套外侧面	5	
计分	实际得分	100	
备注	合格标准：80分以上。		

评分人：　　　　　　　　　　　　　　　　　　　评分日期：

第十八章

换药与拆线

(Dressing Changing and Suture Removal)

第一节 换药与拆线教学教案

<table>
<tr><th colspan="5">总体教学设计</th></tr>
<tr><td>课程名称</td><td colspan="4">换药与拆线</td></tr>
<tr><td>授课教师</td><td></td><td>职称</td><td></td><td>专业</td></tr>
<tr><td>辅助教师</td><td></td><td>职称</td><td></td><td>专业</td></tr>
<tr><td>学情分析</td><td colspan="4">教学对象：住院医师规范化培训医师（一年级）。
学习基础：教学对象在本科阶段已掌握临床医学的相关理论知识，并且通过外科学总论实践课的学习、临床见习及实习，对换药与拆线有相关理论和操作能力基础。
学习特点：引导教学对象从实习医师到住院医师转换角色。教学对象作为住院医师规范化培训医师，有积极主动的学习态度，渴望提高临床技能。教学时应引导教学对象将理论知识与临床技能操作相结合，强调临床技能的规范性，以提高教学对象的应试及临床实际应用能力。
学习需求：换药与拆线是临床上常见的基本操作技能，是执业医师资格实践技能考试的大纲内容之一。教学对象对该操作的规范性、熟练度及临床实际应用能力有待进一步提高，以确保患者的有效治疗。</td></tr>
<tr><td>教学需求分析</td><td colspan="4">换药与拆线对治疗效果和创面愈合起着重要作用，是临床上常见的基本操作技能之一，也是执业医师资格实践技能考试的大纲内容之一。教学对象对该操作的规范性、熟练度及临床实际应用能力有待进一步提高。</td></tr>
<tr><td>师生比</td><td>1∶12</td><td>授课学时</td><td colspan="2">4学时（180分钟）</td></tr>
<tr><td>授课时间</td><td></td><td>授课地点</td><td colspan="2"></td></tr>
<tr><td>学习目标</td><td colspan="4">（一）知识认知目标（knowledge）
1. 描述换药与拆线的适应证、禁忌证。
2. 叙述无菌伤口与感染伤口换药的操作流程及注意事项。
3. 描述不同部位伤口的拆线时间及影响伤口愈合的因素。
4. 叙述拆线的操作流程及注意事项。
（二）动作技能目标（skill）
1. 区分无菌伤口与感染伤口，展示无菌伤口和感染伤口的规范性换药操作。
2. 展示规范的伤口拆线操作。
（三）情感价值目标（attitude）
1. 操作过程中体现与患者的有效沟通和人文关怀。
2. 培养责任感与使命感，树立严谨的工作态度，加强无菌操作意识。</td></tr>
</table>

<table>
<tr><td>教学重点及
教学方法</td><td colspan="4">教学重点
1. 区分无菌伤口与感染伤口，展示无菌伤口和感染伤口的规范性换药操作。
2. 展示规范的伤口拆线操作。
教学方法
1. 安排学员课前复习相关理论知识、观看操作视频、通过线上理论测试。
2. 课中借助PPT通过讲授、提问、讨论、演示等方式加强对规范操作流程的理解。
3. 演示教学，分组刻意练习、同伴互学，形成性评价。</td></tr>
<tr><td>教学难点及
教学方法</td><td colspan="4">教学难点：无菌操作原则。
教学方法
1. 将无菌操作原则作为教学目标之一，讲解教学目标时强调无菌操作原则的重要性。
2. 向学员讲解操作中每一步骤均有相应的要求，按照要求做就不会违反无菌操作原则。
3. 演示教学，分组刻意练习、掌握性学习、同伴互学，对违反无菌操作原则的行为及时给予反馈，形成性评价。</td></tr>
<tr><td>学员易错点</td><td colspan="4">1. 备物前未查看伤口情况。
2. 未检查各无菌物品的有效期。
3. 持物筒盖未打开时，取出或放入持物钳；取出或放入持物钳时，持物钳触碰到持物筒的内壁。
4. 操作中跨越无菌区进行操作。
5. 所使用的消毒棉球有部分未浸到消毒液。
6. 消毒前未仔细观察伤口的愈合情况。
7. 非执笔式持镊，未保持镊子的前端低于手持端，两把镊子分工不明确、交叉混用。
8. 剪线的位置、拉线的方向不正确。
9. 将胶布粘贴在患者皮肤及敷料后再将其撕断。</td></tr>
<tr><td>课程思政
元素/案例及
融合方法</td><td colspan="4">通过案例引入，学员能够根据病史、症状、体征区分伤口的不同愈合状态，教学可以此引导学员思考分别应给予如何处理，从而培养学员的临床思维能力、临床实际应用能力。
通过案例对比，学员可以更好地理解换药与拆线的操作目的、适应证、禁忌证、操作流程及注意事项。
在课程中，教师要引导学员关注患者的心理状态，提前关注操作中患者可能出现不适，培养学员的人文关怀精神。同时，要求学员在操作过程中手法要轻柔，严格遵守无菌操作原则，尊重患者的隐私和尊严。
通过本次课程，学员不仅能够掌握换药与拆线的技能，还能够培养学员的临床思维、良好的医德医风。这有助于培养具备专业技能、职业素养和社会责任感的临床医师。</td></tr>
<tr><td>总体
教学策略</td><td colspan="4">讲授法、讨论法、启发式教学、演示法、改良Peyton教学法、分步练习、同伴互学、反馈法、团队学习、合作式学习、形成性评价、掌握性学习、刻意练习。</td></tr>
<tr><td rowspan="7">主要教学
内容与时间分配</td><td colspan="2">教学环节</td><td>内容</td><td>时间（分钟）</td></tr>
<tr><td rowspan="4">1</td><td rowspan="4">导入阶段
（7分钟）</td><td>相互介绍</td><td>2</td></tr>
<tr><td>介绍场地环境、注意事项和培训流程</td><td>2</td></tr>
<tr><td>构建学员安全的心理环境</td><td>1</td></tr>
<tr><td>介绍教学目标，强调重、难点</td><td>2</td></tr>
<tr><td rowspan="2">2</td><td rowspan="2">教学阶段
（156分钟）</td><td>询问学员预习情况，反馈课前测试所总结的问题</td><td rowspan="2">14</td></tr>
<tr><td>引入模拟情境一、二，激发学员讨论，启发临床思维</td></tr>
</table>

<table>
<tr><td rowspan="7">主要教学
内容与时间分配</td><td rowspan="4">2</td><td rowspan="4">教学阶段
（156分钟）</td><td>分别引入模拟情境三、四，分步骤解构操作细节</td><td rowspan="2">95</td></tr>
<tr><td>分组练习、互评互学，教师引导练习，评价及反馈</td></tr>
<tr><td>教师演示解构伤口拆线的细节，学员轮流进行伤口拆线操作，其他学员核查反馈</td><td>17</td></tr>
<tr><td>引入模拟情境五，任意选取学员分步骤行伤口拆线操作，其他学员观察并给予反馈，教师给予总结反馈</td><td>30</td></tr>
<tr><td rowspan="3">3</td><td rowspan="3">反馈阶段
（17分钟）</td><td>总结课程内容，演示易错点</td><td>10</td></tr>
<tr><td>布置作业</td><td>2</td></tr>
<tr><td>答疑</td><td>5</td></tr>
<tr><td>教师准备</td><td colspan="4">1. 教师获院级及以上师资认证，接受过专项培训并取得授课资格。
2. 至少参加1次集体备课，初次授课应在课前进行试讲。
3. 开课前1周，预定教学场地，向培训部提供用物清单（包括核查表、评分表电子版），提前缝合6个伤口模块，各12针。
4. 认真阅读教案，明确教学目标。
5. 根据教学对象课前测试情况做好学情分析，确定本次技能课程的重点和难点，需要拓展的知识点。
6. 向学员发送课前信，安排课前学习任务，预习相关理论知识、操作视频等资料。
7. 开课前1天确定课程包是否完整，再次阅读教案，复习流程。
8. 开课前半小时到培训地点，检查用物及资料是否齐全、教室布置是否合理，调试多媒体设备，试播PPT和视频等。
9. 主讲教师与辅助教师再次确认课堂流程及各自任务。</td></tr>
<tr><td>学员准备</td><td colspan="4">1. 课前信
（1）本次技能操作模拟培训的主要内容简介。
（2）一般信息：授课教师、参加人员、时间、地点、学时、教学目标。
（3）需要准备和注意的事宜。
2. 课前学习资源
（1）人民卫生出版社，刘原、刘成玉主编《临床技能培训与实践》第二版，187～193页。
（2）人民卫生出版社，姜保国、陈红主编《中国医学生临床技能操作指南》第三版，114～123页。
（3）人民卫生出版社，傅晓主编《外科学总论实验指导》，105～119页。
（4）观看操作视频。
3. 完成课程要求
（1）不迟到、不早退，全程参加课程培训。
（2）集中注意力，积极发言、参与讨论，主动练习，遵守保密协议，学员间相互反馈。
（3）课后以小组为单位自主模拟练习。两周内以小组为单位拍摄一个完整的伤口换药操作视频并上交。</td></tr>
</table>

场地准备

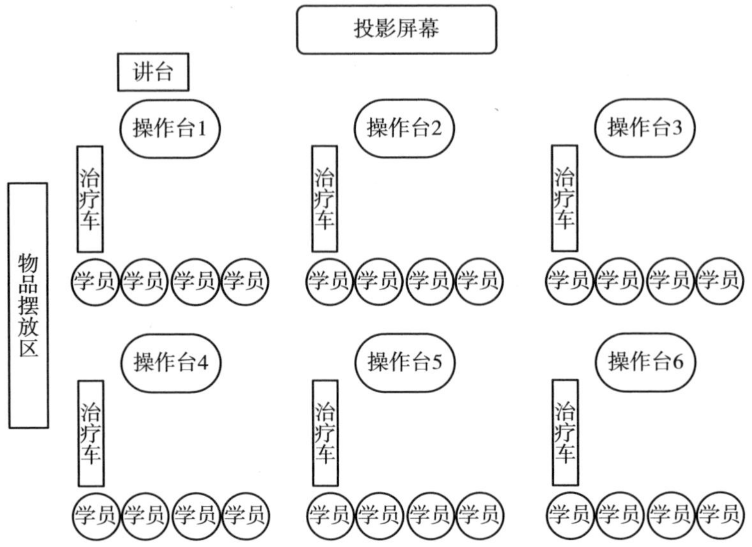

用物清单——以24名学员分6组为例	序号	模型/设备/物品/资料名称	品规或相应要求	数量
	1	换药与拆线模型	放置于操作台	6个
	2	换药包	含治疗碗（盘）2个、镊子2把、纱布2块、棉球5个	6个
	3	持物筒及持物钳	有效使用期内	6套
	4	碘伏	0.5%	6瓶
	5	生理盐水	0.9%，500ml（外用）	6瓶
	6	免洗手消毒剂	常规	6瓶
	7	拆线剪	单独无菌包装	6把
	8	胶布	常规	6卷
	9	弯盘	放污物用，单独放置（不需要无菌）	6个
	10	治疗车	常规	6台
	11	生活垃圾桶	套黑色垃圾袋	6个
	12	医疗垃圾桶	套黄色垃圾袋	6个
	13	医用纱布块	无菌，6cm×8cm	25包
	14	医用棉球	无菌，中号	25包

<table>
<tr><td>模拟情境</td><td colspan="3">模拟情境一
患者刘一，男性，40岁，既往有糖尿病病史。行阑尾切除术后第7天，伤口无明显疼痛。查体：体温正常，右下腹壁有一长约3cm的伤口，无明显红肿热痛及渗液。请对伤口进行相关处理。
模拟情境二
患者郑二，男性，50岁，既往有糖尿病病史。行右肩胛部痈切开引流术后24小时，伤口敷料有渗液。请对伤口进行相关处理。
模拟情境三
患者张三，男性，30岁。行阑尾切除术后第3天，活动时患者感伤口稍有疼痛不适。查体：体温正常，右下腹壁有一长约3cm的伤口，无明显红肿热痛及渗液。请对伤口进行相关处理。
模拟情境四
患者李四，男性，60岁，行背部脓肿切开引流术后第3天。每天换药一次，今日再次来到门诊复查。请对伤口进行相关处理。
模拟情境五
患者王五，男性，50岁，既往体健。行阑尾切除术后第7天，伤口无明显疼痛。查体：体温正常，右下腹壁有一长约3cm的伤口，无明显红肿热痛及渗液。请对伤口进行相关处理。</td></tr>
<tr><td colspan="4">详细教学设计</td></tr>
<tr><td>阶段分配</td><td>教学内容</td><td>教学方法</td><td>时间
（分钟）</td></tr>
<tr><td rowspan="4">导入阶段
（7分钟）</td><td>破冰，参与成员介绍。
激发学员的学习兴趣使他们更愿意参与课程的学习和讨论。减轻学员心理压力，更容易融入课堂氛围。帮助教师了解学员来源与需求，更有针对性地进行教学。</td><td>师生互动</td><td>2</td></tr>
<tr><td>场地环境、注意事项和培训流程介绍
1. 场地环境、注意事项：教室位置、室内物品布局、洗手间位置，中间不设休息，手机静音，上洗手间或饮水可自行离开，以及其他注意事项。
2. 培训流程及时间分配：相关理论知识复习、教师演示、分4组练习、互评互学、核查表使用、抽查评价、总结反馈等，培训共180分钟。</td><td rowspan="3">讲授法</td><td>2</td></tr>
<tr><td>构建学员安全的心理环境：
1. 不考核，形成性评价。
2. 鼓励积极参与：不佳行为不会被外传。消除学员紧张感。</td><td>1</td></tr>
<tr><td>介绍教学目标：介绍本此课程教学目标，强调重、难点。</td><td>2</td></tr>
<tr><td rowspan="2">教学阶段
（156分钟）</td><td>了解学员预习程度，反馈课前测试所总结的问题。
引入模拟情境一、二，通过案例的引入，讨论换药与拆线的目的、适应证、禁忌证、伤口处理决策，启发临床思维。同时让学员认识到伤口换药与拆线决策的难度，重视本课程学习。</td><td>讨论法
启发式教学</td><td>14</td></tr>
<tr><td>引入模拟情境三（无菌伤口），讲授、提问、讨论换药的操作流程及注意事项。
分四步：伤口换药前准备、具体伤口换药过程、伤口换药后处理及注意事项。教师分步骤解构操作细节，确保学员理解每步操作的要点。</td><td>讲授法
讨论法
启发式教学
演示法</td><td>30</td></tr>
</table>

教学阶段（156分钟）	分组练习、每组学员间互评互学；教师引导练习顺利进行，并适时观察参与评价及反馈（分为6组，每组4人，A操作，B当SP及指导，C、D持核查表，核查反馈；结束之后，A和C学员、B和D学员交换角色练习）。	分步练习 同伴互学 反馈法	30
	引入模拟情境四（感染伤口），教师解构感染伤口与无菌伤口换药操作的不同之处，确保学员理解操作的不同点。	演示法 启发式教学	5
	再次分组练习、每组学员间互评互学；教师引导练习顺利进行，并适时观察参与评价及反馈（分为6组，每组4人，B操作，A当SP及指导，C、D持核查表，核查反馈；结束之后，再次交换角色练习）。	分步练习 同伴互学 反馈法	30
	教师演示解构伤口拆线的细节，确保学员理解操作要点。	演示法	5
	每位学员轮流进行伤口拆线操作，每人拆3针，其他学员核查反馈。	分步练习 同伴互学	12
	引入模拟情境五（愈合良好的伤口），从每组任意选取1位学员分四步骤进行操作：伤口拆线前准备、具体伤口拆线过程、伤口拆线后处理及注意事项，行伤口拆线操作。其他学员观察；每操作完一步骤，选取1位学员给予反馈；教师给予总结反馈。	团队学习 合作式学习 同伴互学 反馈法 形成性评价	30
反馈阶段（17分钟）	总结课程内容，总结优点和不足，演示易错点。	反馈法 演示法	10
	布置作业 1. 以小组为单位自主模拟练习。 2. 两周内以小组为单位拍摄一个完整的伤口换药操作视频并上交。 3. 思考题：伤口换药时，如果伤口有引流管，该如何处理？如何行拔管操作？	讲授法	2
	答疑。	师生互动	5
学习效果评价	1. 评价方法：课前、课后理论测验（电子问卷形式），技能操作模拟评价或考核，以小组为单位拍摄并上交操作视频。 2. 评价表：见本章第四节。		
课后作业	1. 以小组为单位自主模拟练习。 2. 两周内以小组为单位拍摄一个完整的伤口换药操作视频并上交。 3. 思考题：伤口换药时，如果伤口有引流管，该如何处理？如何行拔管操作？		
专业英语词汇	换药 dressing change 拆线 suture removal 感染伤口 infected wound		
参考教学资料	[1] 刘原，刘成玉. 临床技能培训与实践 [M]. 2版. 北京：人民卫生出版社，2021. [2] 姜保国，陈红. 中国医学生临床技能操作指南 [M]. 3版. 北京：人民卫生出版社，2020. [3] 傅晓. 外科学总论实验指导 [M]. 北京：人民卫生出版社，2017.		
教学反思			

拓展内容	思考题 1. 伤口换药时，有多处伤口，合并有引流管，换药顺序是怎样的？ 2. 感染伤口，什么情况下需要拆线、放置引流条或引流管？
案例编写	教案作者：杨明利 作者单位：深圳市人民医院 联系邮箱：lqyml2008@163.com

第二节 换药与拆线操作规范

【扫码观看视频】

一、目的

（一）换药的目的

1. 观察伤口的愈合情况，及时给予恰当的处理。
2. 清除表面渗液、渗血，清除伤口创面的异物、坏死组织和分泌物。
3. 保持伤口引流通畅。
4. 包扎固定、保护伤口。
5. 预防和控制伤口继发性感染。

（二）拆线的目的

1. 愈合良好的伤口，需在适当的时间将缝线拆除。
2. 手术伤口发生某些并发症时（如化脓性感染、皮下血肿等）拆除切口缝线，有利于充分引流、促进伤口的愈合。

二、适应证

（一）换药的适应证

1. 需要常规观察伤口愈合情况者。
2. 有出血、渗血及脓性分泌物的伤口。
3. 伤口敷料移位或被污染者。
4. 伤口内的引流物松动、需要更换或需去除引流物的伤口。
5. 感染伤口，需要定时清除坏死组织、脓液和异物者。
6. 患者体温升高，需排除局部感染、积液、积血等因素者。

（二）拆线的适应证

1. 无菌手术伤口，局部及全身无异常表现，已到拆线时间（头面颈部手术后4～5天；下腹部、会阴部手术后6～7天；胸部、上腹部、背部、臀部手术后7～9天；四肢手术后10～12天；近关节处手术和减张缝合需14天），且不伴有延迟拆线指征，伤口愈合良好者。

2. 伤口出现明显红、肿、热、痛等感染表现者，应提前拆线。

三、禁忌证

1. 合并有需要紧急处理的急危重情况者。

2. 合并有以下情况者，需考虑延迟拆线。

（1）严重贫血、消瘦、恶病质者。

（2）严重失水或水、电解质紊乱者。

（3）老年体弱及婴幼儿患者伤口愈合不良者。

（4）有胸部或腹部切口、伴有呼吸道感染、咳嗽未控制者。

（5）切口局部水肿明显且持续时间较长者。

（6）有糖尿病史者。

（7）服用糖皮质激素者。

（8）腹内压增高、大量腹水者。

四、操作前准备

1. 操作者准备

（1）无菌准备：穿好工作服，戴好帽子、口罩，行卫生手消毒，剪指甲等。

（2）决定顺序：给多个患者换药（拆线）时，先处理清洁伤口，再处理污染伤口，避免交叉感染。

（3）决定时间：避开患者进食时间，换药（拆线）地点在操作前半小时内勿进行清扫。

（4）决定地点：根据患者病情、伤口大小、操作的复杂程度、用物多少、参与人员多少等，可以选择在病房（避免陪护人员在场）或换药室进行。一些需要辅以麻醉措施的大换药，必要时需要进入手术室进行。

（5）查看伤口：协助患者摆好合适的体位，查看伤口情况。

2. 用物准备：换药包［含治疗碗（盘）2个，镊子2把，纱布、棉球适量］、持物筒及持物钳、0.5%碘伏、生理盐水、拆线剪（感染伤口换药或拆线操作时备用）、免洗手消毒剂、胶布、弯盘（放污物用）、治疗车、生活垃圾桶、医疗垃圾桶。

3. 患者准备

（1）核对患者。

（2）查看伤口情况，对换药（拆线）过程可能出现的状况做出评估。

（3）告知患者换药（拆线）的目的、操作过程及可能出现的情况。

（4）协助患者采取相对舒适、适宜换药（拆线）操作、伤口暴露最好的体位。
（5）注意保暖、避免患者着凉，同时应注意保护患者隐私。
（6）若伤口较复杂或疼痛较重，可适当给予镇痛或镇静药物以减轻或解除患者的痛苦和恐惧情绪。

五、操作步骤

（一）无菌伤口换药

1. 穿好工作服，戴好帽子、口罩；行卫生手消毒。
2. 介绍自己；核对患者；告知患者操作目的，取得配合。
3. 选择操作地点，调好光线、室温，拉好屏风。
4. 协助患者摆好合适的体位，查看伤口情况。
5. 行卫生手消毒，再次检查用物包装的完整性及有效期。
6. 正确打开换药包，打开时避免污染包布内面。分开摆放两个换药碗，一碗盛放无菌纱布，另一碗盛放无菌棉球，盛有无菌棉球的换药碗放置在靠近患者侧。倒入适量消毒液。
7. 盛污物的弯盘放置于最靠近患者侧，充分暴露换药部位，由外向里轻柔撕开胶布，用手移去外层敷料，将敷料内面朝上放至污物盘，用镊子夹取内层敷料并将敷料放至污物盘。
8. 观察伤口愈合情况、有无感染迹象。消毒伤口及周围皮肤（动作轻柔，由内向外，范围3～5cm且范围逐渐缩小，消毒2～3次，不留白）。
9. 以敷料覆盖伤口（紧贴伤口面及表面为光滑面，超出伤口3cm，纱布4～8层）。以胶布固定敷料（方向与躯体、肢体长轴垂直，长短适宜，位置适当）。
10. 操作过程中注意执笔式手法持镊，镊子前端应低于手持端，两把镊子分工明确，无相互接触。

（二）感染伤口换药

1. 穿好工作服，戴好帽子、口罩；行卫生手消毒。
2. 介绍自己；核对患者；告知患者操作目的，取得配合。
3. 选择操作地点，调好光线、室温，拉好屏风。
4. 协助患者摆好合适的体位，查看伤口情况。
5. 行卫生手消毒，再次检查用物包装的完整性及有效期。
6. 正确打开换药包。打开时避免污染包布内面，分开摆放两个换药碗，一碗盛放无菌纱布，另一碗盛放无菌棉球，盛有无菌棉球的换药碗放置在靠近患者侧。倒入适量消毒液。
7. 盛污物的弯盘放置于最靠近患者侧，充分暴露换药部位，由外向里轻柔撕开胶布，用手移去外层敷料，将敷料内面朝上放至污物盘，用镊子夹取内层敷料并将敷料放至污物盘。

8．观察伤口渗液、不良组织及肉芽情况。消毒伤口周围皮肤（动作轻柔，由外向内，范围3～5cm且范围逐渐缩小，消毒2次，不留白）。取出伤口内引流条，用生理盐水棉球拭去伤口内渗液及不良组织，放置新的生理盐水纱条。

9．再次消毒伤口周围皮肤（动作轻柔，由外向内，较前2次消毒范围略小，不留白）。

10．以敷料覆盖伤口（紧贴伤口面及表面为光滑面，超出伤口3cm，根据伤口渗出情况，可以在4～8层的基础上适当加厚）。以胶布固定敷料（方向与躯体、肢体长轴垂直，长短适宜，位置适当）。

11．操作过程中注意执笔式手法持镊，镊子前端应低于手持端，两把镊子分工明确，无相互接触。

（三）伤口拆线

1．穿好工作服，戴好帽子、口罩；行卫生手消毒。

2．介绍自己；核对患者；告知患者操作目的，取得配合。

3．选择操作地点，调好光线、室温，拉好屏风。

4．协助患者摆好合适的体位，查看伤口情况。

5．行卫生手消毒，再次检查用物包装的完整性及有效期。

6．正确打开换药包。打开时避免污染包布内面，分开摆放两个换药碗，一碗盛放无菌纱布，另一碗盛放无菌棉球，盛有无菌棉球的换药碗放置在靠近患者侧。倒入适量消毒液。

7．盛污物的弯盘放置于最靠近患者侧，充分暴露换药、拆线部位，由外向里轻柔撕开胶布，用手移去外层敷料，将敷料内面朝上放至污物盘，用镊子夹取内层敷料并将敷料放至污物盘。

8．观察伤口愈合情况、有无感染迹象，根据患者具体情况判断是否可以拆线。消毒伤口及周围皮肤（动作轻柔，由内向外，范围3～5cm且范围逐渐缩小，消毒2次，不留白）。

9．用镊子夹起线头并轻轻提起，把埋在皮内的线段拉出针眼之外1～2mm，将剪刀尖插入线结下空隙，紧贴针眼在由皮内拉出的部分将线剪断；并将缝线向伤口的缝线剪断侧拉出。

10．检查伤口愈合情况。

11．再次消毒伤口及周围皮肤（动作轻柔，由内向外，较前2次消毒范围略小，不留白）。

12．以敷料覆盖伤口（紧贴伤口面及表面为光滑面，超出伤口3cm，纱布4～8层）。

13．胶布固定敷料（方向与躯体、肢体长轴垂直，长短适宜，位置适当）。

14．操作过程中注意执笔式手法持镊，镊子前端应低于手持端，两把镊子分工明确，无相互接触。

六、操作后处理

（一）无菌伤口换药

1．协助患者穿好衣服、恢复舒适体位。

2．告知患者注意事项（伤口忌沾水，忌剧烈活动，如果伤口出现明显疼痛、敷料渗湿等情况请及时告知医护人员）。

3．物品分类处理。

4．行卫生手消毒。

（二）感染伤口换药

1．协助患者穿好衣服、恢复舒适体位。

2．告知患者注意事项（伤口忌沾水，忌剧烈活动，按期伤口换药，如果伤口出现敷料渗湿等情况请及时告知医护人员）。

3．物品分类处理。

4．行卫生手消毒。

（三）伤口拆线

1．协助患者穿好衣服、恢复舒适体位。

2．告知患者注意事项（24小时内伤口忌沾水，6～8周内忌剧烈活动，如果伤口出现红肿热痛、渗血渗液、裂开等情况请及时告知医护人员）。

3．物品分类处理。

4．行卫生手消毒。

七、并发症及处理

极少数的伤口拆线后可能出现皮肤、皮下组织层裂开的情况。若为感染所致，可按感染伤口给予换药处理，待肉芽组织新鲜后给予二期缝合处理；若伤口内肉芽组织新鲜、无渗液，可给予再次缝合。

八、注意事项

1．严格把握伤口换药（拆线）的适应证及需延迟拆线的指征。

2．根据所查看的伤口情况，一次备好所需物品，注意检查各无菌用物的有效期。

3．熟记伤口换药（拆线）的操作流程并按照流程执行操作。

4．操作过程中注意观察伤口的愈合情况。

5．注意镊子的使用手法（执笔式）及两把镊子的绝对分工。

6．注意剪线的位置及拉线的方向。

7．操作时动作要轻柔，以免增加患者疼痛、加重伤口损伤。操作过程尽可能迅速，以免伤口暴露时间过久、增加创面感染机会。

8．严格遵守无菌操作原则。

9．注意良好沟通、体现人文关怀。

九、相关知识

1．换药顺序：先无菌伤口、后感染伤口，先缝合伤口、后开放伤口，先感染轻的伤口、后感染重的伤口，先一般感染伤口、后特殊感染伤口。

2．严格遵守无菌操作原则：操作前做好手卫生。凡接触伤口的物品，均须无菌，防止污染及交叉感染。污染的敷料须放入弯盘或污物桶内，不得随便乱丢。

3．换药时伤口分泌物的识别

（1）血液：血性、淡血性、鲜红血性、陈旧血性。

（2）血浆：淡黄色清亮液体。

（3）脓液：颜色、气味、黏稠度根据细菌种类而不同。

（4）空腔脏器漏出液：胆汁、胰液、胃肠道内容物和尿液等。

4．间断拆线：对于切口长、局部张力大或者合并有不利于伤口愈合因素的患者，到常规拆线时间时可先间断拆去一半的缝线（隔一针拆一针），剩下的缝线在1～2天后拆除，以避免伤口出现裂开的情况。

5．拆线后的伤口24小时内避免沾水。

6．拆线后短期内避免剧烈活动。一般来说，6～8周应避免剧烈运动。老年、体弱和服用皮质激素者的活动应更为延后。

十、相关临床情境及临床思维分析

模拟情境一：患者刘一，男性，40岁，既往有糖尿病病史。行阑尾切除术后第7天，伤口无明显疼痛。查体：体温正常，右下腹壁有一长约3cm的伤口，无明显红肿热痛及渗液，请对伤口进行相关处理。

临床思维分析：患者合并糖尿病病史，现术后第7天，应给予伤口换药及间断拆线。常规下腹部手术伤口6～7天拆线。

模拟情境二：患者郑二，男性，50岁，既往有糖尿病病史。行右肩胛部痈切开引流术后24小时，伤口敷料有渗液。请对伤口进行相关处理。

临床思维分析：术后24小时、敷料有渗液，应给予伤口换药及更换生理盐水引流条；该伤口为感染伤口，消毒顺序应由外向内，并注意清除伤口内渗液及不良组织。

模拟情境三：患者张三，男性，30岁。行阑尾切除术后第3天，活动时患者感伤口稍有疼痛不适。查体：体温正常，右下腹壁有一长约3cm的伤口，无明显红肿热痛及渗液。请对伤口进行相关处理。

临床思维分析：该患者伤口为无菌伤口，术后第3天，符合伤口换药的适应证，即需要常规观察伤口愈合情况者。应给予伤口换药操作。

模拟情境四：患者李四，男性，60岁，行背部脓肿切开引流术后第3天。每天换药一次，今日再次来到门诊复查。请对伤口进行相关处理。

临床思维分析：该患者行背部脓肿切开引流术后第3天，其伤口为感染伤口，应按感染伤口给予换药操作（消毒顺序由外向内，清除伤口内的渗液及坏死组织，并放置生理盐水纱布引流条）。

模拟情境五：患者王五，男性，50岁，既往体健。行阑尾切除术后第7天，伤口无明显疼痛。查体：体温正常，右下腹壁有一长约3cm的伤口，无明显红肿热痛及渗液。请对伤口进行相关处理。

临床思维分析：该患者行阑尾切除术后第7天，符合伤口拆线的适应证，即下腹部手术6～7天后伤口拆线。该患者既往体健，不存在延迟拆线的指征。应给予伤口拆线操作。

十一、参考资料

[1] 刘原, 刘成玉 . 临床技能培训与实践 [M] . 2版 . 北京：人民卫生出版社, 2021.

[2] 姜保国，陈红. 中国医学生临床技能操作指南 [M] . 3版. 北京：人民卫生出版社，2020.

[3] 傅晓 . 外科学总论实验指导 [M] . 北京：人民卫生出版社, 2017.

第三节 换药与拆线理论测试题

一、课前测试题

1.（多选）下列有关换药与拆线操作前的准备，正确的是（　）

A. 操作者应穿好工作服，戴好帽子、口罩，行卫生手消毒

B. 应核对患者信息，告知患者操作目的并取得配合

C. 应一次性备齐相关物品

D. 应根据患者情况选择换药场所，调好光线、室温

2.（多选）下列有关换药与拆线操作中对敷料的要求，正确的是（　）

A. 用手移去外层敷料

B. 内层敷料应用镊子夹取

C. 揭取的敷料外面朝上放置在污物盘

D. 所覆盖纱布的紧贴伤口面及外面应是光滑面，层数为4～8层

3.（多选）下列有关换药与拆线操作中对镊子使用的要求，正确的是（　）

A. 应执笔式持镊

B. 使用过程中镊子的前端应始终低于手持端

C. 两把镊子分工应明确，不可混用

D. 传递棉球时夹持无菌物品的镊子应低于接触患者伤口的镊子

4. 下列有关手术后的拆线时间，错误的是（　）

A. 头皮缝合后4～5天　　B. 阑尾切除术后6～7天

C．背部脂肪瘤切除术后7～9天　　D．肘部手术后10～12天

5．下列有关拆线操作，正确的是（　）
A．在线头的线结上方剪断缝线　　B．用镊子提起皮外缝线并剪断
C．在皮下段剪断缝线　　D．向剪断线段的对侧拉出缝线

二、课后测试题（均为多选）
1．下列有关换药与拆线操作前的准备，正确的是（　）
A．备物前应先查看伤口的情况
B．应检查无菌物品的灭菌有效期
C．多个伤口需要换药时，先安排清洁伤口，再处理污染伤口
D．应协助患者摆好合适操作的体位

2．下列有关换药操作中对消毒过程的要求，正确的是（　）
A．所使用的消毒棉球应全部浸到消毒液
B．无菌伤口的消毒应由内向外，感染伤口的消毒应由外向内
C．消毒的范围为距切口边缘3～5cm
D．消毒的次数为2～3次

3．下列有关换药与拆线操作，正确的是（　）
A．如内层敷料与伤口有粘连，可用生理盐水湿润后再揭下
B．操作过程中两把镊子可以接触
C．消毒前，应仔细观察伤口的愈合情况
D．粘贴胶布的方向应与敷料的方向垂直

4．下列各项中，属于延迟拆线因素的是（　）
A．严重贫血、消瘦、轻度恶病质者　　B．切口表面红肿明显，有脓性渗出
C．大量腹水　　D．有糖尿病病史或服用糖皮质激素者

5．下列有关换药与拆线操作后的处理，正确的是（　）
A．应向患者告知相关注意事项
B．应协助患者穿好衣服、恢复舒适的体位
C．应将垃圾分类处理，利器放至锐器盒
D．操作者应用流动水洗手或行卫生手消毒

参考答案与解析

一、课前测试题

1．ABCD

【解析】以上内容均是换药与拆线操作前应准备的内容，故选项ABCD均正确。

2．ABD

【解析】揭取的外层敷料应内面朝上放置在污物盘，选项ABD均正确。

3．ABC

【解析】为避免污染，传递棉球时夹持无菌物品的镊子应高于接触患者伤口的镊子，选项ABC均正确。

4．D

【解析】肘部手术属于近关节处手术，术后拆线时间应为14天，故选项为D。

5．C

【解析】拆线操作，应使用镊子夹起线头并轻轻提起，把埋在皮内的线段拉出针眼之外1～2mm，将剪刀尖插进线结下空隙，紧贴针眼在由皮内拉出的部分将线剪断；并将缝线向切口的缝线剪断侧拉出。故C选项正确。

二、课后测试题

1．ABCD

【解析】以上内容均是换药与拆线操作前应准备的内容，故选项ABCD均正确。

2．ABCD

【解析】以上选项均为消毒过程的要求，故选项ABCD均正确。

3．AC

【解析】为避免污染，操作过程中两把镊子不可以接触；粘贴胶布的方向应与肢体或躯体的长轴垂直。选项AC均正确。

4．ACD

【解析】选项B提示切口有感染，应提早拆线以充分引流。选项ACD均属于延迟拆线的因素。

5．ABCD

【解析】以上内容均是换药与拆线操作后处理的内容，故选项ABCD均正确。

第四节 换药与拆线操作评价表

适合学员同伴互评

无菌伤口换药操作核查表

序号	操作行为概要	执行情况 （是√否×部分△）
1	穿好工作服，戴好帽子、口罩	
2	行卫生手消毒	
3	介绍自己	
4	核对患者，告知患者操作目的，取得配合	
5	选择操作地点，调好光线、室温，拉好屏风	
6	协助患者摆好合适的体位	
7	查看伤口情况	
8	行卫生手消毒	
9	备物齐全	
10	正确打开换药包，合理放置包内物品及污物弯盘	
11	充分暴露换药部位，由外向里轻柔撕开胶布，移除敷料	
12	观察伤口愈合情况、有无感染迹象	
13	消毒伤口及周围皮肤	
14	敷料覆盖伤口，胶布固定	
15	协助患者穿好衣服、恢复舒适体位	
16	告知患者注意事项	
17	物品分类处理，卫生手消毒	
18	执笔式手法持镊，过程中镊子前端始终低于手持端，两把镊子分工明确、无相互接触	
19	仪表端庄，体现人文关怀，动作规范，认真细致	

感染伤口换药操作核查表

序号	操作行为概要	执行情况 （是√否×部分△）
1	穿好工作服，戴好帽子、口罩	
2	行卫生手消毒	
3	介绍自己	
4	核对患者，告知患者操作目的，取得配合	
5	选择操作地点，调好光线、室温，拉好屏风	
6	协助患者摆好合适的体位	
7	查看伤口情况	
8	行卫生手消毒	
9	备物齐全	
10	正确打开换药包，合理放置包内物品及污物弯盘	
11	充分暴露换药部位，由外向里轻柔撕开胶布，移除敷料	
12	观察伤口渗液、不良组织及肉芽情况	
13	消毒伤口周围皮肤	
14	取出伤口内引流条，生理盐水棉球擦拭，放置新的生理盐水纱条	
15	再次消毒伤口周围皮肤	
16	敷料覆盖伤口，胶布固定	
17	协助患者穿好衣服、恢复舒适体位	
18	告知患者注意事项	
19	物品分类处理，卫生手消毒	
20	执笔式手法持镊，过程中镊子前端始终低于手持端，两把镊子分工明确、无相互接触	
21	仪表端庄，体现人文关怀，动作规范，认真细致	

伤口拆线操作核查表

序号	操作行为概要	执行情况 （是√否×部分△）
1	穿好工作服，戴好帽子、口罩	
2	行卫生手消毒	
3	介绍自己	
4	核对患者，告知患者操作的目的，取得配合	
5	选择操作地点，调好光线、室温，拉好屏风	
6	协助患者摆好合适的体位	
7	查看伤口情况	

序号	操作行为概要	执行情况（是√否×部分△）
8	行卫生手消毒	
9	备物齐全	
10	正确打开换药包，合理放置包内物品及污物弯盘	
11	充分暴露换药、拆线部位，由外向里轻柔撕开胶布，移除敷料	
12	观察伤口愈合情况、有无感染迹象，判断是否可以拆线	
13	消毒伤口及周围皮肤	
14	拆线，再次检查伤口愈合情况	
15	消毒伤口及周围皮肤	
16	敷料覆盖伤口，胶布固定	
17	协助患者穿好衣服、恢复舒适体位	
18	告知患者注意事项	
19	物品分类处理，卫生手消毒	
20	执笔式手法持镊，过程中镊子前端始终低于手持端，两把镊子分工明确、无相互接触	
21	仪表端庄，体现人文关怀，动作规范，认真细致	

适合教师评价学员

无菌伤口换药操作评分表

项目	检查内容与评分要点	满分	扣分
操作前准备（15分）	穿好工作服，戴好帽子、口罩（2），行卫生手消毒（1）	3	
	介绍自己，核对患者	2	
	告知患者操作目的、操作过程中可能出现的情况，取得配合	2	
	选择操作地点，调好光线、室温、拉好屏风	2	
	协助患者摆好合适的体位（1），查看伤口及敷料情况（2）	3	
	行卫生手消毒	1	
	备齐物品：换药包（含治疗碗2个、镊子2把、棉球、纱布）、持物筒及持物钳、碘伏、胶布、弯盘，检查物品有效期	2	
具体换药过程（65分）	正确打开换药包，避免污染包布内面	2	
	分开摆放两个换药碗，一碗盛放无菌纱布，另一碗盛放无菌棉球（2）。盛有无菌棉球的换药碗放置在靠近患者侧，倒入适量消毒液（2）	4	
	盛污物的弯盘放置于最靠近患者侧	2	
	充分暴露换药部位（2），由外向里轻柔撕开胶布（2）	4	

项目	检查内容与评分要点	满分	扣分
具体换药过程（65分）	用手移去外层敷料（3），将敷料内面朝上放至污物弯盘（3）	6	
	用镊子夹取内层敷料并将敷料放至污物弯盘	3	
	观察伤口愈合情况、有无感染迹象，并口述	6	
	消毒伤口及周围皮肤2～3次（3），要求动作轻柔（3），由内向外（3），范围3～5cm且范围逐渐缩小（3），不留白（3）	15	
	以敷料覆盖伤口，将敷料光滑面紧贴伤口面（2），至少超出伤口边缘3cm（3），覆盖4～8层（3）	8	
	换药过程中以执笔式手法持镊（2.5），镊子前端始终低于手持端（2.5），两把镊子分工明确（2.5），无相互接触（2.5）	10	
	胶布固定敷料，方向与躯体、肢体长轴垂直（2），长短适宜（1.5），位置适当（1.5）	5	
操作后处理（10分）	协助患者穿好衣服，恢复舒适体位	2	
	告知患者注意事项：伤口忌沾水，忌剧烈活动，如果伤口出现明显疼痛、敷料渗湿等情况请及时告知医护人员	3	
	整理用物（1），垃圾分类处理（2），行卫生手消毒（2）	5	
整体评价（10分）	仪表端庄、着装整洁（2），语言文明、态度和蔼（2），操作过程有注意患者的感受、体现人文关怀（2）	6	
	举止大方、动作规范（2），认真细致（2）	4	
	任何步骤违反无菌原则，一处扣10分，扣完为止	（0）	
计分	实际得分	100	
备注	合格标准：85分以上		

评分人：　　　　　　　　　　　　　　　　评分日期：

感染伤口换药操作评分表

项目	检查内容与评分要点	满分	扣分
操作前准备（15分）	穿好工作服，戴好帽子、口罩（2），行卫生手消毒（1）	3	
	介绍自己、核对患者	2	
	告知患者操作的目的、操作过程中可能出现的情况，取得配合	2	
	选择操作地点，调好光线、室温、拉好屏风	2	
	协助患者摆好合适的体位（1），查看伤口及敷料情况（2）	3	
	行卫生手消毒	1	
	备齐物品：换药包（含治疗碗2个、镊子2把、棉球、纱布）、持物筒及持物钳、拆线剪、碘伏、生理盐水、胶布、弯盘，检查物品有效期	2	
具体换药过程（65分）	正确打开换药包：避免污染包布内面	2	
	分开摆放两个换药碗，一碗盛放无菌纱布，另一碗盛放无菌棉球（2）。盛有无菌棉球的换药碗放置在靠近患者侧，倒入适量消毒液（2）	4	
	盛污物的弯盘放置于最靠近患者侧	1	

项目	检查内容与评分要点	满分	扣分
具体换药过程（65分）	充分暴露换药部位（1），由外向里轻柔撕开胶布（1），用手移去外层敷料（2），将敷料内面朝上放至污物弯盘（2），用镊子夹取内层敷料并将敷料放至污物弯盘（3）	9	
	观察伤口有无渗液，不良组织及肉芽情况，并口述	6	
	消毒伤口周围皮肤2次（1），要求动作轻柔（1），由外向内（1），范围3～5cm且范围逐渐缩小（2），不留白（1）	6	
	取出伤口内引流条（2），用生理盐水棉球拭去伤口内渗液及不良组织（3），放置新的生理盐水纱条（3）	8	
	再次消毒伤口周围皮肤1次（1），要求动作轻柔（1），由外向内（1），较前2次范围略小（2），不留白（1）	6	
	以敷料覆盖伤口，将敷料光滑面紧贴伤口面（2），至少超出伤口边缘3cm（3），覆盖4～8层，可视情况适当加厚（3）	8	
	换药过程中以执笔式手法持镊（2.5），镊子前端应始终低于手持端（2.5），两把镊子分工明确（2.5），无相互接触（2.5）	10	
	胶布固定敷料，方向与躯体、肢体长轴垂直（2），长短适宜（1.5），位置适当（1.5）	5	
操作后处理（10分）	协助患者穿好衣服，恢复舒适体位	2	
	告知患者注意事项：伤口忌沾水，忌剧烈活动，按期伤口换药，如果伤口出现敷料渗湿等情况请及时告知医护人员	3	
	整理用物（1），垃圾分类处理（2），行卫生手消毒（2）	5	
整体评价（10分）	仪表端庄、着装整洁（2），语言文明、态度和蔼（2），操作过程有注意患者的感受、体现人文关怀（2）	6	
	举止大方、动作规范（2），认真细致（2）	4	
	任何步骤违反无菌原则，一处扣10分，扣完为止	（0）	
计分	实际得分	100	
备注	合格标准：85分以上		

评分人：　　　　　　　　　　　　　　　　　　评分日期：

伤口拆线操作评分表

项目	检查内容与评分要点	满分	扣分
操作前准备（15分）	穿好工作服，戴好帽子、口罩（2），行卫生手消毒（1）	3	
	介绍自己、核对患者	2	
	告知患者操作的目的、操作过程中可能出现的情况，取得配合	2	
	选择操作地点，调好光线、室温、拉好屏风	2	
	协助患者摆好合适的体位（1），查看伤口及敷料情况（2）	3	
	行卫生手消毒	1	
	备齐物品：换药包（含治疗碗2个、镊子2把、棉球、纱布）、持物筒及持物钳、碘伏、拆线剪、胶布、弯盘，检查物品有效期	2	

项目	检查内容与评分要点	满分	扣分
具体拆线过程（65分）	正确打开换药包，避免污染包布内面	2	
	分开摆放两个换药碗，一碗盛放无菌纱布，另一碗盛放无菌棉球（2）。盛有无菌棉球的换药碗放置在靠近患者侧，倒入适量消毒液（2）	4	
	盛污物的弯盘放置于最靠近患者侧	1	
	充分暴露换药、拆线部位（1），由外向里轻柔撕开胶布（1），用手移去外层敷料（2），将敷料内面朝上放至污物弯盘（2），用镊子夹取内层敷料并将敷料放至污物弯盘（3）	9	
	观察伤口愈合情况、有无感染迹象（3），根据患者具体情况判断是否可以拆线，并口述（3）	6	
	消毒伤口及周围皮肤2次（1），要求动作轻柔（1），由内向外（1），范围3～5cm且范围逐渐缩小（2），不留白（1）	6	
	用镊子轻轻提起线头，把埋在皮内的缝线拉出针眼之外1～2mm（2），在拉出缝线侧将线剪断（2），将缝线向伤口的缝线剪断侧拉出（2）	6	
	检查伤口愈合情况	2	
	再次消毒伤口及周围皮肤1次（1），要求动作轻柔（1），由内向外（1），较前2次范围略小（2），不留白（1）	6	
	以敷料覆盖伤口，将敷料光滑面紧贴伤口面（2），至少超出伤口边缘3cm（3），覆盖4～8层（3）	8	
	换药过程中以执笔式手法持镊（2.5），镊子前端应始终低于手持端（2.5），两把镊子分工明确（2.5），无相互接触（2.5）	10	
	胶布固定敷料，方向与躯体、肢体长轴垂直（2），长短适宜（1.5），位置适当（1.5）	5	
操作后处理（10分）	协助患者穿好衣服，恢复舒适体位	2	
	告知患者注意事项：24小时内伤口忌沾水，6～8周忌剧烈活动，如果伤口出现红肿热痛、渗血渗液、裂开等情况请及时告知医护人员	3	
	整理用物（1），垃圾分类处理（2），行卫生手消毒（2）	5	
整体评价（10分）	仪表端庄、着装整洁（2），语言文明、态度和蔼（2），操作过程有注意患者的感受、体现人文关怀（2）	6	
	举止大方、动作规范（2），认真细致（2）	4	
	任何步骤违反无菌原则，一处扣10分，扣完为止	（0）	
计分	实际得分	100	
备注	合格标准：85分以上		

评分人：　　　　　　　　　　　　　　　　评分日期：

第十九章

体表肿物切除术

(Excision of Superficial Tumor)

第一节 体表肿物切除术教学教案

总体教学设计				
课程名称	体表肿物切除术			
授课教师		职称		专业	
辅助教师		职称		专业	
学情分析	**教学对象**：住院医师规范化培训医师（二年级）。 **学习基础**：教学对象已通过执业医师考试，具有一定的无菌观念和爱伤观念，有一定实操能力，接触过全麻或局麻外科手术，已经掌握外科手消毒相关知识。教学对象需要预习《体表肿物切除术操作规范》中的相关知识和操作流程，完成并通过课前测试。 **学习特点**：体表肿物切除术属于基础外科技能操作训练，主要学习方式为观摩与刻意练习相结合的掌握性学习。本操作需要反复操作以至于熟练，尤其是过程中需要保持无菌观念。此外，也可通过情境模拟训练帮助住院医师提升临床技能和临床思维能力。 **学习需求**：本操作是全科及外科专业技术人员必须掌握的一项基本临床技能，也是住培结业考试实践技能考核项目之一。医护人员在临床诊疗活动中，需要根据肿物的特点，判断其手术适应证及禁忌证，进行充分的术前准备，选择合适的切口，始终保持无菌观念及爱伤观念。熟练规范的外科操作能降低出血、感染、复发等手术并发症，意义重大。			
教学需求分析	体表肿物切除术是国家住院医师规范化培训大纲要求的一项基本临床技能，在外科手术中属于入门级手术，根据手术分级一般是1～2级手术。正因其为常规手术，操作规范的重要性往往被忽视，以致在手术切口的选择上、肿物剥离的过程中，易出现本可避免的操作失误，轻则重复操作、延长手术时长，严重者会出现出血、感染、复发等手术并发症。教授住院医师掌握规范的体表肿物切除术时，个人防护技术十分必要，每位临床医生都应该树立正确的感控观念和防护意识，既要保护自身，也要保护患者，避免交叉感染。对于这类实践性技能，除了单纯的理论授课和视频演示，更需要教师通过“演示、刻意训练”的方式让学员能够熟练掌握此项技能。此外，为了使学员真正能够应对复杂多变的临床情境，可以设计不同临床情境案例进行模拟教学，将临床技能和临床思维有机结合，以达到提升住院医师临床胜任力的目的。			
师生比	1∶6	授课学时	3学时（135分钟）	
授课时间		授课地点		
学习目标	（一）知识认知目标（knowledge） 1. 准确说出体表肿物切除术的适应证与禁忌证。 2. 能对不同体表肿物进行分类。 3. 能描述出术后常见不良反应及其应对措施。 4. 能描述出职业暴露、医源性损伤的定义及应对措施。			

学习目标	（二）动作技能目标（skill） 1. 术前准确定位肿物位置、明确性质并描画标准切口。 2. 独立完成肿物的完整剥离及缝合伤口。 （三）情感价值目标（attitude） 操作过程中培养无菌观念、爱伤观念，体现人文关怀。
教学重点及教学方法	**教学重点** 1. 体表肿物切除术的适应证和禁忌证。 2. 对周围血管神经分布的预判及切口选择。 **教学方法** 1. 理论学习：课前1周向学员发放“体表肿物切除术”预习资料，内容包括体表肿物切除术的适应证、禁忌证、术口选择等，要求学员在上课前能够准确叙述以上理论知识，完成并通过课前测试。 2. 临床思维训练：设计临床情境案例，包括肿物的图片及视频展示，通过课前、课后测试及课堂讨论等形式，让学员针对相应的临床情境选择（或描述）体表肿物切除术的适应证及禁忌证、操作时的注意事项。
教学难点及教学方法	**教学难点**：如何完整剥离肿物。 **教学方法** 1. 视频教学：观看体表肿物切除术的教学视频。 2. 分步骤刻意练习：将整个流程分成操作前准备、体表切开、肿物剥离、缝合包扎四个阶段，学员跟随教学PPT中操作流程图（配文字说明）进行刻意练习。 3. 分组教学：将学员分组编号，交换角色轮替练习，每位教师负责2组，解答学员疑问，观察学员在操作练习中的表现，对错误或不规范操作及时给予纠正。
学员易错点	1. 术前未画线、未铺巾，或未进行麻醉就开始操作。 2. 切口的选择错误，皮肤切开时未顺皮纹走行，未进行逐层切开，存在重复操作。 3. 没有完整剥离肿物，肿物未送病理检查。 4. 术后未进行加压包扎，没有交代注意事项。
课程思政元素/案例及融合方法	白求恩医生因左手中指被手术刀割破，不幸感染造成败血症最后医治无效死亡。以此案例引入，向教学对象讲解感控观念和个人防护技术重要性，培养学员的自我防护意识，讲解术中可能出现的情况及应对措施。每位临床医生都应该树立正确的感控观念和防护意识，既要保护自身，也要保护患者，避免交叉感染。
总体教学策略	混合式学习、改良Peyton教学法、合作式学习、游戏式学习、演示法、刻意性练习、沉浸式教学法、学员互评、形成性评估。

主要教学内容与时间分配

教学环节		内容	时间（分钟）
1	导入阶段（7分钟）	破冰，互作自我介绍，分组，编号	3
		课前小测试	2
		通过表格导入新课	2
2	理论讲解（23分钟）	理论讲解	20
		课后小测试	3
3	操作演示（95分钟）	教师分步讲解	20
		学生自主练习及互评（2人一组），教师巡堂，及时反馈	55
		结合案例的体表肿物切除术训练及反馈	20
4	反馈阶段（10分钟）	学生反思	5
		课堂总结	5
5	课后	课后作业（课后打卡自主练习）	1周内
		定期考核	1周后

教师准备	1．教师获院级及以上师资认证，接受过专项培训并取得授课资格。 2．至少参加1次集体备课，初次授课应在课前进行试讲。 3．开课前1周，预定教学场地，向培训部提供用物清单（包括核查表、评分表电子版）。 4．认真阅读教案，明确教学目标。 5．根据教学对象课前测试情况做好学情分析，确定本次技能课程的重点和难点，需要拓展的知识点。 6．向学员发送课前信，安排课前学习任务，预习相关理论知识、操作视频等资料。 7．开课前1天确定课程包是否完整，再次阅读教案，复习流程。 8．开课前半小时到培训地点，检查用物及资料是否齐全、教室布置是否合理，调试多媒体设备，试播PPT和视频等。 9．主讲教师与辅助教师再次确认课堂流程及各自任务。
学员准备	1．课前信 （1）本次技能操作模拟培训的主要内容简介。 （2）一般信息：授课教师、参加人员、时间、地点、学时、教学目标。 （3）需要准备和注意的事宜。 2．课前学习资源 （1）高等教育出版社，陈翔、吴静主编《湘雅临床技能培训教程》第二版，82 ～ 83页。 （2）人民卫生出版社，沈守荣主编《临床技能学》，271 ～ 274页。 （3）人民卫生出版社，姜保国、陈红主编《中国医学生临床技能操作指南》第三版，124 ～ 127页。 （4）操作视频和操作流程。 3．完成课程要求 （1）完整参加课程。 （2）完成课后作业及评价表。
场地准备	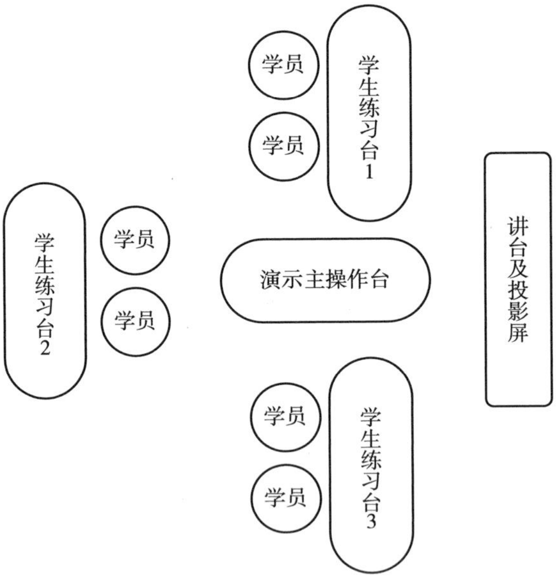

<table>
<tr><td rowspan="14">用物清单
——
以6名学员
分3组为例</td><td>序号</td><td>模型/设备/物品/资料名称</td><td>品规或相应要求</td><td>数量</td></tr>
<tr><td>1</td><td>门诊手术包</td><td>内含弯盘、治疗碗、无菌杯、洞巾、持针器、刀柄、小止血钳、组织钳、无齿镊、有齿镊、组织剪、器械剪（线剪）各1件</td><td>3个</td></tr>
<tr><td>2</td><td>碘伏</td><td>0.5%、0.1%</td><td>各6瓶</td></tr>
<tr><td>3</td><td>消毒纱块</td><td>常规</td><td>若干</td></tr>
<tr><td>4</td><td>注射器</td><td>5ml、10ml</td><td>各6支</td></tr>
<tr><td>5</td><td>胶布</td><td>常规</td><td>3卷</td></tr>
<tr><td>6</td><td>刀片</td><td>10号、11号</td><td>各6片</td></tr>
<tr><td>7</td><td>缝针</td><td>中圆针、三角针</td><td>若干</td></tr>
<tr><td>8</td><td>丝线</td><td>4-0、2-0</td><td>若干</td></tr>
<tr><td>9</td><td>利多卡因注射液</td><td>2%，5ml（模拟）</td><td>3～6支</td></tr>
<tr><td>10</td><td>福尔马林溶液</td><td>10%（模拟）</td><td>适量</td></tr>
<tr><td>11</td><td>标本袋</td><td>常规</td><td>6个</td></tr>
<tr><td>12</td><td>体表肿物模块</td><td>常规</td><td>3块</td></tr>
<tr><td>13</td><td>手术灯</td><td>落地或吊顶</td><td>3台</td></tr>
<tr><td>模拟情境</td><td colspan="4">模拟情境一
患者李四，女，发现有右腕部肿物伴疼痛3月余。查体：右腕部无红肿，腕横纹桡侧可及一肿物隆起于皮肤，约1cm×1cm，触之质中，边界清楚，与基底部组织粘连，活动度好，局部压痛。曾行浅表肿物超声示腱鞘囊肿，建议手术切除肿物。现患者平卧在手术台上。请以小组为单位讨论：
1．需要安排怎样的切口？
2．术后需要和患者交代什么注意事项？
模拟情境二
患者张三，男，发现左前臂肿物2年、增大1个月。查体局部皮肤无红肿，肿物隆起于皮肤，约3cm×3cm，触之质软，边界清楚，与基底部组织粘连，活动度好，局部无压痛。曾行浅表肿物超声示皮脂腺囊肿，建议手术切除肿物。现患者平卧在手术台上。请以小组为单位讨论和操作：
1．请判断上述案例情境下，可能出现的并发症及预防措施是什么？
2．请上台为患者（医学模拟人）行体表肿物切除操作。</td></tr>
</table>

<table>
<tr><th colspan="4">详细教学设计</th></tr>
<tr><th>阶段分配</th><th>教学内容</th><th>教学方法</th><th>时间（分钟）</th></tr>
<tr><td rowspan="3">导入阶段
（7分钟）</td><td>1．师生互做自我介绍。
2．将学员分成3组，每组学员编号A、B（可贴标签）。</td><td rowspan="2">互动教学
PPT教学</td><td>3</td></tr>
<tr><td>课程介绍
1．场地环境介绍，课程内容及时间安排。
2．学员心理安全建设：完成学习目标即可，不进行考核，遵循学员课堂表现保密原则。
3．课前小测试，了解学生基本情况。</td><td>2</td></tr>
<tr><td>明确学习目标。
通过表格及术后视频导入新课，强调课程的重要性。</td><td>课堂讨论法</td><td>2</td></tr>
</table>

理论讲解 （23分钟）	案例引入课程主题。 PPT展示肿物切除术的适应证及注意事项。 图例展示肿物的性状及切除术所需用物。	启发式教学 讲授法 PPT教学	5
	理论讲解：PPT展示模拟情境一。时间分配：讨论1分钟，抢答2分钟，一次只答1个问题。	启发法 讲授法 互动教学	15
	课后小测试。	课堂讨论法	3
操作演示 （95分钟）	发放操作核查表，教师逐项讲解操作中的重点、难点、弱点、疑点、考点和易错点。	演示法 改良 Peyton	15
	小组为单位，对照PPT图例共同完成1次操作前准备。	PPT教学	5
	学生自主分步骤练习及互评，教师巡堂及时反馈。 1. 练习方式：教师同步播放PPT，学员按照图示指引及核查表内容，边看边做。教师在操作的重难点环节给予讲解和指导，采取直接反馈法，需要注意反馈时的言语和态度，避免给学员造成心理压力。 2. 轮替规则：先由每组A学员操作，B学员观摩并对照核查表核查，熟悉操作流程及要点。结束后交换角色。 3. 时间安排：每位学员边看边练12分钟，操作完毕后点评反馈1分钟。	练习法 启发法 改良 Peyton	55
	1. 练习方式：每组2名学员按模拟情境一的要求，每人做一次完整的体表肿物切除术（从物品准备开始）。 2. 轮替规则：按上述规则轮替练习2轮。 3. 时间安排：每轮操作12分钟，反馈2分钟。 4. 操作反馈：操作结束核查学员和教师给操作学员反馈。采取直接反馈法，需要注意反馈时的言语和态度，避免给学员造成心理压力。	改良 Peyton 刻意练习	
	PPT展示模拟情境二，同步进行操作训练。 在模拟开始前，由教师总结分组练习时学员出现的共性问题，再次强调教学难点，纠正错误手法。 1. 选出学生作为代表进行演示，其余学生观察记录其优点及提升点，并在操作结束后主讲教师和其他学生根据自己的观察记录对操作人员进行核查与反馈。 2. 时间安排：小组讨论及回答问题2分钟，操作10分钟，其他学员反馈观察记录的优点及提升点3分钟，教师反馈其观察记录的优点及提升点3分钟。	游戏式学习 启发法 沉浸式学习 合作学习	20
反馈阶段 （10分钟）	学生反思。	课堂讨论法	5
	课堂总结，引导学员回顾本次课程的学习目标。		3
	教师总结学员表现，布置课后任务。		2
学习效果评价	1. 评价方法：课前通过课前小测试进行诊断性评价，了解学生情况。课程中使用指令性反馈法，对学生的表现进行及时的纠正。授课结束后一周再次进行考核评价。 2. 评价表：见本章第四节。		
课后作业	1. 通过自主练习，在限定时间内完成肿物切除术（根据学生情况而定，如10分钟完成）。 2. 一周后进行考核。		
专业英语词汇	体表肿物切除术 excision of superficial tumor 良性肿瘤 benign tumor	钝性分离 blunt dissection 锐性分离 sharp dissection	

参考教学资料	[1] 陈翔，吴静. 湘雅临床技能培训教程 [M]. 2版. 北京：高等教育出版社，2019. [2] 沈守荣. 临床技能学 [M]. 北京：人民卫生出版社，2011. [3] 姜保国，陈红. 中国医学生临床技能操作指南 [M]. 3版. 北京：人民卫生出版社，2020.
教学反思	
知识拓展	体表肿物的其他治疗手段、美容缝合的技巧。
案例编写	教案作者：叶剑锋、廖福朋 作者单位：深圳市罗湖区人民医院 联系邮箱：dreric@qq.com

第二节 体表肿物切除术操作规范

【扫码观看视频】

一、目的

1. 诊断目的：了解体表肿物的性质。

2. 治疗目的：切除肿物以解决肿物引起的局部压迫或不适等症状。特殊部位手术如面部等，可满足患者对美容效果的要求。

二、适应证

全身各部位的体表肿物或良性肿瘤，如皮脂腺囊肿、脂肪瘤、神经纤维瘤、表皮样囊肿、皮样囊肿、腱鞘囊肿等。

三、禁忌证

1. 诊断明确的不可切除的恶性肿瘤。
2. 巨大体表血管瘤。
3. 脓肿。
4. 全身出血性疾病患者。
5. 肿物合并周围皮肤感染，情况差者。
6. 患者情况不能耐受手术（通常此类为择期手术，务必全面评估患者全身情况）。

四、操作前准备

1. 操作者准备

（1）核对患者姓名、床号、住院号等个人信息，查阅病历及相关检查资料，主要包括血常规、术前凝血常规、心电图、病变部位的影像学资料等。

（2）评估患者全身情况是否能耐受手术。

（3）评估肿物局部皮肤条件有无感染。

（4）选择清洁或无菌的操作环境，并注意保护患者隐私。

2．用物准备：治疗车、抢救车各1台，车上载有以下物品。

（1）切开缝合包：包括弯盘、治疗碗、无菌杯、持针器、刀柄、止血钳、组织钳、无齿镊、有齿镊、组织剪、器械剪（线剪）等。

（2）消毒用品：0.5%碘伏。

（3）麻醉药物：2%利多卡因注射液1～2支（根据肿物大小而定）。

（4）其他：10号圆刀片、4-0号线、三角针、洞巾、纱布、注射器（5ml）、注射用生理盐水、凡士林纱条、无菌持物钳、标记笔、装甲醛（福尔马林）溶液的标本瓶、无菌手套、胶布、免洗手消毒剂等。

（5）生活垃圾桶、医疗垃圾桶、锐器盒。

3．患者准备

（1）测量基础生命体征，如心率、血压、呼吸等，评估患者全身状况，确定对手术的耐受性。

（2）向患者解释操作目的、操作过程和可能存在的风险。

（3）告知患者需要配合的事项（操作过程中需保持体位，如有头晕、心悸、气促等不适及时报告）。

（4）签署知情同意书。

（5）术前清洗局部皮肤，剪去毛发。手术区域皮肤若有油脂类药物，可用松节油轻轻擦去。

五、操作步骤

1．穿好工作服装，穿戴整齐帽子、口罩。六步洗手法洗手。

2．核对手术器械包消毒日期是否在时限内，注意手术区域光线是否充足。

3．核对患者个人信息、手术部位及方式。

4．选择合适体位，既能较好暴露病变部位，又能最大限度满足患者安全、保暖、舒适的需要。

5．根据具体手术部位及肿物性状选择合适切口，原则为长轴平行于皮纹方向，避开关节、血管等部位，术前描画切口线。

6．再次洗手。

7．铺置无菌器械台，再次核对手术器械包消毒日期是否在时限内，打开器械包，将此次操作需要的碘伏、棉球及麻药、注射器、刀片等准备好。

8．外科手消毒。

9．以肿物为中心由内向外螺旋消毒皮肤至少2次，消毒范围距切口15cm以上。

10．穿手术衣，戴无菌手套。

11．铺巾。根据切口大小铺置无菌手术巾，一般铺置洞巾即可。

12．双人核对利多卡因，抽吸2%利多卡因5ml并用生理盐水或灭菌注射用水进行稀释，在拟作切口处行麻醉。

（1）梭形切口：在肿物四周做菱形浸润麻醉。

（2）纵行切口：做菱形浸润麻醉后沿切口做皮内麻醉。

13. 切开皮肤，做到垂直入刀、水平走刀、垂直出刀。

14. 肿物切除

（1）与皮肤粘连紧密的囊性肿物：沿肿物边缘做梭形切口，组织钳提起肿物表面皮肤，止血钳沿囊壁钝性分离，保留囊壁完整。两侧分离完后，基底部组织用组织剪沿囊壁边撑边剪，完整切除肿物。分离过程中若囊壁破裂，使用干纱清除内容物，并用干纱填入囊腔使囊壁紧绷，利于囊壁完整切除。

（2）多数体表肿物：在肿物表面做纵行切口，组织钳钳夹一侧皮下组织向外牵拉，用手指或止血钳沿肿物包膜钝性分离，同法处理分离另一侧。两侧分离完后，用组织剪沿肿物基底部边撑边剪，完整切除。

（3）性质不明、难以完整切除的肿物：选择典型病变部分切取直径约0.5cm的组织送病理活检。

15. 检查肿物剥离情况及伤口出血情况。

16. 间断缝合皮肤切口，张力较大时应做皮下缝合。缝合皮肤时可带少量基底部组织，或行皮下缝合以避免无效腔形成。肿物切除后所遗留腔隙较大，应放置橡皮片引流，并加压包扎。

17. 清洁切口周围污渍，覆盖无菌外敷料，胶布固定。

18. 将切除组织放入10%福尔马林溶液中固定，送病理检查。

19. 根据性质分类处理医疗垃圾，投入锐器盒或黄色医疗垃圾桶。

20. 脱手术衣、脱手套、洗手。

21. 书写手术记录，记录肿块的位置、外形、大小、硬度、性质及与周围组织粘连情况、关系等。

六、操作后处理

1. 肿块切除后，需检查肿块是否完整，术野是否有残余，是否有活动性出血等。一般不用清洗伤口。如果术中肿物破裂，特别是皮脂腺囊肿或感染性病灶，则需要用过氧化氢溶液及生理盐水清洗术野。

2. 消毒皮肤，缝合切口。清洁切口一般不置引流膜。如果为皮脂腺囊肿破裂，或术野被污染，则需要放置引流膜。术后根据伤口的具体部位及恢复情况拆线。

3. 切除标本置于10%福尔马林溶液中固定，送病理检查。若需送快速病理检查，则不能用福尔马林溶液固定，直接送病理科。

4. 术后医患沟通。告知患者避免过度活动导致外敷料移位，注意保持其清洁、干燥。如果有引流物，则需防止其意外脱位。嘱患者按时换药、拆线。若患者出现发热、伤口局部疼痛加重等不适感，应及时就医。关注病理报告，遵医嘱决定后续方案。

七、并发症及处理

1. 出血：出血少，可以局部加压包扎；出血多，需要重新拆开缝线并止血。

2. 感染：局部热敷，定期更换敷料，视情况需要伤口引流及使用抗生素抗感染治疗。

3．复发：了解病变性质后，再次手术治疗。

八、注意事项

1．严格掌握肿块切除的适应证和禁忌证。
2．如果有两个以上的肿块需要切除（开），则注意手术的先后顺序。
3．注意解剖结构及层次，避免损伤临近肿物的血管、神经及脏器。
4．术后的切除组织常规送病理检查。
5．注意是否需要放置引流条。

九、相关知识

1．若病变病理检查为恶性，需再次手术扩大切除范围，或行相关后期治疗。
2．合并感染的体表肿物（如皮脂腺囊肿），术后易发生切口感染，可考虑术中引流（如橡皮片引流）。
3．若皮脂腺囊肿术中破裂，极易复发。

十、相关临床情境及临床思维分析

模拟情境一：患者李四，女，发现有右腕部肿物伴疼痛3个月。查体：右腕部无红肿，腕横纹桡侧可及一肿物隆起于皮肤，约1cm×1cm，触之质中，边界清楚，与基底部组织粘连，活动度好，局部压痛。曾行浅表肿物超声示腱鞘囊肿，建议手术切除肿物。现患者平卧在手术台上。请以小组为单位讨论：①需要安排怎样的切口？②术后需要和患者交代什么注意事项？

临床思维：腕部肿物位于关节部位，应顺着皮纹走向进行切开，必要时行“Z”字形切口，切口忌与皮纹垂直，以免伤口愈合后出现瘢痕粘连，影响关节活动。肿物切除常见的并发症是出血、感染和复发，应交代患者定期复诊进行伤口换药处理，术后3周避免剧烈运动，待局部软组织修复后再进行日常活动，减少肿物复发。

模拟情境二：患者张三，男，发现左前臂肿物2年。查体局部皮肤无红肿，肿物隆起于皮肤，约3cm×3cm，触之质软，边界清楚，与基底部组织粘连，活动度好，局部无压痛。曾行浅表肿物超声示皮脂腺囊肿，建议手术切除肿物。现患者平卧在手术台上。请以小组为单位讨论和操作：①请判断上述案例情境下，可能出现的并发症及预防措施是什么？②请上台为患者（医学模拟人）行体表肿物切除的操作。

临床思维：皮脂腺囊肿为常见的体表肿物，有完整的包膜，切除时应尽量保证包膜完整，避免因肿物包膜破溃致内容物外溢，增加术后感染及复发的可能性。肿物切除术后，应常规送检病理以明确肿物性质。

十一、参考资料

[1] 陈翔, 吴静. 湘雅临床技能培训教程 [M]. 2版. 北京: 高等教育出版社, 2019.

[2] 沈守荣. 临床技能学 [M]. 北京: 人民卫生出版社, 2011.
[3] 姜保国, 陈红. 中国医学生临床技能操作指南 [M]. 3版. 北京: 人民卫生出版社, 2020.

第三节 体表肿物切除术理论测试题

一、课前测试题

1. 体表肿物切除的适应证不包括（　）
A. 皮脂腺囊肿
B. 表皮样囊肿、皮样囊肿
C. 腱鞘囊肿
D. 淋巴瘤
E. 纤维瘤、脂肪瘤

2. 关于肿物切除术时切口选择的描述，哪一项是错误的（　）
A. 多选择梭形或纵行切口
B. 切口平行于皮纹方向
C. 切口垂直于皮纹方向
D. 避开关节
E. 避开血管

3. 下列选项中，哪项不能作为体表血管瘤的治疗方法（　）
A. 外科手术
B. 血管介入栓塞治疗
C. 放射治疗
D. 硬化剂注射或冷冻治疗
E. 激光和激素疗法

4.（多选）下列关于体表肿物切除术的术前准备，哪一项是正确的（　）
A. 术前沟通，让患者了解手术目的
B. 签署手术同意书
C. 测量生命体征（心率、血压、呼吸），评估全身状况
D. 手术器械准备
E. 提前穿刺取活检

5.（多选）脂肪液化是体表肿物切除术的常见并发症，正确的处理方式是（　）
A. 术中应予以彻底止血，消灭无效腔
B. 必要时留置引流管
C. 缝合、打结动作轻柔，减少脂肪组织割伤
D. 术后如出现脂肪液化，应予以拆除部分或全部缝线并加强引流
E. 应用高渗盐水清洗腔隙，并用高渗盐水纱条填入引流，以加快肉芽组织生长和组织修复的作用

二、课后测试题

1．颜面部体表小包块切除术后4天，切口红肿，首要的处理是（　　）

A．暂不处理，密切观察

B．轻压切口四周，观察有无疼痛及切口渗液

C．乙醇纱块湿敷

D．切口拆线，敞开切口并换药

E．口服抗生素治疗

2．患者，男，65岁，因发现左侧腹股沟皮肤包块1个月，溃烂3天入院。体格检查：左侧腹股沟区皮肤包块，大小2cm×2cm，基底宽，菜花状，溃烂，伴恶臭，固定。以下最合适的处理是（　　）

A．立即行体表肿物切除并送检

B．局部3%过氧化氢冲洗，湿盐水纱布覆盖

C．予以静脉抗生素抗感染治疗

D．体表肿物局部切除送检，以明确诊断

E．密切观察

3．患者，女，34岁，左大腿明显肿大，步行沉重感1年。查体：一般情况良好，左大腿中下1/3以下体积明显增大，可见弥漫性呈念珠状或索状弯曲迂回的粗大而带搏动的血管，触之质地柔软而有弹性，有压缩感，皮温较健侧增高，可扪及持续震颤，听诊可闻及连续性吹风样杂音。治疗宜采取（　　）

A．激素、干扰素治疗

B．注射硬化剂

C．局部放疗

D．介入栓塞治疗

E．准备充分后，手术切除

4．（多选）体表肿物切除后记录应包括（　　）

A．肿物的位置

B．肿物的硬度、性质

C．肿物的大小及其与周围组织的关系

D．若为囊肿，需描述囊壁及囊内容物情况

E．术中使用的麻醉药用量

5．（多选）切口感染是体表肿物切除术的常见并发症，正确的处理方式是（　　）

A．术前治疗原发病，如糖尿病患者控制血糖至10mmol/L以下，最好能达到8mmol/L以下

B．术中严格无菌操作，严密缝合，不留无效腔

C．术后一旦发现切口感染，感染部位切口应早期敞开，清除各种积液、积脓及坏死组织后，用碘伏纱条覆盖创面

D．每日切口换药，更换引流条

E．二期缝合切口

参考答案与解析

一、课前测试题

1．D

【解析】体表肿物切除术的适应证是全身各部位的体表肿物或良性肿瘤，如皮脂腺囊肿、脂肪瘤、神经纤维瘤、表皮样囊肿、皮样囊肿、腱鞘囊肿等。诊断明确的不可切除的恶性肿瘤属于体表肿物切除术的禁忌证。淋巴瘤是起源于淋巴造血系统的恶性肿瘤，不能进行体表肿物切除术，答案选D。

2．C

【解析】沿皮纹线，也就是沿皮肤张力线，将皮肤切开后皮肤伸缩性小。若与此线垂直方向切开，则皮肤伸缩性增大，切口张力也就大，愈合后瘢痕较明显。在关节部位尤其忌讳垂直皮纹的切口，后期容易发生关节挛缩。本题为选非题，故选C。

3．B

【解析】体表血管瘤较为表浅，无法精准定位使用血管介入栓塞，故选B。

4．ABCD

【解析】术前准备包括操作者准备、器械准备及患者准备，具体言之为各选项内容。体表肿物切除术无须常规提前穿刺取活检，一般为完整切除后送病理。

5．ABCDE

【解析】如题。

二、课后测试题

1．B

【解析】应先观察切口疼痛及切口渗液，并据此初步判断是异物排斥或单纯的轻微脂肪液化，抑或合并感染，从而做出进一步处理，不能视而不见或者胡乱处理，本题选B。

2．D

【解析】该患者的肿物为恶性的可能性大，不宜直接立即行体表肿物切除并送检，应先行局部切除，明确诊断，再决定下一步治疗。选项BCE均未对肿物性质做出定性，会延误后续治疗。综合各项，应选D。

3．E

【解析】结合该患者的症状体征，考虑为蔓状血管瘤，治疗方案为准备充分后行手术切除。

4．ABCD

【解析】术后记录应包括患者体位、病变部位表述、消毒铺巾、麻醉情况。体表肿物切除记录应包括切口类型及长度，肿物描述（肿物形状、大小、质地、有无包膜、肿物血供、与周围组织有无粘连、浸润情况、切除位置、大小、数量、切除肿物周围正常组织范围、切除完整性），缝合情况，是否送病理检查，患者术中及术后一般情况，术后护理及医嘱。

5．ABCDE

【解析】如题。

第四节　体表肿物切除术操作评价表

适合学员同伴互评

体表肿物切除术操作核查表

序号	操作行为概要	执行情况 （是√否×部分△）
1	告知操作目的，签署手术同意书	
2	工作服、帽子、口罩穿戴整齐	
3	物品准备符合手术要求	
4	术前核对患者个人信息、手术部位及方式	
5	正确暴露手术部位，手术切口选择正确，标记切口	
6	洗手，铺置无菌器械台	
7	外科手消毒，消毒切口 2 ～ 3 次	
8	穿手术衣，戴无菌手套	
9	覆盖无菌洞巾	
10	拟做皮肤切口及周围区域麻醉	
11	切开皮肤，显露并分离肿物，完整切除	
12	检查肿物是否完整及术野有无活动性出血	
13	缝合切口，消毒，覆盖无菌敷料	
14	标本送病理检查	
15	分类处理医疗垃圾，脱手套，洗手	
16	交代后续注意事项	
17	书写手术记录	
18	操作熟练、流畅	
19	全程维持无菌观念	
20	做好人文关怀	

适合教师评价学员

体表肿物切除术操作评分表

项目	检查内容与评分要点	满分	扣分
术前准备及核查（23分）	操作前告知患者此次操作的目的并签署手术同意书，注意人文关怀	5	
	工作服、帽子、口罩穿戴整齐	2	
	物品准备符合手术要求：切开缝合包、0.5%碘伏、2%利多卡因注射液等	2	
	术前核对患者个人信息、手术部位及方式	5	
	选择合适体位，正确暴露手术部位	2	
	手术切口选择正确	5	
	标记切口	2	
消毒铺巾（14分）	行卫生手消毒	2	
	正确铺置无菌器械台，打开器械包	2	
	外科手消毒	2	
	用碘伏棉球由内至外消毒切口及周围皮肤15cm以上，至少2次	4	
	穿手术衣、戴无菌手套	2	
	铺无菌洞巾	2	
麻醉（4分）	用2%利多卡因溶液沿拟做皮肤切口做皮内麻醉	2	
	沿肿物周围皮下，做区域浸润麻醉	2	
肿物切除（25分）	切开皮肤，做到垂直入刀、水平走刀、垂直出刀	2	
	切开皮下组织，止血，显露肿物	2	
	沿肿物或囊肿包膜外做钝性或锐性分离	2	
	完整切除肿物	15	
	检查肿物是否完整	2	
	检查术野有无活动性出血，止血	2	
操作后处理（14分）	全层缝合皮下和皮肤，张力较大时分层缝合，避免无效腔形成	2	
	局部消毒和清洁	2	
	无菌敷料妥善固定和包扎	2	
	标本放入10%福尔马林溶液固定，送病理检查	2	
	分类处理医疗垃圾，锐器投入锐器盒	2	
	脱手术衣、手套，洗手	2	
	书写手术记录，记录肿块的位置、外形、大小、硬度、性质及与周围组织粘连情况、关系等	2	
总体评价（20分）	操作熟练、流畅	5	
	无菌观念良好	5	
	操作时需询问患者感觉，做好人文关怀	5	
	向患者交代后续注意事项，保持敷料清洁干燥，定期换药，关注病理报告	5	
计分	实际得分	100	
备注	合格标准：第一次考核60分以上，补考需80分以上		

评分人：　　　　　　　　　　　　　　　　　　评分日期：

第二十章

脓肿切开引流术

(Abscess Incision and Drainage)

第一节 脓肿切开引流术教学教案

总体教学设计				
课程名称	脓肿切开引流术			
授课教师		职称		专业	
辅助教师		职称		专业	
学情分析	学习对象：住院医师规范化培训医师（二年级）。 学习基础：教学对象在本科及住培一年级阶段已经掌握临床医学及外科相关理论知识，通过外科临床实践学习，对脓肿切开引流术已有一定理论和操作能力基础。 学习特点：本课程不仅注重在模拟教学的基础上熟悉操作流程，提高基本操作能力，并且注重结合情境模拟教学培养相关临床思维能力，这主要体现在手术相关的判断能力，即根据患者的病史、查体及辅助检查，综合判断其是否具备手术指征，以及正确选择手术时机与具体手术方式的能力。 学习需求：脓肿切开引流术是外科常见的临床操作，是外科相关专业住培医师要求掌握的临床操作项目。在住培医师对真实患者主刀实施脓肿切开引流术前接受此培训，培养规范操作能力，帮助其融入临床工作场景，也是对医疗安全的有力保障。			
教学需求分析	感染是外科常见疾病，脓肿切开引流术是外科较为常见的临床操作。感染性疾病的诊治基本在急诊的场景下进行，患者自身会因病痛导致紧张和烦躁，加以陪同人员的焦虑心态，尤其儿童患者基本有家长陪伴，在操作过程中，医师自身、患儿及患儿家长的紧张是很难避免的。年轻临床医师在经验尚浅时对真实患者行脓肿切开引流术的过程中，容易出现判断及操作的瑕疵或失误，使患者产生不良的就医感受，甚至导致医患矛盾。故在接触真实患者前进行充分的模拟培训是极其必要的。			
师生比	1∶（3～6）		授课学时	3学时（135分钟）
授课时间			授课地点	
学习目标	（一）知识认知目标（knowledge） 1. 描述脓肿切开引流术的适应证。 2. 对脓肿切开引流术的手术指征进行归纳总结。 （二）动作技能目标（skill） 1. 术前制定脓肿治疗方案及切口设计。 2. 按标准，规范、独立完成脓肿切开引流术。 （三）情感价值目标（attitude） 1. 强化无菌操作观念。 2. 培养爱伤观念及人文关怀的理念。			

<table>
<tr><td>教学重点及
教学方法</td><td colspan="4">教学重点：脓肿的定位、切口设计及规范操作。
教学方法：演示法及练习法。先由教师演示操作步骤，再让学员分组练习并相互评价，最后由教师做出评价。</td></tr>
<tr><td>教学难点及
教学方法</td><td colspan="4">教学难点：判断脓肿切开引流指征。
教学方法：讲授法与讨论法。引导学员根据提供的病情材料，总结病例特点，归纳判断依据及结果，如果学员无法讨论出正确结果，教师再进行讲授。</td></tr>
<tr><td>学员易错点</td><td colspan="4">1．只重视操作流程，而脱离患者病情。
2．只重视操作流程，而忽视患者感受。
3．切口的方向、深度及长度。</td></tr>
<tr><td>课程思政
元素/案例及
融合方法</td><td colspan="4">作为接诊医师，应换位思考，注重解释及交流，营造良好的就医人文环境。</td></tr>
<tr><td>总体
教学策略</td><td colspan="4">混合式学习、启发式教学、分步练习、改良Peyton教学法、团队学习、合作式学习、刻意练习、同伴互学。</td></tr>
<tr><td rowspan="12">主要教学
内容与时间分配</td><td colspan="2">教学环节</td><td>内容</td><td>时间（分钟）</td></tr>
<tr><td rowspan="3">1</td><td rowspan="3">导入阶段
（10分钟）</td><td>破冰，师生互相介绍，分组，教学对象编号</td><td>3</td></tr>
<tr><td>环境和课程介绍，教学对象心理安全建设</td><td>3</td></tr>
<tr><td>反馈课前测试情况，明确学习目标</td><td>4</td></tr>
<tr><td rowspan="5">2</td><td rowspan="5">教学阶段
（105分钟）</td><td>由PPT引入，介绍相关理论知识</td><td>10</td></tr>
<tr><td>观看完整的教学视频</td><td>5</td></tr>
<tr><td>学员代表操作及教师反馈</td><td>10</td></tr>
<tr><td>学生分组练习及互评（每组2人）</td><td>20</td></tr>
<tr><td>结合案例、模拟情境的脓肿切开引流术操作及教师反馈</td><td>60</td></tr>
<tr><td rowspan="3">3</td><td rowspan="3">反馈阶段
（20分钟）</td><td>引导教学对象回顾本次课程的学习目标</td><td>5</td></tr>
<tr><td>思政内容：讨论人文关怀的重要意义</td><td>2</td></tr>
<tr><td>教师总结学员表现并反馈，布置课后任务</td><td>13</td></tr>
<tr><td>教师准备</td><td colspan="4">1．教师获院级及以上师资认证，接受过专项培训并取得授课资格。
2．至少参加1次集体备课，初次授课应在课前进行试讲。
3．开课前1周，预定教学场地，向培训部提供用物清单（包括核查表、评分表电子版）。
4．认真阅读教案，明确教学目标。
5．根据教学对象课前测试情况做好学情分析，确定本次技能课程的重点和难点，需要拓展的知识点。
6．向学员发送课前信，安排课前学习任务，预习相关理论知识、操作视频等资料。
7．开课前1天确定课程包是否完整，再次阅读教案，复习流程。
8．开课前半小时到培训地点，检查用物及资料是否齐全、教室布置是否合理，调试多媒体设备，试播PPT和视频等。
9．主讲教师与辅助教师再次确认课堂流程及各自任务。</td></tr>
</table>

<table>
<tr><td>学员准备</td><td>1. 课前信
（1）本次技能操作模拟培训的主要内容简介。
（2）一般信息：授课教师、参加人员、时间、地点、学时、教学目标。
（3）需要准备和注意的事宜。
2. 课前学习资源
（1）高等教育出版社，陈翔、吴静主编《湘雅临床技能培训教程》第二版，84 ～ 85页。
（2）操作视频和操作流程。
（3）课前小测。
3. 完成课程要求
（1）完整参加课程。
（2）完成课后测试。</td></tr>
<tr><td>场地准备</td><td>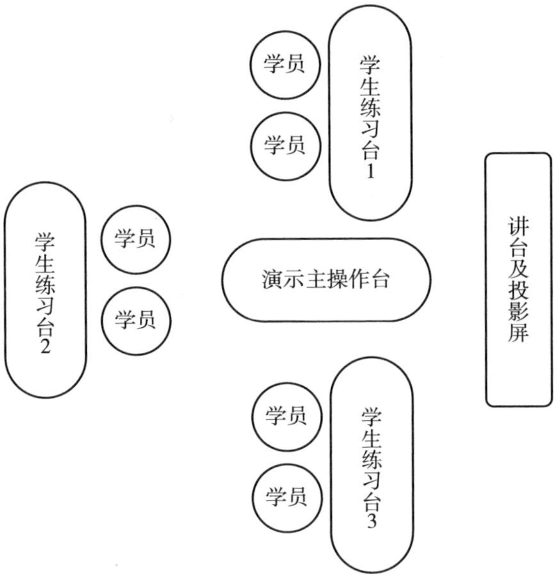
</td></tr>
<tr><td>用物清单
——
以6名学员分3组为例</td><td>
<table>
<tr><th>序号</th><th>模型/设备/物品/资料名称</th><th>品规或相应要求</th><th>数量</th></tr>
<tr><td>1</td><td>脓肿模型</td><td>常规</td><td>3个</td></tr>
<tr><td>2</td><td>脓肿切开包</td><td>含无菌杯、刀柄、止血钳、有齿镊、组织剪、线剪、持针器、弯盘等</td><td>3个</td></tr>
<tr><td>3</td><td>碘伏</td><td>0.5%</td><td>3瓶</td></tr>
<tr><td>4</td><td>消毒纱块</td><td>常规</td><td>3包</td></tr>
<tr><td>5</td><td>注射器</td><td>5ml、20ml</td><td>各3支</td></tr>
<tr><td>6</td><td>胶布</td><td>医用</td><td>1卷</td></tr>
<tr><td>7</td><td>刀片</td><td>10号、11号</td><td>各3片</td></tr>
<tr><td>8</td><td>凡士林纱布</td><td>常规</td><td>1包</td></tr>
<tr><td>9</td><td>棉球</td><td>无菌</td><td>3包</td></tr>
<tr><td>10</td><td>洞巾</td><td>无菌</td><td>3张</td></tr>
<tr><td>11</td><td>生理盐水</td><td>500ml</td><td>3瓶</td></tr>
<tr><td>12</td><td>利多卡因注射液</td><td>5ml：0.1 g（模拟）</td><td>3瓶</td></tr>
</table>
</td></tr>
</table>

用物清单 —— 以6名学员分3组为例	13	标记笔	医用	3支
	14	无菌手套	常规	3包
	15	无菌手术衣	常规	3件
	16	记录本	常规	3册

模拟情境	**模拟情境一** 患儿，男，3月龄，发现臀部包块2天。家长于2天前发现患儿臀部肛门周围有一包块，红肿，疼痛明显，伴有腹泻，今日发现包块增大，特来门诊就诊。查体：神清、精神状态良好，无发热，截石位臀部肛门3点处距离齿状线约1cm处有一直径1.5cm包块，红肿明显，触痛明显，无破溃，有明显波动感。超声报告：截石位臀部肛门3点钟方向距肛门齿状线1cm处，有一直径1.5cm低回声包块，大部分为液性暗区。 **模拟情境二** 患者，男，60岁，发现背部包块7天。患者于7天前发现背部有一包块，红肿，疼痛明显，自行外用“红霉素软膏”，无明显好转，包块逐渐增大，疼痛加重，来门诊就诊。查体：神清、精神状态良好，无发热，背部左侧肩胛下可见一直径3cm包块，红肿明显，触痛明显，无破溃，有明显波动感。超声报告：背部左侧肩胛下有一直径3cm低回声包块，大部分为液性暗区。 要求：请判断是否符合手术适应证并行脓肿切开引流操作。

详细教学设计

阶段分配	教学内容	教学方法	时间（分钟）
导入阶段（10分钟）	破冰 1．师生互做自我介绍。 2．将教学对象分成2人1组，共3组，每组教学对象编号A、B（可贴标签）。 3．带组教师发操作核查表。	讲授法	3
	课程介绍 1．场地环境介绍。 2．课程内容及时间安排。 3．教学对象心理安全建设，保密原则。		3
	明确学习目标 1．反馈课前测试结果，指出教学对象在本次课堂上需要重点掌握的知识和注意事项。 2．PPT展示本次课的学习目标。	启发法 讲授法	4
教学阶段（105分钟）	由PPT引入，介绍脓肿切开引流术的相关理论知识。	讲授法	10
	观看完整的教学视频，播放视频过程中教师不做讲解。	演示法	5
	教学对象代表按照流程完成操作，教师对其操作过程中的错误或重难点给予讲解和指导。	反馈法	10
	教学对象自主练习及互评（2人一组）。 1．练习方式：每组2名教学对象每人做1次完整的操作。A操作，B持核查表对A的操作进行核查并评价，结束后轮换角色练习。 2．时间安排：每学员操作8分钟，评价反馈2分钟。	刻意练习	20

教学阶段 （105分钟）	结合模拟情境的脓肿切开引流术操作及教师反馈。 1．在模拟开始前，由主讲教师总结分组练习时教学对象出现的共性问题，再次强调教学难点，纠正错误手法（3分钟）。 2．根据展示的模拟情境完成任务：请判断是否符合手术适应证并行脓肿切开引流操作。 3．练习方式：每位教学对象轮流完成以上任务。 4．操作反馈：主讲教师和辅助教师分别对负责的教学对象的操作进行核查与反馈。 5．时间安排：每学员操作8分钟，评价反馈1～2分钟。	沉浸式学习 合作学习	60
反馈阶段 （20分钟）	引导教学对象回顾本次课程的学习目标。 1．以小组为单位分别说1～2点学习收获，不重复。 2．教师总结教学对象发言，回顾学习目标。	互动教学	5
	思考：人文关怀在临床工作中的重要意义。	启发式教学	2
	教师反馈教学对象课程表现。 1．先肯定优点，再提出可改进之处。 2．布置课后任务。	讨论法	13
学习效果评价	1．核查法——课堂练习时使用核查表评价教学对象行为。 2．理论测试——课后理论测试评价教学对象知识掌握情况。 3．终结性评价——出科考核、年度考核等使用考核评分表做终结性评价。		
课后作业	1．当日完成课程评价。 2．两日内完成线上课后测试。		
专业英语词汇	脓肿 abscess 切开引流 incision and drainage	感染 infection 局部麻醉 local anesthesia	
参考教学资料	[1] 陈翔，吴静．湘雅临床技能培训教程 [M]．2版．北京：高等教育出版社，2019. [2] 沈守荣．临床技能学 [M]．北京：人民卫生出版社，2011. [3] 姜保国，陈红．中国医学生临床技能操作指南 [M]．3版．北京：人民卫生出版社，2020.		
教学反思			
知识拓展			
案例编写	教案作者：任锋 作者单位：深圳市儿童医院 联系邮箱：renfeng2000@sohu.com		

第二节　脓肿切开引流术操作规范

【扫码观看视频】

一、目的

1．引流感染形成的脓液，以促使感染区域的炎症消退及伤口愈合。

2．缓解疼痛，缩短病程。
3．防止感染扩散。
4．取脓液培养，确定感染病原体，以明确诊断。

二、适应证

急性化脓性感染已局限形成脓肿者均应行脓肿切开引流术，具体可分为以下两种。
1．表浅脓肿，表面有波动感者。
2．深部脓肿，诊断性穿刺可抽吸出脓液或超声提示局部有脓肿形成者。

三、禁忌证

1．感染早期，区域未形成脓肿者。
2．脓肿范围不明确者需首先通过检查明确脓肿的范围。
3．有全身出血性疾病者。
4．抗生素治疗有效，炎症有吸收消退趋势者。

四、操作前准备

1．操作者准备

（1）自我介绍，了解、熟悉患者病情；与患者或家属谈话，做好各种解释工作，交代术后换药及伤口愈合过程相关的注意事项，得到患者或家属的理解和配合，签署操作知情同意书。

（2）监测生命体征，全面评估患者是否能耐受麻醉和手术；根据超声、CT及诊断性穿刺等检查，明确脓肿形成及确定脓肿部位；监测血常规和凝血功能，排除全身出血性疾病。

（3）病情危重，全身中毒症状明显者，应给予有效抗生素治疗，注意纠正患者水、电解质和酸碱失衡、纠正低蛋白血症，重度贫血者应纠正贫血。

2．用物准备

（1）脓肿切开包（内含无菌杯、尖刀片、刀柄、止血钳、有齿镊、组织剪、线剪、持针器、弯盘等）。

（2）5ml、20ml注射器，0.5%碘伏，2%利多卡因注射液，洞巾，棉签，棉球，标记笔，凡士林纱布，纱布，胶布，生理盐水500ml，手术衣，无菌手套。

（3）治疗车（含生活垃圾桶、医疗垃圾桶、锐器盒）。

3．患者准备

（1）排空膀胱，穿着宽松服装，取舒适体位，充分暴露脓肿部位。

（2）交流病情，告知患者诊断及手术操作名称，术中、术后可能存在的风险及应对处理，签署手术知情同意书（儿童需家长了解病情及签署同意书）。

五、操作步骤

1. 根据脓肿部位协助患者摆好舒适体位，暴露手术部位，在脓肿波动感最明显处或根据超声、CT等辅助手段定位标记切口。

2. 戴帽子、口罩，检查准备物品齐全。

3. 消毒铺巾

（1）洗手，消毒杯内放置棉球，由助手倒入消毒液（或准备碘伏棉签）。

（2）消毒手术区域（自内向外进行皮肤消毒2～3遍，消毒范围直径约15cm）。

（3）再次洗手，穿手术衣，戴无菌手套，铺洞巾，注意洞巾中心对准手术中心。

注意：在戴无菌手套之前，将操作时需要的无菌物品放入无菌区域内。

4. 麻醉

（1）浅表脓肿可采用2%利多卡因注射液局部浸润麻醉，但注意注射药物应从远处逐渐向脓腔附近推进，避免针头接触感染区域后污染外周未感染组织。

（2）深部或较大脓肿宜采用静脉麻醉（如硫喷妥钠或氯胺酮等）。

5. 对于深部脓肿，用5ml注射器先穿刺抽脓，确定脓肿部位，抽出的脓液留做细菌培养。

6. 切开排脓

（1）于脓肿中央（波动感最明显处）用尖刀刺入，见脓液流出表示已刺入脓腔，然后用刀尖向上反挑，扩大切口到脓肿边缘。

（2）排净脓液，以手指伸入脓腔，探查其大小、位置及形态，据此考虑是否延长切口。脓腔内有纤维隔膜将其分隔为多个小房者，应用手指钝性分离，使之变为单一大脓腔，以利引流。使用生理盐水和双氧水彻底冲洗脓腔后裁剪适当大小凡士林纱布，填塞脓腔止血并充分引流。

7. 包扎伤口：用碘伏再次由外向内消毒切口，然后用10～16层无菌纱布覆盖切口和引流条，并用胶布固定，以确保切口的清洁和避免感染。

六、操作后处理

1. 手术结束后，将用过的手套、注射器、纱布放入指定医疗垃圾桶，针头、刀片放入锐器盒。

2. 帮助患者恢复体位，整理衣物，询问有无不适（体现人文关怀），做好术后注意事项宣教。例如，换药时间，注意伤口不能用水清洗，如有发热、伤口出血或其他问题，随时联系医生等。

3. 完成操作记录。

4. 术后根据引流液多少决定换药频率，如敷料外层浸湿应立即更换，如无浸湿，早期应每天换药，以后根据引流情况可逐渐延长换药间隔。

5. 术后根据脓液培养结果或药物敏感试验结果决定抗生素类型。

6. 注意针对全身情况的治疗。

七、并发症及处理

1. 出血：如伤口渗血较多，不应盲目止血，引流物加压填塞可起到止血作用。

2. 感染播散或加重：关注局部及全身情况，使用抗菌药物等。

3. 脓肿周围血管、神经损伤：操作时需注意观察局部感觉及肌肉运动情况。

八、注意事项

1. 脓肿切开引流应遵循无菌操作原则，防止混合感染。

2. 凡切开引流之脓腔均应放置引流物，如脓腔较大，应用缝线将引流物与皮肤妥善固定，或以安全别针将其固定，防止其坠入脓腔，造成异物存留，影响伤口愈合。

3. 无论穿刺还是切开引流，均应取少量脓液做细菌培养和药物敏感试验。

4. 可使用3%过氧化氢溶液（双氧水）冲洗浅表脓肿脓腔，深部脓肿不建议使用。

5. 生理盐水反复冲洗脓腔，放置凡士林纱布或盐水纱条，引流物不宜填塞过紧，以免引流不畅。

6. 术中切忌动作粗暴而损伤血管导致大出血，或挤压脓肿造成感染扩散。

7. 软组织深部脓肿，先行穿刺抽取脓液，并以穿刺针为引导，切开脓肿。切开皮肤、筋膜后，用紧闭的血管钳插入脓腔，然后将血管钳的尖端缓慢张开，撑开脓腔。手指探查后辨清脓肿局部解剖关系，再扩大切口，放置引流。

8. 填入脓腔的凡士林纱布的块数要准确记录在手术记录中。填入的凡士林纱布应在24～48小时内取出，换置盐水纱布或纱条引流。

9. 再次消毒，由外向内，外层无菌敷料覆盖，胶布固定。

九、相关知识

1. 切口位置的选择：乳腺、肛周脓肿应以乳头、肛门为中心做放射样切口；不做经关节区的纵行切口，以免瘢痕挛缩，影响关节运动功能；切开引流的切口要足够大，取最低位引流。

2. 操作前以和蔼的态度告知患者操作目的，取得患者的配合。操作后告知其术后相关注意事项。操作中动作规范，操作细致，体现爱护患者的意识，以体现良好的医德医风及人文沟通能力。

十、相关临床情境

模拟情境一：患儿，男，3月龄，发现肛周包块2天。家长于2天前发现患儿臀部肛门周围有一包块，红肿，疼痛明显，伴有腹泻，今日发现包块增大，特来门诊就诊。查体：神清、精神状态良好，无发热，截石位臀部肛门3点处距离齿状线约1cm处有一直径1.5cm包块，红肿明显，触痛明显，无破溃，有明显波动感。超声报告：截石位臀部肛门3点钟方向距肛门齿状线1cm处，有一直径1.5cm低回声包块，大部分为液性暗区。

模拟情境二：患者，男，60岁，发现背部包块7天。患者于7天前发现背部有一包块，红肿，疼痛明显，自行外用“红霉素软膏”，无明显好转，包块逐渐增大，疼痛加重，来门诊就诊。查体：神清、精神状态良好，无发热，背部左侧肩胛下可见一直径3cm包块，红肿明显，触痛明显，无破溃，有明显波动感。超声报告：背部左侧肩胛下有一直径3cm低回声包块，大部分为液性暗区。

十一、参考资料

[1] 陈翔，吴静．湘雅临床技能培训教程 [M]．2版．北京：高等教育出版社，2019.
[2] 沈守荣．临床技能学 [M]．北京：人民卫生出版社，2011.
[3] 姜保国，陈红．中国医学生临床技能操作指南 [M]．3版．北京：人民卫生出版社，2020.

第三节 脓肿切开引流术理论测试题

一、课前测试题

1．关于脓肿切开引流术前准备，下列错误的是（　　）
A．需要准备生理盐水、碘伏、凡士林纱布
B．无须签署操作知情同意书
C．与患者或家属谈话，得到患者或家属的理解和配合
D．医生向患者自我介绍，了解、熟悉患者病情

2．关于脓肿切开排脓，以下错误的是（　　）
A．用尖刀于脓肿波动感最明显处刺入，向上反挑扩大切口，即可排出脓液
B．排净脓液，以手指伸入脓腔，探查其大小、位置及形态，据此考虑是否延长切口
C．脓腔内有纤维隔膜将其分隔为多个小房者，应用手指钝性分离，使之变为单一脓腔，以利引流
D．为了美观，手术尽量采用小切口

3．（多选）脓肿切开引流的禁忌证（　　）
A．感染区域早期脓肿未形成者
B．脓肿范围不明确者
C．有全身出血性疾病者
D．抗生素治疗有效，炎症有吸收消退趋势者

4.（多选）关于脓肿切开引流的适应证，以下正确的是（　）
A. 急性化脓性感染已局限形成脓肿者均应行脓肿切开引流术
B. 表浅脓肿，表面有波动感者
C. 深部脓肿，诊断性穿刺可抽吸出脓液或超声提示局部有脓肿形成者
D. 体表具备红肿热痛特征的包块

5.（多选）关于脓肿切开引流术的目的，正确的是（　）
A. 引流感染形成的脓液，以促使感染区域的炎症消退及伤口愈合
B. 缓解疼痛，缩短病程
C. 防感染扩散
D. 培养确定感染病原体，以明确诊断

二、课后测试题
1. 关于脓肿切开引流切口的选择，以下哪项是不正确的（　）
A. 乳腺脓肿应以乳头为中心做放射样切口
B. 经关节区的纵行切口，可避免瘢痕挛缩，影响关节运动功能
C. 切开引流的切口要足够大，取最低位引流
D. 肛周脓肿应以肛门为中心做放射样切口

2. 关于脓肿切开引流术的操作后处理，不正确的是（　）
A. 术后将用过的手套、注射器、纱布放入指定医疗垃圾桶，针头、刀片放入锐器盒
B. 帮助患者恢复体位，整理衣物，做好术后注意事项宣教，询问有无不适
C. 术后根据脓液培养结果或药物敏感试验结果决定抗生素类型
D. 无须注意针对全身情况的治疗

3.（多选）以下关于脓肿切开引流术的注意事项，正确的是（　）
A. 浅表脓肿可使用3%双氧水冲洗，深部脓肿不建议使用
B. 脓肿切开引流应遵循无菌操作原则，防止混合感染
C. 无论穿刺或切开引流，均应取少量脓液做细菌培养和药物敏感试验
D. 浅表脓肿和深部脓肿均可使用3%双氧水冲洗

4.（多选）以下关于脓肿切开引流术的注意事项，错误的是（　）
A. 术中可挤压脓肿
B. 软组织深部脓肿，先行穿刺抽脓液，并以穿刺针为引导，切开脓肿
C. 填入的凡士林纱布应在24～48小时内取出，换置盐水纱布或纱条引流
D. 术后再次消毒，由内向外，外层无菌敷料覆盖，胶布固定

5.（多选）有关体表脓肿切开引流，以下说法正确的是（　　）

A．避免挤压脓肿，造成感染扩散

B．引流管为细菌逆行污染提供了途径，故不可留置引流

C．脓肿波动明显时行脓肿切开

D．术后应使用相关抗生素治疗

参考答案与解析

一、课前测试题

1．B

【解析】脓肿切开引流术为有创性操作，术前须签署操作知情同意书。

2．D

【解析】脓肿切开排脓的原则是排净脓液，充分引流，因此切口不能过小。

3．ABCD

【解析】脓肿切开引流的禁忌证有：感染区域早期脓肿未形成者，切开容易出血，扩大感染；脓肿范围不明确者需首先通过超声等检查明确脓肿的范围；有全身出血性疾病者，切口出血有可能出现凝血障碍；抗生素治疗有效，炎症有吸收消退趋势者，应避免过度治疗。

4．ABC

【解析】仅具备红肿热痛特征的包块可能表示脓肿并未成熟。脓肿切开引流的适应证：急性化脓性感染已局限形成脓肿者均应行脓肿切开引流术；表浅脓肿，表面有波动感者；深部脓肿，诊断性穿刺可抽吸出脓液或超声提示局部有脓肿形成者。

5．ABCD

【解析】脓肿切开引流术的目的是：充分引流、促使伤口愈合；缓解疼痛，缩短病程；防感染扩散；取脓液培养确定感染病原体，以明确病原体诊断。

二、课后测试题

1．B

【解析】经关节区的纵行切口，可能造成瘢痕挛缩，影响关节运动功能，应做“Z”字形切口或另寻治疗方案。

2．D

【解析】脓肿切开引流术后须根据原发疾病及脓液培养结果，针对全身情况进行治疗。

3．ABC

【解析】脓肿切开引流术的注意事项：浅表脓肿可使用3%双氧水冲洗，深部脓肿不建议使用，可能形成血管气体栓塞等并发症；脓肿切开引流应遵循无菌操作原则，防止混合感染；无论穿刺或切开引流，均应取少量脓液做细菌培养和药物敏感试验，以明确诊断，并进行针对性的抗菌药物治疗。

4. AD

【解析】挤压脓肿可能导致感染扩散；术后切口为感染切口，消毒应由外向内。

5. ACD

【解析】脓肿切开引流术中，引流为清除感染、促进愈合的重要措施，在定期换药、抗生素应用等辅助治疗的联合下，引流措施为病灶带来的利大于弊。

第四节 脓肿切开引流术操作评价表

适合学员同伴互评

脓肿切开引流术操作核查表

序号	操作行为概要	执行情况 （是√否×部分△）
1	核对患者，了解病情，签署手术同意书	
2	戴帽子、口罩，洗手	
3	患者排空膀胱，取合适体位，充分暴露	
4	根据波动感或辅助检查标记切口位置	
5	物品准备齐全，处于有效期	
6	对切开引流部的皮肤区域行常规消毒	
7	戴无菌手套	
8	铺无菌洞巾	
9	由外向内行局部浸润麻醉	
10	注射器穿刺抽脓，确定脓腔位置，留取标本	
11	切开脓肿，排尽脓液	
12	探查及冲洗脓腔	
13	放置引流条	
14	由外向内消毒切口周围皮肤	
15	无菌敷料覆盖，胶布固定	
16	告知患者相关注意事项	
17	整理物品垃圾分类	
18	标本送检	
19	注重无菌观念	
20	操作时关注并询问患者感受，做好人文关怀	

适合教师评价学员

脓肿切开引流术操作评分表

项目	检查内容与评分要点	满分	扣分
操作前准备（22分）	核对患者，了解病情	5	
	向患者及家属交代手术的必要性和危险性，签署手术同意书	5	
	戴帽子、口罩（头发、鼻孔不外露），洗手	3	
	根据脓肿部位取患者舒适体位，暴露手术区域	3	
	检查脓肿部位并标记切口（判定脓肿波动感最明显处并予标志），如果为深部脓肿需根据超声等辅助检查明确脓肿形成的部位	3	
	材料准备齐全：脓肿切开手术包、5ml注射器、20ml注射器、0.5%碘伏、2%利多卡因注射液、洞巾、棉签、棉球、标记笔、凡士林纱布、纱布、胶布、生理盐水500ml、手术衣、无菌手套等，核对有效期	3	
消毒、铺巾及麻醉（16分）	对切开引流部的皮肤区域行2～3遍常规消毒，以手术切口为中心，由内向外消毒至切口周围15cm范围	5	
	外科手消毒，穿手术衣，戴无菌手套	3	
	铺无菌洞巾	3	
	抽取2%利多卡因注射液局部浸润麻醉，注射药物时应从远处逐渐向脓腔附近推进，避免针头接触感染区域后又返回未污染区域	5	
脓肿引流（20分）	用5ml注射器先穿刺抽脓，确定脓肿部位，留取标本做细菌培养	5	
	选择正确切口方向，用尖刀刺入做一小切口，然后用刀向上反挑扩大切口，排尽脓液	5	
	手指探查脓腔，钝性分离腔内分隔，使其成为单一脓腔，用生理盐水冲洗干净脓腔	5	
	选择凡士林纱布引流，将引流条送到脓腔底部充填脓腔，另一端留置于脓腔外，填充不应过紧	5	
伤口处理（12分）	由外向内消毒切口周围皮肤	5	
	用10～16层无菌纱布覆盖切口，胶布固定，纱布边缘超过切口3cm	5	
	粘贴胶布的方向应与躯干长轴垂直，长短适宜	2	
操作后处理（11分）	告知患者相关注意事项：保持敷料干燥清洁，定期换药，观察有无出血、发热等情况，如有任何异常，应及时寻求医师帮助	5	
	整理物品，垃圾分类	2	
	标本送检	2	
	书写操作记录	2	

项目	检查内容与评分要点	满分	扣分
整体评价 （19分）	无菌观念良好	10	
	操作时关注并询问患者感受	3	
	动作熟练、流畅、规范，认真细致，体现爱护患者的意识	3	
	着装整洁，举止大方，语言文明，态度和蔼，表现出良好的职业素质和人文关怀	3	
计分	实际得分	100	
备注	60分以上及格		

评分人： 评分日期：

第二十一章

清 创 术

(Debridement)

第一节 清创术教学教案

总体教学设计					
课程名称	清创术				
授课教师		职称		专业	
辅助教师		职称		专业	
学情分析	**教学对象**：住院医师规范化培训医师（一年级）。 **学习基础**：教学对象有一定的外科相关医学理论知识储备，已经学习过无菌术、外科基本操作等理论知识，并能够规范完成上述操作，已经预习了清创术相关知识和操作流程，完成并通过课前测试。 **学习特点**：据既往评价，教学对象对本操作学习热情高，愿意参加课程，学习主动性强。 **学习需求**：清创术是国家执业医师资格实践技能考试要求掌握的基本技能之一，住培医师需要系统学习清创术的相关知识和技能，同时需将理论知识与实际临床技能相结合，以提高临床实际应用能力，以确保患者安全和有效治疗。				
教学需求分析	清创术是一种外科基本手术操作。临床中，因各种原因造成机体组织的损伤较常见，需及时实施标准化清创术。为提高住培医师的岗位胜任力、规范医疗行为，本临床技能操作课程利用医学模型对住培医师开展临床技能操作培训教学活动，通过场景导入，刻意练习，可有效培养其临床思维、临床技能、职业素养等多方面能力。				
师生比	1∶12		授课学时	3学时（135分钟）	
授课时间			授课地点		
学习目标	（一）知识认知目标（knowledge） 1. 列举清创术的适应证和禁忌证。 2. 叙述清创术的操作流程及注意事项。 （二）动作技能目标（skill） 在模型上按执业医师考试标准实施完整的清创术。 （三）情感价值目标（attitude） 操作过程中体现良好的人文关怀、无菌原则、职业素养、爱伤观念。				
教学重点及教学方法	**教学重点一**：清创术的适应证和禁忌证。 **教学方法** 1. 案例沉浸式学习：展示临床案例场景，引导学员以小组讨论，制定初始诊疗措施，探讨清创术的适应证和禁忌证。 2. 启发式教学：启发学员从整体观思考要做好哪些初始抢救措施。				

<table>
<tr><td>教学重点及教学方法</td><td colspan="4">教学重点二：物品准备。
教学方法
1. 同伴互学、PPT展示教学：学员以小组为单位，结合案例准备所需要的清创用物。对照PPT图片展示，同伴交叉检查对方用物准备是否完善。
2. 启发式教学：探讨除清创物品外，还需做哪些准备。
教学重点三：伤口清洗与清创。
教学方法：启发式教学、循证教学、同伴互学：学员分组讨论，探讨不同清洗（冲、刷、泡）方法的优点和不足，学习临床标准操作流程及方法。</td></tr>
<tr><td>教学难点及教学方法</td><td colspan="4">教学难点
1. 伤口清洗液的选择。
2. 初次处理伤口和再次处理伤口，两大环节的步骤，容易混淆。
教学方法
1. 教师示范教学，展示正确手法。
2. PPT、视频、模型教学：借助PPT展示解剖图片、局部模型、视频等，通过直观视觉感受和刻意练习学会操作要领。</td></tr>
<tr><td>学员易错点</td><td colspan="4">1. 清创的正确步骤。
2. 伤口清洗液的正确选择。
3. 伤口内重要组织的检查和修复。
4. 清创全过程的无菌观念。</td></tr>
<tr><td>课程思政元素/案例及融合方法</td><td colspan="4">1. 通过不同的病例引入，启发教学对象思考不同临床情境的差异，而非套用公式，使用固化思维对病患进行处理。
2. 要求学员在操作过程中，严格遵守无菌原则，尊重患者的隐私和尊严。
3. 把模型当作真正的病患对待，在整个操作过程中，体现对生命的尊重与责任感，始终贯穿医学人文关怀，体现爱伤观念。</td></tr>
<tr><td>总体
教学策略</td><td colspan="4">互动教学、启发式教学、同伴互学、沉浸式学习、多媒体教学、刻意练习、演示法、反馈法。</td></tr>
<tr><td rowspan="11">主要教学内容与时间分配</td><td colspan="2">教学环节</td><td>内容</td><td>时间（分钟）</td></tr>
<tr><td rowspan="3">1</td><td rowspan="3">导入阶段
（9分钟）</td><td>破冰，师生相互介绍</td><td>3</td></tr>
<tr><td>环境和课程介绍，构建学员心理安全</td><td>3</td></tr>
<tr><td>反馈课前测试，介绍教学目标</td><td>3</td></tr>
<tr><td rowspan="7">2</td><td rowspan="7">教学阶段
（116分钟）</td><td>通过案例引入，启迪临床思维，引导学员识记操作的适应证及禁忌证</td><td>4</td></tr>
<tr><td>使用PPT展示目的、适应证、禁忌证及注意事项</td><td>4</td></tr>
<tr><td>观看完整的清创术教学视频</td><td>8</td></tr>
<tr><td>操作前准备（小组共同完成）</td><td>10</td></tr>
<tr><td>分步骤轮换练习并互相反馈</td><td>40</td></tr>
<tr><td>学员分组练习</td><td>30</td></tr>
<tr><td>结合案例情境的清创术训练及反馈，每组各抽1名学员展示</td><td>20</td></tr>
</table>

<table>
<tr><td rowspan="3">主要教学内容与时间分配</td><td rowspan="3">3</td><td rowspan="3">反馈总结阶段
（10分钟）</td><td>学员反馈</td><td>5</td></tr>
<tr><td>教师反馈</td><td>3</td></tr>
<tr><td>布置课后作业、完成评价表</td><td>2</td></tr>
<tr><td>教师准备</td><td colspan="4">1．教师获院级及以上师资认证，接受过专项培训并取得授课资格。
2．至少参加1次集体备课，初次授课应在课前进行试讲。
3．开课前1周，预定教学场地，向培训部提供用物清单（包括核查表、评分表电子版）。
4．认真阅读教案，明确教学目标。
5．根据教学对象课前测试情况做好学情分析，确定本次技能课程的重点和难点，需要拓展的知识点。
6．向学员发送课前信，安排课前学习任务，预习相关理论知识、操作视频等资料。
7．开课前1天确定课程包是否完整，再次阅读教案，复习流程。
8．开课前半小时到培训地点，检查用物及资料是否齐全、教室布置是否合理，调试多媒体设备，试播PPT和视频等。
9．主讲教师与辅助教师再次确认课堂流程及各自任务。</td></tr>
<tr><td>学员准备</td><td colspan="4">1．课前信
（1）本次技能操作模拟培训的主要内容简介。
（2）一般信息：授课教师、参加人员、时间、地点、学时、教学目标。
（3）需要准备和注意事宜。
2．课前学习资源
（1）人民卫生出版社，姜保国、陈红主编《中国医学生临床技能操作指南》，132 ～ 136页。
（2）人民卫生出版社，《2023临床执业医师资格考试实践技能指导用书》。
（3）操作视频和操作流程。
3．完成课程要求
（1）不迟到、不早退，全程参加课程培训。
（2）集中注意力，积极发言、参与讨论，主动练习，保密协议，学员间相互反馈。
（3）课后以小组为单位自主模拟练习，1周后以小组为单位拍摄一个完整的操作视频并上交。</td></tr>
<tr><td>场地准备</td><td colspan="4">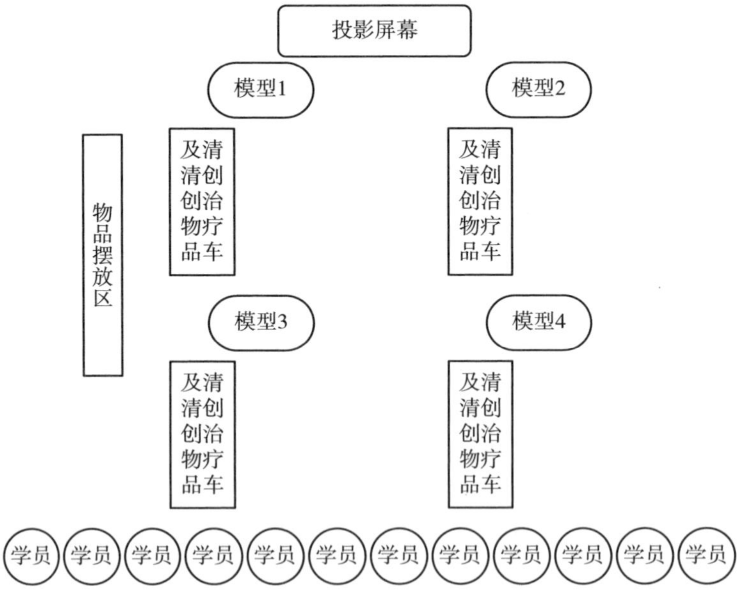
</td></tr>
</table>

<table>
<tr><td rowspan="17">用物清单
——
以12名学员分4组为例</td><td>序号</td><td>模型/设备/物品/资料名称</td><td>品规或相应要求</td><td>数量</td></tr>
<tr><td>1</td><td>前臂伤口模型</td><td>常规</td><td>4个</td></tr>
<tr><td>2</td><td>软毛刷</td><td>无菌</td><td>12个</td></tr>
<tr><td>3</td><td>肥皂水</td><td>0.5%</td><td>4瓶</td></tr>
<tr><td>4</td><td>无菌生理盐水</td><td>0.9%</td><td>4瓶</td></tr>
<tr><td>5</td><td>过氧化氢溶液</td><td>3%（模拟）</td><td>4瓶</td></tr>
<tr><td>6</td><td>碘伏</td><td>0.5%</td><td>4瓶</td></tr>
<tr><td>7</td><td>乙醇</td><td>75%</td><td>4瓶</td></tr>
<tr><td>8</td><td>利多卡因注射液</td><td>2%（模拟）</td><td>4瓶</td></tr>
<tr><td>9</td><td>无菌纱布</td><td>6cm×8cm</td><td>48块</td></tr>
<tr><td>10</td><td>无菌注射器</td><td>5ml或10ml</td><td>4支</td></tr>
<tr><td>11</td><td>胶布</td><td>常规</td><td>4卷</td></tr>
<tr><td>12</td><td>纱布绷带</td><td>常规</td><td>4卷</td></tr>
<tr><td>13</td><td>止血带</td><td>常规</td><td>4卷</td></tr>
<tr><td>14</td><td>无菌手套</td><td>6.5、7、7.5、8号</td><td>若干</td></tr>
<tr><td>15</td><td>一次性检查手套</td><td>小、中、大</td><td>4盒</td></tr>
<tr><td>16</td><td>清创包</td><td>含止血钳、有齿镊、无齿镊、组织剪、线剪、手术刀柄、缝合针（线）、持针器、无菌弯盘、无菌杯、卵圆钳、治疗碗、手术洞巾、纱布等</td><td>4个</td></tr>
<tr><td>模拟情境</td><td colspan="4">模拟情境一
患者，男，25岁，因“左前臂被玻璃割伤，伴疼痛、流血12小时”于急诊就诊，既往体健。查体：BP 120/78mmHg，左前臂背侧部见一长约4cm的伤口，深达肌层，伤口处见红色血凝块，手指主、被动活动均正常，无麻木感。血常规、凝血功能均正常；左前臂X片示：未见明显骨折征象。
请以小组为单位讨论以下问题
1. 对患者伤口需要做什么处理？为什么？
2. 操作步骤是什么？
模拟情境二
患者，女，30岁，因“车祸致颜面部开放性创伤30分钟”入院。查体：BP 80/60mmHg，P 120次/分，面色苍白，精神差，左脸颊处可见约6cm不规则裂口，创口深，污染严重，似可见颅骨，局部肿胀，压痛明显，有活动性出血。辅助检查未做。
请以小组为单位讨论：对于此患者，当前是否适合行清创术，为什么？</td></tr>
</table>

<table>
<tr><td colspan="4">详细教学设计</td></tr>
<tr><td>阶段分配</td><td>教学内容</td><td>教学方法</td><td>时间
（分钟）</td></tr>
<tr><td rowspan="2">导入阶段
（9分钟）</td><td>破冰，介绍参与成员：主讲教师、辅助教师、学员、核查或督导者。</td><td rowspan="2">互动教学</td><td>3</td></tr>
<tr><td>环境和课程介绍
1. 环境：教室位置、室内物品布局和其他注意事项。
2. 流程安排及时间分配：观看教学视频、分步练习、分组练习、抽取核查、反馈等环节。
3. 将学员分为4组，每组3位学员，使用1个模型练习。</td><td>3</td></tr>
</table>

导入阶段 （9分钟）	学员心理安全性建立 1．不考核，形成性评价。 2．鼓励积极参与：不佳表现不会被外传，消除学员紧张感。	互动教学	1
	确认教学目标 1．了解学员预习程度：确认学员是否课前完成相关文献复习和阅读，是否观看教学视频。 2．反馈课前测试的集中问题：询问学员疑惑和难点并答疑。 3．确认教学目标：学员知晓本课程需要达到的操作标准。		2
教学阶段 （116分钟）	案例引入课程主题：PPT展示模拟情境一，学员以小组为单位讨论（一次只答一个问题）。 1．对患者伤口需要做什么处理？为什么？（目的、适应证及禁忌证） 2．操作步骤是什么？	互动教学 启发式教学 合作学习	4
	PPT展示清创术的目的、适应证及禁忌证。	PPT教学	4
	观看完整的清创术教学视频，播放过程中教师不做讲解。	视频示教	8
	操作前准备。 小组为单位，对照PPT图例共同完成1次物品及个人准备。	PPT教学	10
	分步骤练习——第一步伤口清洗、第二步伤口清创。 1．练习方式：学员按照PPT图示指引，边看边做，教师在操作的重难点环节给予讲解和指导。 2．轮替规则：先由每组A学员操作，B学员作为助手，C学员核查并对照核查表操作流程及要点。A学员完成操作后，依次交替角色，轮流练习。 3．时间安排：每位学员边看边做10分钟，共3遍，轮替2分钟。 4．教师注意把控时间，保证各小组同时完成。	教师示教 学员练习	40
	分组练习：每组3名学员每人做1次完整的清创术（从物品准备开始）；A操作，B学员作为助手，C持核查表对A的操作进行核查。操作结束后轮换角色进行练习。 1．操作反馈：操作结束后对操作学员做反馈。 2．时间安排：每轮操作8分钟，反馈2分钟。 3．采取直接反馈法，需要注意反馈时的言语和态度，避免给学员造成心理压力。	学员演示 反馈法	30
	结合案例情境的操作训练：PPT展示模拟情境二，请以小组为单位讨论以下问题。 1．对于此患者，当前是否适合行清创术，为什么？ 2．患者休克纠正后，伤口清创术的细节与模拟情境一有何不同？并进行操作。 3．练习方式：先小组内讨论，然后每组派学员进行操作。 4．操作反馈：主讲教师和辅助教师分别对自己组学员的操作进行核查与反馈。	沉浸式学习 合作学习	20

<table>
<tr><td rowspan="3">反馈总结阶段（10分钟）</td><td colspan="2">学员反思自己和同伴的优点和可改进之处。</td><td rowspan="3">反馈法
互动教学</td><td>5</td></tr>
<tr><td colspan="2">教师总结。
1．学员操作中的优点和可改进之处。
2．回顾教学目标是否达成。</td><td>3</td></tr>
<tr><td colspan="2">完成课程评价表，布置课后作业。</td><td>2</td></tr>
<tr><td>学习效果评价</td><td colspan="4">1．评价方法：理论测试，技能考核。
2．评价表：见本章第四节。</td></tr>
<tr><td>课后作业</td><td colspan="4">1．布置课后考核试卷（通过在线问卷形式），要求1天内完成。
2．课后以小组为单位自主模拟练习；1周后小组拍摄一个完整的操作视频并上交。</td></tr>
<tr><td>专业英语词汇</td><td>清创术 debridement
失活组织 devitalized tissue</td><td colspan="3">一期缝合 primary suture
延期缝合 delayed suture</td></tr>
<tr><td>参考教学资料</td><td colspan="4">[1] 陈孝平，汪建平，赵继宗. 外科学 [M]. 9版. 北京：人民卫生出版社，2018.
[2] 姜保国，陈红. 中国医学生临床技能操作指南 [M]. 3版. 北京：人民卫生出版社，2020.
[3] 刘原，刘成玉. 临床技能培训与实践 [M]. 2版. 北京：人民卫生出版社，2021.</td></tr>
<tr><td>教学反思</td><td colspan="4"></td></tr>
<tr><td>知识拓展</td><td colspan="4"></td></tr>
<tr><td>案例编写</td><td colspan="4">教案作者：姜鹏君
作者单位：深圳市南山区人民医院
联系邮箱：jpj717@126.com</td></tr>
</table>

第二节 清创术操作规范

【扫码观看视频】

一、目的

对新鲜开放性损伤，及时、正确地采用手术方法，清除异物、血块、坏死或失去生机的组织等，使污染的伤口变为清洁伤口，防止感染，利于伤口一期愈合。

二、适应证

1．伤后6～8小时以内的新鲜伤口。

2．污染较轻，不超过24小时的伤口。

3．对于头面部伤口，可将清创时间延长至伤后24～48小时，争取清创后一期缝合。

三、禁忌证

1．超过24小时、污染严重的伤口，应在有效抗感染、积极纠正全身状态后行清创，创口不宜缝合。

2. 活动性出血、休克、昏迷的患者，首先抢救，病情稳定后，尽快进行清创。

四、操作前准备

1. 操作者准备

（1）戴帽子、口罩，洗手。

（2）了解伤情，检查患处，判断有无重要血管、神经、肌腱和骨骼损伤。

2. 用物准备：清创包［内含止血钳、有齿镊、无齿镊、组织剪、线剪、手术刀柄、缝合针（线）、持针器、无菌弯盘、无菌杯、卵圆钳、治疗碗、手术洞巾、纱布等］、无菌软毛刷、肥皂液、无菌生理盐水、3%过氧化氢溶液、75%乙醇、0.5%碘伏、2%利多卡因注射液、止血带、无菌敷料、纱布绷带、注射器、无菌手套等。

3. 患者准备

（1）全面评估病情，如有颅脑外伤、严重胸部或腹部损伤，或有轻度休克迹象者，应及时采取综合治疗措施。

（2）接受X线摄片，明确是否有骨折及骨折的部位和类型。

（3）预防和治疗感染，尽早合理使用抗生素。

（4）术前暴露创区，难以脱去的衣物可在与患者或家属沟通后剪除。

（5）与患者及家属谈话，了解有无药物过敏史，做好解释，争取清醒患者配合，并签署知情同意书。

（6）若为全麻、椎管内麻醉、臂丛麻醉等非局部浸润麻醉，检查患者麻醉状态良好。

五、操作步骤

（一）清洗步骤

1. 打开无菌清创缝合包，检查灭菌指示卡合格，分开放置清创器械和修复器械。再次核对患者信息。

2. 使用无菌纱布覆盖伤口，剃除伤口周围的毛发。有油污者，用75%乙醇或乙醚或松节油擦除。

3. 更换覆盖伤口的无菌纱布，戴无菌手套，用水和蘸有肥皂水的无菌软毛刷清洗伤口周围皮肤，其范围应距离伤口边缘至少30cm。每次刷洗后用大量无菌生理盐水冲洗，并在冲洗后更换毛刷、手套，更换覆盖伤口的无菌纱布，重复2～3次至清洁为止。注意勿使冲洗液流入伤口内。

4. 揭去覆盖伤口的纱布，用无菌生理盐水冲洗伤口，用无菌小纱布轻轻擦拭伤口内的污物和异物。

5. 用3%过氧化氢溶液冲洗，待伤口出现泡沫后，用无菌生理盐水冲洗至清洁为止。

6. 擦干皮肤，使用碘伏消毒伤口周围3遍（清洁或轻度污染伤口由内向外，严重污染伤口由外向内，消毒范围距创口15cm以上）。

7. 铺无菌巾。

8. 按常规行外科手消毒，穿手术衣，戴手套。

9. 双人核对2%利多卡因注射液，抽取药液。麻醉时针尖斜面向上，与皮肤成30°角打一皮丘，边回抽边注射，逐层浸润麻醉。麻醉过程中适当与患者交流，减轻其紧张情绪。麻醉结束后检查麻醉效果。

10. 根据解剖层次由浅入深、由近及远仔细探查，识别组织活力，检查血管、神经、肌腱与骨骼是否损伤。如有明显的出血点，应予止血。若四肢创面有大量出血，可使用止血带止血，注意做好记录。

（二）清创缝合步骤

1. 对于有血供的不规则皮肤，沿伤口边缘切除1～2mm的污染区域并加以修整。

2. 彻底清除污染、失活、无出血的皮下组织。

3. 充分暴露潜在的创腔，必要时切开表面皮肤，彻底清除残留创腔内的异物及血肿。或沿肢体纵轴切开深筋膜，彻底清除创伤严重、失去活力、丧失血供的组织，尤其是坏死的肌肉组织，应切至出血、刺激肌组织有收缩反应为止。

4. 重要组织清创

（1）血管清创：若血管仅被污染而未断裂，可将污染的血管外膜切除；若肢体血管完全断裂、挫伤或血栓栓塞，则需将其切除后吻合或行血管移植；挫伤严重的小血管予以切除，断端结扎。血管修复的成败在很大程度上决定于清创是否彻底。

（2）神经清创：对于污染轻者，可用生理盐水棉球小心擦拭；若污染严重，可将已污染的神经外膜小心剥离并切除，并尽可能保留其分支。

（3）肌腱清创：对于严重挫裂、污染、失去活力的肌腱，应予以切除；小心保护未受伤的肌腱。

（4）骨折断端清创：污染的骨折端可用刀片刮除、咬骨钳咬除或清洗；污染进入骨髓腔内者，可用刮匙刮除。对于与周围组织失去联系、游离的小骨片，酌情将其摘除；与周围组织有联系的小碎骨片，切勿草率除去；对于大块游离骨片，在清创后用碘伏浸泡5分钟，再用生理盐水清洗后原位回植。对于缺损严重的骨组织可能需要适当的骨折固定。对于严重肢体粉碎性骨折、肢体碾压严重或已经合并有气性坏疽者，可考虑截肢。

5. 再次清洗。彻底清创后，用无菌生理盐水再次冲洗伤口2～3次，然后用碘伏浸泡伤口3～5分钟。若伤口污染严重、受伤时间长，可用3%过氧化氢溶液浸泡及反复生理盐水冲洗，之后以碘伏溶液浸泡伤口3～5分钟。更换手术器械、手套，伤口周围再铺一层无菌巾。

6. 修复

（1）骨折的整复和固定：清创后应在直视下将骨折整复，若复位相对稳定，可使用石膏托、持续骨牵引或外固定器行外固定（外固定更适合开放骨折患者）。以下情况可考虑用内固定：血管、神经损伤行吻合修复者，不稳定性骨折或者关节处骨折者，多发骨折、多段骨折者。但对损伤污染严重、受伤时间较长、不易彻底清创者，内固定感染率高，应用时应慎重考虑。

（2）肌腱修复：利器切断、断端平整、无组织挫伤者，可在清创后将肌腱缝合。

（3）血管修复：重要血管损伤清创后，应在无张力状态下进行一期吻合。若缺损较多，可行自体血管移植修复。

（4）神经修复：神经断裂后，争取一期缝合修复。如有缺损，可游离神经远、近端或屈曲邻近关节使两断端靠拢缝合。缺损超过2cm者行自体神经移植。若条件不允许，可留待二期处理。

7. 伤口表浅、止血良好、缝合后无无效腔者，一般不必放置引流物。当伤口深、损伤范围大、污染严重和有无效腔、血肿形成时，应将引流物放置在伤口低位或另外切口，并保持引流通畅。

8. 组织损伤及污染程度较轻、清创及时（伤后6～8小时以内）彻底者，可一期直接或减张缝合；否则，宜延期缝合伤口。有皮肤缺损者可行植皮术。若有血管、神经、肌腱、骨骼等重要组织外露者，宜行皮瓣转移修复伤口，覆盖外露的重要组织。

9. 碘伏消毒皮肤，覆盖无菌纱布，妥善包扎固定。

六、操作后处理

整理用物、医疗垃圾分类处理，洗手，交代患者注意事项。

七、并发症及处理

1. 体液和营养代谢失衡：根据水电解质、血红蛋白、血浆蛋白的测定等采取相应措施。

2. 感染：合理使用抗菌药和破伤风抗毒素或免疫球蛋白。术后应观察伤口有无红肿、压痛、渗液及分泌物等感染征象，一旦出现，应拆除部分乃至全部缝线，敞开引流。

3. 伤肢坏死或功能障碍：术后应适当抬高伤肢，以利血液和淋巴回流。注意定期观察伤肢血供、感觉和运动功能。X线摄片了解骨折复位情况，如复位不佳，需待伤口完全愈合后再行处理。

八、注意事项

1. 伤口类型的判断。

2. 清洗过程中注意对伤口的保护。

3. 清创过程中注意对失活组织的判断、血管神经肌腱等重要组织的损伤情况判断。

九、相关知识

无菌术、外科基本操作。

十、相关临床情境及临床思维分析

模拟情境一：患者，男，25岁，因“左前臂被玻璃割伤，伴疼痛、流血12小时”于急诊就诊，既往体健。查体：BP 120/78mmHg，左前臂背侧部见一长约4cm的伤口，深达肌层，伤口处见红色血凝块，手指主被动活动均正常，无麻木感。血常规、凝血功能均正常；左前臂X片示：未见明显骨折征象。

请以小组为单位讨论以下问题

1. 对患者伤口需要做什么处理？为什么？

2. 操作步骤是什么？

临床思维：患者伤口属于未超过24小时的伤口，属于轻度污染伤口，适宜清创，二期缝合。

模拟情境二：患者，女，30岁，因“车祸致颜面部开放性创伤30分钟”入院。查体：BP 80/60mmHg，P 120次/分，面色苍白，精神差，左脸颊处可见约6cm不规则裂口，创口深，污染严重，似可见颅骨，局部肿胀，压痛明显，有活动性出血。辅助检查未做。

请以小组为单位讨论：对于此患者，当前是否适合行清创术，为什么？

临床思维：患者因颜面部外伤入院，有失血性休克表现，应先处理休克，待患者生命体征稳定后再行辅助检查和清创处理。

十一、参考资料

[1] 陈孝平, 汪建平, 赵继宗. 外科学 [M]. 9版. 北京: 人民卫生出版社, 2018.

[2] 姜保国, 陈红. 中国医学生临床技能操作指南 [M]. 3版. 北京: 人民卫生出版社, 2020.

[3] 刘原, 刘成玉. 临床技能培训与实践 [M]. 2版. 北京: 人民卫生出版社, 2021.

[4] 医师资格考试指导用书专家编写组. 2023临床执业医师资格考试实践技能指导用书 [M]. 北京: 人民卫生出版社, 2022.

第三节 清创术理论测试题

一、课前测试题

1. 下列为清创术适应证的是（　）

A. 急性开放性损伤　　B. 急性闭合性损伤

C. 陈旧性伤口　　D. 已感染的伤口

E. 清洁无菌伤口

2. 关于清创术的说法，下列错误的是（　）

A. 一期愈合是指创缘对合良好，创腔很小，伤口愈合快的情况

B. 清创术最好在受伤后6～8小时内施行

C. 大量皮质激素的应用可影响愈合

D. 超过12小时的伤口，一律做感染伤口处理，不予缝合

E. 清创术后，可合理使用抗菌药物

3．关于清创术，下列操作错误的是（　）
A．深部伤口不宜再扩大
B．伤口周围油污用松节油擦去
C．切除失去活力的组织和明显挫伤的创缘组织
D．用无菌生理盐水或过氧化氢溶液冲洗伤口
E．清创前应先清理伤口周围皮肤

4．硬物击伤头部，头皮裂开12小时，伤口无明显感染。处理的方法是（　）
A．包扎伤口
B．清创，开放
C．清创缝合，置引流片
D．清创后，一期缝合
E．清创后，延期缝合

5．（多选）清创术的目的在于（　）
A．清除伤口内污物和异物
B．清除失去活力的组织并止血
C．尽量促进伤口一期愈合
D．省却抗生素的应用
E．清除肉芽组织

二、课后测试题
1．关于清创术的术后处理，以下错误的是（　）
A．伤口引流条，一般应根据引流物情况，在术后72小时内拔除
B．根据全身情况输液、输血
C．合理应用抗生素，防止伤口感染，促使炎症消退
D．注射破伤风抗毒素；如伤口深，污染重，应同时肌内注射气性坏疽抗毒血清
E．术后应适当抬高伤肢，以血液和淋巴回流。注意定期观察伤肢血供、感觉和运动功能

2．行清创术时，对组织的修复顺序排列准确的是（　）
A．动脉、静脉、神经、肌腱、骨组织
B．神经、动脉、静脉、肌腱、骨组织
C．骨组织、静脉、动脉、神经、肌腱
D．骨组织、动脉、静脉、肌腱、神经
E．骨组织、肌腱、静脉、动脉、神经

3．患者在工地工作，因“铁钉将右脚扎伤出血，伤口小而深，1小时”来院就诊，最恰当的处理是（　）
A．伤口清创缝合
B．伤口清创止血
C．伤口清创，注射抗生素
D．伤口清创，注射破伤风抗毒素
E．伤口清创，口服抗生素

4. 男性，30岁，胫腓骨中上1/3处开放性粉碎性骨折，行彻底清创术，摘除所有的粉碎的骨折片，术后行牵引治疗10个月后，骨折仍未愈合，最可能的原因是（　）

A. 骨折处血液供应差　　B. 伤肢固定不确切

C. 清创时摘除了过多的碎骨片　　D. 功能锻炼不够

E. 未做内固定

5.（多选）组织开放性损伤，清创术后可做一期缝合的有（　）

A. 大血管、神经、关节暴露伤口超过24小时

B. 污染较重的伤口已6～8小时

C. 面部伤口已18小时

D. 污染较轻的伤口已12小时

E. 关节污染较重的伤口已12小时

参考答案与解析

一、课前测试题

1. A

【解析】6～8小时以内的新鲜伤口；污染较轻，不超过24小时的伤口；头面部伤口，在伤后24～48小时以内，争取清创后缝合。

2. D

【解析】伤口清创缝合的最佳时间是受伤后6～8小时，而对于受伤超过12小时的伤口，要根据具体情况而定。对于较清洁的刀刺伤等锐利伤口超过12小时，伤口比较干净，仍然可进行清创缝合。如果伤口较为污染，超过12小时则不建议缝合，应当给予清创后引流、间断换药处理。

3. A

【解析】深部伤口，是伤口很深，达到肌层或者肌层以下，存在缺氧的环境，利于厌氧菌的生长。深部伤口处理时，需要彻底地清洗创面，用生理盐水、过氧化氢溶液、碘伏反复地冲洗创面，同时需要扩大伤口，清除伤口中的坏死组织、伤口中的异物。必要时，可以在伤口处放置引流，把缺氧环境变成有氧环境，不利于厌氧菌的生长。彻底冲洗伤口之后，不进行包扎，可以减少厌氧环境，不利于厌氧菌的生长。注意定期观察切口的愈合情况。

4. D

【解析】患者头皮裂开12小时，其血供丰富，伤口无明显感染，可在24小时内行清创治疗并一期缝合，无须放置引流。

5. ABC

【解析】清创术的目的：对新鲜开放性损伤，及时、正确地采用手术方法，清除异物、血块、坏死或失去生机的组织等，使污染的伤口变为清洁伤口，防止感染，利于伤口一期愈合。保留新鲜的肉芽组织有助于伤口愈合。

二、课后测试题

1. A

【解析】一般应根据引流物情况，在术后24～48小时拔除伤口引流条，但是具体的时间要取决于伤口的深浅及病情的严重程度。清创术后，根据全身情况可输液、输血，防治水、电解质紊乱，纠正贫血。加强营养，促进创伤的愈合。合理应用抗生素，防止伤口感染。合理注射破伤风抗毒素，预防破伤风的发生。术后抬高患肢，利于血液和淋巴的回流。

2. E

【解析】识记题。

3. D

【解析】工地钉子扎脚后，伤口较小，应先予以扩大清创，生理盐水、过氧化氢溶液、碘伏来冲洗伤口，清创以后，为了防止发生感染的情况，需要在医生指导下服用一些抗生素来进行治疗，如阿莫西林、头孢氨苄等。为了防止发生破伤风，还需要及时注射破伤风抗毒素。在注射破伤风抗毒素之前，需要做皮肤过敏试验。

4. C

【解析】胫腓骨中上1/3骨折，该处血液供应较好。虽然是开放性骨折，但术后未发生感染，术后行牵引治疗尚确切，所以骨折未愈合最可能的原因应该是清创时摘除了过多的碎骨片造成了骨缺损。粉碎性骨折时对于与周围组织尚有联系的骨片应予以保留，有助于骨折愈合，而游离的骨片则可以去除。

5. CD

【解析】污染较重的伤口4～6小时即可感染，6～8小时后不宜做一期缝合，但对大血管、神经、关节暴露的伤口及头颈面部伤口，24小时内清创后可做一期缝合。另外，轻污染伤口12小时清创后可做一期缝合。

第四节　清创术操作评价表

适合学员同伴互评

清创术操作核查表

序号	具体操作行为	执行情况 （是√否×部分△）
1	洗手，床边自我介绍，核对患者信息	
2	病史采集，测量生命体征，简单体查，检查伤口情况	
3	完善术前常规检查	
4	向患者交代清创的必要性及术中不适反应，签署麻醉及手术同意书	
5	洗手，戴帽子、口罩	

序号	具体操作行为	执行情况 （是√否×部分△）
6	准备物品齐全，核查有效期	
7	打开清创缝合包，整理包内物品，再次核对患者	
8	戴无菌手套，无菌纱布保护创口，无菌软毛刷刷洗周围皮肤2～3次	
9	以生理盐水－过氧化氢溶液－生理盐水的顺序反复清洗伤口	
10	消毒创口及周围皮肤，铺洞巾	
11	外科手消毒，穿手术衣，戴无菌手套	
12	麻醉，检查麻醉效果	
13	由浅到深，由上到下，清除创口内异物、血肿、失活组织	
14	生理盐水冲洗，碘伏浸泡伤口	
15	视情况决定是否引流，是否缝合创口	
16	无菌纱布覆盖创面，妥善固定	
17	交代注意事项	
18	整理物品，分类处理垃圾	
19	脱手套，洗手	
20	描述、记录手术情况	
21	注重人文关怀，操作流畅	

适合教师评价学员

清创术操作评分表

项目	检查内容与评分要点	满分	扣分
准备 （24分）	床边自我介绍（1），核对患者信息（2）（查看手腕带）	3	
	简单病史采集，注意询问有无药物过敏史	3	
	操作者按六步洗手法洗手（1），测量患者的血压、脉搏等生命体征，简单体查，查看伤口情况并判断伤口类型（患者生命体征平稳的情况下才能进一步实施清创术）（4）	5	
	完善检查，查看术前常规检验检查结果并口述（血常规、凝血功能、X片等）。未描述术前重要检查者不得分	2	
	向患者交代清创的必要性及术中不适反应，签署麻醉及手术同意书	2	
	洗手，戴口罩、帽子	2	
	敷料及器械准备齐全：清创包、无菌软毛刷、肥皂液、无菌生理盐水、3%过氧化氢溶液、75%乙醇、0.5%碘伏、止血带、无菌敷料、纱布绷带、无菌手套等（2）。检查物品均在有效期内（1）	3	
	打开无菌清创缝合包，第4层无菌包布需使用无菌钳或无菌手套打开（2），检查包内灭菌指示卡合格（1）	3	
	将清创器械与修复器械分开放置	1	

项目	检查内容与评分要点	满分	扣分
清洗（13分）	再次核对患者信息	2	
	戴无菌手套（1），用无菌纱布覆盖创口（1），无菌软毛刷蘸肥皂水刷洗，由内向外刷洗，范围至少30cm（1）	3	
	更换手套（1）、软毛刷及覆盖创口的纱布（1），重复2～3遍清洗（3）	5	
	移去伤口纱布，使用生理盐水冲洗伤口，纱布去除伤口内异物和污物等，再使用3%过氧化氢溶液冲洗，待伤口内出现泡沫后，生理盐水冲洗干净，反复清洗伤口	3	
消毒（9分）	使用碘伏消毒伤口3遍（清洁或轻度污染伤口由内向外，严重污染伤口由外向内）（2），消毒范围距创口15cm以上（2）	4	
	铺无菌巾	2	
	外科手消毒，正确穿手术衣、戴无菌手套	3	
清创缝合（32分）	双人核对2%利多卡因注射液	2	
	麻醉前与患者交流，减轻患者紧张情绪	2	
	针尖斜面向上，与皮肤成30°角打一皮丘（2），边回抽边注射，逐层浸润麻醉（3）	5	
	检查麻醉满意度，询问患者伤口疼痛情况，患者伤口无疼痛后开始下一步操作	2	
	适当修整皮肤创缘，彻底清除所有失活的皮下组织	4	
	由浅到深（2）、由上到下（2），清除创口内异物、血肿、失活组织，注意保护重要组织如血管、神经（5）。对于坏死的肌肉组织，应切除至出血、刺激有收缩反应为止（1）	10	
	最后用生理盐水冲洗，碘伏浸泡3～5分钟	2	
	视伤情、污染情况及受伤时间，合理选择引流与否、缝合与否的清创策略	4	
	无菌纱布覆盖创面，胶布固定	1	
术后操作（7分）	交代患者注意事项：伤口勿接触水，定期换药，观察有无出血、渗液等情况；需二期缝合者适时复查等	2	
	整理各种敷料及器械，分类处理垃圾	2	
	脱手套，洗手	1	
	手术情况的描述和记录	2	
总体评价（15分）	总体无菌操作观念强，全程不跨越无菌区取物品（每违反一次扣2分，直至扣完）	10	
	注重人文关怀观念	5	
计分	实际得分	100	
备注	合格标准：60分以上		

评分人：　　　　　　　　　　评分日期：

第二十二章
手术刷手法
(Surgical Scrubbing)

第一节 手术刷手法教学教案

<table>
<tr><th colspan="5">总体教学设计</th></tr>
<tr><td>课程名称</td><td colspan="4">手术刷手法</td></tr>
<tr><td>授课教师</td><td></td><td>职称</td><td></td><td>专业</td></tr>
<tr><td>辅助教师</td><td></td><td>职称</td><td></td><td>专业</td></tr>
<tr><td>学情分析</td><td colspan="4">教学对象：住院医师规范化培训医师（一年级）。
学习基础：教学对象有一定外科学无菌术理论知识储备，已经学习过手卫生相关知识，并能够规范完成洗手操作。
学习特点：外科刷手属于基础临床技能操作训练，几乎所有外科医师和部分其他专科医师均需学习。主要学习方式为观摩与刻意练习相结合。
学习需求：本技能课程适用于需要参与外科手术的住培医师。临床上，外科刷手为常规操作，外科几乎每天均需在真实患者上实践。模拟教学对培训医护人员按标准流程进行手术刷手十分必要。对于住培医师，在上手术前，建立规范刷手习惯，也是患者安全和减少手术部位感染的有力保障。</td></tr>
<tr><td>教学需求分析</td><td colspan="4">手术刷手法是保障手术成功的关键步骤，是临床上参与手术者的最基本操作技能之一，也是医师资格实践技能考试的大纲内容之一。</td></tr>
<tr><td>师生比</td><td colspan="2">1∶4</td><td>授课学时</td><td>2学时（90分钟）</td></tr>
<tr><td>授课时间</td><td colspan="2"></td><td>授课地点</td><td></td></tr>
<tr><td>学习目标</td><td colspan="4">（一）知识认知目标（knowledge）
1. 描述外科刷手操作的注意事项。
2. 叙述外科刷手的操作流程。
（二）动作技能目标（skill）
按标准操作流程完成外科肥皂水刷手、泡手。
（三）情感价值目标（attitude）
1. 强化外科手术中的无菌意识。
2. 树立保护患者的意识，预防与控制医院感染。</td></tr>
</table>

<table>
<tr><td>教学重点及教学方法</td><td colspan="4">教学重点一：培养学员对手卫生意识的重视及正确的手部清洁方法。
教学方法
1. 使用PPT讲解卫生与感染控制的重要性。
2. 教师向学员演示正确的手部清洁步骤。
教学重点二：按照操作规范正确外科刷手。
教学方法
1. 视频教学：观看外科刷手教学视频。
2. 分步骤刻意练习：将整个流程分成无菌肥皂水刷手、擦手、泡手三个阶段，学员跟随教学PPT中的操作流程图（配文字说明）进行刻意练习。
3. 分组教学：每组学员按编号轮换角色练习，每位教师负责一组，解答学员疑问，观察学员在操作练习中的表现，对错误或不规范操作及时给予纠正。</td></tr>
<tr><td>教学难点及教学方法</td><td colspan="4">教学难点：洗手、擦手及泡手的标准化操作。
教学方法：将整个流程分成无菌肥皂水刷手、擦手、泡手三个阶段，学员跟随教学视频及教学PPT中操作流程图（配文字说明）进行刻意练习。</td></tr>
<tr><td>学员易错点</td><td colspan="4">1. 刷手完成时双手高举过肩或低于腰。
2. 刷手过程时间不足，过程未采用分段进行，违反无菌原则。</td></tr>
<tr><td>课程思政元素/案例及融合方法</td><td colspan="4">PPT讲述外科刷手的意义、刷手预防院感的循证学依据，进而给学员灌输无菌观念的重要性：刷手是职业技能的展现，是预防外科手术感染的重要措施，是作为医护人员的职业素养体现。通过介绍感染的案例来强调刷手的重要性，例如，一位医生忽视了刷手的步骤，导致患者在手术后发生了严重的感染，最终不幸离世。这个案例可以让学生深刻认识到刷手的重要性，同时也可以让他们了解到医生的一举一动都可能影响到患者的生命安全，从而增强他们的责任感和使命感，使学生在学习技术的同时，也能感受到医学的人文关怀和社会责任，从而更好地成为一名合格的医生。</td></tr>
<tr><td>总体教学策略</td><td colspan="4">改良Peyton教学法、分组练习、刻意练习、多媒体教学、合作式学习、启发式教学、沉浸式学习、反馈法。</td></tr>
<tr><td rowspan="12">主要教学内容与时间分配</td><td colspan="2">教学环节</td><td>内容</td><td>时间（分钟）</td></tr>
<tr><td rowspan="3">1</td><td rowspan="3">导课阶段（4分钟）</td><td>破冰，师生互做自我介绍，分组，学员编号</td><td>2</td></tr>
<tr><td>环境和课程介绍、学员心理安全建设</td><td>1</td></tr>
<tr><td>反馈课前测试情况，明确学习目标</td><td>1</td></tr>
<tr><td rowspan="6">2</td><td rowspan="6">正课阶段（81分钟）</td><td>以案例引入，讲述外科刷手重要性</td><td>1</td></tr>
<tr><td>PPT展示外科刷手标准步骤及注意事项</td><td>2</td></tr>
<tr><td>观看完整的外科刷手教学视频</td><td>8</td></tr>
<tr><td>分步骤轮换练习：刷手、擦手、泡手</td><td>20</td></tr>
<tr><td>分组，轮替练习外科刷手完整流程</td><td>20</td></tr>
<tr><td>外科刷手核查及反馈（每人逐一展示）</td><td>30</td></tr>
<tr><td rowspan="2">3</td><td rowspan="2">反馈阶段（5分钟）</td><td>教师反馈</td><td>3</td></tr>
<tr><td>学员反馈</td><td>2</td></tr>
</table>

<table>
<tr><td>教师准备</td><td colspan="4">1．教师获院级及以上师资认证。
2．主讲教师与辅助教师均应至少参加1次集体备课，初次授课者应在课前进行试讲。
3．开课前1周，预定教学场地，向培训部提供用物清单（包括核查表、评分表电子版）。
4．认真阅读教案，明确教学目标。
5．根据学员课前测试情况做学情分析，确定培训的重点和难点，需要拓展的知识点。
6．向学员发送课前信，安排课前学习任务，预习相关理论知识、操作视频等资料。
7．开课前1天确定课程包是否完整，阅读教案，复习流程。
8．开课前半小时到培训地点，检查用物及资料是否齐全、教室布置是否合理，调试多媒体设备，试播PPT和视频等。
9．主讲教师与辅助教师再次确认课堂流程及各自任务。</td></tr>
<tr><td>学员准备</td><td colspan="4">1．课前信
（1）本次技能操作模拟培训的主要内容简介。
（2）一般信息：授课教师、参加人员、时间、地点、学时、教学目标。
（3）需要准备和注意的事宜。
2．课前学习资源
（1）随课前信发送的肥皂水刷手法的步骤。
（2）操作视频、课前测试。
3．完成课程要求
（1）完整参加课程。
（2）课堂上能够按照核查表要求成功完成一次外科刷手。
（3）完成课后评价、课后测试。</td></tr>
<tr><td>场地准备</td><td colspan="4">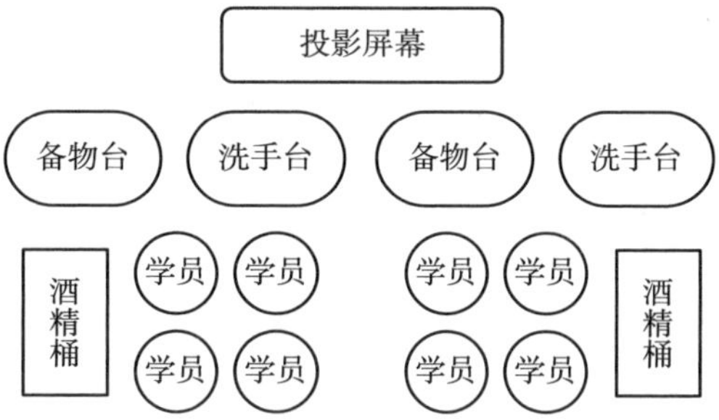
</td></tr>
<tr><td rowspan="11">用物清单
——
以8名学员
分2组为例</td><td>序号</td><td>模型/设备/物品/资料名称</td><td>品规或相应要求</td><td>数量</td></tr>
<tr><td>1</td><td>洗手池</td><td>手术室使用</td><td>2个</td></tr>
<tr><td>2</td><td>非手触式水龙头</td><td>手术室使用</td><td>2个</td></tr>
<tr><td>3</td><td>洗手液</td><td>常规</td><td>2个</td></tr>
<tr><td>4</td><td>小方巾</td><td>无菌</td><td>12个</td></tr>
<tr><td>5</td><td>免冲洗手消毒剂</td><td>常规</td><td>4瓶</td></tr>
<tr><td>6</td><td>外科口罩、一次性帽子</td><td>常规</td><td>8套</td></tr>
<tr><td>7</td><td>指甲钳</td><td>常规</td><td>4个</td></tr>
<tr><td>8</td><td>一次性软毛手刷</td><td>常规</td><td>24个</td></tr>
<tr><td>9</td><td>肥皂</td><td>常规</td><td>4个</td></tr>
<tr><td>10</td><td>泡手桶</td><td>含70%乙醇或0.1%新洁尔灭</td><td>4个</td></tr>
</table>

模拟情境	20岁男性，因“右上腹痛伴发热1天”入院。入院CT提示急性胆囊炎，拟行腹腔镜胆囊切除，既往无手术病史，腹部体表皮肤干洁，无破溃及皮疹，无过敏。术前已做好脐部清洁，患者已麻醉，平卧在手术台上。请用肥皂水刷手法进行手术前刷手。		
详细教学设计			
阶段分配	教学内容	教学方法	时间（分钟）
导课阶段（4分钟）	1. 师生互做自我介绍，确定带组教师（每位教师负责4个）。 2. 将学员编号A、B、C、D（可贴标签），发操作核查表。	互动教学 PPT教学	2
	课程介绍 1. 场地环境介绍。 2. 课程内容及时间安排。 3. 学员心理安全建设——完成学习目标即可，不进行考核，保密原则。		1
	明确学习目标 1. 反馈课前测试结果，指出学员在本次课堂上需要重点掌握的知识和注意事项。 2. PPT展示本次课程的学习目标。		1
正课阶段（81分钟）	由PPT引入，以模拟情境引出外科刷手的重要性。 请学员轮流回答，漏答或答错则下一个学员补充或纠正。	互动教学 启发式教学	1
	PPT展示外科刷手的正确步骤及注意事项。	PPT教学	2
	观看完整的外科刷手教学视频。 播放视频过程中教师讲解。	改良Peyton（视频示教）	8
	分步骤轮换练习肥皂刷手、擦手、泡手的步骤。 1. 练习方式：每组学员按照PPT图示指引，边看边做，教师在操作的重难点环节统一给予讲解和指导。 2. 轮替规则：先由A、B学员同时操作，C、D学员观摩并对照核查表熟悉操作流程及要点。接下来C、D学员操作，A、B学员观摩。 3. 时间安排：每位学员边看边做7分钟，然后轮换，教师注意把控时间。	改良Peyton（教师解构）（学员练习） 边看边练	20
	分组练习外科刷手完整流程（每人练习1次）。 1. 练习方式：每名学员每人做一次完整的外科刷手操作。A、B同时操作，C、D两名学员持核查表分别对A、B的操作进行核查。 2. 操作反馈：操作结束后核查学员和教师给操作学员反馈。 3. 时间安排：每个学员操作6分钟，反馈3分钟。 采取直接反馈法，需要注意反馈时的言语和态度，避免给学员造成心理压力。	改良Peyton（学员演示） 刻意练习	20
	外科刷手训练及反馈（各编号各抽1名学员展示）。 主讲教师总结练习时学员出现的共性问题，再次强调教学难点，纠正错误手法。 PPT展示案例情境。 1. 练习方式：每组的A、B派1名学员、C、D派1名学员完成外科刷手。 2. 操作反馈：主讲教师对学员的操作进行核查与反馈。 3. 时间安排：讨论及回答问题3分钟，每个人操作5分钟，教师依次反馈两名学员操作情况，共2分钟。	沉浸式学习 合作学习	30

反馈阶段 （5分钟）	引导学员回顾本次课程的学习目标。 每个同学分别说1～2点学习收获，不重复。 教师总结学员发言，回顾学习目标。	互动教学	2
	思考规范的外科刷手在临床工作中的重要意义。	启发式教学	1
	教师反馈学员课程表现。 先肯定优点，再提出可改进之处。 布置课后任务。	反馈法	2
学习效果评价	1．核查法——课堂练习时使用核查表评价学员行为。 2．理论测试——课后理论测试评价学员知识掌握情况。 3．终结性评价——出科考核、年度考核等使用考核评分表做终结性评价。		
课后作业	1．当日完成课程评价。 2．两日内完成线上课后测试。		
专业英语词汇	外科手消毒 surgical hand antisepsis	常居微生物 resident microbe 暂居微生物 transient microbe	
参考教学资料	[1] 姜保国，陈红．中国医学生临床技能操作指南 [M]．3版．北京：人民卫生出版社，2020. [2] 傅晓．外科学总论实验指导 [M]．北京：人民卫生出版社，2017. [3] 刘原，刘成玉．临床技能培训与实践 [M]．2版．北京：人民卫生出版社，2021.		
教学反思			
知识拓展	七步洗手法，简易刷手法，碘伏刷手法，连台手术的洗手方法。		
案例编写	教案作者：范卫填 作者单位：香港大学深圳医院 联系邮箱：fanwt@hku-szh.org		

第二节　手术刷手法操作规范

【扫码观看视频】

一、目的

有效预防和控制手术人员身上的病原体传播到患者的手术部位，防止术后感染的发生。

二、适应证

所有参加手术的人员都必须进行手术前刷手。

三、禁忌证

手臂皮肤有破损或化脓性感染者。

四、操作前准备

1. 操作者准备：摘除手部饰物，修剪指甲，指甲长度不超过指尖，佩戴口罩、帽子，换洗手衣。

2. 用物准备：洗手池（非接触式水龙头及流动水）、无菌或一次性软毛刷、洗手液（或肥皂水）、无菌小方巾、70%乙醇、泡手桶。

3. 患者准备：已与麻醉医师、巡回护士三方核对患者信息、手术方式、术区标识，确认无误。

五、操作步骤（图22-1）

1. 清洗一遍手及手臂，去除油垢和皮脂。

2. 用消毒的毛刷，蘸洗手液或肥皂水，依次刷手指尖、手、腕部、前臂至肘上10cm处（由远及近，沿一个方向顺序刷洗），两上肢交替。甲缘、甲沟、指蹼等处的刷洗应仔细、到位。

3. 用流动的清水冲洗掉手前臂和肘部的洗手液或肥皂水（手指向上、肘部屈曲，按手部、前臂、上臂的顺序冲洗，使水流自手流向肘部），冲洗后保持拱手姿势（双手勿低于肘及高于肩部）。

4. 更换无菌刷，按上述步骤再刷洗2遍，每次范围逐渐缩小2cm，三遍持续时间在10分钟左右。

5. 使用无菌小方巾擦干双手。将小方巾对角折叠成三角形，底边向里，尖向外，平放于手背。另一只手持两角，由手向肘上擦干，范围至肘上10cm。换毛巾再擦另外一侧，擦过肘部的毛巾部分不能再接触手和前臂。

6. 将双臂（手、前臂到肘上6cm）浸泡在70%乙醇中5分钟。

7. 保持拱手的姿势，待其自然晾干。

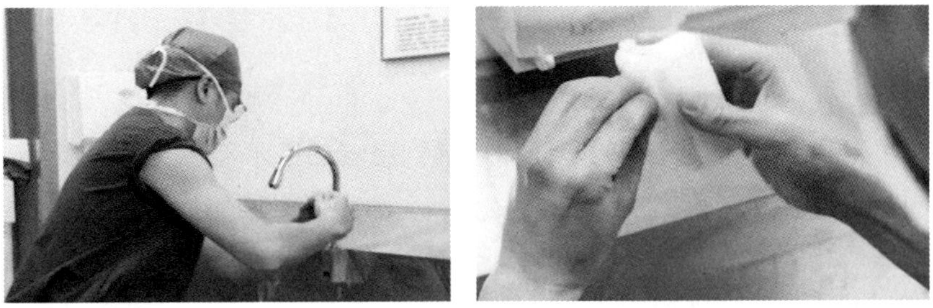

（a）　　（b）

图22-1　操作流程

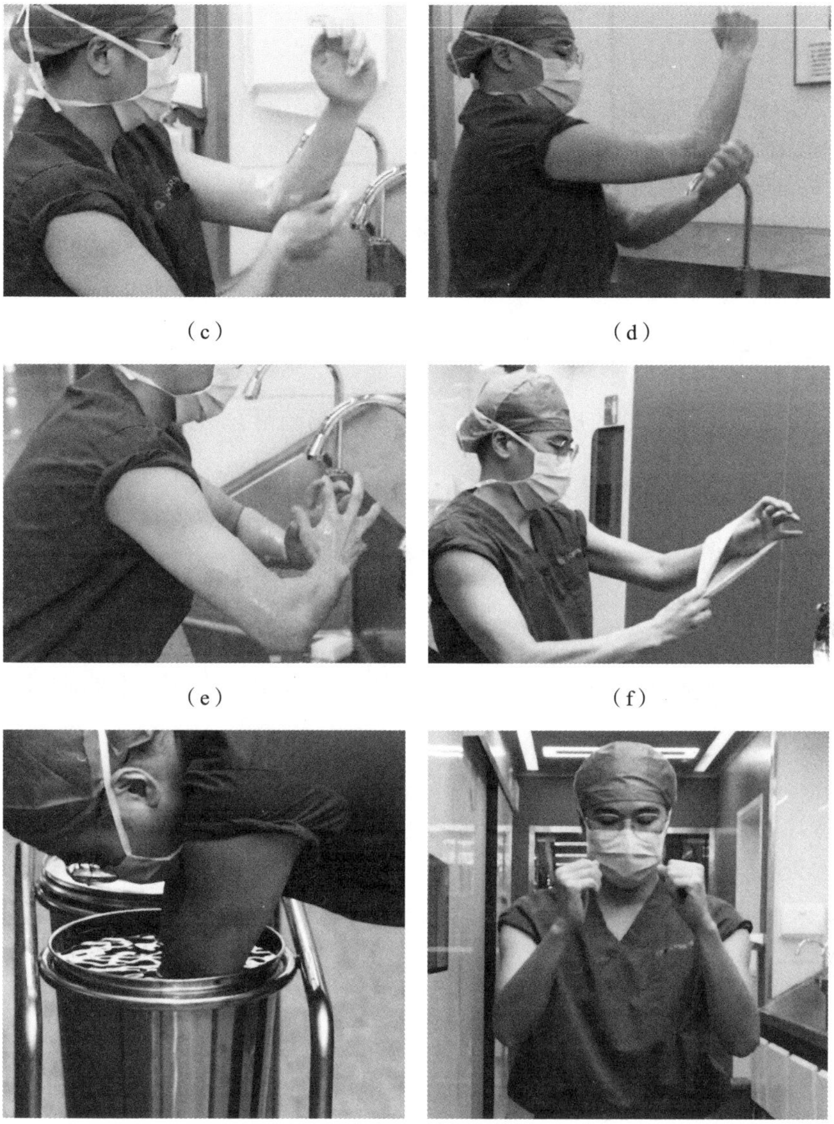

（c）　（d）

（e）　（f）

（g）　（h）

图22-1　操作流程（续）

六、操作后处理

1．刷手后双手保持拱手姿势，举在胸前，待穿手术衣后上台。

2．不可再触及非无菌物品，若污染应重新刷手。

七、并发症及处理

若刷手污染，则从第一步开始重新洗手消毒。

八、注意事项

1. 不得戴假指甲、装饰指甲，保持指甲和指甲周围组织的清洁。
2. 在外科手消毒过程中应保持双手位于胸前并高于肘部，使水由手部流向肘部。
3. 洗手与消毒时可使用海绵、其他揉搓用品或双手相互揉搓。
4. 用后的清洁指甲用品、揉搓用品如海绵、手刷等，放到指定的容器中。
5. 揉搓用品、清洁指甲用品应一人一用一消毒或者一次性使用。

九、相关知识

外科手消毒后，于消毒过的皮肤取样，监测的细菌菌落总数应≤5cfu/cm^2。

十、相关临床情境及临床思维分析

任何外科手术术前均应外科洗手消毒方能参加手术。

模拟情境：20岁男性，因“右上腹痛伴发热1天”入院。入院CT提示急性胆囊炎，拟行腹腔镜胆囊切除，既往无手术病史，腹部体表皮肤干洁，无破溃及皮疹，无过敏，术前已做好脐部清洁，患者已麻醉，平卧在手术台上。请用肥皂水刷手法进行手术前刷手。

十一、参考资料

[1] 姜保国，陈红. 中国医学生临床技能操作指南 [M]. 3版. 北京：人民卫生出版社，2020.
[2] 傅晓. 外科学总论实验指导 [M]. 北京：人民卫生出版社，2017.
[3] 刘原，刘成玉. 临床技能培训与实践 [M]. 2版. 北京：人民卫生出版社，2021.

第三节　手术刷手法理论测试题

一、课前测试题

1. 正确的刷手范围是（　）

A. 从指尖到上臂上1/3
B. 从指尖到上臂中1/3
C. 从指尖到全部上臂
D. 从指尖到上臂下1/3

2. 手术刷手的步骤中，以下哪一项是错误的（　）

A. 使用消毒皂和温水彻底洗手
B. 使用刷子刷洗手指、手掌、手腕、前臂及肘上10cm
C. 在刷手第二、三遍时，需更换无菌刷再刷，每次范围逐渐缩小2cm，持续10分钟

D．冲手时，手指向下、水流自肘流向手部

3．连续施行另一台手术时，以下哪种情况下可以不用重新刷手（　）
A．上一台为甲状腺手术
B．手术服和手套为原装进口
C．术前已使用免洗手消毒剂揉搓双手
D．上一台为肛周脓肿手术

4．（多选）外科手消毒应遵循以下原则（　）
A．先洗手，后消毒
B．不同患者手术之间、手套破损或手被污染时，应重新进行外科手消毒
C．洗手之前应先摘除手部饰物，修剪指甲，指甲长度不超过指尖
D．流动水冲洗双手、前臂和上臂下1/3

5．（多选）下面描述外科刷手法正确的是（　）
A．洗手之前应先摘除手部饰物，修剪指甲，指甲长度不超过指尖
B．取适量的洗手液清洗双手、前臂和上臂下1/3，并认真揉搓
C．流动水冲洗双手、前臂和上臂下2/3
D．使用干手用品擦干双手、前臂和上臂下2/3

二、课后测试题
1．外科手消毒的定义（　）
A．医务人员用流动水和肥皂揉搓冲洗双手，去除手部皮肤污垢、碎屑和部分微生物的过程
B．医务人员用手消毒剂揉搓双手，以减少手部暂居菌的过程
C．医护人员用流动水和洗手液揉搓冲洗双手、前臂至上臂下1/3，再用手消毒剂清除或者杀灭手部、前臂至上臂下1/3暂居菌和减少常居菌的过程
D．医务人员在从事职业活动过程中的洗手、卫生手消毒和外科手消毒的总称

2．外科手消毒后，从已消毒的皮肤采样，监测的细菌菌落总数应（　）
A．$\leqslant 5cfu/cm^2$
B．$\leqslant 10cfu/cm^2$
C．$\leqslant 20cfu/cm^2$
D．$\leqslant 25cfu/cm^2$

3．外科刷手中清洁洗手需至少揉搓（　）
A．3分钟
B．4分钟

C．5分钟

D．6分钟

4.（多选）外科刷手遵循的方法与要求（　　）

A．洗手之前应先摘除手部饰物，修剪指甲，指甲长度不超过指尖

B．取适量的洗手液清洗双手、前臂和上臂下1/3，并认真揉搓

C．流动水冲洗双手、前臂和上臂下1/3

D．使用干手用品擦干双手、前臂和上臂下1/3。

5.（多选）关于手术刷手法的注意事项，正确的是（　　）

A．不得戴假指甲、装饰指甲，保持指甲和指甲周围组织的清洁

B．在外科手消毒过程中应保持双手位于胸前并低于肘部，使水由肘部流向手部

C．术后摘除手套后，应用洗手液清洁双手

D．揉搓用品、清洁指甲用品应一人一用一消毒或者一次性使用

参考答案与解析

一、课前测试题

1．D

【解析】识记题。

2．D

【解析】冲手时，手指向上、水流自手流向肘部，否则会造成污染，因此，选项D是错误的。

3．C

【解析】不同患者手术之间、手套破损或手被污染时，应重新进行外科手消毒。

4．AB

【解析】C、D为外科刷手的要求与方法。

5．AB

【解析】流动水冲洗双手、前臂和上臂下1/3，使用干手用品擦干双手、前臂和上臂下1/3。

二、课后测试题

1．C

【解析】其他分别为洗手、卫生手消毒、手卫生的定义。

2．A

【解析】外科手消毒后，皮肤采样监测的细菌菌落总数应≤5cfu/cm²。

3．B

【解析】清洁洗手时，手部至少揉搓2分钟，前臂至上臂下1/3揉搓至少2分钟。

4．ABCD

【解析】以上皆是外科刷手的方法及要求。

5．ACD

【解析】在外科手消毒过程中应保持双手位于胸前并高于肘部，使水由手部流向肘部。

第四节 手术刷手法操作评价表

适合学员同伴互评

手术刷手法操作核查表

序号	具体操作行为	执行情况（是√否×部分△）
1	修剪指甲，去除甲下污垢，摘除饰品	
2	穿好工作服、鞋，戴口罩、帽子，口鼻、头发不外露	
3	卷袖过肘，露出双侧肘上10cm手臂皮肤	
4	使用洗手液或肥皂清洗双手双臂	
5	无菌毛刷蘸洗手液或肥皂液刷洗双臂3次，共刷洗约10分钟	
6	按手－前臂－上臂顺序，左右交替刷洗双手双臂，直至肘上10cm	
7	每次范围较前次低2cm，并更换无菌毛刷	
8	甲缘、甲沟、指蹼等处刷洗到位	
9	刷洗方向由下至上，不折返	
10	每刷完一遍后用清水洗净，冲洗时保持拱手姿势	
11	使用无菌小方巾由手向上臂擦干，直至肘上10cm	
12	刷手后双臂保持在无菌区	
13	擦手时不污染	
14	使用70%乙醇泡手，范围至肘上6cm	
15	拱手，双手晾干	
16	全程不违反无菌操作技术原则	

适合教师评价学员

手术刷手法操作评分表

项目	检查内容与评分要点	满分	扣分
准备（5分）	修剪指甲、去除甲下污垢，摘除饰品	2	
	刷手前，正确换鞋穿衣，戴口罩帽子，露出肘上10cm	3	
洗手（70分）	用洗手液和肥皂液冲洗双臂	5	
	用消毒毛刷蘸洗手液或皂液刷手，按指尖－手-手腕－前臂－肘上的顺序（5），左右交替（5），由远及近，同向刷手，刷至肘上10cm（5）	15	
	每次更换无菌毛刷，一共刷洗三遍，共刷洗约10分钟。第二遍范围较第一遍低2cm，第三遍较第二遍低2cm	15	
	甲缘、甲沟、指蹼等处的刷洗仔细、到位	5	
	每次刷洗后用清水冲净，冲洗时保持双手拱手姿势，手始终位于最高位置	10	
	将无菌小方巾折叠成三角形，尖端朝向指端，由手部向上臂的方向擦干一侧手臂，翻转毛巾后再擦另一侧，双侧擦干至肘上10cm	15	
	擦过肘部的毛巾部位，不能再接触手及前臂	5	
泡手（20分）	将手臂浸泡在70%乙醇内（5），浸泡深度到肘上6cm处（5），浸泡时间超过5分钟（5）	15	
	保持拱手姿势，手勿高于肩部，勿低于肘部，待自然晾干	5	
总体评价（5分）	着装整洁，仪表端庄，语言文明，动作得体，操作熟练	5	
	各种基本操作均不违反无菌操作技术原则（有一处扣10分）	（0）	
计分	实际得分	100	
备注	合格标准：80分以上		

评分人：　　　　　　　　　　　　　　评分日期：

第二十三章

穿脱手术衣

(Donning and Removal of Surgical Gowns)

第一节 穿脱手术衣教学教案

总体教学设计				
课程名称	穿脱手术衣			
授课教师		职称		专业	
辅助教师		职称		专业	
学情分析	**教学对象：** 住院医师规范化培训医师（一年级）。 **学习基础：** 一年级住培医师经过实习及住培轮转，已拥有基本的无菌观念。 **学习特点：** 教学对象既往没有参加过穿脱手术衣的系统培训，未形成严谨的无菌观念。 **学习需求：** 穿脱手术衣是临床实践所需基本技能，也是国家医师资格实践技能考试的必要内容，其操作中贯穿着无菌观念的细节。住培医师在既往临床工作中虽有穿脱手术衣的经验，但规范性不强、易忽略细节，因此对住培医师进行系统、有效训练，以规范操作，对日后住培医师的临床工作有莫大的益处。				
教学需求分析	穿脱手术衣是临床中尤其是外科手术前常见的操作，尽管看似简单，但细节很容易被忽视，特别是无菌操作方面。除了准确掌握基本动作外，体现无菌原则是该操作的重要要求。本课程旨在引导住培医师形成良好的无菌观念，让其在练习中独立完成穿脱手术衣的操作，同时遵循无菌原则，以减少日后临床工作中的医源性感染风险。				
师生比	1∶4		授课学时	3学时（135分钟）	
授课时间			授课地点		
学习目标	（一）知识认知目标（knowledge） 1．比较穿脱两种手术衣（前交叉式、包背式）的区别。 2．描述操作过程中的无菌原则要点。 （二）动作技能目标（skill） 在不违反无菌原则的要求下，独立完成两种手术衣的穿脱标准化操作。 （三）情感价值目标（attitude） 1．树立正确的无菌观念。 2．树立爱伤及人文关怀的观念。				
教学重点及教学方法	**教学重点** 1．两种手术衣穿脱的区别。 2．两种手术衣系腰带时机。 **教学方法：** PPT教学、视频教学、示范教学、同伴互学、互动式教学。				

<table>
<tr><td>教学难点及
教学方法</td><td colspan="4">教学难点：操作过程中的无菌原则要点。
教学方法：PPT教学、示范教学。</td></tr>
<tr><td>学员易错点</td><td colspan="4">1. 在狭小的空间进行操作容易触犯无菌原则。
2. 两种不同的手术衣穿脱步骤容易搞混（如戴手套的时机）。
3. 穿好手术衣，戴好手套后，手的安放位置。</td></tr>
<tr><td>课程思政
元素/案例及
融合方法</td><td colspan="4">强调无菌操作原则，如果操作不当，可引起患者医源性感染，带来灾难性后果。举例，因术中鼻痒难忍，手掏鼻孔引起医源性感染，导致切口愈合延迟、深部组织感染、骨折内固定失败、二次手术等。</td></tr>
<tr><td>总体
教学策略</td><td colspan="4">混合式教学、改良Peyton教学法、刻意练习、同伴互学、互动法。</td></tr>
<tr><td rowspan="9">主要教学
内容与时间分配</td><td colspan="2">教学环节</td><td>内容</td><td>时间（分钟）</td></tr>
<tr><td>1</td><td>导入阶段
（5分钟）</td><td>介绍课程主题、导师、分组，明确学习目标</td><td>5</td></tr>
<tr><td rowspan="5">2</td><td rowspan="5">教学阶段
（110分钟）</td><td>穿脱手术衣的理论知识</td><td>15</td></tr>
<tr><td>观看操作视频</td><td>10</td></tr>
<tr><td>示范教师进行演示</td><td>15</td></tr>
<tr><td>分为4组进行两款手术衣穿脱的练习</td><td>50</td></tr>
<tr><td>即时考核及补考</td><td>20</td></tr>
<tr><td>3</td><td>反馈阶段
（20分钟）</td><td>总结性评价、共性问题指导、答疑、回顾教学目标、课后测试及作业布置</td><td>20</td></tr>
<tr><td colspan="4"></td></tr>
<tr><td>教师准备</td><td colspan="4">1. 主讲教师1名、操作示范教师1名、辅助指导教师2名，4名教师共同参与分组练习教学。
2. 教师获院级及以上师资认证，接受过专项培训并取得授课资格。
3. 至少参加1次集体备课，初次授课应在课前进行试讲。
4. 开课前1周，预定教学场地，向培训部提供用物清单（包括核查表、评分表电子版）。
5. 认真阅读教案，明确教学目标。
6. 根据教学对象课前测试情况做好学情分析，确定本次技能课程的重点和难点，需要拓展的知识点。
7. 向学员发送课前信，安排课前学习任务，预习相关理论知识、操作视频等资料。
8. 开课前1天确定课程包是否完整，再次阅读教案，复习流程。
9. 开课前半小时到培训地点，检查用物及资料是否齐全、教室布置是否合理，调试多媒体设备，试播PPT和视频等。
10. 主讲教师、操作示范教师和辅助指导教师再次确认课堂流程及各自任务。</td></tr>
<tr><td>学员准备</td><td colspan="4">1. 课前信
（1）本次课程主题为穿脱手术衣。
（2）一般信息：授课教师共4名。主讲教师：________，演示教师：________，辅助教师：________。授课日期：________。授课地点：________。
（3）学时：135分钟。
（4）学习目标：比较两款手术衣的区别，描述操作过程中的无菌原则要点。在不违反无菌原则下，独立完成穿脱两款手术衣的标准化操作。树立爱伤及人文关怀的观念。
（5）课前准备：请提前预习操作《穿脱手术衣操作规范》及操作视频，完成网络课前测试，穿着圆领短袖，提前10分钟到达上课地点。</td></tr>
</table>

学员准备	2．课前学习资源 （1）人民卫生出版社，姜保国、陈红主编《中国医学生临床技能操作指南》第三版，101 ～ 104页。 （2）人民卫生出版社，刘原、刘成玉主编《临床技能培训与实践》第二版，161 ～ 165页。 （3）人民卫生出版社出版的穿脱手术衣操作视频。 3．完成课程要求 （1）不迟到、不早退，全程参加课程培训。 （2）集中注意力，积极发言、参与讨论，主动练习，保密协议，学员间相互反馈。 （3）考核达到及格分数80分。
场地准备	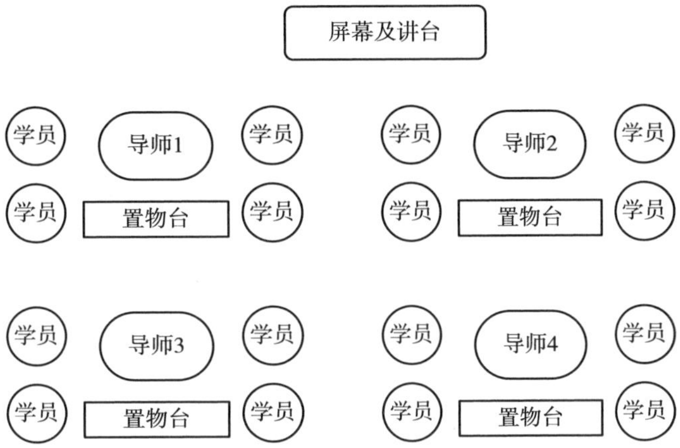

用物清单 —— 以16名学员分8组为例	序号	模型/设备/物品/资料名称	品规或相应要求	数量
	1	包背式手术衣包	无菌包布包装	8件
	2	前交叉式手术衣包	无菌包布包装	8件
	3	无菌手套	6.5、7、7.5、8号	足量
	4	置物台	常规	4张

模拟情境	患者，男性，40岁，诊断为急性化脓性阑尾炎。拟行腹腔镜阑尾切除术，术前准备已毕，患者已在手术台上，已行全身麻醉，术野消毒、铺巾，你已完成外科刷手，进入手术室，请完成穿无菌手术衣、戴无菌手套的操作。随即请完成接台前脱去手术衣的操作，做好再次穿手术衣的准备。

详细教学设计

阶段分配	教学内容	教学方法	时间（分钟）
导入阶段（5分钟）	介绍导师、环境、课程安排、分组，学员对操作的情况（如平时是否接触穿脱手术衣）的了解。	互动讨论 模拟案例	5
	通过模拟情境案例引入主题。		
	明确学习目标。		
教学阶段（110分钟）	讲解穿脱手术衣的理论知识，演示教学中用到的物品。	PPT课件	15
	观看操作视频。	视频演示	10
	演示操作流程。 由学员口头说明各步具体要求，导师按其指示分步操作。	改良Peyton示范教学	15

教学阶段（110分钟）	分组练习：学员分为8组，每组2名学员，每位教师指导2组。 学员A练习时，由学员B持核查表进行反馈，两人交替轮换角色练习。前25分钟练习穿脱前交叉式手术衣，后25分钟练习穿脱包背式手术衣，每人至少练习两次（先在教师监督下练习1次，再独立完成1次，学员互相监督）。	改良 Peyton 刻意练习	50
	对每位学员进行即时考核，对考核不合格学员进行单独指导练习，再考核评价。	技能考核	20
反馈阶段（20分钟）	总体评价，对共性问题给予指导，答疑，反馈。	反馈 互动讨论	10
	回顾教学目标、课程总结，完成课后测试及安排课后作业。	总结归纳	10
学习效果评价	1．评价方法：形成性评价。 2．评价表：见本章第四节。		
课后作业	1．在临床工作中找科室带教老师进行强化练习，并完成操作10次。 2．每人拍摄一个完整的操作视频或临床实操视频，并于2周内上交。		
专业英语词汇	手术衣 surgical gown 无菌观念 aseptic procedure 伤口感染 wound infection		
参考教学资料	[1] 姜保国，陈红．中国医学生临床技能操作指南 [M]．3版．北京：人民卫生出版社，2020. [2] 刘原，刘成玉．临床技能培训与实践 [M]．2版．北京：人民卫生出版社，2021.		
教学反思			
知识拓展			
案例编写	教案作者：崔雄俭 作者单位：深圳市儿童医院 联系邮箱：cui_0632@163.com		

第二节　穿脱手术衣操作规范

【扫码观看视频】

一、目的

隔绝手术室医护人员皮肤及衣物上的细菌，防止细菌移位到手术切口和皮肤引起污染。

二、适应证

所有参加手术的人员。

三、禁忌证

无。

四、操作前准备

1. 操作者准备：手术人员更换工作服、鞋，已修剪指甲，戴好口罩、帽子，完成外科刷手并晾干。

2. 用物准备：巡回护士打开无菌手术衣包，内置前交叉式或包背式手术衣。选取合适大小手套。

五、操作步骤

（一）前交叉手术衣

1. 单手抓起一件折叠完好的手术衣，手不得触及包内的其他手术衣。

2. 后退两步，在空旷处，用双手分别提起手术衣的衣领两端，面对无菌区，远离身体轻抖开手术衣，有腰带的一面向外。

3. 将手术衣略向上抛起，双手顺势同时插入袖筒，手伸向前，不可高举过肩，待巡回护士在后面协助穿衣使双手伸出袖口，不得用未戴手套的手拉衣袖或接触其他处。巡回护士系后方衣结。

4. 穿上手术衣后，稍弯腰，使腰带悬空，两手交叉提起腰带中段（腰带不交叉）。

5. 巡回护士在侧后方接住手术衣带端头，并在背后系紧衣带，避免接触手术衣的其他部分。

6. 戴好无菌手套。

7. 在等待手术期间，双手拱手置于胸前，不可高举过肩、垂于腰下或双手交叉放于腋下。

（二）包背式手术衣

1～3. 同前交叉手术衣。

4. 戴好无菌手套。

5. 自行解开并提起前襟的腰带，将右侧的腰带递给已戴好手套的手术人员，或由巡回护士用无菌持物钳夹持。

6. 自身向左后（逆时针）旋转一周，使腰带及连带的手术衣背后部分包绕术者。

7. 操作者接住腰带，自行将两根腰带在左侧腰间系结。

8. 在等待手术期间，双手拱手置于胸前，不可高举过肩、垂于腰下或双手交叉放于腋下。

（三）脱手术衣

1. 脱前交叉式手术衣时，由助手在背后解开衣结及腰带；脱包背式手术衣时，操作者自行解开腰带，助手在背后解开衣结。

2. 助手将手术衣从肩部向肘部翻转，将手术衣的外侧面（污染面）包裹在内侧，向手的方向拉脱直至脱下，使手套的腕部内侧面随手术衣袖翻转于手上。或者由操作者双手依次分别抓住对侧手术衣肩部，自上拉向下，使衣袖翻向外，手套的腕部内侧面随手术衣袖翻转于手上。

3. 脱下全部手术衣，使衣里（相对清洁面）外翻，保护手臂及刷手衣、裤不被手术衣外侧面所污染。过程中操作者双手不直接接触手术衣及手套外侧面。

六、操作后处理

脱下手术衣置于指定位置，脱手套，手消毒。

七、并发症及处理

无。

八、注意事项

1. 先穿无菌手术衣，再戴无菌手套。
2. 应在手术室内比较空旷的区域穿无菌手术衣。
3. 如无菌手术衣接触到未消毒的物品，应及时更换。
4. 穿上无菌手术衣、戴上无菌手套后，肩部以下、腰部以上、腋前线前、双上肢为无菌区。

九、相关临床情境及临床思维分析

患者，男性，40岁。诊断为急性化脓性阑尾炎，拟行腹腔镜阑尾切除术，术前准备已毕，患者已在手术台上，已行全身麻醉，术野消毒、铺巾。你已完成外科刷手，进入手术室，请完成穿无菌手术衣、戴无菌手套的操作；随即请完成接台前脱去手术衣的操作，做好再次穿手术衣的准备。

临床思维分析：操作前确认是否已进行外科刷手，避免双手触碰其他物品，拿起无菌手术衣后明确手术衣类型，选择正确方式穿手术衣，穿戴好后保持拱手姿势，注意保护无菌区。

十、参考资料

[1] 姜保国，陈红．中国医学生临床技能操作指南 [M]．3版．北京：人民卫生出版社，2020.
[2] 刘原，刘成玉．临床技能培训与实践 [M]．2版．北京：人民卫生出版社，2021.

第三节 穿脱手术衣理论测试题

一、课前测试题

1. 穿好手术衣、戴好手套，在等待手术期间，双手拱手置于（ ）

A. 腰以下 B. 胸前 C. 背后 D. 腋下

2.（多选）手术衣分为（ ）

A. 前交叉式 B. 后交叉式 C. 包背式 D. 套头式

3.（判断题）穿手术衣前手术人员需要完成术前刷手、消毒液泡手并晾干的步骤。

4.（判断题）先戴无菌手套，再穿无菌手术衣。

5.（判断题）应在手术室内比较空旷的区域穿无菌手术衣。

6.（判断题）穿包背式手术衣时，穿上手术衣后，稍弯腰，使腰带悬空，两手交叉提起腰带中段。

二、课后测试题

1. 关于穿脱手术衣，以下错误的是（ ）

A. 脱前交叉式手术衣时，由助手在背后解开衣结及腰带

B. 脱包背式手术衣时，由助手在背后解开衣结，自行解开腰带

C. 应在手术室内比较空旷的区域穿无菌手术衣

D. 先戴无菌手套，再穿无菌手术衣

2.（多选）穿手术衣的目的为（ ）

A. 隔绝手术室医护人员皮肤及衣物上的细菌

B. 防止细菌移位到手术切口和皮肤引起污染

C. 提供舒适和保护，防止手术室环境对医护人员造成伤害

D. 标识医护人员的身份和职责，以确保手术团队的有效沟通和协作

3.（多选）穿上无菌手术衣、戴上无菌手套后，无菌区为（ ）

A. 肩部以下 B. 腰部以上

C. 腋前线前 D. 双上肢

4.（多选）医生小明在准备手术时，以下哪些情况可能导致患者医源性感染（　）

A．没有充分洗手　　B．戴着戒指和手表

C．穿脱手术衣时不按规定流程操作　　D．穿脱手术衣时触碰其他不洁物体

5.（判断题）如无菌手术衣接触到未消毒的物品，可不及时更换。

6.（判断题）穿前交叉手术衣时，穿上手术衣后，戴无菌手套，自行解开并提起前襟的腰带，将右侧的腰带递给已戴好手套的手术人员，或由巡回护士用无菌持物钳夹持。

参考答案与解析

一、课前测试题

1．B

【解析】穿好手术衣、戴好手套，在等待手术期间，双手拱手置于胸前，双肩以下、腰以上，避免污染。

2．AC

【解析】手术衣分为前交叉式及包背式，无后交叉式及套头式。

3．正确

【解析】外科刷手是穿手术衣的必要准备。

4．错误

【解析】先穿无菌手术衣，再戴无菌手套。对于初学者，顺序容易错误。

5．正确

【解析】在狭窄空间，周围物品或人员容易污染手术衣。

6．错误

【解析】这是前交叉式手术衣的穿衣步骤。

二、课后测试题

1．D

【解析】先穿无菌手术衣，再戴无菌手套。

2．AB

【解析】穿脱手术衣的目的是隔绝手术室医护人员皮肤及衣物上的细菌，防止细菌移位到手术切口和皮肤引起污染。

3．ABCD

【解析】穿上无菌手术衣、戴上无菌手套后，无菌区为肩部以下、腰部以上、腋前线前、双上肢。

4．ABCD

【解析】在手术前未进行充分的洗手可能将细菌带入手术环境；戒指和手表可能成为细

菌滋生的场所，外科洗手前应脱下；不按规定流程穿脱手术衣可能导致手术衣受到污染；触碰其他不洁物体可能使细菌传播。这些因素都有可能引起患者医源性感染。

5. 错误

【解析】手术衣污染后，应及时更换。

6. 错误。

【解析】这是包背式手术衣的穿衣步骤。

第四节 穿脱手术衣操作评价表

适合学员同伴互评

穿脱手术衣（前交叉式）操作核查表

序号	操作行为概要	执行情况 （是√否×部分△）
1	修剪指甲，更换刷手衣、裤、鞋，戴好口罩和帽子	
2	完成外科刷手	
3	事先选取大小合适的手套	
4	取手术衣，避免污染	
5	于空旷处，双手提起衣领两侧，抖开手术衣，有腰带的一面向外	
6	轻抛手术衣，双手顺势插入袖筒	
7	助手协助双手伸出袖口，不得用未戴手套的手拉衣袖或接触他处	
8	助手系后方衣结	
9	身体略向前倾，使腰带远离手术衣、悬垂	
10	双手交叉提起左右腰带向后递，腰带不能交叉	
11	助手在身后接住并打结，操作者的双手不能触碰助手的双手	
12	按无菌原则戴好手套，双手不能接触手套外侧面	
13	穿手术衣过程中，手及前臂不能高过双肩，不能低于腰部	
14	嘱助手解开背后的衣结及腰带	
15	嘱助手面对操作者，拉住手术衣衣领，向前翻转拉下手术衣	
16	手套套口翻转于手腕部，一手插入另一手手套的翻转部，脱下手套	
17	已脱掉手套的手捏住另一手套内面，扯下第二只手套	
18	手套放至指定位置	
19	脱手套时，双手不能接触手套的外侧面	
20	严格遵守无菌原则，有良好的无菌意识（记录违反无菌原则次数）	

穿脱手术衣（包背式）操作核查表

序号	操作行为概要	执行情况 （是√否×部分△）
1	修剪指甲，更换刷手衣、裤、鞋，戴好口罩和帽子	
2	完成外科刷手	
3	事先选取大小合适的手套	
4	取手术衣，避免污染	
5	于空旷处，双手提起衣领两侧，抖开手术衣，有腰带的一面向外	
6	轻抛手术衣，双手顺势插入袖筒	
7	助手协助双手伸出袖口，不得用未戴手套的手拉衣袖或接触他处	
8	助手系后方衣结	
9	按无菌原则戴好手套，双手不能接触手套外侧面	
10	解开并提起腰带，递给助手	
11	旋转一周，接住腰带系紧	
12	穿手术衣过程中，手及前臂不能高过双肩，不能低于腰部	
13	解开腰带，嘱助手解开背后的衣结	
14	嘱助手面对操作者，拉住手术衣衣领，向前翻转拉下手术衣	
15	手套套口翻转于手腕部，一手插入另一手手套的翻转部，脱下手套	
16	已脱掉手套的手捏住另一手套内面，扯下第二只手套	
17	手套放至指定位置	
18	脱手套时，双手不能接触手套的外侧面	
19	严格遵守无菌原则，有良好的无菌意识（记录违反无菌原则次数）	

适合教师评价学员

穿脱手术衣（前交叉式）操作评分表

项目	具体操作行为及评分细则	满分	扣分
操作前准备 （5分）	修剪指甲（1），更换刷手衣、裤、鞋，戴好口罩、帽子（1），完成外科刷手（1）	3	
	选取大小合适的手套，助手协助打开手术衣包	2	
穿手术衣 （58分）	取手术衣，避免污染包内其他手术衣	2	
	于空旷处（2），双手提起衣服内面的衣领两侧（2），抖开手术衣（2），有腰带的一面向外（2）	8	
	轻抛手术衣，双手顺势插入袖筒（4），手伸向前，不可高举过肩（4）。助手协助双手伸出袖口（2）。不得用未戴手套的手拉衣袖或接触他处（2），助手系好后方衣结（2）	14	
	身体略向前倾，使腰带悬垂离开手术衣	5	

项目	具体操作行为及评分细则	满分	扣分
穿手术衣（58分）	双手交叉提起左右腰带向后递（4），腰带不能交叉（4）	8	
	助手在身后接住并打结（2），二人的手不能互相触碰（2）	4	
	一手自袋内捏住手套翻折部，取出手套（2），确认手套方向后对合（2），另一手插入手套内（2）	6	
	已戴手套的四指（除拇指外）插入另一手套翻折部，另一手插入手套内（2），并顺势将翻折部翻至手术衣袖口上（2），该手四指同法将另一手套的翻折部翻至手术衣袖口上（2）	6	
	穿手术衣过程中，手及前臂不能高过双肩，不能低于腰部	5	
脱手术衣（17分）	嘱助手在解开背后的衣结及腰带	3	
	嘱助手面对操作者，拉住手术衣衣领（3），向前翻转拉下手术衣，使手套套口翻转于手腕部（3）	6	
	一手插入另一手手套的翻转部（外侧面），脱下手套	2	
	已脱掉手套的手插入另一手套的内面并脱下手套（2）。分类弃置（2）	4	
	双手不能接触手套的外侧面	2	
无菌意识（20分）	严格遵守无菌原则，有良好的无菌意识 （每违反一次扣10分，严重违反无菌原则者从总分扣50分）	20	
计分	实际得分	100	
备注	合格标准：80分以上		

评分人：　　　　　　　　　　　　　　　　评分日期：

穿脱手术衣（包背式）操作评分表

项目	检查内容与评分要点	满分	扣分
操作前准备（5分）	修剪指甲（1），更换刷手衣、裤、鞋，戴好口罩、帽子（1），完成外科刷手（1）	3	
	选取大小合适的手套，助手协助打开手术衣包	2	
穿手术衣（55分）	取手术衣，避免污染包内其他手术衣	2	
	于空旷处（2），双手提起衣服内面的衣领两侧（2），抖开手术衣（2），有腰带的一面向外（2）	8	
	轻抛手术衣，双手顺势插入袖筒（4），手伸向前，不可高举过肩（4）。助手协助双手伸出袖口（2）。不得用未戴手套的手拉衣袖或接触他处（2），助手系好后方衣结（2）	14	
	一手自袋内捏住手套翻折部，取出手套（2），确认手套方向后对合（2），另一手插入手套内（2）	6	
	已戴手套的四指（除拇指外）插入另一手套外侧翻折部，另一手插入手套内（2），并顺势将翻折部翻至手术衣袖口上（2），该手四指同法将另一手套的翻折部翻至手术衣袖口上（2）	6	
	解开并提起腰带（4），将腰带递给助手（4），向左后（逆时针）旋转一周（4），接住腰带并系紧（2）	14	

项目	检查内容与评分要点	满分	扣分
穿手术衣（55分）	穿手术衣过程中，手及前臂不能高过双肩，不能低于腰部	5	
脱手术衣（20分）	解开腰带（3），嘱助手解开背后的衣结（3）	6	
	嘱助手面对操作者，拉住手术衣衣领（3），向前翻转拉下手术衣，使手套套口翻转于手腕部（3）	6	
	一手插入另一手手套的翻转部（外侧面），脱下手套	2	
	已脱掉手套的手插入另一手套的内面并脱下手套（2）。分类弃置（2）	4	
	双手不能接触手套的外侧面	2	
无菌意识（20分）	严格遵守无菌原则，有良好的无菌意识 （每违反一次扣10分，严重违反无菌原则者从总分扣50分）	20	
计分	实际得分	100	
备注	合格标准：80分以上		

评分人：　　　　　　　　　　　　　　　　评分日期：

第二十四章

腹部手术消毒铺巾

(Disinfection and Draping of Abdominal Surgical Area)

第一节 腹部手术消毒铺巾教学教案

总体教学设计					
课程名称	腹部手术消毒铺巾				
授课教师		职称		专业	
辅助教师		职称		专业	
学情分析	**教学对象**：住院医师规范化培训医师（一、二年级）。 **学习基础**：教学对象在本科阶段获得了相关的临床医学理论知识，通过临床见习及实习，对于无菌技术有一定的相关理论认识和操作能力基础，已经掌握外科刷手法及穿戴无菌手套知识。 **学习特点**：学员从实习生角色过渡到规范化培训医师的过程至关重要。学员有积极主动的学习态度，渴望提高临床技能。本课程强调临床技能的规范化，以提高临床实际应用能力和年轻医师的岗位胜任力。 **学习需求**：腹部手术消毒铺巾是临床实践所需的基本技能，也是国家执业医师资格实践技能考试的要求，且住培医师需要在这些方面进一步提升。通过模拟教学培训对医护人员进行消毒铺巾的标准化训练很有必要，可确保患者安全和有效治疗。建立规范的操作习惯是患者安全的有力保障。				
教学需求分析	腹部手术消毒铺巾是无菌术的重要组成部分。术前，外科医生必须严格遵循无菌原则，实施术区消毒铺巾。然而，住培医师在作为助手参与手术初期，在操作中常易违反无菌原则，同时难以根据不同腹部手术术式及术中可能出现之术式转换（如腹腔镜手术转为开腹手术）合理规划消毒铺巾区域，导致术中需移动无菌巾，甚至重新消毒铺巾。 本技能培训课程旨在培养学员在模拟环境下规范腹部手术消毒铺巾流程，以期学员能顺利通过执业医师资格实践技能考核，同时在今后的临床实践中能根据手术需求规范进行腹部消毒铺巾。				
师生比	1∶6		授课学时	2学时（90分钟）	
授课时间			授课地点		
学习目标	（一）知识认知目标（knowledge） 1．列举手术区消毒铺巾的无菌原则及注意事项。 2．描述腹部手术消毒铺巾的一般操作步骤。 3．列举常见腹部手术及其消毒范围。 4．二年级学员需列举常见腹部微创手术的消毒范围。 （二）动作技能目标（skill） 在模型上按标准化流程完整实施至少一次腹部手术消毒铺巾操作。 （三）情感价值目标（attitude） 1．操作过程中体现良好的爱伤爱生观念和职业素养。 2．操作过程中培养医护团队合作精神。				

<table>
<tr><td>教学重点及
教学方法</td><td colspan="4">教学重点一：腹部手术消毒程序。
教学方法
1. 理论学习：通过PPT讲解基本理论知识，播放完整规范操作视频。
2. 分组练习：按学员及模型比3∶1的模式分组练习，学员A操作，学员B配合，学员C使用核查表核查并反馈，并进行组内角色轮换练习。
教学重点二：腹部手术铺巾方法。
教学方法
1. 理论学习：通过PPT讲解基本理论知识，播放完整规范操作视频。
2. 分步骤刻意练习：将铺巾的流程分三个阶段，学员跟随教学PPT所展示的操作流程进行刻意练习。
3. Peyton教学法：①教师演示完整技能。②教师再次演示技能，同时解释每个步骤和注意事项。③学员在小组成员监督下练习技能，小组成员互相观察、评价和反馈。④学员在没有任何提示下，完成整个技能，结束时小组成员及教师给予反馈和纠正。</td></tr>
<tr><td>教学难点及
教学方法</td><td colspan="4">教学难点
1. 腹部手术消毒铺巾过程中无菌原则的全程正确实施。
2. 根据不同术式确定消毒范围及铺巾方法。
教学方法
1. 通过PPT及操作演示展示腹部手术消毒铺巾过程中操作者、巡回护士及器械护士的团队合作，无菌操作台及手术台中无菌区、相对无菌区和污染区的区分及识别。
2. 通过错误操作讲解，向学员强调操作注意事项。
3. 以常见的腹腔镜或开腹阑尾切除术、腹腔镜或开腹胆囊切除术、剖腹探查术为例，结合消毒铺巾的一般原则，通过PPT展示以上手术的切口选择、消毒方法和铺巾方法，强调腹腔镜手术可能中转为开腹手术，结合术式选择，可能改变调整消毒范围。</td></tr>
<tr><td>学员易错点</td><td colspan="4">1. 脐部消毒方法错误（顺序及次数）。
2. 本应从无菌区、相对无菌区至污染区移动的物品反向移动，导致无菌区污染。</td></tr>
<tr><td>课程思政
元素/案例及
融合方法</td><td colspan="4">1. 培养职业素质：对患者安全高度负责的职业责任感和使命感。
2. 以Ⅱ类切口为例，若手术医生未严格遵循无菌原则进行术区消毒铺巾，可能导致切口感染，增加患者痛苦，同时导致患者住院时间延长。通过此例，学员明白规范的腹部手术消毒铺巾流程对于维护患者安全和健康的重要性。同时，也可以通过讨论、模拟等方法，学员了解不同腹部手术的消毒铺巾操作流程，以及如何根据手术需求进行规范操作，提高学员的无菌操作技能和意识水平。</td></tr>
<tr><td>总体
教学策略</td><td colspan="4">启发式教学、演示法、合作式学习、刻意练习、团队学习、Peyton教学法、CBL。</td></tr>
<tr><td rowspan="10">主要教学
内容与时间分配</td><td colspan="2">教学环节</td><td>内容</td><td>时间
（分钟）</td></tr>
<tr><td rowspan="3">1</td><td rowspan="3">课前介绍
（10分钟）</td><td>师生相互介绍（破冰）</td><td>4</td></tr>
<tr><td>确认环境、学习目标和学员心理安全</td><td>3</td></tr>
<tr><td>介绍教学安排</td><td>3</td></tr>
<tr><td rowspan="6">2</td><td rowspan="6">操作过程
（70分钟）</td><td>通过案例引入重要问题讨论</td><td>10</td></tr>
<tr><td>PPT展示操作流程及讲解错误操作</td><td>10</td></tr>
<tr><td>主讲教师和辅助教师完整演示操作全流程</td><td>8</td></tr>
<tr><td>分步演示并讲解各步骤注意事项</td><td>12</td></tr>
<tr><td>学员分组、轮流练习并互相反馈</td><td>25</td></tr>
<tr><td>教师评价学员与反馈</td><td>5</td></tr>
</table>

主要教学内容与时间分配	3	反馈和总结（10分钟）	讨论反馈	8
			布置课后作业、完成评价表	2
教师准备	1．教师获院级及以上师资认证，接受过专项培训并取得授课资格。 2．至少参加1次集体备课，初次授课应在课前进行试讲。 3．开课前1周，预定教学场地，向培训部提供用物清单（包括核查表、评分表电子版）。 4．认真阅读教案，明确教学目标。 5．根据教学对象课前测试情况做好学情分析，确定本次技能课程的重点和难点，需要拓展的知识点。 6．向学员发送课前信，安排课前学习任务，预习相关理论知识、操作视频等资料。 7．开课前1天确定课程包是否完整，再次阅读教案，复习流程。 8．开课前半小时到培训地点，检查用物及资料是否齐全、教室布置是否合理，调试多媒体设备，试播PPT和视频等。 9．主讲教师与辅助教师再次确认课堂流程及各自任务。			
学员准备	1．课前信 （1）本次技能操作模拟培训的主要内容简介。 （2）一般信息：授课教师、参加人员、时间、地点、学时、学习目标。 （3）需要准备和注意的事宜。 2．课前学习资源 （1）人民卫生出版社，《2023年临床执业医师资格考试实践技能指导用书》，78～79页。 （2）人民卫生出版社，姜保国、陈红主编《中国医学生临床技能操作指南》第三版，92～97页。 （3）高等教育出版社，陈翔、吴静主编《湘雅临床技能培训教程》第二版。 （4）操作视频和操作流程。 3．完成课程要求 （1）完整参加课程。 （2）完成课后作业及评价表。			
场地准备	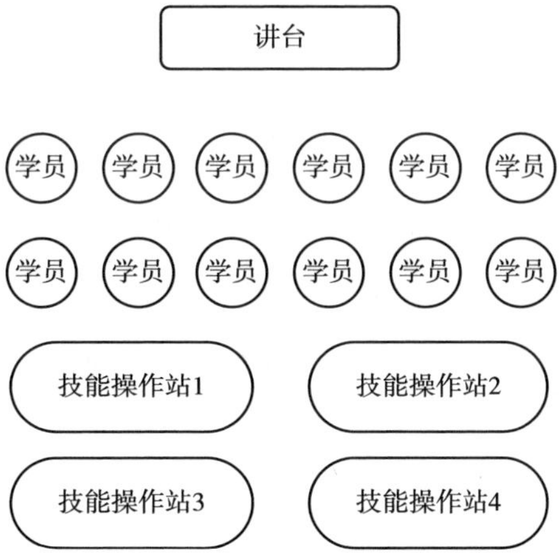			

<table>
<tr><td rowspan="12">用物清单
——
以12名学员分4组为例</td><th>序号</th><th>模型/设备/物品/资料名称</th><th>品规或相应要求</th><th>数量</th></tr>
<tr><td>1</td><td>置物台</td><td>大小至少足够放置镊子筒、消毒包、碘伏</td><td>4个</td></tr>
<tr><td>2</td><td>器械推车</td><td>至少足够放置消毒包</td><td>4台</td></tr>
<tr><td>3</td><td>手术台</td><td>放置腹部模型后其上下缘各有10cm空间</td><td>4台</td></tr>
<tr><td>4</td><td>腹部模型</td><td>至少含胸部及双侧大腿</td><td>4个</td></tr>
<tr><td>5</td><td>镊子筒</td><td>常规</td><td>4个</td></tr>
<tr><td>6</td><td>卵圆钳</td><td>常规</td><td>4把</td></tr>
<tr><td>7</td><td>消毒包</td><td>内含小单4块、中单2块、大单1块、布巾钳4把、消毒弯盘1个、无菌纱团6个（折叠成团）</td><td>4个</td></tr>
<tr><td>8</td><td>碘伏</td><td>0.5%，500ml</td><td>4瓶</td></tr>
<tr><td>9</td><td>无菌手套</td><td>6.5、7、7.5、8码</td><td>若干</td></tr>
<tr><td>10</td><td>黑色生活垃圾桶</td><td>不带盖</td><td>4个</td></tr>
<tr><td>11</td><td>黄色医疗垃圾桶</td><td>不带盖</td><td>4个</td></tr>
<tr><td>模拟情境</td><td colspan="4">模拟情境一
患者刘一，男性，36岁，因“转移性右下腹痛伴发热2日”入院。查体：T 38.8℃，HR 96次/分，BP 94/58mmHg。腹平，右下腹压痛，局部反跳痛，伴肌紧张，余腹无压痛，肠鸣音3次/分。初步诊断：急性阑尾炎，拟行腹腔镜下阑尾切除术。麻醉已完成，目前已完成三方核对及外科手消毒，请完成术前消毒铺巾。
模拟情境二
患者李二，男性，56岁，因“间断右上腹胀痛伴皮肤、巩膜黄染1个月”就诊。确诊为胆囊炎、胆总管结石。拟行全麻下经腹腔镜胆囊切除、胆总管切开取石术。麻醉已完成，请完成术前消毒铺巾。
模拟情境三
患者王三，女性，45岁，因“突发上腹部疼痛伴发热1小时”就诊。初步诊断“腹痛查因：肠系膜栓塞坏死？胃穿孔？”，拟行全麻下剖腹探查术。麻醉已完成。请完成术前消毒铺巾操作。</td></tr>
</table>

<table>
<tr><th colspan="4">详细教学设计</th></tr>
<tr><th>阶段分配</th><th>教学内容</th><th>教学方法</th><th>时间（分钟）</th></tr>
<tr><td rowspan="3">课前介绍（10分钟）</td><td>参与成员互相认识：主讲教师、辅助教师及学员（破冰）。</td><td>互动交流</td><td>4</td></tr>
<tr><td>环境介绍：教室位置、室内物品布局、洗手间位置和其他注意事项。</td><td>示意图</td><td>1</td></tr>
<tr><td>确认学习目标
1. 了解学员预习程度。确认学员是否课前完成相关文献复习和阅读，是否观看视频。
2. 反馈课前测试的集中问题，询问学员疑惑和难点。
3. 确认学习目标，学员知晓本课程需要达到的标准。</td><td>互动法</td><td>1</td></tr>
</table>

课前介绍 （10分钟）	学员心理安全建立 1．不考核，采用形成性评价。 2．鼓励积极参与，不佳表现不会被外传，消除学员紧张感。	互动法	1
	告知教学安排 1．流程及各部分时间安排：理论授课、操作演示、学员分组练习、随机评价、反馈总结等环节。 2．分组安排：每组1个模型，3人成小组。		3
操作过程 （70分钟）	导入模拟情境一，讨论。 1．操作前准备：术区消毒铺巾前，操作者需要做什么准备？（复习操作前准备） 2．团队配合：除了操作者，术区消毒铺巾还需要哪些医务人员参与？（引导学员重视医护团队合作） 3．消毒范围：一般右下腹手术的消毒铺巾程序是什么？腹腔镜阑尾切除术的手术切口位置在哪里？考虑到腹腔镜阑尾切除术可能出现术中转为开腹手术，该患者的消毒范围是否需要调整？（注意根据临床实际调整消毒铺巾操作）	CBL 演示法 启发式教学 讨论法	10
	PPT展示操作流程及错误操作讲解。	PPT教学	10
	教师示范：以腹腔镜阑尾切除术为例，主讲教师及辅助教师全程完整演示消毒铺巾步骤，操作过程中不进行讲解。（注：内地多为铺中单后再次洗手、穿手术衣、铺大单，香港地区为穿手术衣后铺小、中、大单。）	Peyton 演示法 启发式教学	8
	分步演示及讲解：以腹腔镜阑尾切除术为例，主讲教师及辅助教师将消毒铺巾按流程图进行分步演示，并在操作难点及易错点进行再次提问和互动式讲解。	Peyton 示范教学	12
	展示模拟情境二，学员分组练习。 1．分3轮同时练习：学员A操作，学员B配合，学员C使用核查表核查并反馈，在完整操作后进行组内角色轮换练习，反复练习。 2．教师巡视：及时记录学员操作中的问题并反馈。	刻意练习 合作式学习 团队学习 形成性评价 CBL	25
	展示模拟情境三。随机抽取学员作为操作者进行操作，教师跟其他学员一起，对照操作核查表对该学员进行评价反馈。	形成性评价 反馈	5
反馈和总结 （10分钟）	抽取学员评价自己和同伴的优点和可改进之处。	互动式教学	2
	导师剖析学员行为优点和可改进之处，以及回顾教学目标是否达成。		6
	布置课后作业，提供参考文献，完成评价表。		2
学习效果评价	1．评价方法：理论测试、技能考评。 2．评价表：见本章第四节。		
课后作业	1．学员完成课程评价表。 2．布置课后考核试卷（可通过电子问卷形式），要求1天内完成。		
专业英语词汇	消毒 disinfection 铺巾 draping 腹腔镜 laparoscope	阑尾切除术 appendectomy 胆囊切除术 cholecystectomy 剖腹探查术 exploratory laparotomy	

参考教学资料	[1] 医师资格考试指导用书专家编写组. 2023年临床执业医师资格考试实践技能指导用书 [M]. 北京: 人民卫生出版社, 2022. [2] 姜保国, 陈红. 中国医学生临床技能操作指南 [M]. 3版. 北京: 人民卫生出版社, 2020. [3] 陈翔, 吴静. 湘雅临床技能培训教程 [M]. 2版. 北京: 高等教育出版社, 2019.
教学反思	
拓展内容	
案例编写	教案作者：陈剑尉、刘碧君 作者单位：深圳大学第一附属医院（深圳市第二人民医院）、深圳市卫生健康能力建设和继续教育中心 联系邮箱：will2015@email.szu.edu.cn

第二节 腹部手术消毒铺巾操作规范

【扫码观看视频】

一、目的

手术区域消毒铺巾是每个手术前必须实施的操作，是外科手术前的重要步骤。遵循无菌原则，严格实施本项操作，消灭拟作切口处及其周围皮肤上的病原微生物，可尽量避免或减少切口感染。

二、适应证

所有具有明确手术适应证且拟通过外科手术治疗疾病的患者。

三、禁忌证

1. 无手术适应证或有明确手术禁忌证者。
2. 碘及乙醇消毒剂过敏者需更换其他消毒剂。

四、操作前准备

1. 操作者准备

（1）更换进入手术室所要求的手术服，戴好帽子、口罩等。

（2）进行外科刷手消毒，若手术为Ⅰ类切口，则操作者需戴无菌手套后铺巾。

（3）了解患者病情、拟行手术方案，切口设计。

（4）铺巾操作需两人操作，一位为铺巾者，另一位配合操作。

2. 用物准备：消毒弯盘、消毒纱布、消毒液、无菌持物钳、小单4块、中单2块、大单1块、布巾钳4把。

3．患者准备

（1）已完成术前告知，签署知情同意书。

（2）按手术要求做好麻醉，除去衣物，摆好体位。

（3）根据手术要求做好导尿、备皮等术前处理，手术部位做好标记。

五、操作步骤

1．巡回护士使用持物钳夹持消毒弯盘，与无菌持物钳一起交给操作者，向弯盘内置入消毒无菌纱布及消毒液。

2．确定消毒范围（本例为右下腹手术）：上至剑突平面，下至大腿上1/3，两侧至腋中线。

3．操作者站于患者右侧，持物钳夹取蘸有消毒液的纱布，于脐部上方挤压纱布，使消毒液滴入脐部。

4．保持持物钳尖端朝下，以手术切口为中心，绕过脐部消毒。如为大切口，则由内向外、从上至下分层叠瓦式消毒。如为小切口，则自内向外环形、螺旋消毒。涂擦均匀，严密无漏，每层消毒覆盖前一层的1/2 ～ 1/3，消毒3 ～ 4遍，每遍消毒范围较前一次减少1cm。

5．最后一遍消毒时以纱布反面蘸干脐部。

6．操作者再次确定切口位置。

7．器械护士将4块无菌巾分别折叠1/4后逐一递给操作者，前3块折边向着操作者，第4块无菌巾的折边向着器械护士自己。

8．操作者接过折边无菌巾，在距离患者皮肤10cm以上高度放下，依次盖住患者足侧、操作者对侧、患者头侧，最后一块盖住操作者同侧。

9．每块无菌巾的内侧缘距离切口线要求2 ～ 3cm，分别用布巾钳夹住无菌巾的四个交角处，钳柄自然向外放置。

10．完成小单铺巾后，操作者与器械护士分别站在手术床两侧，由器械护士传递中单，依次在患者足侧及患者头侧铺置中单，头侧铺单超过麻醉架，足侧铺单超过手术台。

11．完成中单铺巾后，操作者再次消毒手臂并穿手术衣、戴无菌手套。

12．操作者将双手包卷在大单内，将其孔洞正对切口，短端向头侧，长端向足侧，先向头侧，再向足侧分别展开，短侧盖住麻醉架，长端盖住器械托盘，两侧及足侧垂下超过手术床边30cm。

六、操作后处理

无。

七、并发症及处理

对某种消毒液过敏时应及时更换消毒液。

八、注意事项

1. 碘酊消毒手术区时必须待碘酊干后再用75%乙醇脱碘，并确保脱碘干净。

2. 碘过敏者可使用其他皮肤消毒剂。

3. 消毒纱布勿蘸取消毒液过多，避免产生不必要的皮肤或者组织损伤。

4. 手术区皮肤消毒须严格遵守外科无菌原则，涂擦消毒液时应稍用力，以增加消毒液渗透力。

5. 已接触消毒范围边缘或者污染部位的消毒纱布，不能再返擦清洁处。

6. 已铺的无菌巾不可随意移动，如需调整时，只允许由手术区向外移动，而不能向内移动，避免污染手术区。

7. 已消毒的手臂不能直接接触灭菌手术敷料，铺单时双手只能接触手术单的边角部。

8. 要求大单短侧盖住麻醉架，两侧及足侧垂下超过手术床边30cm。

9. 勿使打开的无菌巾接触无菌手术衣腰平面以下及其他非无菌物品，若被污染应立即更换。

10. 原则上手术区域铺单层数要求自术区皮肤至最外侧无菌单至少达到4层。

11. 无菌巾一旦污染，应立即更换。

12. 以上为内地操作规范，香港为穿手术衣后铺小单、中单、大单。

九、相关知识

1. 消毒范围要包括手术切口周围15～20cm的区域，如有延长切口的可能，则应扩大消毒范围。

2. 操作者双手勿与患者皮肤或者其他未消毒物品接触，消毒用钳不可放回手术器械桌。

3. 操作者铺巾时如未穿上手术衣，应先铺对侧，后铺操作侧；如已穿上手术衣，应先铺操作侧，后铺对侧。

4. 一次性铺巾相对于传统的灭菌布料铺巾使用越来越广泛，有较好的隔阻能力、抗燃能力和低纤维絮，同时铺巾上有粘纸条，使铺巾与患者身体及铺巾之间的固定更加牢靠。

十、相关临床情境及临床思维分析

模拟情境一：患者刘一，男性，36岁，因“转移性右下腹痛伴发热2日”入院。初步诊断：急性阑尾炎，拟行腹腔镜下阑尾切除术。目前已完成三方核对及外科手消毒，拟为患者行术区消毒铺巾。

临床思维分析

1. 消毒范围：腹腔镜下阑尾切除术，切口分布为脐上、麦氏点及耻骨联合上方2cm，故消毒范围为上至剑突，下至大腿上1/3，左至腋中线，右至腋后线。

2. 消毒方向：非感染切口，离心性叠瓦式消毒。

3. 消毒液选择：0.5%碘伏。

4. 铺巾顺序：小、中、大单。

模拟情境二：患者李二，男性，56岁，因“间断右上腹胀痛伴皮肤、巩膜黄染1个月”就诊。确诊为胆囊炎、胆总管结石。拟行全麻下经腹腔镜胆囊切除、胆总管切开取石术。麻醉已完成，请完成术前消毒铺巾操作。

临床思维分析

1. 消毒范围：腹腔镜下胆囊切除及胆总管切开术中取石术的切口分布在脐下、左锁骨中线肋缘下、剑突偏右2cm及右腋前线肋缘下，故消毒范围上至乳头连线，下至耻骨联合，左至腋中线，右至腋后线。

2. 消毒方向：非感染切口，离心性叠瓦式消毒。

3. 消毒液选择：0.5%碘伏。

4. 铺巾顺序：小、中、大单。

模拟情境三：患者王三，女性，45岁，因“突发上腹部疼痛伴发热1小时”就诊。初步诊断“腹痛查因：肠系膜栓塞坏死？胃穿孔？”，拟行全麻下剖腹探查术。麻醉已完成，请完成术前消毒铺巾操作。

临床思维分析

1. 消毒范围：剖腹探查术，切口为上至剑突，下绕脐至耻骨联合，备延长，故消毒范围为上至乳头连线，下至大腿上1/3，左至腋后线，右至腋后线。

2. 消毒方向：非感染切口，离心性叠瓦式消毒。

3. 消毒液选择：0.5%碘伏。

4. 铺巾顺序：小、中、大单。

十一、参考资料

[1] 医师资格考试指导用书专家编写组. 2023年临床执业医师资格考试实践技能指导用书[M]. 北京：人民卫生出版社，2022.

[2] 姜保国，陈红. 中国医学生临床技能操作指南[M]. 3版. 北京：人民卫生出版社，2020.

[3] 陈翔，吴静. 湘雅临床技能培训教程[M]. 2版. 北京：高等教育出版社，2019.

第三节 腹部手术消毒铺巾理论测试题

一、课前测试题

1. 上腹部手术皮肤消毒范围包括（ ）

A. 上到两乳头连线水平，下到耻骨联合以上，两侧至腋中线

B. 上到两乳头连线水平，下到耻骨联合以上，两侧至腋后线

C. 上到剑突下，下到脐水平线以上，两侧至腋中线

D. 上到剑突下，下到腹股沟韧带以上，两侧至腋后线

2．上腹部手术铺巾，第一块铺巾应铺在（　　）

A．切口已侧　　B．切口对侧

C．患者头侧　　D．患者足侧

3．手术消毒铺巾时，若无菌巾滑落，则（　　）

A．可继续使用　　B．消毒后再使用

C．换面使用　　D．重新置换无菌铺巾

4．手术消毒铺巾时，小单的内侧缘与切口距离为（　　）

A．2cm以内　　B．3cm以内

C．4cm以内　　D．5cm以内

5．手术消毒铺巾时，大单两侧和足端应垂下超过手术床边（　　）

A．15cm　　B．20cm　　C．30cm　　D．40cm

二、课后测试题

1．对于非感染伤口的消毒，以下正确的是（　　）

A．从中心到四周　　B．从左到右

C．从下到上　　D．从四周到中心

2．横结肠造瘘术后患者施行瘘口关闭手术，手术区皮肤涂擦消毒剂的顺序是（　　）

A．由手术区瘘口周围向外周涂擦　　B．由手术区外周向瘘口周围涂擦

C．由手术区的上方向下方涂擦　　D．以上均不对

3．穿上手术衣后再做下腹部手术铺巾时，第四块铺巾应铺在（　　）。

A．切口上方　　B．切口对侧

C．切口已侧　　D．切口下方

4．铺巾后如位置不准确，应该如何调整（　　）

A．按手术需要随意调整　　B．允许由手术区向内移动

C．允许由手术区向外移动　　D．重新铺巾

5．手术区域铺单层数要求，自术区皮肤至最外侧无菌单至少应达到（　　）

A．3层　　B．4层　　C．5层　　D．6层

参考答案与解析

一、课前测试题

1. A

【解析】识记题。

2. D

【解析】识记题。

3. D

【解析】铺巾滑落即为污染，依据无菌原则应弃之，重新置换无菌铺巾。

4. B

【解析】识记题。

5. C

【解析】识记题。

二、课后测试题

1. A

【解析】术区消毒方向，应由相对无菌侧向相对污染侧进行。

2. B

【解析】瘘口周围应视为相对污染侧。术区消毒方向，应由相对无菌侧向相对污染侧进行。

3. B

【解析】穿上手术衣后，铺巾者相对患者为相对无菌区，应最先铺近身侧，最后铺对侧。

4. C

【解析】已铺下的无菌巾不可以随意移动，当需调整位置时，允许由手术区向外移动，不可向内移动，避免污染手术区。

5. B

【解析】识记题。

第四节 腹部手术消毒铺巾操作评价表

适合学员同伴互评

腹部手术区消毒铺巾操作核查表

序号	操作行为概要	执行情况 （是√否 × 部分△）
1	戴口罩、帽子，穿戴整齐	
2	衣袖挽至肘上10cm，外科洗手	
3	接消毒弯盘及无菌持物钳，持钳手法正确	
4	操作者站于患者右侧	
5	第一遍消毒前先滴适量消毒液入肚脐内	
6	以手术切口为中心，由内向外、从上至下，分层叠瓦式或者环形消毒，涂擦均匀，严密无漏	
7	上腹部手术消毒范围上至乳头连线平面，下至耻骨联合，两侧至腋中线 下腹部手术消毒范围上至剑突平面，下至大腿上1/3，两侧至腋中线	
8	消毒全程不接触肚脐处消毒液	
9	最后一遍消毒结束后，消毒纱块反面蘸干肚脐内消毒液	
10	消毒3～4遍，每遍消毒范围较前一次减少1cm	
11	接无菌巾，按规范顺序铺小单	
12	暴露部分距离切口边缘不超过3cm	
13	用布巾钳钳夹无菌小单	
14	依次在患者足侧、头侧铺中单	
15	操作者再次手部消毒，穿无菌手术衣，戴手套	
16	将大单洞口对准切口位置放下，依次展开头侧、足侧	
17	注意手腕内翻，以单护手	

适合教师评价学员

腹部手术区消毒铺巾操作评分表

项目	检查内容与评分要点	满分	扣分
操作前准备（12分）	术者准备：着装整洁，戴好口罩、帽子，完成术前洗手及手消毒，呈拱手姿势	2	
	物品准备：消毒弯盘、消毒纱布、消毒液、无菌持物钳、小单4块、中单2块、大单1块、布巾钳4把	5	
	患者准备：已完成术前告知和签字，确认取得配合。完成术前三方核对，确认手术部位（以阑尾手术为例），检查手术区域皮肤（无破损、无感染、已备皮），合适手术体位（仰卧位）。麻醉效果满意	5	
消毒（35分）	从器械护士处接过消毒钳和消毒盘（碗），注意双方的手不要接触	3	
	操作者站在患者右侧	5	
	第一遍消毒，先滴适量消毒液入肚脐内	2	
	采用由内向外（1）、由上至下（1）、分层叠瓦式消毒方法（1）。不触碰肚脐消毒液（2）	5	
	消毒范围上至剑突平面（2），下至大腿上1/3（2），两侧至双侧腋中线（4）	8	
	消毒3～4遍，每一遍消毒范围比前一遍减少1cm，不留白。最后一遍消毒结束后，使用消毒纱块反面蘸干肚脐内消毒液	10	
	消毒完毕，妥善放好相关物品，避免污染	2	
铺巾（33分）	从器械护士处接过无菌小巾，按切口下方、操作者对侧、切口上方、操作者同侧的顺序铺巾	15	
	暴露部分距离拟作切口边缘不超过3cm	3	
	用布巾钳在切口上方及下方交叉钳夹无菌小单，避免夹到患者皮肤	2	
	铺单操作者与器械护士配合铺中单，先足侧后头侧，足侧铺单超过手术台，头侧铺单超过麻醉架	5	
	操作者再次消毒手部，穿无菌手术衣，戴手套	3	
	将大单头侧标记指向头侧，大单洞口对准切口位置放下，依次展开头侧、足侧，铺巾下垂超过床缘30cm	5	
无菌观念（20分）	注意手腕内翻，以单护手（每违反无菌原则1处，扣10分）	20	
计分	实际得分	100	
备注	合格标准：80分以上		

评分人：　　　　　　　　　　　　　　　　评分日期：

第二十五章
胸部手术消毒铺巾
(Disinfection and Draping of The Thoracic Surgical Area)

第一节 胸部手术消毒铺巾教学教案

<table>
<tr><th colspan="5">总体教学设计</th></tr>
<tr><td>课程名称</td><td colspan="4">胸部手术消毒铺巾</td></tr>
<tr><td>授课教师</td><td></td><td>职称</td><td></td><td>专业</td></tr>
<tr><td>辅助教师</td><td></td><td>职称</td><td></td><td>专业</td></tr>
<tr><td>学情分析</td><td colspan="4">教学对象：住院医师规范化培训医师（二年级）。
学习基础：教学对象在本科及住培一年级阶段已进行腹部手术消毒铺巾培训，并通过临床实习轮科，接触过真实手术操作，实践了消毒铺巾方法。同时部分住培医师已通过执业医师资格考试，掌握了基础的理论和实践能力。
学习特点：教学对象已经实践过腹部手术消毒铺巾的方法，相关知识可迁移运用到胸部手术消毒铺巾。胸部与腹部手术消毒铺巾不同的地方在于，需要定位胸部解剖标识，同时做好手术体位选择。
学习需求：胸外科、乳腺外科、心脏外科、胃肠外科等专科均涉及胸部手术消毒铺巾，故模拟教学对培训住培医师进行消毒铺巾标准化训练很有必要，有助于促进其建立规范操作习惯，确保患者安全和有效治疗，保障患者医疗安全。</td></tr>
<tr><td>教学需求分析</td><td colspan="4">胸部消毒铺巾为乳腺外科、心脏外科、胃肠外科等专科常见的操作。然而，教学对象对该操作的规范性、熟练度及临床实际应用能力有待进一步提高。胸部手术需要结合患者诊断、手术部位与手术特点制定消毒范围及铺巾方法。本技能培训使用模拟教学的手段，培养住培医师的无菌意识与操作技能。</td></tr>
<tr><td>师生比</td><td>1∶6</td><td>授课学时</td><td colspan="2">2学时（90分钟）</td></tr>
<tr><td>授课时间</td><td></td><td>授课地点</td><td colspan="2"></td></tr>
<tr><td>学习目标</td><td colspan="4">（一）知识认知目标（knowledge）
1. 描述手术区域消毒规范、消毒的顺序、消毒的范围。
2. 叙述消毒铺巾的显露区域及原则。
3. 描述胸部手术消毒铺巾前患者的体位选择。
（二）动作技能目标（skill）
1. 为接受胸部手术的患者正确地摆放体位。
2. 按流程完整、正确实施胸部手术消毒铺巾标准化操作。
（三）情感价值目标（attitude）
1. 操作中体现爱伤观念和无菌观念。
2. 操作中体现团队合作精神。</td></tr>
</table>

<table>
<tr><td>教学重点及
教学方法</td><td colspan="4">教学重点
1．实施胸部手术前的体位摆放。
2．胸部手术的消毒范围及铺巾方法。
教学方法
1．使用PPT介绍胸部常见手术体位及不同手术方式的消毒范围，通过比较腹部消毒铺巾方法，加强学员对胸部消毒铺巾方法的认识。
2．实践操作采用模拟教学结合现场操作的方式，教师示范后由学员分组进行训练。</td></tr>
<tr><td>教学难点及
教学方法</td><td colspan="4">教学难点
1．消毒铺巾过程中正确使用卵圆钳夹纱块消毒、叠瓦式消毒、由内向外消毒等技术。
2．小单的铺设手法及巾钳固定的顺序与方法。
教学方法
1．通过刻意训练，增强教学对象的实践操作能力和问题识别能力。
2．引入病例进行教学。以常见的左乳腺癌根治术为例，刻意练习铺设小单和使用巾钳固定的完整流程。</td></tr>
<tr><td>学员易错点</td><td colspan="4">1．摆体位过程中粗暴用力，未注重爱伤观念。
2．消毒范围未达到无菌原则要求（即手术切口周围未达到至少15～20cm）。
3．铺巾时暴露的范围过大或位置错误。
4．将污染区、相对无菌区的物品移动至无菌区，导致无菌区污染。</td></tr>
<tr><td>课程思政
元素/案例及
融合方法</td><td colspan="4">1．教学对象的爱伤观念培养：患者全麻后，全身肌肉松弛，很容易造成损伤。故在摆放体位的时候一定要注意轻柔操作，掌握合适的方法，并做好适当的固定，避免患者受到医源性损伤。
2．强调操作过程中注意无菌观念，如消毒不规范可能导致患者感染，导致手术失败。可通过引入案例的方式加深教学对象的理解。</td></tr>
<tr><td>总体
教学策略</td><td colspan="4">Peyton教学法、刻意性练习、合作式学习、互动式教学、启发式教学等。</td></tr>
<tr><td rowspan="13">主要教学
内容与时间分配</td><td colspan="2">教学环节</td><td>内容</td><td>时间（分钟）</td></tr>
<tr><td rowspan="3">1</td><td rowspan="3">课程前准备
（10分钟）</td><td>教师、学员互相自我介绍，分组</td><td>2</td></tr>
<tr><td>介绍本节课需要掌握和熟悉的内容</td><td>2</td></tr>
<tr><td>理论讲解</td><td>6</td></tr>
<tr><td rowspan="6">2</td><td rowspan="6">操作课程
（70分钟）</td><td>通过模拟情境一引入重要问题讨论</td><td>5</td></tr>
<tr><td>刻意性训练消毒</td><td>10</td></tr>
<tr><td>刻意性训练铺巾</td><td>10</td></tr>
<tr><td>主讲教师及辅助教师演示完整流程</td><td>5</td></tr>
<tr><td>学员分组、轮流练习并互相反馈</td><td>30</td></tr>
<tr><td>引入模拟情境二，选取学员操作并讨论</td><td>10</td></tr>
<tr><td rowspan="3">3</td><td rowspan="3">反馈和总结
（10分钟）</td><td>学员互评、教师对学员进行反馈评价</td><td>5</td></tr>
<tr><td>课程总结</td><td>3</td></tr>
<tr><td>布置课后作业及下节课预习内容</td><td>2</td></tr>
</table>

教师准备	1. 教师获院级及以上师资认证，接受过专项培训并取得授课资格。 2. 至少参加1次集体备课，初次授课应在课前进行试讲。 3. 开课前1周，预定教学场地，向培训部提供用物清单（包括核查表、评分表电子版）。 4. 认真阅读教案，明确教学目标。 5. 根据教学对象课前测试情况做好学情分析，确定本次技能课程的重点和难点，需要拓展的知识点。 6. 向学员发送课前信，安排课前学习任务，预习相关理论知识、操作视频等资料。 7. 开课前1天确定课程包是否完整，再次阅读教案，复习流程。 8. 开课前半小时到培训地点，检查用物及资料是否齐全、教室布置是否合理，调试多媒体设备，试播PPT和视频等。 9. 主讲教师与辅助教师再次确认课堂流程及各自任务。
学员准备	1. 课前信 （1）本次技能操作模拟培训的主要内容简介。 （2）一般信息：授课教师、参加人员、时间、地点、学时、教学目标。 （3）需要准备和注意的事宜。 2. 课前学习资源 （1）高等教育出版社，陈翔、吴静主编《湘雅临床技能培训教程》第二版，78～82页。 （2）操作视频和操作流程。 3. 完成课程要求 （1）完整参加课程。 （2）完成课后作业。

场地准备

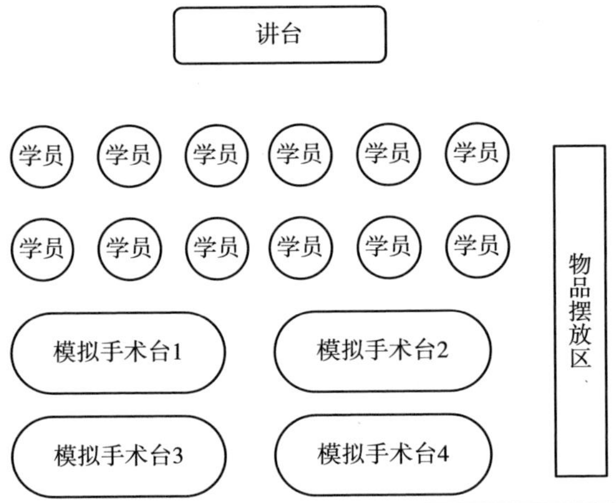

用物清单——以12名学员分4组为例

序号	模型/设备/物品/资料名称	品规或相应要求	数量
1	模拟手术床	常规	4台
2	大手术器械推车	常规	8台
3	手术模拟人	标准手术模拟人	4个
4	手术消毒包	含6小单、5中单、1大手术洞巾	4个
5	手术消毒器械	含1卵圆钳、4布巾钳、2消毒弯盘	4套
6	碘伏	0.5%，500ml	4套
7	纱布、绷带	无菌	若干
8	无菌手术衣	大、中、小号	各4套
9	无菌手套	6.5、7、7.5号	若干
10	垃圾桶	生活及医疗垃圾桶	各8个

<table>
<tr><td>模拟情境</td><td colspan="3">模拟情境一
张先生，男性，48岁，主因“右肺结节1月”入院。诊断：右肺肺癌。拟行右肺叶切除术，麻醉已完成，目前已完成三方核对及外科手消毒。请完成术前消毒铺巾。
模拟情境二
王女士，女性，58岁，主因“左乳腺无痛性肿块1周”入院。诊断：左乳腺癌。拟行左乳腺癌根治术，麻醉已完成，目前已完成三方核对及外科手消毒。请完成术前消毒铺巾。</td></tr>
<tr><th colspan="4">详细教学设计</th></tr>
<tr><th>阶段分配</th><th>教学内容</th><th>教学方法</th><th>时间（分钟）</th></tr>
<tr><td rowspan="3">课程前准备
（10分钟）</td><td>教师、学员互相自我介绍，分组。</td><td rowspan="2">互动交流</td><td>2</td></tr>
<tr><td>确认学习目标：介绍本节课需要熟悉和掌握的内容，了解学员预习程度。</td><td>2</td></tr>
<tr><td>讲解胸部手术消毒铺巾的基础知识、步骤、注意事项。</td><td>讲授</td><td>6</td></tr>
<tr><td rowspan="6">操作课程
（70分钟）</td><td>导入模拟情境一：通过右肺肺癌案例引入预设的重要问题讨论。</td><td>启发式教学</td><td>5</td></tr>
<tr><td>刻意性训练消毒：进行卵圆钳钳夹消毒纱块、叠瓦式消毒、由内向外消毒训练。</td><td rowspan="2">刻意性练习</td><td>10</td></tr>
<tr><td>刻意性训练铺巾：进行小单及巾钳固定的训练。</td><td>10</td></tr>
<tr><td>主讲教师及辅助教师演示完整流程：以右肺癌手术为例，演示手术体位摆放方法后，按流程进行胸部手术消毒铺巾。先完整演示，后分步讲解。向学员强调注意事项及容易犯错误的步骤，引起学员重视。</td><td>Peyton教学法
示范</td><td>5</td></tr>
<tr><td>学员分组进行训练，教师指导。
1. 4组同时练习，分3轮：学员1操作，学员2配合，学员3使用核查表核查并反馈，在完整操作后进行组内角色轮换练习。
2. 教师巡视，及时记录学员操作中的问题。</td><td>Peyton教学法
学员操作
合作式学习
形成性评价</td><td>30</td></tr>
<tr><td>引入模拟情境二：1组学员对其进行术前消毒铺巾，教师和其他同学观摩，对照操作核查表对该学员进行评价。操作结束后自由讨论操作过程中的问题。</td><td>Peyton教学法
学员操作</td><td>10</td></tr>
<tr><td rowspan="3">反馈和总结
（10分钟）</td><td>课后评价
1. 学员互相评价自己和同伴的优点和可改进之处。
2. 教师评价各学员行为优点和可改进之处。</td><td rowspan="3">互动式教学
讨论法</td><td>5</td></tr>
<tr><td>课程总结，回顾教学目标是否达成。</td><td>3</td></tr>
<tr><td>布置课后作业及下节课预习内容，提供参考资料。</td><td>2</td></tr>
<tr><td>学习效果评价</td><td colspan="3">1. 评价方法：课堂评价，包括学员互评、教师评价学员。
2. 评价表：见本章第四节。</td></tr>
<tr><td>课后作业</td><td colspan="3">1. 观看操作视频。
2. 完成课后评价表。</td></tr>
<tr><td>专业英语词汇</td><td>消毒 disinfection
铺巾 draping</td><td colspan="2">肺癌 lung cancer
乳腺恶性肿瘤 malignant breast tumor</td></tr>
</table>

参考教学资料	[1] 姜保国，陈红．中国医学生临床技能操作指南 [M]．3版．北京：人民卫生出版社，2020. [2] 陈翔，吴静．湘雅临床技能培训教程 [M]．2版．北京：高等教育出版社，2019.
教学反思	
知识拓展	
案例编写	教案作者：邓刚、刘碧君、文楚琦 作者单位：中山大学附属第七医院、深圳市卫生健康能力建设和继续教育中心 联系邮箱：dengg5@mail.sysu.edu.cn

第二节 胸部手术消毒铺巾操作规范

【扫码观看视频】

一、目的

手术区域消毒铺巾是每个手术前必须实施的操作，是外科手术前的重要步骤。遵循无菌原则，严格实施本项操作，消灭拟作切口处及其周围皮肤上的病原微生物，可尽量避免或减少切口感染。

二、适应证

所有具有明确手术适应证且拟通过外科手术治疗疾病的患者。

三、禁忌证

1．无手术适应证或有明确手术禁忌证的患者。
2．碘及乙醇消毒剂过敏者，应更换其他消毒剂。

四、操作前准备

1．操作者准备
（1）更换进入手术室所要求的手术服，戴好帽子、口罩等。
（2）了解患者病情、拟行手术方案及切口设计。
（3）进行外科刷手消毒。
（4）铺巾操作需两人操作，一位为铺巾者，另一位配合操作。
2．用物准备
（1）肺手术：消毒弯盘、消毒纱布、消毒液、无菌持物钳、小单6块（2块包手，4块铺单）、中单5块（2块铺置于患者两侧，1块包手，2块铺单）、大单1块、布巾钳4把、绷带1卷。

（2）乳腺手术：消毒弯盘、消毒纱布、消毒液、无菌持物钳、小单5块（1块包手，4块铺单）、中单4块（2块铺置于患者患侧，2块铺单）、大单1块、布巾钳4把、绷带1卷。

3．患者准备

（1）已完成术前告知和签字，配合手术过程。

（2）按手术要求做好麻醉，除去衣物，摆好体位。

（3）根据手术要求做好导尿、备皮等术前处理，手术部位做好标记。

五、操作步骤

1．根据拟行手术摆合适体位

（1）肺部手术采用健侧卧位。取侧卧位后，使用中单将患者患侧上肢包裹，绷带将其固定于高托手架上，避免术中滑脱损伤或皮肤压迫损伤；健侧上肢自然外展，固定于低托手架上。采取侧卧位的手术，应注意固定患者下肢，防止术中滑脱导致损伤。

（2）乳腺手术基本上取平卧位。

2．巡回护士取持物钳将消毒弯盘及无菌持物钳交给操作者，向弯盘内置入消毒无菌纱布及消毒液。

3．确定消毒范围

（1）肺手术消毒范围（图25-1）：前后过正中线，上至颈部、腋窝及上臂1/3处，下至脐水平线或可达髂前上棘。

（2）乳腺良性疾病（如乳腺良性结节、乳腺脓肿等）手术消毒范围：距离手术切口15cm范围即可。

（3）乳腺恶性疾病手术消毒范围（图25-2）：前到对侧锁骨中线，后到腋后线，上到颈部，下到脐水平，同时包括患侧上臂肘关节以远。如果要做皮瓣或者整形，需将相关区域同时进行消毒。

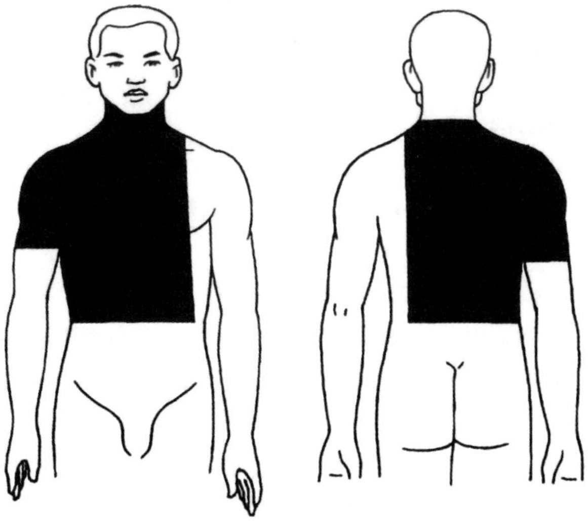

图25-1 肺部手术（右侧）消毒范围

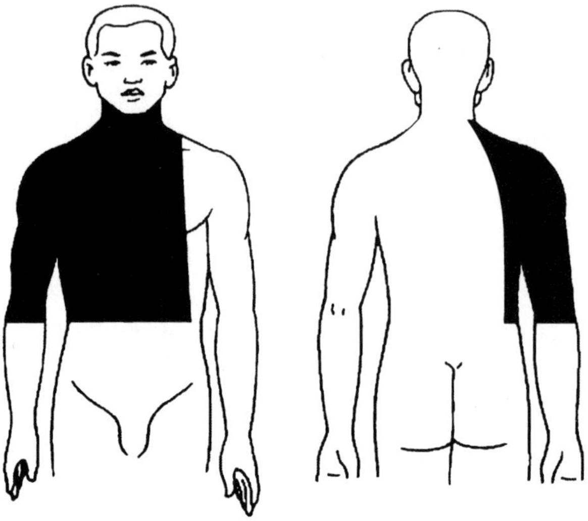

图25-2　乳腺恶性疾病手术（右侧）消毒范围

4．操作者站于患者右侧，持物钳夹取蘸有消毒液的纱布。

5．保持持物钳尖端朝下，以手术切口为中心，由内向外、从上至下分层叠瓦式消毒，涂擦均匀，严密无漏，每层消毒覆盖前一层的1/2～1/3，消毒3～4遍，每遍消毒范围较前一次减少1cm。

6．如为乳腺恶性疾病手术，每次消毒时消毒乳房及胸腹部后消毒患侧上臂。巡回护士握住患者患侧手腕，斜向上抬起，操作者由近及远消毒肩部、腋窝、上臂，直至肘关节以远。

7．根据拟行手术进行进一步铺巾

（1）肺部手术：在患者身体两侧各铺一块中单，反折保护双手后将中单塞进患者身下。

（2）乳腺恶性疾病手术：消毒满意后，在患者患侧身侧铺一块中单，反折保护双手后塞进患者身下。在托手架上铺一块中单，与患者身侧的中单延续，再在中单上铺一块小单，巡回护士将患者患侧肢体放下至小单上。操作者再使用小单将肢体包裹，使用绷带固定，防止小单松脱。全程注意无菌操作。

8．操作者再次确定切口位置。

9．器械护士将4块无菌巾折叠1/4后逐一递给操作者，前3块折边向着操作者，第4块无菌巾的折边向着器械护士自己。

10．操作者接过折边无菌巾，依次盖住患者足侧、操作者对侧、患者头侧，最后一块盖住操作者同侧。乳腺恶性疾病手术的铺单注意适当留出腋窝处切口的位置（如需要）。

11．每块无菌巾的内侧缘距离切口线要求2～3cm，分别用布巾钳夹住无菌巾的四个交角处，钳柄自然向外放置。

12．完成小单铺巾后，操作者与器械护士分别站在手术床两侧，由器械护士传递中单，依次在患者足侧及患者头侧铺置中单，足侧铺单超过手术台，头侧铺单超过麻醉架。

13．完成中单铺巾后，操作者再次消毒手臂并穿手术衣、戴无菌手套。

14．将有孔洞的大单正对切口，短端向头侧，长端向足侧，先向头侧，再向足侧分别展开（操作者的双手包卷在大单内避免污染），短侧盖住麻醉架，长端盖住器械托盘，两侧及足侧垂下超过床边30cm。

六、操作后处理

无。

七、并发症及处理

对某种消毒液过敏时应及时更换消毒液。

八、注意事项

1．碘酊消毒手术区时必须待碘酊干后再用75%乙醇脱碘，并确保脱碘干净。

2．碘过敏者可使用其他皮肤消毒剂。

3．消毒纱布勿蘸取过多消毒液，避免产生不必要的皮肤或者组织损伤。

4．手术区皮肤消毒须严格遵守外科无菌原则。涂擦消毒液时应稍用力，以增加消毒液渗透力。

5．已接触消毒范围边缘或者污染部位的消毒纱布，不能再返擦清洁处。

6．已铺的无菌巾不可随意移动，如需调整时，只允许由手术区向外移动，而不能向内移动，避免污染手术区。

7．已消毒的手臂不能直接接触灭菌手术敷料，铺单时双手只能接触手术单的边角部。

8．大单短侧盖住麻醉架，两侧及足侧垂下超过手术床边30cm。

9．勿使打开的无菌巾接触无菌手术衣腰平面以下及其他非无菌物品，如被污染应立即更换。

10．原则上手术区域铺单层数要求自术区皮肤至最外侧无菌单至少达到4层。

九、相关知识

1．消毒范围要包括手术切口周围15～20cm的区域，如有延长切口的可能，则应扩大消毒范围。

2．操作者双手勿与患者皮肤或者其他未消毒物品接触，消毒用钳不可放回手术器械桌。

3．操作者如未穿手术衣，铺小巾时应先铺对侧，后铺操作侧；如已穿上手术衣，应先铺操作侧。

4．一次性铺巾相对于传统的灭菌布料铺巾使用越来越广泛，有较好的隔阻能力、抗燃能力和低纤维絮。同时，铺巾上有粘纸条，以便铺巾与患者身体及铺巾之间的固定。

十、相关临床情境及临床思维分析

模拟情境一：患者刘一，男，36岁，因“发现右肺癌2天”入院。初步诊断：右侧肺癌，拟行胸腔镜下肺切除术，目前已完成三方核对及外科手消毒，拟为患者行术区消毒铺巾。

临床思维分析：肺部手术消毒范围为前后过正中线，上至颈部、腋窝及上臂1/3处，下至脐水平线或可达髂前上棘。

模拟情境二：患者李二，女，56岁，因“发现右乳腺癌3天”就诊。确诊为右侧乳腺癌。拟行右侧乳腺癌根治术。麻醉已完成。请你完成术前消毒铺巾操作。

临床思维分析：乳腺恶性疾病手术消毒范围为前到对侧锁骨中线，后到腋后线，上到颈部及上臂，下到脐水平。

十一、参考资料

[1] 医师资格考试指导用书专家编写组. 2023年临床执业医师资格考试实践技能指导用书[M]. 北京: 人民卫生出版社, 2022.

[2] 姜保国, 陈红. 中国医学生临床技能操作指南[M]. 3版. 北京: 人民卫生出版社, 2020.

[3] 陈翔, 吴静. 湘雅临床技能培训教程[M]. 2版. 北京: 高等教育出版社, 2019.

第三节 胸部手术消毒铺巾理论测试题

一、课前测试题

1. 肺部手术皮肤消毒范围包括（　　）

A. 上到颈部，下到耻骨联合以上，两侧至腋中线

B. 上到颈部，下到耻骨联合以上，两侧至腋后线

C. 前后过中线，上至颈部、腋窝及上臂1/3处，下至脐水平线下，可达髂前上棘

D. 上到锁骨，下到脐部，两侧至腋后线

E. 前后到中线，上至颈部、腋窝及上臂1/3处，下至脐水平线下，可达髂前上棘

2. 关于胸部手术消毒铺巾，以下正确的是（　　）

A. 为保证无菌，铺巾脱落后换面进行铺设

B. 穿手术衣后铺巾时，最后铺对侧小单

C. 将患者上肢妥善固定后即可开始消毒

D. 为保证消毒质量，必须使用碘伏进行消毒

E. 为保证消毒质量，应蘸取大量消毒液用力擦洗

3. 手术消毒铺巾时，消毒范围至少要包括手术切口周围（　）

A. 5cm　B. 10cm　C. 15cm　D. 20cm　E. 30cm

4. 对于胸部手术消毒，以下消毒方式错误的是（　）

A. 平行形消毒
B. 叠瓦状消毒
C. 环形消毒
D. 螺旋形消毒
E. 放射状消毒

5. 右乳腺恶性肿瘤手术消毒范围包括（　）

A. 上到颈部，下到耻骨联合以上，两侧至腋中线
B. 上到颈部，下到耻骨联合以上，两侧至腋后线
C. 左侧到左腋前线，右侧到腋后线，上到颈部及上臂，下到脐水平
D. 左侧到左锁骨中线，右侧到腋后线，上到颈部及上臂，下到脐水平
E. 右侧到右锁骨中线，左侧到腋后线，上到颈部及上臂，下到脐水平

二、课后测试题

1. 对于胸部开放性伤口手术的消毒，以下选项正确的是（　）

A. 从中心到四周
B. 从左到右
C. 从下到上
D. 从四周到中心
E. 从上到下

2. 未穿手术衣做胸部手术铺巾时，第四块铺巾应铺在（　）

A. 切口上方
B. 术者对侧
C. 术者同侧
D. 切口下方
E. 切口前方

3. How to move the surgical drapes if it is not in position after draping（　）

A. Disinfect and drape again
B. Keep it in that way
C. Move it towards the surgical area
D. Move it away from the surgical area
E. Adjust it to the needs of the surgery

4. 关于胸部手术消毒铺巾，以下正确的是（　）

A. 消毒后将治疗碗和消毒钳放在手术器械桌上
B. 使用碘酊消毒后，需要用25%乙醇脱碘
C. 消毒留白时，使用消毒纱布返回消毒区域补满留白区
D. 自术区皮肤向外数，手术区域铺单层数至少应达到4层
E. 乳腺恶性疾病手术消毒范围不包括手臂

5．左肺癌手术摆以下哪种体位（　）

A．左侧卧位　　B．平卧位

C．右侧卧位　　D．截石位

E．人字位

参考答案与解析

一、课前测试题

1．C

【解析】识记题。

2．B

【解析】铺巾滑落即为污染，依据无菌原则，应弃之，重新置无菌铺巾，故A错误。胸部手术取侧卧位时，除固定患者上肢外，还需要固定患者下肢，防止跌落，故C错误。对碘伏过敏的患者，可采用乙醇或其他消毒液进行消毒，故D错误。消毒时蘸取过多消毒液或过于用力擦拭可能会造成不必要的皮肤或组织擦伤，应避免，故E错误。

3．C

【解析】消毒范围要包括手术切口周围15～20cm的区域，如有延长切口的可能，则应扩大消毒范围。

4．E

【解析】环形或螺旋形消毒可用于小手术野消毒，平行形或叠瓦状消毒可用于大手术野消毒。放射状消毒不符合无菌原则，易导致污染已消毒区域。

5．D

【解析】乳腺恶性肿瘤，消毒范围要前到对侧的锁骨中线、后到腋后线、上到颈部及上臂、下到脐水平。

二、课后测试题

1．D

【解析】对于污染伤口，应由相对污染侧向相对无菌侧进行消毒。

2．C

【解析】未穿上手术衣时，为防止铺巾时手术衣污染无菌巾，应最后铺近身侧。

3．D

【解析】已铺下的无菌巾不可以随意移动，当需调整位置时，允许由手术区向外移动，不可向内移动，避免污染手术区。

4．D

【解析】消毒后消毒工具视为污染，不应返回无菌的手术器械桌，故A错误。碘酊消毒后应使用75%乙醇脱碘，并确保脱碘干净，故B错误。已接触消毒范围边缘或者污染部位的消毒纱布，不能再返擦清洁处，故C错误。乳腺恶性疾病手术范围可达腋窝，消毒时应至少达患侧肘关节以远，故E错误。

5．C

【解析】肺癌手术时，患者取健侧卧位。

第四节 胸部手术消毒铺巾操作评价表

适合学员同伴互评

胸部手术消毒铺巾操作核查表

序号	具体操作行为概要	执行情况 （是√否×部分△）
1	戴口罩、帽子，穿戴整齐	
2	衣袖挽至肘上10cm，外科刷手	
3	接消毒弯盘及无菌持物钳，持钳手法正确	
4	操作者站于患者右侧	
5	以手术切口为中心，由内向外、从上至下，分层叠瓦式或者环形消毒，涂擦均匀，严密无漏	
6	肺手术消毒范围：前后过中线，上至颈部、腋窝及上臂1/3处，下至脐水平线下可达髂前上棘； 乳腺良性疾病手术消毒范围：距离手术切口15cm范围； 乳腺恶性肿瘤手术消毒范围：两侧到对侧的锁骨中线和同侧腋后线，上到颈部及上臂（过肘），下到脐水平； 如果要做皮瓣或者整形，需将相关区域同时进行消毒	
7	消毒3～4遍，每遍消毒范围较前一次减少1cm	
8	肺手术：在患者身体两侧身下各铺一块中单； 乳腺恶性疾病手术：在患侧身下和托手架处各铺一块中单，并使用小单包裹患侧肢体	
9	接无菌巾，按规范顺序铺小单	
10	暴露部分距离切口边缘2～3cm	
11	用布巾钳钳夹无菌小单	
12	依次在患者足侧、头侧铺中单	
13	操作者再次手臂消毒，穿无菌手术衣，戴手套	
14	将大单洞口对准切口位置放下，依次展开头侧、足侧	
15	注意手腕内翻，以单护手	

适合教师评价学员

胸部（肺）手术消毒铺巾操作评分表

项目	检查内容与评分要点	满分	扣分
操作前准备（17分）	术者准备：着装整洁，戴好口罩、帽子，完成术前洗手及手消毒，呈拱手姿势	2	
	物品准备：消毒液，无菌纱布，无菌盘（碗），卵圆钳、小单6块、中单5块、大单1块、布巾钳4把，无菌绷带	5	
	患者准备：已完成术前告知和签字，确认取得配合。完成术前三方核对，确认手术部位，检查手术区域皮肤（无破损、无感染、已备皮），合适手术体位。麻醉效果满意	5	
	取健侧卧位，双手分别置于高、低托手架上，用布单和绷带包裹固定，并妥善固定下肢，防止滑脱	5	
消毒（29分）	从器械护士处接过卵圆钳和消毒盘（碗），夹取消毒纱块，双方手不接触。操作者站在患者胸部右侧	6	
	采用由内向外、由上至下、分层叠瓦式消毒方法	4	
	范围前后过中线，上至颈部、腋窝及上臂1/3处，下至髂前上棘连线	10	
	消毒3～4遍，每一遍消毒范围比前一遍减小1cm，不留白	7	
	消毒完毕，妥善放好相关物品，避免污染其他无菌物品	2	
铺巾（39分）	在患者身体两侧各铺置一块中单并压在患者身下，注意保护双手	6	
	从器械护士处接过无菌小单，按切口下方、操作者对侧、切口上方、操作者同侧的顺序铺巾	10	
	暴露部分距离拟作切口边缘2～3cm	3	
	用布巾钳在无菌小单四角交叉固定，避免夹到患者皮肤	2	
	操作者与器械护士配合铺中单，先铺置足侧中单，超过手术台，再铺头侧中单，超过麻醉架	10	
	操作者再次手部消毒，穿无菌手术衣，戴手套	3	
	将大单头侧标记指向头侧，大单洞口对准切口位置放下，依次展开头侧、足侧，铺巾下垂超过床缘30cm	5	
总体评价（15分）	注意手腕内翻，以单护手（每违反无菌原则1处，扣5分）	10	
	具有爱患意识	5	
总分		100	
备注	合格标准：80分以上		

评分人：　　　　　　　　　　评分日期：

胸部（乳腺）手术消毒铺巾操作评分表

项目	检查内容与评分要点	满分	扣分
操作前准备（17分）	术者准备：着装整洁，戴好口罩、帽子，完成术前洗手及手消毒，呈拱手姿势	2	
	物品准备：消毒液，无菌纱布，无菌盘（碗），卵圆钳、小单5块、中单4块、大单1块、布巾钳4把，无菌绷带	5	
	患者准备：已完成术前告知和签字，确认取得配合。完成术前三方核对，确认手术部位，检查手术区域皮肤（无破损、无感染、已备皮），合适手术体位。麻醉效果满意	5	
	乳腺恶性疾病手术取仰卧位，患侧手外展	5	
消毒（29分）	从器械护士处接过卵圆钳和消毒盘（碗），夹取消毒纱块，双方手不接触。站在患者胸部右侧	6	
	采用由内向外，由上至下、分层叠瓦式消毒方法，先消毒乳房、胸腹部，再消毒肩部、上肢。消毒上肢时需巡回护士协助提起上肢	4	
	范围到对侧的锁骨中线和同侧的腋后线，上到颈部，下到脐水平，上肢过肘关节。如需做皮瓣或者整形，需将相关区域同时进行消毒	10	
	消毒3～4遍，每一遍消毒范围比前一遍略小，不留白	7	
	消毒完毕，妥善放好相关物品，避免污染其他无菌物品	2	
铺巾（39分）	在患侧身侧和托手架上铺置中单，小单包裹肢体，绷带固定	6	
	从器械护士处接过无菌小单，按切口下方、操作者对侧、切口上方、操作者同侧的顺序铺巾	10	
	暴露部分距离拟作切口边缘2～3cm	3	
	用布巾钳在小无菌巾四角交叉固定，避免夹到患者皮肤	2	
	操作者与器械护士配合铺中单，先铺置足侧中单，超过手术台，再铺头侧中单，超过麻醉架	10	
	操作者再次手部消毒，穿无菌手术衣，戴手套	3	
	将大单头侧标记指向头侧，大单洞口对准切口位置放下，依次展开头侧、足侧，铺巾下垂超过床缘30cm	5	
总体评价（15分）	注意手腕内翻，以单护手（每违反无菌原则1处，扣5分）	10	
	具有爱患意识	5	
计分	实际得分	100	
备注	合格标准：80分以上		

评分人：　　　　　　　　　　　　　　　　评分日期：

第二十六章

手术基本操作：切开、缝合、止血、结扎

(Basic Surgical Skills: Incision, Hemostasis, Suturing and Ligation)

第一节 手术基本操作：切开、缝合、止血、结扎教学教案

<table>
<tr><th colspan="5">总体教学设计</th></tr>
<tr><td>课程名称</td><td colspan="4">手术基本操作：切开、缝合、止血、结扎</td></tr>
<tr><td>授课教师</td><td></td><td>职称</td><td></td><td>专业</td></tr>
<tr><td>辅助教师</td><td></td><td>职称</td><td></td><td>专业</td></tr>
<tr><td>学情分析</td><td colspan="4">教学对象：住院医师规范化培训医师（一年级）。
学习基础：一年级住培医师在本科阶段已掌握临床医学的相关理论知识，并且通过外科学总论实践课的学习、临床见习及实习，对该操作有相关理论和操作能力基础。
学习特点：教学对象正在经历从实习医师到住院医师的角色转换。学员作为住院医师规范化培训医师，有积极主动的学习态度，渴望提高临床技能。引导学员将理论知识与临床技能操作相结合，强调临床技能的规范性，对提高应试及临床能力十分重要。
学习需求：切开、缝合、止血、结扎是临床上常见的基本操作技能，是执业医师资格实践技能考试的大纲内容之一。教学对象对该操作的规范性、熟练度及临床实际应用能力有待进一步提高。</td></tr>
<tr><td>教学需求分析</td><td colspan="4">切开、止血、缝合、结扎是临床上常见的基本操作技能之一，是医师资格实践技能考试的大纲内容之一。经调查，教学对象对该操作的规范性、熟练度及临床实际应用能力有待进一步提高。</td></tr>
<tr><td>师生比</td><td colspan="2">1∶8</td><td>授课学时</td><td>3学时（135分钟）</td></tr>
<tr><td>授课时间</td><td colspan="2"></td><td>授课地点</td><td></td></tr>
<tr><td>学习目标</td><td colspan="4">（一）知识认知目标（knowledge）
1. 描述切开的目的、安装取下刀片的方法、执刀方式、皮肤切开的要点。
2. 描述止血的方法及要点。
3. 叙述缝合、结扎的方法及注意事项。
（二）动作技能目标（skill）
按照规范完成皮肤切开、止血、缝合、结扎的技术操作。
（三）情感价值目标（attitude）
1. 操作过程中体现与患者的有效沟通和人文关怀。
2. 培养责任感与使命感，树立严谨的工作态度，加强无菌操作原则意识。</td></tr>
<tr><td>教学重点及教学方法</td><td colspan="4">教学重点
1. 根据不同情况选取合适的执刀手法及皮肤切开的方法。
2. 皮肤单纯间断缝合的方法。
教学方法
理论讲解、视频演示、实际操作与练习相结合。</td></tr>
</table>

<table>
<tr><td>教学难点及
教学方法</td><td colspan="4">教学难点
1. 快速且正确地使用单手打结法进行操作。
2. 快速且正确地使用器械打结法进行操作。
教学方法
视频详细解读、反复实操练习、实操后复盘讲解。</td></tr>
<tr><td>学员易错点</td><td colspan="4">1. 组织切开时执刀的手法及切开组织的深度。
2. 缝针类型的选择、穿针引线的手法。
3. 缝合的手法、缝合的边距、针距及深度。
4. 打结时相邻两个单结的方向相同或双手用力不均匀，打结的松紧度不合适。
5. 剪线时剪刀的选择、剪线方法错误。
6. 操作过程中违反无菌原则。</td></tr>
<tr><td>课程思政
元素/案例及
融合方法</td><td colspan="4">1. 培养学员的责任感与使命感，提高学员的爱伤意识。
2. 树立严谨的工作态度。通过课前学习、模拟、讨论等环节，学员了解不同情况下执刀手法、缝针类型、缝合方法等选择。培养学员在使用及传递锐器时的正确操作方式，减少锐器伤人、锐器丢失等事故。可通过案例引入加深学员印象。
3. 加强学员无菌操作原则意识。</td></tr>
<tr><td>总体
教学策略</td><td colspan="4">改良Peyton教学法、分组练习，合作式学习、刻意练习、PPT教学、启发式教学、情境模拟教学</td></tr>
<tr><td rowspan="19">主要教学
内容与时间分配</td><td colspan="2">教学环节</td><td>内容</td><td>时间（分钟）</td></tr>
<tr><td>1</td><td>课程导入
（10分钟）</td><td>教师自我介绍、课程介绍、学员分组</td><td>10</td></tr>
<tr><td rowspan="3">2</td><td rowspan="3">切开教学
（30分钟）</td><td>切开的目的、方法、器械准备</td><td>5</td></tr>
<tr><td>执刀方式、切口选择</td><td>5</td></tr>
<tr><td>进行皮肤切开的操作展示及练习</td><td>20</td></tr>
<tr><td rowspan="2">3</td><td rowspan="2">止血教学
（10分钟）</td><td>止血的目的及器械</td><td>5</td></tr>
<tr><td>了解止血的方法</td><td>5</td></tr>
<tr><td rowspan="4">4</td><td rowspan="4">缝合教学
（35分钟）</td><td>缝合的目的、适应证、禁忌证</td><td>5</td></tr>
<tr><td>缝合的器械准备及选择</td><td>5</td></tr>
<tr><td>展示皮肤单纯间断缝合</td><td>5</td></tr>
<tr><td>进行皮肤单纯间断缝合练习</td><td>20</td></tr>
<tr><td rowspan="4">5</td><td rowspan="4">结扎教学
（25分钟）</td><td>打结的种类及剪线的方法</td><td>5</td></tr>
<tr><td>讲解不同种类打结的方法：单手打结、双手打结、器械打结</td><td>5</td></tr>
<tr><td>重点练习单手打结、器械打结</td><td>10</td></tr>
<tr><td>剪线练习</td><td>5</td></tr>
<tr><td rowspan="3">6</td><td rowspan="3">反馈和总结
（25分钟）</td><td>引导学员回顾本次课程的学习目标</td><td>5</td></tr>
<tr><td>集中讨论课程思政内容</td><td>15</td></tr>
<tr><td>反馈课堂表现，课程总结，布置课后作业</td><td>5</td></tr>
</table>

<table>
<tr><td>教师准备</td><td colspan="4">1．教师获院级及以上师资认证，接受过专项培训并取得授课资格。
2．至少参加1次集体备课，初次授课应在课前进行试讲。
3．开课前1周，预定教学场地，向培训部提供用物清单（包括核查表、评分表电子版）。
4．认真阅读教案，明确教学目标。
5．根据教学对象课前测试情况做好学情分析，确定本次技能课程的重点和难点，需要拓展的知识点。
6．向学员发送课前信，安排课前学习任务，预习相关理论知识、操作视频等资料。
7．开课前1天确定课程包是否完整，再次阅读教案，复习流程。
8．开课前半小时到培训地点，检查用物及资料是否齐全、教室布置是否合理，调试多媒体设备，试播PPT和视频等。
9．主讲教师与辅助教师再次确认课堂流程及各自任务。</td></tr>
<tr><td>学员准备</td><td colspan="4">1．课前学习资源：操作视频和操作流程。
2．完成课程要求
（1）不迟到、不早退，全程参加课程培训。
（2）集中注意力，积极发言、参与讨论，主动练习，完成学员间相互反馈。
（3）课后以小组为单位自主模拟练习，完成课后作业及评价表。</td></tr>
<tr><td>场地准备</td><td colspan="4">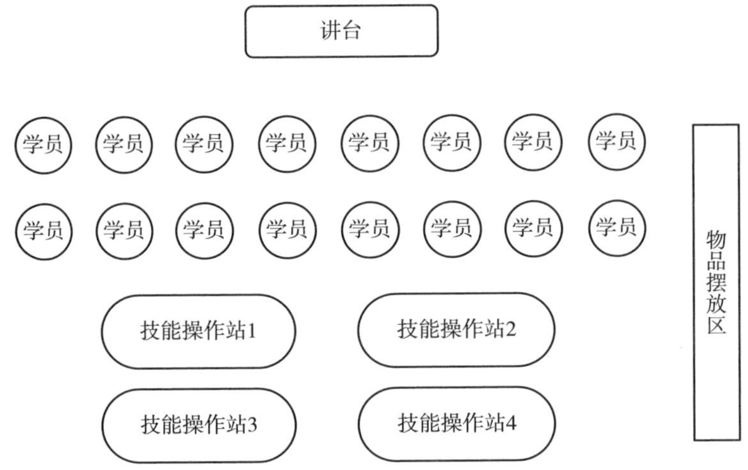
</td></tr>
<tr><td rowspan="8">用物清单
——
以16名学员分4组为例</td><td>序号</td><td>模型/设备/物品/资料名称</td><td>品规或相应要求</td><td>数量</td></tr>
<tr><td>1</td><td>模拟皮肤</td><td>进行外科基本操作的模拟硅胶皮肤</td><td>4套</td></tr>
<tr><td>2</td><td>治疗车</td><td>含医疗、生活垃圾桶和锐器盒</td><td>4台</td></tr>
<tr><td>3</td><td>无菌手套</td><td>6.5、7、7.5号</td><td>各16副</td></tr>
<tr><td>4</td><td>橡胶手套</td><td>常规</td><td>4盒</td></tr>
<tr><td>5</td><td>乙醇</td><td>75%，500ml</td><td>4瓶</td></tr>
<tr><td>6</td><td>碘伏</td><td>0.5%，500ml</td><td>4瓶</td></tr>
<tr><td>7</td><td>生理盐水</td><td>500ml</td><td>4瓶</td></tr>
</table>

用物清单 —— 以16名学员分4组为例	8	外科基本操作器械包	16cm线剪、组织剪（各1把）	4套
			16cm直止血钳、弯止血钳（各2把）	
			蚊氏钳（2把）	
			16cm持针器（1把）	
			14cm无齿镊、有齿镊（各1把）	
			4号刀柄（4把）	
			23号刀片（4片）	
			50cm×60cm洞巾、垫巾（各4张）	
			2-0、3-0丝线（各4包）	
			1/2 10×28三角针（8枚）	
			1/2 6×14圆针（8枚）	
			中号弯盘（1个）	
			6cm×8cm敷料纱布（10片）	
			棉球（10个）	
			40ml、60ml小药杯（各1个）	
模拟情境	**模拟情境一** 患者张三，男性，30岁，拟行腹壁脂肪瘤切除术。现患者仰卧在手术台，已经完成手术区域皮肤消毒。 要求：请上台为患者行切开、缝合、打结、剪线操作。 提示：在医学模拟人或模具上操作；切口长约4cm，单纯间断缝合3针，用单手打结法打结2针、器械打结法打结1针；不做肿物切除操作。 **模拟情境二** 你作为外科住院医师，来到急诊手术室，受手术医师委托参与手术。 要求：请完成患者切口皮肤的缝合。 提示：在医学模拟人或模具上操作；单纯间断缝合5针，用单手打结法打结3针、器械打结法打结2针。 **模拟情境三** 患者李四，男性，42岁，拟行左小腿脂肪瘤切除术。现患者仰卧在手术台，已经完成手术区域皮肤消毒。 要求：请上台为患者行切开、缝合、打结、剪线操作。 提示：在医学模拟人或模具上操作；切口长约4cm，单纯间断缝合3针，用器械打结法打结；不做肿物切除操作。			

详细教学设计			
阶段分配	**教学内容**	**教学方法**	**时长（分钟）**
课程导入（10分钟）	1. 教师自我介绍。 2. 学员分组：每组4人，分4组。每组4人的分工：A操作，B当SP及指导，C、D持核查表，核查反馈；结束之后，轮换角色练习。 3. 教师分组：主讲教师、辅助教师每人负责带教2组。	互动教学 PPT教学	3
	1. 场地、器械介绍，课程内容及时间安排。 2. 学员心理安全建设：完成学习目标即可，不进行考核。	PPT教学	2

<table>
<tr><td>课程导入
（10分钟）</td><td>1. 反馈课前测试结果，指出学员在本次课堂上需要重点掌握的理论和操作步骤及注意事项。
2. PPT展示本次课程的学习目标。</td><td>互动教学
PPT教学</td><td>5</td></tr>
<tr><td rowspan="3">教学阶段
（100分钟）</td><td>切开教学
1. PPT的方式讲解切开的原则、要求及方法。
2. 观看切开操作视频、讲解视频中的难点。
3. 分组实际操作，教师指导、点评。</td><td rowspan="3">PPT教学
互动教学
改良Peyton
启发式教学
刻意练习
合作学习</td><td>30</td></tr>
<tr><td>止血教学
1. PPT的方式讲解止血的技术方法、注意事项。
2. 观看止血操作视频，讲解视频中的难点。
3. 分组实际操作，教师指导、点评。</td><td>10</td></tr>
<tr><td>缝合、结扎教学
1. PPT的方式讲解缝合及结扎的技术方法、注意事项。
2. 观看缝合、结扎操作视频，讲解视频中的难点。
3. 分组实际操作，教师指导、点评。</td><td>60</td></tr>
<tr><td rowspan="3">反馈和总结
（25分钟）</td><td>引导学员回顾本次课程的学习目标
1. 以小组为单位分别说1～2点学习收获，不重复。
2. 教师总结学员发言，解答学员疑问。</td><td>互动教学</td><td>5</td></tr>
<tr><td>课程思政内容讨论
1. 规范的组织切开对伤口暴露及止血的影响？
2. 如何根据不同组织部位来选择缝合方式？
3. 缝合方式是否会影响伤口愈合？</td><td rowspan="2">启发式教学</td><td>15</td></tr>
<tr><td>课程总结、反馈
1. 教师肯定学员的优点，指出缺点，提出需改进的地方。
2. 布置课后任务。</td><td>5</td></tr>
<tr><td>学习效果
评价</td><td colspan="3">1. 核查法——课堂练习时使用核查表评价学员行为。
2. 理论测试——课后理论测试评价学员知识掌握情况。
3. 终结性评价——出科考核、年度考核等使用考核评分表做终结性评价。</td></tr>
<tr><td>课后作业</td><td colspan="3">1. 当日完成课程评价。
2. 课后自主练习4种外科基本技能操作。</td></tr>
<tr><td>专业英语
词汇</td><td>切开 incision
缝合 suturing</td><td colspan="2">止血 hemostasis
结扎 ligation</td></tr>
<tr><td>参考教学
资料</td><td colspan="3">[1] 陈孝平，汪建平，赵继宗. 外科学 [M]. 9版. 北京：人民卫生出版社，2018.
[2] 姜保国，陈红. 中国医学生临床技能操作指南 [M]. 3版. 北京：人民卫生出版社，2020.
[3] 刘原，刘成玉. 临床技能培训与实践 [M]. 2版. 北京：人民卫生出版社，2021.</td></tr>
<tr><td>教学反思</td><td colspan="3"></td></tr>
<tr><td>知识拓展</td><td colspan="3"></td></tr>
<tr><td>案例编写</td><td colspan="3">教案作者：矫元君
作者单位：北京大学深圳医院
联系邮箱：360352759@qq.com</td></tr>
</table>

第二节 手术基本操作：切开、缝合、止血、结扎操作规范

【扫码观看视频】

一、目的

1．切开：解剖、暴露各种组织，清除脓肿和病变组织，此操作也是外科手术的必要步骤。

2．缝合：借缝合的张力保证伤口边缘相互对合，以消除空隙，有利于组织愈合。

3．止血：减少外科手术中的失血量，保证患者生命安全。

4．结扎：正确而熟练地打结是外科医生必备而又重要的基本功，是保证手术成功的关键。因为手术中的止血和缝合均需进行结扎，而结扎是否牢固可靠又与打结的方法是否正确有关。错误的打结方法会对组织造成额外的损伤，松动的线结会引起伤口裂开、出血、吻合口漏等并发症。

二、适应证

需要外科手术切开的操作，术中出血，适合一期缝合的新鲜伤口。

三、禁忌证

缝合的禁忌证为污染严重或已经感染的伤口。

四、操作前准备

1．操作者准备

（1）检查患者资料、病变部位和预定术式，使手术切口与病变部位及手术方式一致。

（2）所有的切口均应在预定切口区用深色笔画标记线。

（3）针对手术选用相应的麻醉方式。

（4）手术区域的消毒、铺巾、麻醉均已完成。

（5）手术人员的消毒、无菌准备完备。

2．用物准备：1、4、7号丝线若干（供术者做选择用），不同尺寸的常规腹部外科缝针（三角针、圆针）数套，刀片（圆、尖刀片供选择）、手术刀柄1把，无齿镊、有齿镊各1把，持针器1把，弯止血钳2把、直止血钳2把，线剪1把，组织剪1把，洞巾、垫巾、纱布、棉球若干，弯盘，小药杯，无菌手套，皮肤消毒剂（0.5%碘伏或75%乙醇）。

3．患者准备：术前告知患者手术的意义及风险，摆好体位。对于局部麻醉手术患者，适当遮盖，保护其隐私及保暖。

五、操作步骤

（一）切开

1．切口选择原则：切口的选择是手术显露的重要步骤，对各部位手术的切口选择应根据各种手术的特殊性及手术野显露的需要全面分析而定，在切口选择上应考虑以下几点。

（1）切口应选择于病变部位附近，通过最短途径以最佳视野显露病变。

（2）切口应对组织损伤小，不损伤重要的解剖结构如血管神经等，不影响该部位的生理功能。

（3）力求快速而牢固的愈合，并尽量照顾美观，不遗留难看的瘢痕，如颜面部手术切口应与皮纹一致，并尽可能选取较隐蔽的切口。

（4）切口必须有足够的长度，能容纳手术的操作和放进必要的器械，切口宁可稍大而勿太小，并且应易于在需要时延长。应根据患者的体型、病变深浅、手术的难度及麻醉条件等因素来计划切口的大小。

2．装、取刀片方法

（1）安装手术刀片：用持针器（或止血钳）夹取刀片的前端背侧，以刀片的缺口对准刀柄凹槽处，顺势向下使刀片的缺口插入刀柄凹槽中。

（2）拆卸手术刀片：用持针器（或止血钳）夹取刀片尾端背侧，轻轻向上抬起，使刀片与刀柄凹槽分离，然后再稍向前用力，将刀片推离刀柄。

3．执刀姿势及对应适用范围（图26-1）

（1）执弓法：是最常用的一种持刀方式，动作范围广而灵活，用力涉及整个上肢，但主要集中在腕部，主要用于胸腹部较大的切口。

（2）执笔法：这种握持法用力轻柔，操作灵活准确，便于控制刀的活动度，其动作和力量主要在手指。用于短小切口及精细手术，如解剖血管、神经及切开腹膜等。

（3）握持法：又称抓持法，全手握持刀柄，拇指与示指紧捏刀柄刻痕处。此法控刀比较稳定。操作的主要动点在肩关节。用于切割范围广、切口部位深、需用力较大的手术，如截肢、肌腱切开等。

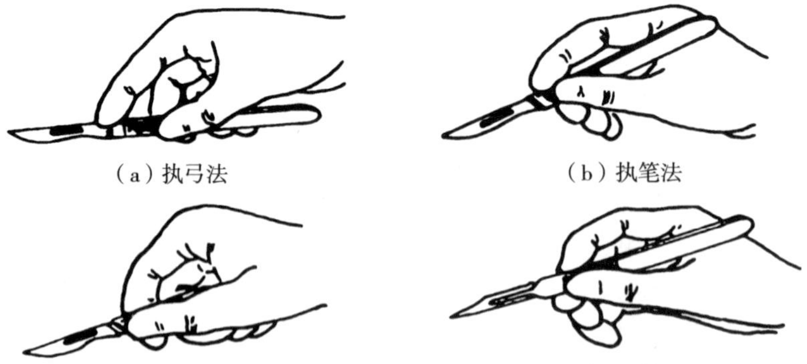

（a）执弓法　（b）执笔法　（c）握持法　（d）反挑法

图26-1　执刀姿势

（4）反挑法：是执笔法的一种转换形式，刀刃向上用于挑开浅表皮肤，可以避免损伤深部组织。操作时动点在手指，常用于浅表脓肿切开。

4．切开流程（图26-2）

（1）切开前再次消毒，检查切口的麻醉情况，必要时通知麻醉医生手术开始。

（2）固定预定切口两侧的皮肤。分开左手拇指和示指，绷紧、固定切口两侧皮肤。较大切口应由术者和助手用手掌边缘或纱布垫相对应地压迫并绷紧拟作切口两侧的皮肤。

（3）刀刃与皮肤垂直，一次切开皮肤全层。垂直下刀，水平走行，垂直出刀，用力均匀。

（4）使用电刀切开时，先按前述方法将皮肤切至真皮层，术者和助手使用齿镊相对平均地提起切口两侧组织后，使用电刀逐层切开皮肤、皮下组织。

5．注意事项

（1）切开时应绷紧切缘两侧皮肤便于顺利切开皮肤全层，不可使皮肤随刀移动，否则容易致切口歪斜或切口深度不易把握。

（2）皮肤切开的要点是垂直下刀，水平走行，垂直出刀，用力均匀。避免多次切割致切口不整齐。

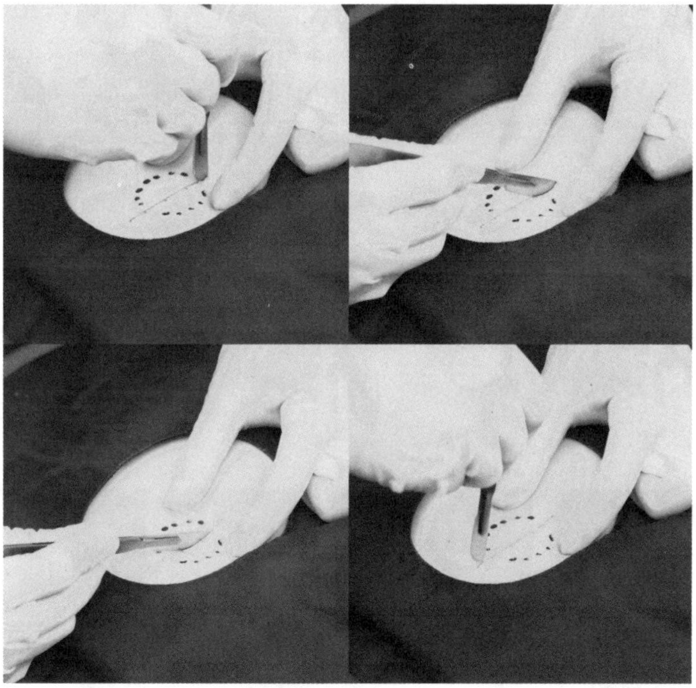

图26-2 切开手法

（二）缝合

1．缝针的类型及选择

（1）三角针：多用于缝合筋膜、皮肤等胶原密度较高的组织。

（2）圆针：对组织的损伤较小，常用于缝合实质脏器、血管、肠管、神经、泌尿生殖系统器官。

（3）铲形针：多用于精细的眼科手术。

（4）钝圆针：常用于缝合易碎的组织（如肝脏等）。

2. 缝线的选择：总原则为尽量选用符合缝合组织天然强度的最细、组织反应最小的缝线。

（1）愈合慢的组织（如筋膜、肌腱等）选择不吸收缝线或需较长时间吸收的可吸收缝线。

（2）愈合较快的组织（如口腔黏膜、生殖器黏膜等），选择可吸收缝线。

（3）对具有潜在污染的组织，应避免使用多股纤维缝线，优选抗菌可吸收线。

（4）胆道和泌尿道系统，最好使用抗菌可吸收缝线。如果必须使用不可吸收缝线的话，聚丙烯缝线是最佳的选择。

（5）有美容需求的部位，可选择保证所需强度的最细的惰性单股缝合材料，如尼龙缝线。

3. 穿线手法及持针器抓握手法：穿线时，使用持针器前1/3夹持缝针的后1/3处位置，针体与持针器垂直。由缝针的弧外向弧内的方向穿线。将线的约1/3长度穿过针眼后反向折回，与线尾合成一股线，顺势绕在持针器前端缝隙内。再根据具体缝合方向微调缝针角度。（图26-3）

抓握持针器时，根据操作的精细程度需求及术者习惯选择抓握方法（图26-4）。

（1）把抓式：将持针器环紧贴大鱼际，示指压住持针器柄近轴节处，其余三指压住另一持针器环。此种方法稳健，易于调整缝针方向，是最常用的抓握方法。

（2）指扣式：使用拇指和环指控制持针器的两个环，类似止血钳的握法。此种方法为传统握持法，稳定性较差，目前也被认为是错误执法。

（3）掌指法：又称单扣式，在把抓式的基础上，将拇指套入持针器环内，使得持针器开合控制更为精细。

（4）掌拇法：在把抓式的基础上，将拇指也握于持针器柄远端，柄环固定于手掌中。此种方法易于使用拇指松开齿扣，关闭、张开持针器较容易，进针稳妥。

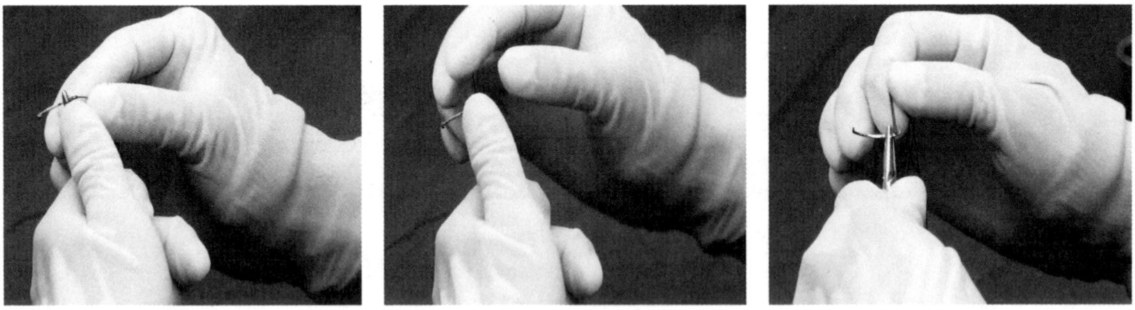

（a）　　（b）　　（c）

图26-3　穿线手法

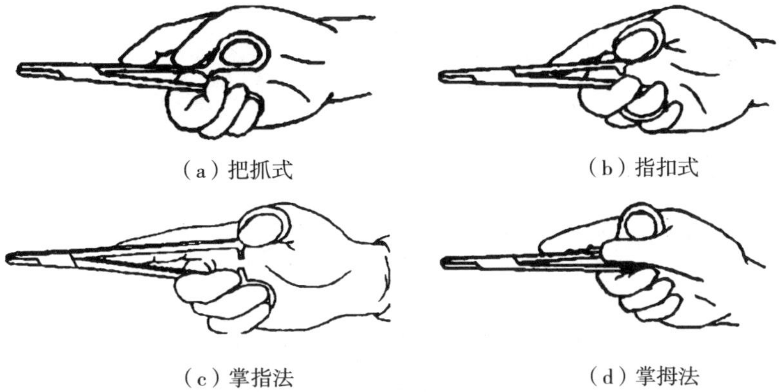

图26-4　持针器握法

4. 基本缝合类型介绍（图26-5）

（1）单纯间断缝合：进针时，针与创面切口平面垂直，全层穿透（特殊情况如浆肌层缝合等可选择非全层）。收线时，两手用力均匀。一般针距1.0～1.2cm，边距0.5～0.6cm。

（2）单纯连续缝合：总是同一侧进针，对侧出针，需要术者或助手收紧缝线。打结时，将对侧线尾拉出，形成双股线，与出针侧线头打结即可。

（3）“8”字缝合：为两个连续的间断缝合，缝线交叉呈“8”字。多用于肌肉止血、肝创面止血、肠管浆膜小面积损伤修补等一般对张力要求不高的组织缝合。收线时，注意力度不能太大，以免造成组织撕裂。

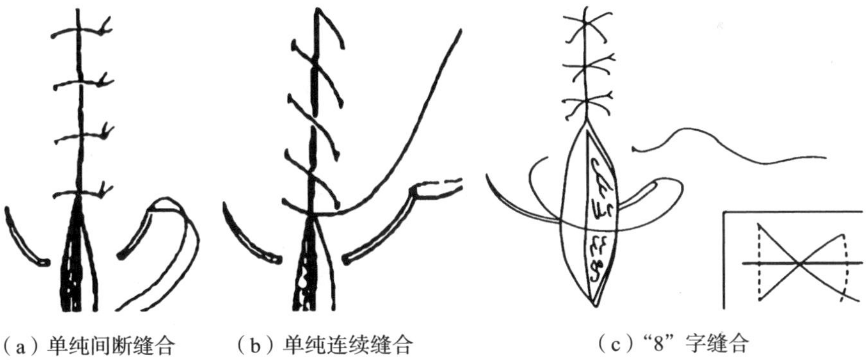

图26-5　基本缝合类型

5. 单纯间断缝合的步骤（图26-6）

（1）进针：缝合时左手执有齿镊，提起皮肤边缘，右手执持针器，用腕发力由外旋进，顺针的弧度刺入皮肤，经皮下从对侧切口皮缘穿出。

（2）拔针：可用有齿镊顺针前端顺针的弧度外拔，同时持针器从针后部顺势前推。

（3）出针、夹针：当针要完全拔出时，阻力已很小，可松开持针器，单用镊子夹针继续外拔，持针器迅速转位再夹针体（后1/3弧处），将针完全拔出，每缝一针单独打结。

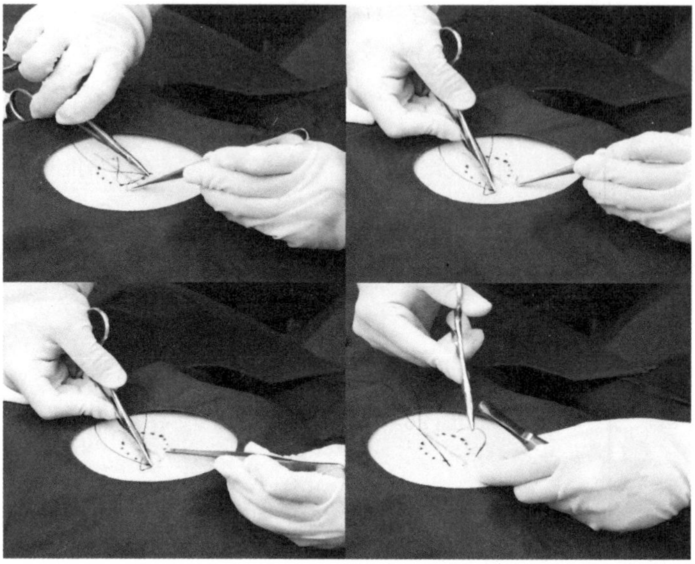

图26-6　单纯间断缝合步骤

6．注意事项

（1）减少伤口处缝线残留，各种吻合口选用可吸收线，皮肤伤口缝合尽量选择不可吸收缝线，术后拆线。一般选用线的拉力能胜过组织张力即可。

（2）注意进出针的方向，避免缝合时造成撕扯，尤其是吻合口吻合时。

（3）选择型号合适缝线进行缝合，防止缝线断裂造成伤口开裂。

（4）注意缝合深度及针距，缝合切口时应将创缘各层对合好，皮下不留无效腔，以间断缝合为例，一般情况下，每针边距0.5～0.6cm，针距1.0～1.2cm，相邻两针间的四点形成正方形为佳。

（5）剪线应选择线剪，遵循“靠、滑、斜、剪”四步法。皮肤缝线留0.5～1.0cm线头，体内或皮内缝线的线头尽量留短，但应避免线结松动（一般丝线1～2mm，可吸收线3～4mm）。

（三）止血、结扎

1．止血方法

（1）压迫止血：最常用、最快的一种止血方法。靠物理压迫使血管破口暂时闭合，继之由于血流减慢，血小板、纤维蛋白、红细胞可迅速形成血栓，使出血停止。适用于创面少量渗血，以及出血无法控制的活动性出血。迫不得已时可采用填塞压迫止血以保生命安全。

（2）电凝止血：适用于表浅的小出血点止血。该止血方法的优点是止血迅速，且不留缝线于组织内。缺点则是止血效果不是很可靠，凝固的组织如果发生坏死脱落，导致再次出血，对较大血管出血效果不好。

（3）局部药物止血：手术创面进行充分止血后仍有渗血时，可用局部药物止血法。常用止血材料：肾上腺素，明胶海绵，纤维蛋白合成凝胶，止血粉，止血纱。

（4）结扎止血：适合于组织创面渗血、大血管出血等，常见方法有单纯结扎和缝合结扎。

2．单纯结扎止血（图26-7）：使用止血钳夹住出血点并轻轻提起，然后将丝线绕过止血钳下的血管和周围少许组织，结扎止血。

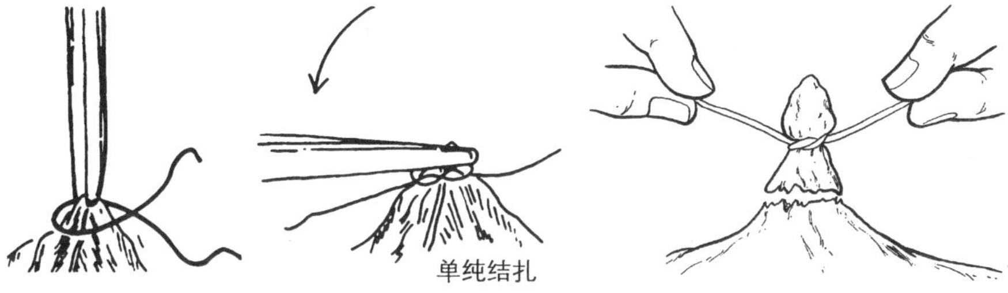

（a）单纯结扎止血　　（b）拉线方向错误导致组织撕脱

图26-7　单纯结扎止血手法

3．单手打结法（图26-8）：最常用，简便迅速。主要分为勾线、拉线、压线三步。一手为主手，负责全部打结，一手为副手，只负责拉线和压线，全程不松手。

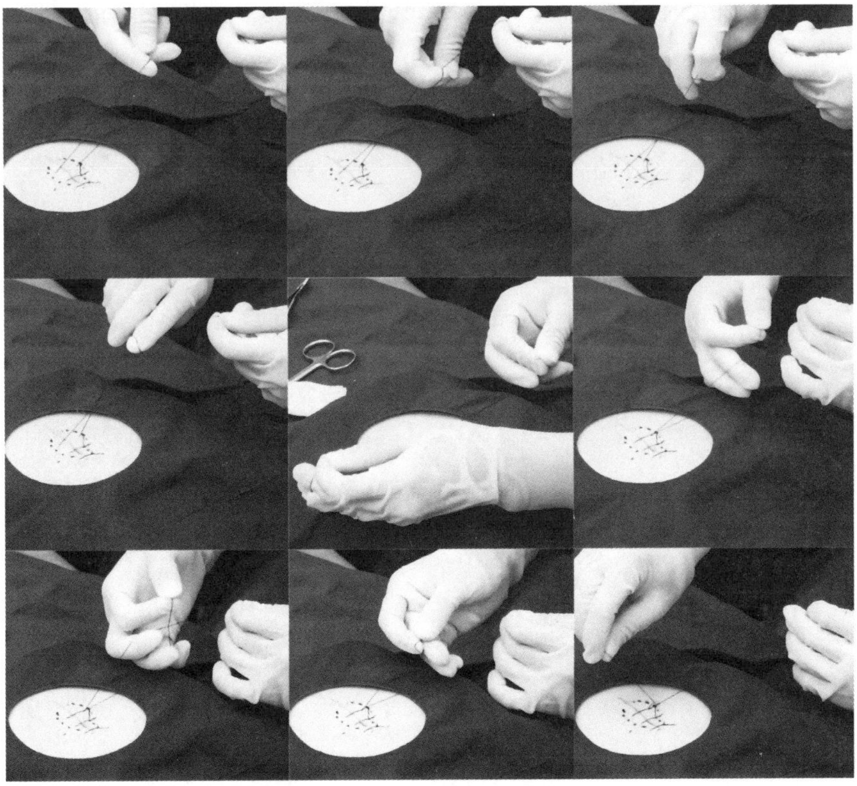

图26-8　单手打结法步骤

4．器械打结法（图26-9）：适用于体表小手术或线头短，用手打结有困难时。

（1）打结的线分为一长一短，短线不宜超过3cm，一般以短线在上，长线在下开始操作。

（2）左手握住长线，持针器放在双线之间，左手绕持针器一圈，绕线后持针器将短线头夹持住，同时左手持长线与持针器夹的短线交叉换位。此时长短线交换位置。

（3）再次将持针器放在双线之间，长线绕持针器一圈。之后持针器夹下方的短线，双手再次交叉换位，完成一次器械打结。

5．注意事项

（1）创面的少量渗血，可以用能量器械（如电刀）来电凝止血。

（2）单纯结扎法经常使用，需准确钳夹出血点，最好一次成功。

（3）结扎线的粗细要根据钳夹的组织多少及血管粗细进行选择，血管粗时应单独游离结扎。

（4）结扎时结扎线要保证将钳子夹住的组织完全套住，在收紧第一结时将提的血管钳放下逐渐慢慢松开，第一结完全扎紧时再松钳移去；止血钳松开时要慢，如果发现仍有出血可及时夹住出血点。

（5）打结时应注意避免打假结、滑结，否则易造成结扎线松脱。

（6）打结时注意打顺结，如果线结不顺，可将线尾交换位置，忌使双线间成锐角，否则，稍一用力即会将线扯断。

（7）结扎组织和血管时，应在第一个单结完成后，让助手松开止血钳，打结者再次收紧

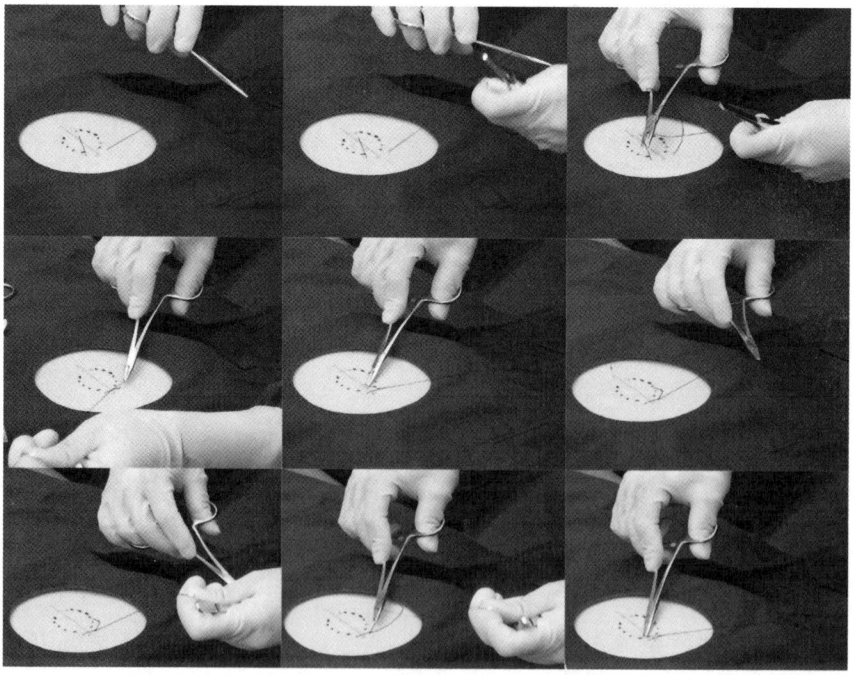

图26-9　器械打结法步骤

线结确保可靠后再打第二个结，必要时可由助手用止血钳夹住第一结。

（8）对于重要的血管和组织，需要施行两次以上的结扎。大的血管使用细线结扎比粗线更为牢靠，必要时采用缝扎的方式结扎。

（9）深部结扎组织时应注意收结时双手与结扎点保持三点一线，以适当力度收紧，以免造成撕脱。

六、操作后处理

伤口包扎，清点器械，垃圾分类处置，告知患者伤口注意事项。

七、并发症及处理

愈合不佳、出现感染的伤口应及时拆除伤口缝线，进行伤口清创，暂不予缝合，待伤口肉芽长好，再行二期缝合。在伤口肉芽长好之前应及时给予伤口换药，观察肉芽生长情况，并告知患者需要注意的事项及伤口愈合过程，缓解患者紧张情绪。

八、注意事项

详见前述。

九、相关知识

1. 手术刀片的种类及选择。
2. 深部打结及张力打结。
3. 能量器械的止血。

十、相关临床情境及临床思维分析

患者张三，男性，30岁，拟行腹壁脂肪瘤切除术。现患者仰卧在手术台，已经完成手术区域皮肤消毒。要求：请上台为患者行切开、缝合、打结、剪线操作（提示：在医学模拟人或模具上操作；切口长约4cm，单纯间断缝合3针，用单手打结法打结2针、器械打结法打结1针；不做肿物切除操作）。

1. 操作前应进行的准备有哪些？

临床思维：手术前应检查并三方核对患者资料、病变部位、预定术式。此案例中腹部脂肪瘤切除术属于局部麻醉手术，在外科手消毒、无菌准备、铺巾后进行局部浸润麻醉（可口述）。

2. 操作流程及步骤，切开时执刀的手法、切开的深度、缝合的方法、打结的方法等如何操作？

临床思维：按预定的切口切开表皮、真皮，应垂直进刀、垂直出刀、水平走行，刀刃与皮肤垂直。与助手一起使用有齿镊相对夹起皮缘，使用电刀切开至皮下组织，适当止血（可口述）。切除瘤体后使用单纯间断缝合法全层缝合伤口，针距1cm，边距0.5cm。剪线时留

0.5 ～ 1.0cm线头。注意拆装刀片、持刀手法、皮肤张力的保持、缝针的选择、持针的手法、穿针的方式、夹针的位置、进出针的位置、旋腕的方式、接针的手法、打结方式的选择、打结的手法、最后剪线时需要注意的要点等知识点。

3. 操作后的处理有哪些？

临床思维：向患者交代注意适当休息；保护伤口敷料，切勿打湿；如有伤口渗湿、渗血应及时换药；术后7天左右视情况拆线。将针、刀片、注射器针头等锐器弃入锐器盒，将物品外包装弃入生活垃圾桶，将其余医疗垃圾或污染的垃圾弃入医疗垃圾桶。完成以上操作后洗手消毒。

十一、参考资料

[1] 陈孝平，汪建平，赵继宗. 外科学 [M] . 9版. 北京：人民卫生出版社，2018.
[2] 姜保国，陈红. 中国医学生临床技能操作指南 [M] . 3版. 北京：人民卫生出版社，2020.
[3] 刘原，刘成玉. 临床技能培训与实践 [M] . 2版. 北京：人民卫生出版社，2021.

第三节 手术基本操作：切开、缝合、止血、结扎理论测试题

一、课前测试题

1. 执笔法常用于（　）

A. 短小及精细的切口　　B. 截肢时的切口

C. 脾脏切除时的切口　　D. 适合于较长的切口

2. 当结扎处组织具有一定张力时，可选用何种结扎方式（　）

A. 外科结　　B. 方结

C. 滑结　　D. 器械打结

3. 患者拟行皮下肿物切除，在皮肤切开操作时，下列描述错误的是（　）

A. 妥善固定皮肤　　B. 手术前在预定的切口画出标志线

C. 一点一点逐渐切开，以防切入过深　　D. 手术刀和切口皮肤垂直

4.（多选）外科常用的止血方法有（　）

A. 压迫止血　　B. 结扎止血

C. 电凝止血　　D. 填塞止血

5.（多选）缝合伤口时不能过浅的原因有（　）

A. 缝合过浅会留下组织间空隙　　B. 易造成皮下积血、积液

C. 皮下留有无效腔易感染，不利于伤口愈合　　D. 影响伤口血运

二、课后测试题

1. 关于体表肿物切除时切口选择的描述，错误的是（　）

A. 多选择梭形或纵形切口　　B. 切口平行于皮纹方向

C. 切口垂直于皮纹方向　　D. 避开关节、血管

2.（多选）手术中遇到较大动脉破裂可靠的止血方式包括（　）

A. 电凝止血　　B. 缝扎止血

C. 压迫止血　　D. 结扎夹止血

3.（多选）皮肤切口缝合时应注意做到（　）

A. 应按层次严密正确对合切口两侧组织

B. 两侧的针距、边距应一致，不留无效腔

C. 缝合线结扎得越紧越好

D. 手腕用力，垂直进、出针，顺针的弧度拔针

4.（多选）间断缝合常用于（　）

A. 皮肤缝合　　B. 前鞘缝合

C. 腹膜缝合　　D. 肌肉缝合

5.（多选）荷包缝合常用于（　）

A. 膀胱造瘘术　　B. 结肠造瘘术

C. 阑尾切除术　　D. 静脉切开术

参考答案与解析

一、课前测试题

1. A

【解析】执笔法用于短小及精细的切口。

2. A

【解析】有张力时可选用外科结打结法，不易滑脱。

3. C

【解析】皮肤切开时应当垂直下刀、水平走行、垂直出刀、用力均匀地切开皮肤全层。不可一点一点切开，否则易造成皮缘不整齐，影响愈合。

4. ABCD

【解析】识记题。

5．ABC

【解析】伤口缝合应当深浅适度，避免造成皮下留有无效腔，从而引起皮下积液、感染，不利于伤口愈合。

二、课后测试题

1．C

【解析】皮肤切开时应当尽量沿皮纹方向切开，利于伤口愈合、美观。如跨关节，可选择“Z”字形切口。

2．BD

【解析】较大动脉破裂止血以缝扎或结扎夹方法较为可靠。电凝止血、压迫止血都有术后再次出血的风险。

3．ABD

【解析】缝合结扎过紧不利于伤口血运，影响愈合。

4．ABD

【解析】腹膜缝合多用连续缝合。

5．ABC

【解析】荷包缝合常用于阑尾切除术、结肠造瘘术、膀胱造瘘术三类手术。

第四节　手术基本操作：切开、缝合、止血、结扎操作评价表

适合学员同伴互评

手术基本操作：切开、缝合、止血、结扎操作核查表

序号	操作行为概要	执行情况（是√否×部分△）
1	着装整齐，仪表端庄	
2	器械准备充分	
3	标记拟作切口	
4	切开前确定麻醉效果	
5	切皮时选择的刀片合适	
6	用刀腹一次切开皮肤	
7	切开角度垂直，边缘整齐，不反复切割	
8	缝合时握持持针器的方式正确	
9	进针时针尖与皮肤表面垂直	
10	出针时做到“旋腕”的动作	

序号	操作行为概要	执行情况 （是√否×部分△）
11	创缘缝合宽度一致，对合严密，不留无效腔	
12	创缘轻度外翻	
13	缝合边距0.5～0.6cm，针距1.0～1.2cm	
14	打第二个结时，第一个结不松脱，拉线方向与第一个结相反	
15	打结时不打滑结、假结	
16	收紧线结时做到“三点成一线”，双手力度一致	
17	选择结扎线粗细合适	
18	剪线时做到“靠、滑、斜、剪”	
19	不违反无菌原则	
20	操作熟练、流畅	

适合教师评价学员

手术基本操作（切开、止血、缝合、结扎）操作评分表

项目	检查内容与评分要点	满分	扣分
准备 （10分）	穿好工作服、鞋，戴好口罩、帽子，仪表端庄	2	
	术前需准备的物品齐全：不同型号的丝线，三角针、圆针，手术刀柄、刀片，无齿镊，有齿镊，持针器，弯止血钳，直止血钳，线剪，无菌手套等	8	
切开 （15分）	标记好拟切开线，切开前再次对皮肤进行消毒，检查麻醉效果	2	
	刀片选择合适（圆刀），正确安装刀片	2	
	垂直下刀，水平走刀，垂直出刀，一次性切开皮肤、皮下组织	3	
	切口应近患处部位，长度合适	4	
	切口内外要一致，不宜反复切开	4	
缝合 （30分）	握持持针器的姿势正确	5	
	进针时与皮肤或皮下组织垂直，使用镊子辅助，“旋腕”出针	5	
	创缘对合准确严密，不留无效腔	5	
	保持创缘轻度外翻	5	
	边距0.5～0.6cm，针距1.0～1.2cm。两创缘缝合宽度一致	5	
	缝合后打结松紧适宜	5	

项目	检查内容与评分要点	满分	扣分
打结 （30分）	使用单手打结法（勾线、拉线、压线）或器械打结法打结	5	
	同法打第二结，拉线方向与第一结相反，第一结不得松脱	5	
	两手用力点与结扎点在一条直线上	5	
	不打滑结、假结	5	
	双手拉结扎线的力量要相同	3	
	结扎线粗细选择要适当	2	
	至少完成一次规范的单手打结和一次规范的器械打结	5	
剪线 （5分）	剪刀顺缝线下滑到打结处	2	
	剪刀口向上倾斜剪线	2	
	剪刀口不可张开过大，线头长度要适宜，皮肤缝线留0.5～1.0cm线头，体内或皮内缝线的线头尽量留短，但应避免线结松动（一般丝线1～2mm，可吸收线3～4mm）	1	
整体质量 （10分）	各种基本操作均未违反无菌操作技术原则	5	
	刀、剪、止血钳、持针器等器械的使用方法正确	2	
	操作正确、熟练	3	
计分	实际得分	100	
备注	不合格：总分＜75分； 合格：75分≤总分＜90分； 优秀：总分≥90分		

评分人：　　　　　　　　　　　　　　　　评分日期：

第二十七章

吸 氧 术

(Oxygen Therapy)

第一节 吸氧术教学教案

总体教学设计				
课程名称	吸氧术			
授课教师		职称		专业	
辅助教师		职称		专业	
学情分析	教学对象：住院医师规范化培训医师（一年级）。 学习基础：教学对象已学习过相关理论知识，但未经过系统技能培训。 学习特点：教学对象有理论知识储备，刚入临床，学习热情高，主动性强，但缺乏操作经验，对独立完成操作缺乏信心。 学习需求：吸氧术是住培医师必须掌握的临床基本操作技能，也是国家执业医师考核内容之一。住培医师需要通过模拟训练掌握吸氧设备及其操作方法，了解吸氧过程中可能发生的并发症和安全问题，掌握相应的预防措施和急救处理方法。			
教学需求分析	1. 本次培训对象是住院医师规范化培训医师，既往没有参加过吸氧术操作系统培训。 2. 希望住培医师通过本次学习，能够独立在模型上正确实施吸氧术。 3. 该项操作需准确评估吸氧术的适应证和禁忌证，熟悉操作流程，正确选择吸氧装置和氧流量等。做好患者告知与安抚均十分重要，也是本次课程对教学对象的基本要求。 4. 根据患者病情综合评估吸氧术的适应证，从而做出合理的操作决策，是对住培医师更进一步的学习要求。			
师生比	1∶6	授课学时	3学时（135分钟）	
授课时间		授课地点		
学习目标	（一）知识认知目标（knowledge） 1. 阐述吸氧术的基本概念、原理和适应证。 2. 描述吸氧设备的结构、使用方法和注意事项。 3. 叙述吸氧治疗的常见问题及应对策略。 （二）动作技能目标（skill） 1. 独立完成吸氧术的技能操作。 2. 培养观察力、分析能力及应变能力。 （三）情感价值目标（attitude） 1. 树立正确的无菌观念和医患沟通能力。 2. 增强应对突发情况、判断治疗手段的自信心。			

<table>
<tr><td>教学重点及
教学方法</td><td colspan="4">教学重点
1．正确完成操作前的准备工作、装置使用、吸氧及操作后注意事项等步骤。
2．安全使用吸氧装置。
3．正确判断缺氧状态并做出处理。
教学方法
1．教师进行示范性操作及注意事项讲解。
2．分组、分步骤练习。
3．完成全流程操作练习。</td></tr>
<tr><td>教学难点及
教学方法</td><td colspan="4">教学难点
1．根据病情选择吸氧方式：单鼻腔吸氧管吸氧、双侧鼻氧管吸氧、面罩给氧。
2．根据病情调节氧流量。
3．设备发生故障的处理。
教学方法
1．以案例导入，提供不同年龄、病情的案例，思考、分析给氧方式及流量的选择。
2．视频展示、教师讲解常见设备故障的处理方法。</td></tr>
<tr><td>学员易错点</td><td colspan="4">1．操作前未核对氧气瓶压力和流量表的读数。
2．湿化瓶水位不当。</td></tr>
<tr><td>课程思政元素/
案例及融合方法</td><td colspan="4">把模拟人当作现实中的病患对待，在整个操作过程中，体现对生命的尊重与责任感，始终贯穿医学人文关怀，体现爱伤观念。</td></tr>
<tr><td>总体教学策略</td><td colspan="4">混合式学习、多媒体教学、合作式学习、刻意性练习、启发式教学法、核查法、直接反馈等方法。</td></tr>
<tr><td rowspan="10">主要教学
内容与时间分配</td><td colspan="2">教学环节</td><td>内容</td><td>时间（分钟）</td></tr>
<tr><td>1</td><td>导入阶段
（5分钟）</td><td>破冰，课程介绍</td><td>5</td></tr>
<tr><td rowspan="6">2</td><td rowspan="6">教学阶段
（120分钟）</td><td>理论知识，视频示教</td><td>15</td></tr>
<tr><td>解构1：教师说，学员做
分解示教：操作前准备</td><td>10</td></tr>
<tr><td>解构2：学员说，学员做
分解示教、练习：安装氧气装置</td><td>25</td></tr>
<tr><td>解构3：教师说，学员做
分解示教、练习：整理用物</td><td>15</td></tr>
<tr><td>解构4：学员说，学员做，学员核查
分解示教、练习：完整流程</td><td>30</td></tr>
<tr><td>小组分步骤技能展示、反馈</td><td>25</td></tr>
<tr><td>3</td><td>反馈阶段
（10分钟）</td><td>课程小结</td><td>10</td></tr>
</table>

教师准备	1．教师获院级及以上师资认证，接受过专项培训并取得授课资格。 2．至少参加1次集体备课，初次授课应在课前进行试讲。 3．开课前1周，预定教学场地，向培训部提供用物清单（包括核查表、评分表电子版）。 4．认真阅读教案，明确教学目标。 5．根据教学对象课前测试情况做好学情分析，确定本次技能课程的重点和难点，需要拓展的知识点。 6．向学员发送课前信，安排课前学习任务，预习相关理论知识、操作视频等资料。 7．开课前1天确定课程包是否完整，再次阅读教案，复习流程。 8．开课前半小时到培训地点，检查用物及资料是否齐全、教室布置是否合理，调试多媒体设备，试播PPT和视频等。 9．主讲教师与辅助教师再次确认课堂流程及各自任务，组织签到，发放《吸氧术操作核查表》，引导住培医师分组就座。
学员准备	1．课前信 （1）本次技能操作模拟培训的主要内容简介。 （2）一般信息：授课教师、参加人员、时间、地点、学时、教学目标。 （3）需要准备和注意的事宜。 2．课前学习资源 （1）人民卫生出版社，刘原、刘成玉主编《临床技能培训与实践》第二版，143～145页。 （2）人民卫生出版社，姜保国、陈红主编《中国医学生临床技能操作指南》第三版，48～51页。 （3）人民卫生出版社，《2023年临床执业医师资格考试实践技能指导用书》，91～92页。 （4）操作视频和操作流程、评分标准。 3．完成课程要求 （1）完整参加课程。 （2）至少独立完成一次完整操作。
场地准备	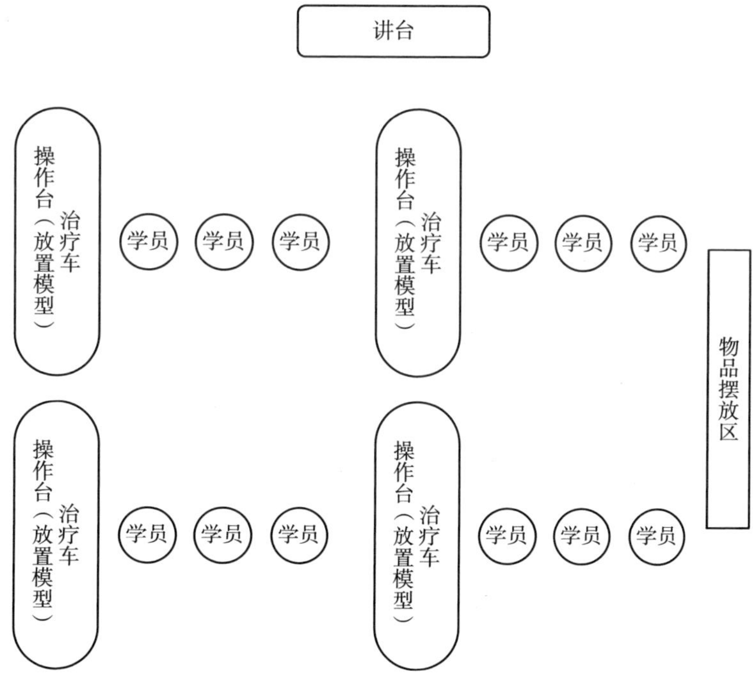

<table>
<tr><td rowspan="15">用物清单
——
以12名学员分4组为例</td><td>序号</td><td>模型/设备/物品/资料名称</td><td>品规或相应要求</td><td>数量</td></tr>
<tr><td>1</td><td>吸氧模型</td><td>常规</td><td>4个</td></tr>
<tr><td>2</td><td>操作台</td><td>放置模型</td><td>4张</td></tr>
<tr><td>3</td><td>治疗车</td><td>配有免洗手消毒剂</td><td>4套</td></tr>
<tr><td>4</td><td>一次性吸氧管</td><td>包括吸氧面罩、双鼻导管、单鼻导管（重复使用）</td><td>各4套</td></tr>
<tr><td>5</td><td>无菌纱布</td><td>常规</td><td>若干</td></tr>
<tr><td>6</td><td>氧气装置</td><td>湿化瓶内装1/3 ～ 1/2蒸馏水</td><td>4套</td></tr>
<tr><td>7</td><td>治疗碗</td><td>内盛冷开水</td><td>4个</td></tr>
<tr><td>8</td><td>棉签</td><td>常规</td><td>4包</td></tr>
<tr><td>9</td><td>氧气瓶</td><td>常规</td><td>4个</td></tr>
<tr><td>10</td><td>用氧记录单</td><td>常规</td><td>12张</td></tr>
<tr><td>11</td><td>弯盘</td><td>常规</td><td>4个</td></tr>
<tr><td>12</td><td>手电筒</td><td>带电池</td><td>4个</td></tr>
<tr><td>13</td><td>医疗垃圾桶</td><td>常规</td><td>4个</td></tr>
<tr><td>14</td><td>生活垃圾桶</td><td>常规</td><td>4个</td></tr>
<tr><td>模拟情境</td><td colspan="4">模拟情境一
患者李某，女，26岁，因“咳嗽、气喘3天”入院，诊断为支气管哮喘。查体：T 36.8℃，P 108次/分，RR 36次/分，BP 110/75mmHg，SpO_2 90%，面色苍白，口唇微绀，可见吸气性三凹征。血气分析：PaO_2 88mmHg，$PaCO_2$ 32mmHg，pH 7.34。已给予静脉输液及雾化吸入治疗，现需要吸氧治疗。
您的任务：请为患者进行氧气吸入术，选择适当的吸氧方式并调节合适氧流量。
此站的操作时间为8分钟。提示：选择双侧鼻导管吸氧，流量设置2L/min。
模拟情境二
患者李某某，男，76岁，确诊慢性肺心病20年，近日因“急性上呼吸道感染，病情加重”收住院。查体：T 36.8℃，P 108次/分，RR 28次/分，BP 148/76mmHg，SpO_2 85%。面色苍白，口唇微绀，呼吸费力。血气分析：PaO_2 56mmHg，$PaCO_2$ 55mmHg，pH 7.32，HCO_3^- 30mmol/L。已给予静脉输液、雾化吸入等治疗。
您的任务：请为患者进行氧气吸入术，选择适当的吸氧方式并调节合适氧流量。
此站的操作时间为8分钟。提示：选择双侧鼻导管吸氧，流量设置2L/min。
模拟情境三
患儿张某，男，6个月。因“发热、咳嗽2天、加重半天”入院。查体：T 39.8℃，P 146次/分，RR 44次/分，BP 82/55mmHg，SpO_2 91%，血气分析：PaO_2 92mmHg，$PaCO_2$ 45mmHg，pH 7.40。已给予静脉输液、雾化吸入等治疗。
您的任务：请为患者进行氧气吸入术，选择适当的吸氧方式并调节合适氧流量。
此站的操作时间为8分钟。提示：选择双侧鼻导管吸氧，流量设置2L/min。
模拟情境四
患者刘某，女，44岁。因“发热、咳嗽3天”入院，诊断为肺炎。查体：T 38.8℃，P 138次/分，RR 35次/分，BP 94/66mmHg，SpO_2 80%。血气分析：PaO_2 63mmHg，$PaCO_2$ 37mmHg，pH 7.33。胸部CT结果示：双肺多发磨玻璃状改变。已给予静脉输液及雾化吸入治疗，现需要吸氧治疗。
您的任务：请为患者进行氧气吸入术，选择适当的吸氧方式并调节合适氧流量。
此站的操作时间为8分钟。提示：选择面罩吸氧，流量设置6L/min。根据血氧饱和度调整吸氧方式及流量。</td></tr>
</table>

详细教学设计

阶段分配	教学内容	教学方法	时间（分钟）
导入阶段 （5分钟）	介绍 1．导师、学员介绍：破冰，营造积极的学习氛围。 2．环境介绍：教室布局、用物位置。 3．用物介绍，强调用氧安全。 4．课程安排：3学时，135分钟，边讲边练，教师示范。	PPT讲授	5
	案例导入课程主题。	案例分析	
	明确学习目标。	PPT讲授	
	分组：12名学员平均分成4组，每组1套操作用物。		
教学阶段 （120分钟）	回顾吸氧术的重要理论知识点。 学习适应证、几种吸氧方式的优缺点、设备结构组成。	PPT讲授	15
	观看完整吸氧术操作视频。	视频演示	
	分步示教、练习（操作前准备） 1．身份核对，隐私保护。 2．评估适应证及禁忌证。 3．物品准备。	示范教学 刻意练习 图片辅助	10
	分步示教、练习（操作过程） 1．洗手、戴口罩。 2．告知注意事项及配合要点。 3．设备安装过程。	示范教学 刻意练习	25
	分步示教、练习（操作后处理） 1．整理衣物及床单位。 2．告知患者吸氧注意事项，用氧安全。 3．人文关怀。 4．垃圾分类。		15
	每组学员编为A、B、C，轮流进行全流程的操作练习。 A操作，B提醒，C核查（时间为10分钟），完成后轮换角色，重复进行操作练习。	合作式学习 核查法 直接反馈	30
	每位学员抽取一个临床情境案例，学员根据患者情况综合评价后合理实施吸氧术。	案例模拟	25
反馈阶段 （10分钟）	对标操作流程，对学员的操作给予点评。	互动讨论 启发式教学	10
	询问学员有无疑问。		
	回顾教学目标，做课程总结。	总结归纳	
	布置课后学习任务。		
学习效果评价	1．评价方法：基于胜任力的考核，使用评价表进行评价。 2．评价表：见本章第四节。		

课后作业	1. 以小组为单位查阅相关资料完成以下学习任务，并于课后1周内提交学习报告。 （1）请说出何时需要吸氧术，操作中的注意事项是什么？ （2）吸氧术操作后处理有哪些？ 2. 在72小时内完成课后测试。 3. 鼓励住培医师前往技能培训中心强化练习，强调吸氧术需要反复练习，避免技能退化。 4. 通过基于胜任力的考核后，可在教师的监督下为真实患者进行吸氧术。
专业英语词汇	吸氧 oxygen inhalation 氧气瓶压力 oxygen cylinder pressure 流量表 flow meter 湿化器 humidifier 鼻导管 nasal cannula 氧气面罩 oxygen mask 氧气流量 oxygen flow rate 血氧饱和度/氧合指数 oxygen saturation
参考教学资料	[1] 刘原, 刘成玉. 临床技能培训与实践 [M]. 2版. 北京: 人民卫生出版社, 2021. [2] 姜保国, 陈红. 中国医学生临床技能操作指南 [M]. 3版. 北京: 人民卫生出版社, 2020. [3] 医师资格考试指导用书专家编写组. 2023临床执业医师资格考试实践技能指导用书 [M]. 北京: 人民卫生出版社, 2022. [4] 中华护理学会内科专业委员会. 成人氧气吸入疗法护理标准 [J]. 中华护理杂志, 2020, 55 (supplement): 5-9.
教学反思	
知识拓展	
案例编写	教案作者：邝艺华 作者单位：深圳市南山区人民医院 联系邮箱：13480884413@139.com

第二节　吸氧术操作规范

【扫码观看视频】

一、目的

纠正由于各种原因引起的缺氧状态，以提高血氧含量及动脉血氧饱和度，促进组织新陈代谢，维持人体代谢和生理需要。

二、适应证

1. 呼吸系统疾病：哮喘、重症肺炎、肺水肿、肺源性心脏病、气胸等。

2. 心血管系统疾病：严重心律失常、心力衰竭、心源性休克、心肌梗死等。

3. 中枢神经系统疾病：颅脑外伤及各种原因引起的昏迷等。

4. 其他：出血性休克、严重贫血、一氧化碳中毒、麻醉药物及氰化物中毒、大手术后、产程过长等。

三、禁忌证

通常无绝对禁忌证，但对于严重呼吸功能衰竭者，应考虑呼吸机等更高级的支持、治疗措施。

四、操作前准备

1. 操作者准备

（1）穿戴整洁，戴口罩、帽子，洗手。

（2）熟悉给氧的操作方法，向患者及家属解释氧气吸入的目的、重要性及注意事项。

2. 用物准备：一次性吸氧管、中央供氧装置（或氧气瓶）、氧气表或流量表（湿化瓶内装1/3 ～ 1/2蒸馏水）、治疗碗（内盛冷开水）、棉签、弯盘、手电筒、免洗手消毒剂、用氧记录单、记录笔等（根据不同的吸氧方法，所需物品可适当调整）。

3. 患者准备

（1）测量生命体征，评估患者意识状态、合作程度、呼吸情况和缺氧程度，确定吸氧方式、流量。

（2）宣讲吸氧的目的，嘱患者配合操作。

4. 环境准备

（1）室温适宜、光线充足。

（2）环境安静、周围无火源。

五、操作步骤

1. 备齐用物至床旁。核对患者姓名、床号及氧疗方式，解释操作目的，取得患者同意和配合。

2. 协助患者取舒适卧位。

3. 用手电筒检查患者鼻腔、用湿棉签清洁两侧鼻腔。

4. 打开氧气筒开关，吹尘后关闭。

5. 安装流量表，徒手旋紧螺帽后用扳手拧紧，打开氧气筒开关，检查压力表（小于0.5MPa则不得继续使用）。

6. 安装湿化瓶，连接相应吸氧管，调节氧流量，在治疗碗中湿润吸氧管前端并检查是否通畅或漏气。

7. 将吸氧管安装好，妥善固定。吸氧管的使用方法如下。

（1）双侧鼻导管法：连接双侧鼻导管，调节氧流量，将鼻导管轻轻插入双鼻孔内，深约1.5cm，固定。

（2）鼻塞法：连接鼻塞管，调节氧流量，将鼻塞轻塞入一侧鼻孔内给氧，鼻塞大小以恰能塞住鼻孔为宜，勿深入鼻腔。

（3）面罩法：连接面罩，调节氧流量（一般需5 ～ 10L/min），将面罩置于患者的口鼻部供氧，氧气自下端输入，呼出的气体从面罩两侧孔排出。

8. 清洁患者面部及整理床单位。

9. 观察用氧效果，检查氧气装置是否漏气，流量是否正确。

10. 健康宣教。向患者和家属交代用氧安全，禁烟、禁明火、禁私带电取暖器等设备。进行适当的健康教育，宣传呼吸道疾病的预防保健知识。

六、操作后处理

1. 吸氧和停氧后，及时整理床单位，协助患者取舒适卧位。

2. 用物处理，垃圾分类。

3. 向患者及家属交代吸氧的注意事项。

4. 观察吸氧装置安全性。

5. 进行手消毒，记录用氧起始时间、氧流量等。

6. 病情好转或不需要继续吸氧时，先拔出吸氧管，再关闭氧气流量开关，卸湿化瓶、氧气表。

七、并发症及处理

1. 并发症

（1）长期高浓度吸氧可导致氧中毒，可能导致球后结缔组织增生，出现眼球突出。

（2）因为高浓度吸氧，氧气被组织吸收后，局部可能出现不同程度的肺不张。

（3）Ⅱ型呼吸衰竭患者因长期慢性二氧化碳潴留，呼吸中枢的兴奋依赖于缺氧引起的兴奋。若氧浓度高于40%，可阻断缺氧对呼吸中枢的兴奋刺激，可能导致呼吸中枢的抑制。

（4）氧气吸入消化道导致腹胀等。

（5）吸氧过程中可能导致医源性呼吸道感染。

2. 处理

（1）预防高浓度吸氧引起的并发症，主要是尽可能避免长时间吸氧及高浓度（60%或以上）的吸氧，最大限度避免高浓度吸氧引起的一系列并发症。

（2）对于呼吸衰竭的患者，避免高浓度吸氧抑制呼吸中枢。

（3）如果出现吸入氧气过多等引起的腹胀、感染等异常情况，注意指导患者吸氧方式、更换氧气管、湿化瓶和湿化液，保持口腔干燥，注意口腔卫生。

八、注意事项

1. 严格遵守操作规程，注意用氧安全，切实做好“四防”，即防火、防油、防热、防震，注意防堵。

2. 吸氧过程中如需调节流量，必须先取下吸氧管；停氧时，也要先取下吸氧管，再关闭氧气开关，以免一旦开关出错，大量氧气进入呼吸道而损伤肺部组织。

3. 吸氧过程中，注意观察患者脉搏、呼吸、缺氧程度、精神状态等有无改善，结合病情需要及时调整氧流量。

4. 湿化装置使用后应按要求清洗、消毒。

5. 氧气筒内氧气不可用尽，压力表上指针降至0.5MPa（5kg/cm^2）时，即不可再用，以免灰尘进入筒内，再充气时引起爆炸。对未用或已用空的氧气筒应分别放置并挂“满”或“空”的标识，以免使用时搬错而影响抢救工作。

九、相关知识

1. 存储和使用氧气瓶时需固定，搬运时避免倾倒撞击。氧气筒应放阴凉处，周围严禁烟火及易燃品，距明火至少5米，距暖气至少1米，以防引起燃烧。氧气表及螺旋口勿上油，也避免用带油的手装卸。

2. 常用湿化液为灭菌蒸馏水。急性肺水肿用20%～30%乙醇，可使肺泡泡沫破裂、消散，具有降低肺泡内泡沫表面张力的作用，改善肺部气体交换，从而减轻缺氧症状。

3. 供氧的来源，除通常使用的氧气瓶、氧气筒或医院的中央供氧系统外，有时还会使用氧气枕。氧气枕是一长方形橡胶枕，枕的一角有一橡胶管，上有调节器可调节氧流量。氧气枕充入氧气，可作为临时氧源使用。

十、相关临床情境

模拟情境一：场景：病房。患者背景信息：姓名：李某，性别：女，年龄：26岁。

因“咳嗽、气喘3天”入院，诊断为支气管哮喘。T 36.8℃，P 108次/分，RR 36次/分，BP 110/75mmHg，SpO_2 90%，面色苍白，口唇微绀，可见吸气性三凹征。血气分析：PaO_2 88mmHg，$PaCO_2$ 32mmHg，pH 7.34。已给予静脉输液及雾化吸入治疗，现需要吸氧治疗。

您的任务：请为患者进行氧气吸入术，选择适当的吸氧方式并调节合适氧流量。

此站的操作时间为8分钟。

模拟情境二：场景：病房。患者背景信息：姓名：李某某，性别：男，年龄：76岁。

确诊慢性肺心病20年，近日因“急性上呼吸道感染，病情加重”收住院。入院体征：T 36.8℃，P 108次/分，RR 28次/分，BP 148/76mmHg，SpO_2 85%。面色苍白，口唇微绀，呼吸费力。血气分析：PaO_2 56mmHg，$PaCO_2$ 55mmHg，pH 7.32，HCO_3^- 30mmol/L。已给予静脉输液、雾化吸入等治疗。

您的任务：请为患者进行氧气吸入术，选择适当的吸氧方式并调节合适氧流量。

此站的操作时间为8分钟。

模拟情境三：场景：病房。患者背景信息：姓名：张某，性别：男，年龄：6个月。

因“发热、咳嗽2天、加重半天”入院。入院体征：T 39.8℃，P 146次/分，RR 44次/分，BP 82/55mmHg，SpO_2 91%，血气分析：PaO_2 92mmHg，$PaCO_2$ 45mmHg，pH 7.40。已给予静脉输液、雾化吸入等治疗。

您的任务：请为患者进行氧气吸入术，选择适当的吸氧方式并调节合适氧流量。

此站的操作时间为8分钟。

模拟情境四：场景：病房。患者背景信息：姓名：刘某，性别：女，年龄：44岁。

因“发热、咳嗽3天”入院，诊断为肺炎。入院体征：T 38.8℃，P 138次/分，RR 35次/分，

BP 94/66mmHg，SpO_2 80%。血气分析：PaO_2 63mmHg，$PaCO_2$ 37mmHg，pH 7.33。胸部CT结果示：双肺多发磨玻璃状改变。已给予静脉输液及雾化吸入治疗，现需要吸氧治疗。

您的任务：请为患者进行氧气吸入术，选择适当的吸氧方式并调节合适氧流量。

此站的操作时间为8分钟。

十一、参考资料

[1] 医师资格考试指导用书专家编写组编写. 2023年临床执业医师资格考试实践技能指导用书 [M]. 北京: 人民卫生出版社, 2022.

[2] 万学红, 卢雪峰. 诊断学 [M]. 9版. 北京: 人民卫生出版社, 2018.

[3] 刘原, 刘成玉. 临床技能培训与实践 [M]. 2版. 北京: 人民卫生出版社, 2021.

第三节 吸氧术理论测试题

一、课前测试题

1. 吸氧术的目的是（ ）

A. 促进氧气吸收　　B. 促进氮气吸收

C. 促进二氧化碳排出　　D. 促进氧气排出

2. 下列哪种疾病是吸氧术的常见适应证（ ）

A. 糖尿病　B. 心绞痛　C. 食管癌　D. 风湿病

3. 以下哪种并发症可能与过度吸氧有关（ ）

A. 脑出血　　B. 肺炎

C. 氧中毒　　D. 骨质疏松

4.（多选）下列可能需要进行吸氧治疗的情况有（ ）

A. 高原反应　　B. 脑梗死

C. 慢性阻塞性肺疾病　　D. 突发性耳聋

5.（多选）下列会影响吸氧效果的有（ ）

A. 氧气输送管路的长度　　B. 吸氧时间的长短

C. 吸氧浓度的高低　　D. 氧气流量的大小

二、课后测试题

1. 对于成人低氧血症患者，适宜的吸氧方式有（ ）

A. 鼻塞法吸氧　B. 鼻导管吸氧　C. 面罩吸氧　D. 以上都可以

2. 高浓度氧疗时，应使吸入氧浓度达到（　）

A. 10%　　B. 21%　　C. 40%　　D. 60%

3. 吸氧过程中尽可能减少患者刺激反应的最佳方法是（　）

A. 调节呼吸氧浓度　　B. 缓慢递增吸氧浓度

C. 防止压迫头面部　　D. 保持患者意识清醒

4.（多选）氧疗时应注意哪些问题（　）

A. 氧气浓度过高，易引起爆炸

B. 氧疗设备漏电或电路短路，可能发生火灾

C. 吸氧时间过长，可能引起抑制呼吸中枢

D. 氧疗设备故障，可能导致呼吸困难

5.（多选）氧气瓶如何正确安装（　）

A. 尽量放置在通风、干燥处　　B. 倾斜角度不大于45°

C. 全程保持氧气瓶立式　　D. 氧气瓶口不要向下

参考答案与解析

一、课前测试题

1. A

【解析】吸氧术的目的是纠正缺氧，提高动脉血氧分压和氧饱和度的水平，促进代谢。因此正确答案为A，即促进氧气吸收。

2. B

【解析】吸氧术常见的适应证包括各种原因引起的低氧血症、缺氧及心绞痛等。其中，心绞痛是其常见适应证之一。所以正确答案为B，即心绞痛。

3. C

【解析】过度吸氧可能会导致氧中毒，因此正确答案为C，即氧中毒。

4. ABC

【解析】患有高原反应、脑梗死、慢性阻塞性肺疾病等情况可能需要进行吸氧治疗。

5. BCD

【解析】影响吸氧效果的因素包括患者的呼吸道状况、吸氧时间的长短、吸氧浓度的高低和氧气流量的大小等。因此，正确答案为B、C、D。

二、课后测试题

1. D

【解析】鼻塞吸氧法、鼻导管吸氧法、面罩吸氧法均可用于成人低氧血症患者吸氧。

2．D

【解析】在高浓度氧疗时，应使吸入氧浓度达到60%左右。

3．B

【解析】为减少患者刺激反应，可采取缓慢递增吸氧浓度的方法。

4．ABCD

【解析】在氧疗过程中，氧气浓度过高易引起爆炸，设备漏电或电路短路可能发生火灾，吸入时间过长可能引起抑制呼吸中枢等，需要注意设备安全问题。

5．ABCD

【解析】在安装氧气瓶时要尽量放置在通风、干燥处，倾斜角度不大于45°，全程保持立式，氧气瓶口不要向下等。

第四节　吸氧术操作评价表

适合学员同伴互评

吸氧术操作核查表

序号	操作行为概要	执行情况 （是√否×部分△）
1	医师做好个人准备	
2	用物准备齐全	
3	环境评估	
4	核对信息，与患者交代氧疗目的，取得患者配合	
5	患者评估，按需选择吸氧方式，取舒适体位	
6	检查患者鼻腔，清洁并湿润鼻腔	
7	吹尘，连接流量表与氧气瓶，检查氧气瓶压力	
8	安装湿化瓶，连接氧气管，检查通畅性和密闭性	
9	调节氧气流量，试气，安置鼻氧管，妥善固定	
10	清洁面部，安置患者，观察吸氧疗效	
11	宣教用氧注意事项	
12	整理用物，将患者衣物及被褥恢复原样，垃圾分类	
13	观察吸氧装置安全性	
14	洗手，做好记录	
15	（停氧取管）告知患者，用纱布包裹并轻柔取下吸氧管，擦净鼻面部	
16	拔吸氧管，关流量开关，卸湿化瓶、氧气表，顺序正确	
17	人文关怀到位	

适合教师评价学员

吸氧术操作评分表

项目	检查内容与评分要点	满分	扣分
准备（35分）	医师的准备：穿工作服，洗手，戴口罩、帽子	5	
	用物准备：治疗碗、弯盘、氧气流量表、湿化瓶、纱布、棉签、一次性吸氧管、手电筒、用氧记录单、蒸馏水、笔，检查各物品有效期及包装。湿化瓶内装入1/3～1/2无菌蒸馏水，治疗碗中盛冷开水	5	
	环境评估：安全、四防、无烟火及易燃品，适合用氧	5	
	核对患者床号、姓名等信息，与患者交代氧疗目的，取得患者配合	6	
	评估患者情况，按需选择吸氧方式	5	
	协助患者取舒适体位	4	
	用手电筒检查患者双侧鼻腔，棉签清洁双侧鼻腔	5	
吸氧装置组装（15分）	打开氧气筒开关，吹尘后立即关闭	4	
	安装流量表，打开氧气筒开关，检查压力表（小于0.5MPa不得使用）	5	
	装湿化瓶，连接氧气管，在盛水的治疗碗中检查密闭性和通畅性	6	
吸氧及宣教（32分）	打开流量表开关，调节氧气流量	8	
	试气，润湿鼻氧管和患者鼻腔，将鼻氧管置于鼻腔内	5	
	绕过耳后并固定于下颌，调节松紧适宜	6	
	清洁患者面部，整理床单位	3	
	用氧过程中注意观察缺氧状况有无改善、氧气装置是否漏气、是否通畅、流量是否正确	5	
	向患者解释用氧注意事项：禁烟、禁明火，不私用电暖气等设备	5	
操作后处理及总体评价（18分）	整理用物，整理床单位，垃圾分类	3	
	观察吸氧装置安全性	2	
	洗手或手消毒	2	
	记录用氧方式、用氧开始时间、氧流量	6	
	操作过程中人文关怀到位	5	
计分	实际得分	100	
备注	合格标准：60分及以上为合格		

评分人：　　　　　　　　　　　　评分日期：

第二十八章

吸　痰　术

(Sputum Aspiration)

第一节　吸痰术教学教案

总体教学设计				
课程名称	吸痰术			
授课教师		职称		专业	
辅助教师		职称		专业	
学情分析	**教学对象**：住院医师规范化培训医师（一年级）。 **学习基础**：教学对象已学习呼吸道解剖、痰鸣音听诊、无菌技术等知识，并对医院临床工作有基本的认识和了解，但缺乏临床技能操作机会。 **学习特点**：住培医师已进入临床工作，学习能力较强，但缺乏临床实践经验，技能操作基础薄弱，对模拟教学不了解。授课过程中应重视操作练习。 **学习需求**：本技能课程适用于住培医师或其他需要规范吸痰技能操作流程的学员。临床上吸痰操作是一种侵入性操作，主要用于危重、年老体弱、昏迷及麻醉未清醒等各种不能有效咳嗽、排痰的患者。住培医师少有机会将该技能在真实患者上实践，按标准流程进行吸痰前准备、实施吸痰操作、操作后评估十分必要。住培医师在接触真实需要吸痰患者前，通过多次模拟培训建立规范操作习惯也是患者安全的有力保障。			
教学需求分析	吸痰作为有效清除呼吸道分泌物的一项急救技术，在临床工作中实施频率较高，因此对住培医师进行系统规范的吸痰操作培训是必要的。本课程内容也是执业医师资格实践技能考试大纲内容之一。本技能培训课程在模拟场景下培养学员在临床情境中养成主动思考和反复实践相结合的临床思维模式，形成“实践即实战”的良好学习习惯，以便今后能将此项技能较好地运用到临床工作中。			
师生比	1∶6	授课学时	2学时（90分钟）	
授课时间		授课地点		
学习目标	（一）知识认知目标（knowledge） 1. 准确描述吸痰法的目的及适应证。 2. 准确描述吸痰的注意事项、并发症及相应处理原则。 （二）动作技能目标（skill） 能够按标准流程于10分钟内在模拟人身上实施完整的吸痰术。 （三）情感价值目标（attitude） 1. 培养学员严谨求实的工作态度，增强对患者责任感、社会责任感及职业防护意识。 2. 培养学员人文关怀意识。			

教学重点及教学方法	**教学重点**：吸痰术的规范化操作流程，包括操作前设备调试及吸痰管测试的流程。 **教学方法** 1．多媒体展示：通过情境案例引入课程，检测课前预习情况。通过PPT展示重要的概念性知识点。通过视频展示与教师讲解相结合，讲授完整的操作过程。 2．情境教学：通过设置具体案例，授课教师采用提问的方式，再次回顾操作步骤，激发学员自主思考和总结，将重要知识点融会贯通并进行实际运用。 3．模拟操作：学员以分组合作的方式在模型上进行实际操练，通过学员互评、教师点评及纠错等方式指导教学。
教学难点及教学方法	**教学难点** 1．吸痰的标准操作手法及顺序。 2．吸痰部位及吸痰管放置深度。 **教学方法**：借助PPT中的图片展示，现场演示吸痰标准手法，演示教学。采用分组刻意练习、掌握性学习、同伴互学等方法，及时给予反馈和评价。
学员易错点	1．操作过程中违反无菌原则。 2．吸痰插管深度及吸痰时间的掌控不佳。 3．吸痰手法不规范（如带负压拔出吸痰管等）。 4．未注意吸痰管选择、吸痰顺序、吸痰过程中观察病情变化。 5．人工气道的患者吸痰前后未给予纯氧吸入。
课程思政元素/案例及融合方法	1．操作过程动作轻柔，及时关注患者的心理状态。 2．人文关怀：本次课程强调以培训学员为中心，让学员参与整个教学过程。在课程中，教师要引导学员关注患者的心理状态，提前关注操作中患者可能出现的不适，注意保护患者隐私，尊重患者尊严，培养学员的人文关怀精神。同时，因患者感染时痰液中可能有大量细菌，甚至多重耐药菌，要求学员在操作过程中注重职业防护。
总体教学策略	启发式教学法、PPT讲解、团队学习、刻意练习、掌握式学习、刻意练习、反馈。

主要教学内容与时间分配	教学环节		内容	时间（分钟）
	1	课程导入（5分钟）	介绍（师资、学员、场地、环境、课程安排）	1
			学员分组，介绍模拟练习注意事项	2
			明确学习目标，引入课程主题	2
	2	讲解与示范（30分钟）	通过案例PPT讲解导入培训目的、操作的适应证与禁忌证	10
			吸痰的操作用物准备	10
			操作视频展示	10
	3	练习阶段（45分钟）	学员分组练习	45
	4	讨论与总结（10分钟）	讨论	5
			反馈及总结	5

教师准备

1. 教师获院级及以上师资认证，接受过专项培训并取得授课资格。
2. 至少参加1次集体备课，初次授课应在课前进行试讲。
3. 开课前1周，预定教学场地，向培训部提供用物清单（包括核查表、评分表电子版）。
4. 认真阅读教案，明确教学目标。
5. 根据教学对象课前测试情况做好学情分析，确定本次技能课程的重点和难点，需要拓展的知识点。
6. 向学员发送课前信，安排课前学习任务，预习相关理论知识、操作视频等资料。
7. 开课前1天确定课程包是否完整，再次阅读教案，复习流程。
8. 开课前半小时到培训地点，检查用物及资料是否齐全、教室布置是否合理，调试多媒体设备，试播PPT和视频等。

学员准备

1. 课前信

（1）本次技能操作模拟培训的主要内容简介。

（2）一般信息：授课教师、参加人员、时间、地点、学时、教学目标。

（3）需要准备和注意的事宜。

2. 课前学习资源

（1）人民卫生出版社，陈红主编《中国医学生临床技能操作指南》第二版，55页。

（2）人民卫生出版社，沈守荣主编《临床技能学》，280 ～ 282页。

（3）高等教育出版社，陈翔、吴静主编《湘雅临床技能培训教程》第二版，281 ～ 282页。

（4）人民卫生出版社，刘原、刘成玉主编《临床技能培训与实践》第二版，161 ～ 162页。

（5）操作视频和操作流程。

3. 课前测试：在课程开始前一天完成，测试结束后立即提供相关问题答案及解析。

4. 完成课程要求

（1）完整参加课程。

（2）完成课后测试（测试结束后立即显示测试结果并提供相关问题答案及解析）。

场地准备

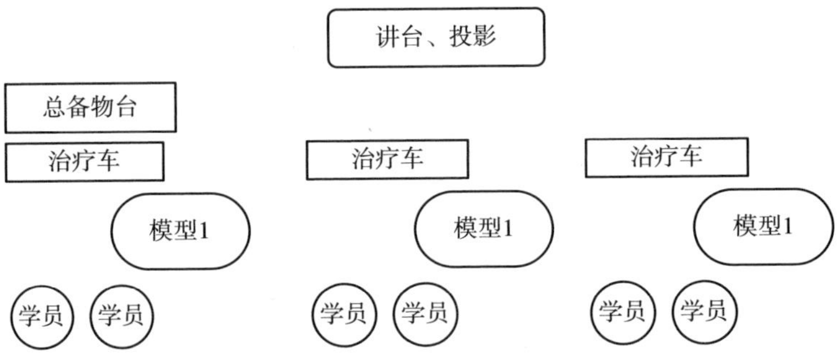

用物清单——以6名学员分3组为例

序号	模型/设备/物品/资料名称	品规或相应要求	数量
1	模拟人	吸痰模型	3个
2	无菌吸痰管	各种型号，内含无菌薄膜手套	6包
3	吸痰器	常规	3台
4	吸痰连接管及负压吸引管	常规	各3根
5	棉签	常规	6包
6	生理盐水	500ml	3瓶
7	清洁手套	常规	8副

用物清单 —— 以6名学员 分3组为例	8	无菌纱布	6cm×8cm	8包
	9	压舌板	常规	6根
	10	听诊器	常规	3套
	11	手电筒	常规	3个
	12	治疗巾	常规	3块
	13	免洗手消毒剂	常规	3瓶
	14	无菌弯盘	常规	3个
	15	开口器	常规	3个
	16	治疗车	含医疗垃圾桶、生活垃圾桶	3台
	17	核查表（同伴互评）	见资源包附件	6份
	18	操作评分表（教师评价）	见资源包附件	6份
模拟情境	**模拟情境一** 张三，神经内科患者，诊断“脑梗死”。神志清醒，持续低流量吸氧，体质虚弱，痰液黏稠，不易咳出，血氧饱和度从99%下降到90%。 操作要求：请选用合适方法为患者（使用医学模拟人代替）进行处理。 **模拟情境二** 患者，女性，55岁，因车祸致颅脑外伤入住重症医学科。有口角颜面部损伤伴有意识障碍，咳嗽反应差，体检可闻及痰鸣音。头颅CT示颅底骨折，该患者应如何处理。 **模拟情境三** 患者，男性，35岁，因咯血3天、加重1小时入院。行CT检查示双肺支气管扩张。患者咯血300ml后出现气促加重，发绀明显。体检：患者紧张，双肺广布湿啰音。请予以紧急处理。 **模拟情境四** 患者，男性，40岁，咳嗽咳痰1周入院。患者痰多，不易咳出。体检双肺可闻及痰鸣音，请使用电动吸引器为其进行吸痰。			

详细教学设计

阶段分配	教学内容	教学方法	时间（分钟）
课程导入（5分钟）	互相介绍、分组，介绍场地和课程安排，明确学习目标。	互动法	5
讲解与示范（30分钟）	展示模拟情境一，引出课程的主题。	情境案例引入	5
	教师通过病例导入吸痰的适应证及禁忌证。 通过PPT展示讲解吸痰术的重要理论知识。	PPT理论讲解	5
	刻意练习吸痰手法及深度：训练左手反折吸痰管，右手持吸痰管前端，插入口腔，带负压轻轻左右旋转上提吸痰管。每人逐一训练过关。	刻意练习	10
	分步示教或视频解构。	分步示教	10

练习阶段 （45分钟）	分组模拟练习 1．在分组练习前简单介绍模型如何使用，分发吸痰术操作规范，将学员分成3组，每组2人。一人操作，另一人进行核查反馈，两人轮换练习。 2．分发模拟情境二、三、四题目（每组不同），根据情境案例，进行技能练习，教师指导操作，观看学员操作情况进行记录，用于课程结束后点评和反馈。 学员分组进行模拟操作训练，教师在不断巡查中发现问题，及时引导改正和答疑解惑，指导学生掌握规范化操作流程。	学员示范 刻意练习 掌握式学习 团队学习	35
	邀请1～3名学员展示操作过程，并分操作前、中、后三部分分别反馈。先由观摩学员反馈，最后导师反馈。教师注意在学员操作过程中不打断其操作。		10
讨论与总结 （10分钟）	1．肯定学员本次课程中的积极表现，引导和组织学员进行互动式讨论，对情境案例练习过程的问题进行总结和讨论，解答学员存在的疑惑之处，强调操作重难点和易错点。 2．回顾课程学习目标。 3．布置课后学习任务，希望学员课后多加练习，总结收获，分析不足，积极思考与改进。今后将在带教老师"放手不放眼"前提下，进入临床实践操作学习。	启发式教学 互动式讨论 总结反馈	10
学习效果评价	1．评价方法：形成性评价（学员练习时反馈）、总结性评价（对课后作业进行评分）。 2．评价表：见本章第四节。		
课后作业	1．发放课后测试，完成课程评价。 2．课后思考：如果在吸痰过程中患者突发意识丧失，应如何应急处理？发生的原因是什么？痰液黏稠不便吸出时应如何处理？		
专业英语词汇	吸痰法 sputum aspiration / sputum suction 深/浅吸痰 deep suction/shallow suction	口咽吸痰 oropharyngeal suction 气管内吸痰 endotracheal suction	
参考教学资料	[1] 沈守荣. 临床技能学 [M]. 北京：人民卫生出版社，2011. [2] 李小寒，尚少梅. 基础护理学 [M]. 7版. 北京：人民卫生出版社. 2022. [3] 姜保国，陈红. 中国医学生临床技能操作指南 [M]. 3版. 北京：人民卫生出版社，2020. [4] 周凤竹，卢玉珍，曾满秀. 吸痰法的信息化教学设计 [J]. 卫生职业教育，2020, 38 (5)：53-54. [5] 医师资格考试指导用书专家编写组. 2023临床执业医师资格考试实践技能指导用书 [M]. 北京：人民卫生出版社，2022.		
教学反思			
知识拓展			
案例编写	教案作者：尤嘉怡、薛磊 作者单位：深圳市卫生健康能力建设和继续教育中心 联系邮箱：tangtang874924418@qq.com		

第二节 吸痰术操作规范

【扫码观看视频】

一、目的

1. 清除呼吸道分泌物，保持呼吸通畅。
2. 促进呼吸功能，改善肺部通气。
3. 预防肺部感染。

二、适应证

1. 用于各种原因引起的不能有效咳嗽、排痰者。
2. 各种原因导致窒息的患者。
3. 昏迷、危重、麻醉未苏醒及年老体弱者。

三、禁忌证

严重缺氧、心律失常的患者。

四、操作前准备

1. 操作者准备

（1）操作者着装整洁，洗手，戴口罩、帽子，必要时戴防护用具。

（2）核对患者信息（若为护士操作者），了解患者病情、意识状况、生命体征，判断其心理状态及合作能力。观察患者有无呼吸困难、发绀和痰鸣音，指脉氧夹检查SpO_2是否下降。

（3）检查患者管道连接情况，检查气道分泌物的量、黏稠程度和部位，适当调节氧流量。

2. 用物准备：无菌吸痰管、吸痰器（含吸痰连接管和负压吸引管）、棉签、清洁手套、无菌纱布、压舌板、听诊器、手电筒、治疗巾、免洗手消毒剂、无菌弯盘、开口器、生理盐水、无菌手套、治疗车（含生活垃圾桶和医疗垃圾桶）。各用物包装完好，处于有效期内。

3. 患者准备

（1）告知吸痰的目的、方法、注意事项及配合要点，取得其配合和信任。

（2）操作前听诊肺部，初步估计痰液量及分布情况，确认需要吸痰。

（3）评估患者口鼻腔黏膜情况、鼻中隔偏曲情况，询问有无口鼻腔手术史，取下活动性义齿。

（4）指导患者用力咳嗽，便于后续吸痰。

4. 环境准备：温度适宜、安静整洁、光线适宜、符合操作要求。

五、操作步骤

1. 连接并检查吸痰装置，反折吸引管，调节负压（成人40.0～53.3kPa，小儿＜40kPa）。

2. 再次使用床旁核对、床头卡或PDA等两种或以上方式核对患者身份，协助取平卧体位。

3. 在治疗盘上铺一次性治疗巾，放置弯盘。打开生理盐水，倒出少量生理盐水冲洗瓶口后倒入所需量至无菌弯盘内，盖上治疗巾，注明开启日期和时间。

4. 协助患者将头偏向一侧，略向后仰，铺治疗巾于颌下。

5. 打开一次性吸痰管外包装，连接吸痰管和负压吸引管，右手戴无菌手套，左手可戴清洁手套。

6. 打开负压吸痰器开关，右手持吸痰管，试吸少量生理盐水，以检查吸引器及吸痰管是否通畅，并充分清洁吸痰管。过程中注意无菌操作。

7. 再次核对患者身份，告知即将开始操作。

8. 嘱患者张口。昏迷者使用压舌板或开口器协助张口。

9. 润滑导管前端，进管时左手反折吸痰管末端（或松开吸痰管侧孔），阻断负压。右手持吸痰管前端或使用无菌持物钳夹持吸痰管前端，从口腔插入口咽部，然后放松吸痰管末端（或按压吸痰管侧孔）。

10. 吸净口咽部分泌物后，再吸气管内分泌物。在患者吸气时顺势将吸痰管经咽喉插入气管达一定深度（10～15cm），将吸痰管自深部向上缓慢提拉，同时左右旋转，吸痰时间不超过15秒。

11. 更换吸痰管，阻断负压，从鼻腔中轻柔插入至气管（22～25cm），如遇到阻力，即回退约1cm。打开负压，将吸痰管自深部向上缓慢提拉，同时左右旋转，吸痰时间不超过15秒。

12. 吸痰过程中应当观察患者面色、痰液情况、生命体征（尤其是SpO_2）变化情况。

六、操作后处理

1. 吸尽无菌弯盘内的生理盐水，充分冲洗吸引管，关闭负压。

2. 将吸痰管与负压连接管分离，使用手套包好，弃入医疗垃圾桶。

3. 清洁双手，去除压舌板或开口器，清洁患者颜面部，撤治疗巾，协助取舒适体位，整理床单位。

4. 再次听诊肺部，评估湿啰音有无减少或消失。使用手电筒及压舌板、棉签查看口鼻腔情况，观察有无出血点、有无破损。给予高流量吸氧5～10分钟。

5. 动态观察患者面色、呼吸、SpO_2是否改善并记录，调节氧流量。

6. 操作后再次核对患者信息。

7. 交代注意事项，指导咳嗽、拍背、咳痰、饮水。

8. 用物整理，垃圾分类处理。

9. 洗手，记录痰量、性质、颜色及吸痰时间。

七、并发症及处理

1. 吸入性肺炎：对于插管患者，吸痰时需先吸引口腔分泌物，随后气囊放气，再进行气管内吸痰。操作时宜轻柔，避免对患者产生刺激导致呛咳、误吸。若已发生吸入性肺炎，最关键的是抗生素的应用，应留取痰液做培养以获得药敏结果，指导治疗。

2. 低氧血症：吸痰前先给予氧气吸入，提高患者氧分压。已发生低氧血症者，立即加大吸氧流量给予面罩吸氧，酌情使用阿托品、氨茶碱等药物，必要时进行机械通气。

3. 气管组织或支气管黏膜损伤：通常认为气道黏膜损伤的形成都与吸引的负压和持续时间成正比，严格遵守操作规程可减少并发症的发生。

4. 支气管收缩（或痉挛）：按支气管哮喘急性发作处理，并立即停止吸痰。

5. 颅内压升高：应立即停止吸痰，按颅内压升高处理。

6. 高血压或低血压：应立即停止吸痰，给予对症处理。

7. 心律失常：应立即停止吸痰，退出吸痰管，给予吸氧，一旦发生心搏骤停，立即实施心肺复苏，开放静脉通道，注射肾上腺素等复苏药物。持续心电监护，准备好电除颤器。

八、注意事项

1. 吸痰前，检查吸痰器的连接是否良好，连接是否正确，调节合适的负压。

2. 严格执行无菌操作，每次吸痰应更换吸痰管。

3. 吸痰前后应给予高流量吸氧，每次吸痰时间不超过15秒，如痰液较多，需要再次吸引，但每次应间隔3～5分钟。

4. 吸痰动作轻稳，防止呼吸道黏膜损伤。

5. 痰液黏稠时，可配合叩击、蒸汽吸入、雾化吸入，提高吸痰效果。

6. 吸引器贮液瓶达到2/3满时，应及时倾倒。贮液瓶内应放少量消毒液，使吸出液不黏附瓶底，便于清洗。

7. 建议成人和儿童使用的吸痰管直径小于他们使用的气管插管的直径的50%，婴儿则要小于70%。

九、相关知识

1. 经气管插管和气管切开入口吸痰预防并发症的措施

（1）保证呼吸机接头和吸痰管不被污染。

（2）吸引前和吸引后给予纯氧吸入2分钟。

（3）吸痰应先吸口、鼻腔分泌物，然后再放气囊气后吸痰（除低压高容气囊外）。

（4）控制吸痰时间：每次吸痰时间不超过15秒，每次吸痰时间间隔时间3～5分钟，因为吸引过程中较长时间的持续负压吸引可导致肺容积不断减少。

2. 深吸痰和浅吸痰

（1）深吸痰是指吸痰管插入直到遇到阻力，然后往外回提0.5～2cm的深度。适用于咳嗽反射弱甚至没有咳嗽反射者，如昏迷患者。深吸痰接触气道面积广，清除痰液多，加上深部吸痰可以刺激咳嗽反射，使小气道痰液排出到大气道，利于清除痰液。

（2）浅吸痰是指吸痰管插入至预测深度（即人工气道长度加上人工气道相连接的连接管的长度）进行吸痰。浅吸痰可作为防止气管黏膜损伤的措施。

十、相关临床情境及临床思维分析

模拟情境一：张三，神经内科患者，诊断“脑梗死”。神志清醒，持续低流量吸氧，体质虚弱，痰液黏稠，不易咳出，血氧饱和度从99%下降到90%。

临床思维分析：不能自行清除呼吸道分泌物患者的处理。患者痰多、黏稠时可以辅助拍背、雾化吸入、超声雾化等手段，帮助痰液排出，再按需吸痰。本案例是作为引出课程主题的案例。

模拟情境二：女性患者，55岁，因车祸致颅脑外伤入住重症医学科。有口角颜面部损伤伴有意识障碍，咳嗽反应差，体检可闻及痰鸣音。头颅CT示颅底骨折，该患者应如何处理。

临床思维分析：吸痰禁忌证的掌握和处理。颅底骨折患者禁忌经鼻腔吸痰，因经鼻腔吸痰可能导致吸痰管沿颅底骨折破口进入颅腔，造成逆行感染、颅低压加重或强大吸力破坏脑组织等严重后果。如患者行气管插管，可沿气管插管行吸痰。如患者未行气管插管，可在严密监护的情况下经口吸痰，吸痰时注意观察，确保吸痰管未从口咽反折到鼻咽再打开负压。

模拟情境三：男性患者，35岁，因咯血3天、加重1小时入院。行CT检查示双肺支气管扩张。患者咯血300ml后出现气促加重，发绀明显。体检：患者紧张，双肺广布湿啰音。请予以紧急处理。

临床思维分析：患者支气管扩张病史，大量咯血后气促、发绀、双肺广布湿啰音，考虑支气管内出血引起呼吸困难，可能存在血凝块。此时可先清理口腔和咽喉部的血液，再尝试使用吸痰法吸出气管内血液，但此时可能诱发支气管痉挛，应准备好气管切开包、气管插管等抢救用具。

模拟情境四：男性患者，40岁，咳嗽咳痰1周入院。患者痰多，不易咳出。体检双肺可闻及痰鸣音，请使用电动吸引器为其进行吸痰。

临床思维分析：不能自行清除呼吸道分泌物患者的处理。患者痰多、黏稠时可以辅助拍背、雾化吸入、超声雾化等手段，帮助痰液排出，再按需吸痰。

十一、参考资料

[1] 李小寒，尚少梅. 基础护理学 [M]. 7版. 北京：人民卫生出版社，2022.

[2] 姜保国，陈红. 中国医学生临床技能操作指南 [M]. 3版. 北京：人民卫生出版社，2020.

第三节 吸痰术理论测试题

一、课前测试题

1. 成人患者经口、鼻腔吸痰时，吸引装置的负压范围为（　）

A. ＜100mmHg　　B. 100～200mmHg　　C. 200～300mmHg

D. 300～400mmHg　　E. 400～500mmHg

2. 关于患者吸痰的适应证，下列错误的是（　）

A. 突发呼吸困难　　B. 颅底骨折　　C. 分泌物阻塞

D. 潮气量下降　　E. 咳嗽咳痰无力

3. 为防止气道黏膜损伤，最好的吸痰措施是采用（　）

A. 深吸痰法　　B. 浅吸痰法　　C. 开放式吸痰

D. 封闭式吸痰　　E. 反复吸痰

4. 通常每次吸痰的时间为（　）

A. ＜30秒　　B. ＜25秒　　C. ＜20秒　　D. ＜15秒　　E. ＜10秒

5. 下列不属于低氧血症表现的是（　）

A. 头痛　　B. 恶心、呕吐　　C. 反应迟钝

D. 全身发热　　E. 嗜睡

二、课后测试题

1. 开始插入吸痰管吸痰时，下列操作错误的是（　）

A. 观察生命体征　　B. 将患者头偏向一侧

C. 嘱患者头偏向一侧　　D. 导管末端连接负压

E. 用无菌持物钳将导管前端插入咽喉部

2. 对于经气管插管吸痰的患者，预防吸入性肺炎并发症最有效的措施是（　）

A. 先吸口腔分泌物，然后在气囊放气后吸痰

B. 吸痰时加大吸引器负压

C. 吸痰管尽量达到气管深部

D. 增加吸痰管口径

E. 吸痰时断开呼吸机

3．为了达到吸痰时充分吸净痰液的目的，最重要的细节是（　）
A．吸尽口咽部分泌物　　B．吸痰管尽量达到气管深部
C．缓慢上提吸痰管时左右旋转　　D．延长气管内吸痰时间
E．缩短吸痰间隔时间

4．为预防吸痰感染并发症的发生，下列操作不正确的是（　）
A．严格遵守无菌操作原则　　B．选择合适的负压大小
C．加强口腔护理　　D．吸痰时反复使用吸痰管
E．控制吸痰次数和间隔时间

5．为使用呼吸机的患者进行吸痰操作时，发现痰液黏稠不易吸出，错误的处理措施是（　）
A．叩拍胸背部　　B．增加负压吸引力　　C．滴入化痰药物
D．雾化吸入　　E．适当补液

参考答案与解析

一、课前测试题

1．D

【解析】吸痰是指经口腔、鼻腔或人工气道将呼吸道的分泌物吸出，以保持呼吸道通畅，可以在一定程度上改善呼吸困难或呼吸衰竭，减轻肺部感染，有利于气道炎症的缓解，并且减轻吸入性肺炎病情，预防肺不张、窒息等发生。吸痰时压力的选择不宜过低或者过高，压力过低就无法有效地吸出痰液，达不到保持呼吸道通畅的目的，但压力过高则会诱发气道痉挛，加重缺氧，甚至可能会导致气道损伤。在临床中通常把成人吸痰负压范围界定在300～400mmHg（40.0～53.3kPa），是一个比较合适的压力范围。

2．B

【解析】吸痰的适应证有：①患者无力咳嗽咳痰，或不能充分排痰；②气管插管或气管切开术后患者，需通过吸痰协助清理呼吸道；③溺水者，大量咯血者；④危重、昏迷、老年、全麻未醒、大手术后和胸部创伤等；⑤呼吸道被呕吐物、分泌物阻塞而出现各种呼吸困难症状，以及各种原因不能有效咳嗽的患者。

3．B

【解析】深吸痰是吸痰管插入直到遇到阻力后停止，并稍稍回退。浅吸痰是吸痰管插入预测深度（即人工气道长度加上人工气道相连接的连接管的长度）。浅吸痰可作为防止气管黏膜损伤的措施。

4．D

【解析】每次吸痰的间隔最好控制在3～5分钟。进行吸痰操作可将患者呼吸道内分泌的过量痰液吸出，使呼吸道保持清洁，保障了患者呼吸的顺畅性，防止痰液过多造成患者窒息。在进行吸痰时，一次吸痰的时间不宜超过15秒，这样能防止患者吸痰过度造成缺氧，也能防止呼吸道被破坏。当患者的痰液过多时，需要进行多次吸痰，每次的间隔为3～5分钟，

这样能够保证吸取较为干净，同时也不会造成呼吸的不平衡。

5．D

【解析】当PaO_2降至60mmHg左右时，患者可出现注意力不集中、智力和视力轻度减退的表现。当PaO_2迅速降至40～50mmHg或以下时，患者会出现头痛、定向力与记忆力障碍、精神错乱、嗜睡的表现。

二、课后测试题

1．D

【解析】吸痰前后需要观察患者生命体征，保证操作安全。吸痰前需将患者头偏向一侧，以免口腔分泌物误吸导致窒息。插入吸痰管前，不可连接负压（D错），以免插入过程中负压损伤口腔、咽喉、气管黏膜。使用无菌持物钳将导管插入患者咽喉部是为了避免污染吸痰管及损伤患者口腔黏膜。

2．A

【解析】对于经气管插管的患者，需要先断开呼吸机，吸尽气管导管内的痰液，之后连接呼吸机吸口咽和气管的痰。吸痰对患者刺激较大，可能引起患者反抗，容易导致口腔内分泌物误吸入气道从而引起吸入性肺炎，故可先在有气管插管气囊阻挡的情况下吸尽口腔分泌物后再吸气管内分泌物。吸痰时负压过大、吸痰管过粗和吸痰过深都有加重呼吸道黏膜损伤的风险。吸痰时断开呼吸机是为了吸气管导管内的痰，而非预防并发症的措施。

3．C

【解析】吸痰前及吸痰后要充分翻身、拍背、咳嗽、排痰，使吸痰的疗效最好。缓慢上提吸痰管时左右旋转有助于充分吸取气管各处的痰液，同时减少对气管黏膜的损伤。吸痰时吸痰管过深、吸痰时间过长和间隔过短都有加重呼吸道黏膜损伤的风险。

4．D

【解析】吸痰所用的吸痰管通常都是一次性，不能够反复使用，反复使用可能会引发感染。

5．B

【解析】本题患者痰液黏稠不易吸出。痰液黏稠时，可配合叩击（A对）、滴入生理盐水或化痰药物（C、E对）、雾化吸入（D对）提高吸痰效果。吸痰时负压不可过大（B错，为本题正确答案），时间不宜过长（每次吸痰时间不超过15秒），避免造成缺氧和呼吸道黏膜损伤。

第四节 吸痰术操作评价表

适合学员同伴互评

吸痰术操作核查表

序号	操作行为概要	执行情况 （是√否×部分△）
1	仪表端庄、着装整洁，洗手，戴口罩，必要时戴防护用具	

序号	操作行为概要	执行情况 （是√否×部分△）
2	核对患者信息，评估患者病情、生命体征、合作能力，环境适宜	
3	判断痰液位置及量，根据病情调节吸氧流量	
4	用物准备齐全	
5	向清醒患者解释操作目的，取得配合	
6	听诊气管及双肺痰鸣音，评估口鼻腔黏膜情况，取下活动性义齿	
7	再次核对患者，取舒适卧位，颌下铺治疗巾	
8	检查吸痰器性能，正确连接吸痰管，调节压力	
9	将生理盐水倒至无菌弯盘内，试吸少量盐水清洁吸痰管，检查通畅性	
10	润滑导管前端，无负压插入吸痰管，吸口咽部和气管内分泌物	
11	每次吸引时间不超过15秒，间隔3～5分钟，吸完后冲洗管道	
12	更换吸痰管，同法吸出鼻咽部分泌物	
13	吸痰过程中应当观察患者面色、痰液情况、生命体征的变化情况	
14	冲洗吸引管，关闭负压，丢弃吸痰管	
15	清洁患者面部，取舒适体位，整理床单位	
16	再次听诊气管及双肺，判断吸痰效果	
17	检查有无吸痰导致的并发症，给予高流量吸氧5～10分钟	
18	动态观察患者情况，调节氧流量，交代注意事项，健康宣教	
19	整理用物，分类处理垃圾，洗手，记录分泌物的颜色、量、性状	
20	操作轻、稳、准、快，顺序方法正确	
21	关心爱护患者，认真严肃，能做好沟通解释	

适合教师评价学员

吸痰术操作评分表

项目	检查内容与评分要点	满分	扣分
操作前准备（17分）	仪表端庄、着装整洁，洗手，戴口罩、帽子，必要时戴防护用具	1	
	核对医嘱和患者信息，环境适宜	2	
	评估患者病情、生命体征、意识状态、合作能力、呼吸情况	3	
	听诊评估痰液的位置、量、黏稠度，检查口鼻腔黏膜，取下活动性义齿。指导咳嗽	3	
	告知患者吸痰的目的、方法、注意事项，取得信任和配合	3	
	用物准备齐全：无菌吸痰管、吸痰器、棉签、无菌纱布、压舌板（或开口器）、听诊器、手电筒、治疗巾、无菌弯盘、生理盐水、清洁手套、无菌手套、免洗手消毒剂。检查物品在有效期内	5	

项目	检查内容与评分要点	满分	扣分
操作流程（37分）	连接吸引装置，检查吸痰器性能，反折吸引管调节压力（成人40～53.3kPa，小儿<40kPa）	5	
	携用物至患者床旁，再次核对	3	
	打开生理盐水，倒出少量冲洗瓶口后倒入一次性治疗巾上的无菌弯盘内，注明开启日期、时间	2	
	协助患者取舒适卧位，头转向一侧，颌下铺治疗巾	1	
	打开吸痰管包装，右手戴无菌手套持吸痰管，左手连接负压管，打开吸引器开关，试吸少量无菌生理盐水，润滑并检查通畅性	5	
	再次核对患者身份，告知即将进行操作	2	
	嘱患者头略向后仰、张口，昏迷患者可用压舌板和开口器协助张口	2	
	未戴无菌手套的手反折吸痰管末端，戴无菌手套的手持吸痰管前段，插入口咽部，松开反折，左右旋转、向上提拉，每次吸引时间不超过15秒，间隔3～5分钟。吸净口咽部分泌物后再吸气管内分泌物（成人插入10～15cm）。鼓励清醒患者咳嗽	5	
	吸无菌生理盐水，冲洗吸痰管和负压吸引管	2	
	更换吸痰管，同法插入鼻腔（成人22～25cm）吸出分泌物	5	
	吸痰过程中应当观察患者面色、痰液情况、血氧饱和度等生命体征的变化情况	5	
操作后处理（21分）	吸痰结束，冲净连接管内痰液，关闭负压，丢弃吸痰管	3	
	取出压舌板或开口器，擦净患者面部，撤去治疗巾	2	
	协助患者取舒适体位，整理床单位	2	
	观察患者呼吸道通畅情况，有无吸痰导致的并发症，再次听诊气管及双肺，判断吸痰效果	5	
	给予高流量吸氧5～10分钟	2	
	动态观察患者面色、呼吸、生命体征，记录，调节氧流量	2	
	再次核对患者姓名、床号、手腕带	2	
	正确处理用物，记录分泌物的颜色、量、性状	3	
整体评价（25分）	操作正确，动作轻柔，呼吸道未发生机械性损伤	3	
	患者呼吸道分泌物及时吸出，气道通畅，呼吸功能改善，缺氧得以缓解	3	
	关心爱护患者，患者愿意配合	3	
	无菌观念强，用物、污物处理恰当	6	
	操作结束后进行健康教育：交代注意事项、饮水指导、咳嗽指导	10	
计分	实际得分	100	
备注	合格标准：85分以上为合格		

评分人：　　　　　　　　　　　　评分日期：

第二十九章

留置导尿术

(Indwelling Urethral Catheterization)

第一节 留置导尿术教学教案

总体教学设计				
课程名称	留置导尿术			
授课教师		职称		专业	
辅助教师		职称		专业	
学情分析	**教学对象：**住院医师规范化培训医师（一年级）。 **学习基础：**教学对象已学习过相关理论知识，但未接受过技能培训。 **学习特点：**教学对象有理论知识储备，刚进入临床阶段学习、热情高，但缺乏操作经验，对独立完成操作缺乏信心。 **学习需求：**本技能课程对象主要为学习规范留置导尿操作流程的住培医师。临床上留置导尿操作应用场景多，能够为疾病治疗和诊断提供帮助，是作为医学生必须掌握的操作技能。但因患者隐私保护等原因，多数学员无法在真实患者身上实践。模拟教学对培训医护人员按标准流程进行留置导尿操作前准备、实施导尿操作、操作后管道管理十分必要。通过本次学习，住培医师能够在接触真实需要导尿患者前，建立规范操作习惯，并有信心独立处理突发情况，完成留置导尿操作。			
教学需求分析	1. 留置导尿操作是必须掌握的临床基本技能。 2. 住培医师在临床实际操作过程中，易出现无菌观念不到位的情况。 3. 男性和女性的泌尿生殖系统解剖结构不同，易出现插管深度不够、消毒顺序及范围错误等问题。			
师生比	1∶3	授课学时	3学时（135分钟）	
授课时间		授课地点		
学习目标	（一）知识认知目标（knowledge） 1. 正确叙述留置导尿操作流程及注意事项。 2. 准确说出相关并发症的临床表现及处理方法。 （二）动作技能目标（skill） 1. 操作过程中能够严格执行无菌操作。 2. 按照标准流程独立在模拟人上完成留置导尿操作。 （三）情感价值目标（attitude） 1. 理解留置导尿操作过程中患者的不适，重视患者的反应。 2. 树立学员无菌观念和爱伤观念。 3. 注意保护患者隐私。			

<table>
<tr><td>教学重点及
教学方法</td><td colspan="4">**教学重点**
1．操作流程。
2．操作常见并发症的处理。
3．无菌观念培养。
教学方法
1．采用LSPPDM模型进行教学设计，运用改良Peyton教学法。
2．PPT讲解、视频教学、情境模拟、实时反馈、集中复盘等教学方法。</td></tr>
<tr><td>教学难点及
教学方法</td><td colspan="4">**教学难点**
1．培养无菌观念。
2．操作流程。
教学方法：案例分析、情境模拟、改良Peyton四步法。</td></tr>
<tr><td>学员易错点</td><td colspan="4">1．操作过程中缺乏无菌观念，消毒顺序错误。
2．操作前检查不到位，物品准备不到位，遗漏检查管道完好性的步骤。
3．插导尿管时经过生理弯曲的手法掌握不到位，尿管插入深度不够。</td></tr>
<tr><td>课程思政
元素/案例及
融合方法</td><td colspan="4">在讲解知识点的时候，引用“孙思邈葱管导尿”的故事，突出与西方国家相比，我国古代更早应用导尿术解决患者痛苦，引导学员立足中国放眼世界，树立正确的职业观。
沉浸式教学：采取情境模拟教学模式，将真实案例导入，培养学生独立思考能力、评判性思维能力及分析问题、解决问题的能力，使学员深入理解所学知识。</td></tr>
<tr><td>总体
教学策略</td><td colspan="4">改良Peyton教学法、互动教学、案例导入、情境模拟、角色扮演。</td></tr>
<tr><td rowspan="12">主要教学
内容与时间分配</td><td colspan="2">教学环节</td><td>内容</td><td>时间（分钟）</td></tr>
<tr><td rowspan="2">1</td><td rowspan="2">导入阶段
（9分钟）</td><td>破冰、课堂要求、反馈课前测试情况</td><td>8</td></tr>
<tr><td>视频导入</td><td>1</td></tr>
<tr><td rowspan="7">2</td><td rowspan="7">教学阶段
（116分钟）</td><td>PPT讲解</td><td>10</td></tr>
<tr><td>观看操作视频</td><td>10</td></tr>
<tr><td>操作流程分步解析</td><td>15</td></tr>
<tr><td>学员提问</td><td>2</td></tr>
<tr><td>分组练习</td><td>35</td></tr>
<tr><td>学员演示</td><td>14</td></tr>
<tr><td>分组考核</td><td>30</td></tr>
<tr><td rowspan="2">3</td><td rowspan="2">反馈阶段
（10分钟）</td><td>集中评价及总结</td><td>8</td></tr>
<tr><td>课后作业</td><td>2</td></tr>
<tr><td>教师准备</td><td colspan="4">1．教师获院级及以上师资认证，接受过专项培训并取得授课资格。
2．至少参加1次集体备课，初次授课应在课前进行试讲。
3．开课前1周，预定教学场地，向培训部提供用物清单（包括核查表、评分表电子版）。
4．认真阅读教案，明确教学目标。
5．根据教学对象课前测试情况做好学情分析，确定本次技能课程的重点和难点，需要拓展的知识点。
6．向学员发送课前信，安排课前学习任务，预习相关理论知识、操作视频等资料。
7．开课前1天确定课程包是否完整，再次阅读教案，复习流程。
8．开课前半小时到培训地点，检查用物及资料是否齐全、教室布置是否合理，调试多媒体设备，试播PPT和视频等。
9．主讲教师与辅助教师再次确认课程流程及各自任务。</td></tr>
</table>

<table>
<tr><td>学员准备</td><td>1．课前信
（1）学习内容：留置导尿操作。
（2）学习方式：理论授课结合模拟操作练习及随堂考核。
（3）一般信息：授课教师、参加人员、时间、地点、学时。
1）教学目的：所有学员在课程结束时，能够独立在模拟人上完成一次标准的留置导尿操作。
2）学习目标
A．知识目标：能够说出留置导尿操作流程及并发症处理方法。
B．技能目标1：操作过程中能够严格执行无菌操作（重点、难点）。
C．技能目标2：能够独立为真实患者完成1次留置导尿操作（重点、难点）。
D．态度目标1：认识留置导尿操作的重要性。
E．态度目标2：操作过程具备人文精神，理解患者的不适，重视患者的反应。
F．态度目标3：操作过程中重视保护患者隐私。
（4）上课时间、时长与地点
1）上课时间：XX年X月X日上午9：00（举例）。
2）课程时长：135分钟（45分钟理论授课，90分钟操作练习及随堂测试）。
3）地点：XX楼X楼，临床技能模拟培训中心XX教室。
（5）需要准备和注意的事宜
1）穿白大衣，不可穿拖鞋，头发较长者应扎好头发，手部不可佩戴饰品。
2）提前十分钟签到，熟悉场地，未经允许不可碰触教具。
2．课前学习资源
（1）人民卫生出版社，刘原、刘成玉主编《临床技能培训与实践》第二版，342 ～ 344页。
（2）人民卫生出版社，姜保国、陈红等主编《中国医学生临床技能指南》第三版，193 ～ 194页。
（3）观看操作视频。
（4）阅读留置导尿术核查表、操作流程。
（5）课前自学自测试题。
3．完成课程要求
（1）完整参加课程。
（2）按要求完成课后作业。</td></tr>
<tr><td>场地准备</td><td>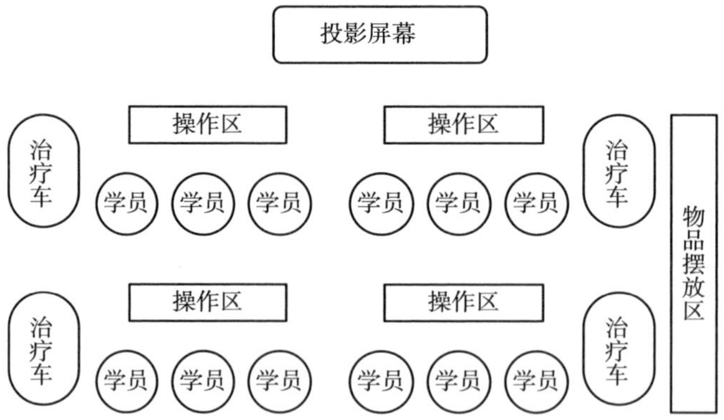
</td></tr>
</table>

<table>
<tr><td rowspan="14">用物清单
——
以12名学员分4组为例</td><td>序号</td><td>模型/设备/物品/资料名称</td><td colspan="2">品规或相应要求</td><td>数量</td></tr>
<tr><td>1</td><td>一次性导尿包</td><td colspan="2">反复使用，导尿包内含有操作所需所有用物</td><td>4个</td></tr>
<tr><td>2</td><td>一次性垫巾</td><td colspan="2">中单或橡胶单均可</td><td>4张</td></tr>
<tr><td>3</td><td>无菌治疗巾</td><td colspan="2">常规</td><td>4张</td></tr>
<tr><td>4</td><td>尿管标识</td><td colspan="2">常规</td><td>1卷</td></tr>
<tr><td>5</td><td>固定胶布</td><td colspan="2">3M胶布</td><td>4卷</td></tr>
<tr><td>6</td><td>口罩</td><td colspan="2">常规</td><td>2包</td></tr>
<tr><td>7</td><td>帽子</td><td colspan="2">常规</td><td>2包</td></tr>
<tr><td>8</td><td>免洗手消毒剂</td><td colspan="2">常规</td><td>4瓶</td></tr>
<tr><td>9</td><td>生活垃圾桶</td><td colspan="2">可反复使用</td><td>8个</td></tr>
<tr><td>10</td><td>医疗垃圾桶</td><td colspan="2">可反复使用</td><td>8个</td></tr>
<tr><td>11</td><td>记号笔</td><td colspan="2">常规</td><td>4支</td></tr>
<tr><td>12</td><td>夹子（或别针）</td><td colspan="2">可反复使用</td><td>4个</td></tr>
<tr><td>13</td><td>剪刀</td><td colspan="2">可反复使用</td><td>4把</td></tr>
<tr><td>模拟情境</td><td colspan="5">女性患者，70岁，粗隆间骨折，卧床3天。主要症状为下腹胀痛难忍、排尿困难，现患者烦躁。查体：耻骨联合上膨隆、拒按。请根据患者病情给予相应处理。</td></tr>
<tr><td colspan="6">详细教学设计</td></tr>
<tr><td>阶段分配</td><td colspan="3">教学内容</td><td>教学方法</td><td>时间（分钟）</td></tr>
<tr><td rowspan="3">导入阶段
（9分钟）</td><td colspan="3">破冰、提出课堂要求。</td><td rowspan="2">互动</td><td>3</td></tr>
<tr><td colspan="3">回顾先导学习资料：了解课前测试及预习效果，讲解课前测试习题答案。</td><td>5</td></tr>
<tr><td colspan="3">视频导入（视频为留置导尿临床适用场景介绍）：观看视频，让学员带着模拟情境学习后续的操作流程。</td><td>情境教学</td><td>1</td></tr>
<tr><td rowspan="2">教学阶段
（116分钟）</td><td colspan="3">PPT讲解理论知识要点，强调重点和难点。
1. 使用多媒体展示消毒顺序，讲解无菌技术的要点，何处最容易违反无菌原则。
2. 以临床实际案例的形式引入留置导尿的不同并发症，引导学员思考如何避免和处理。</td><td>理论授课
多媒体教学
启发式教学</td><td>10</td></tr>
<tr><td colspan="3">观看视频，分步骤解析操作要点及注意事项。
1. 再次强调无菌原则和消毒顺序。
2. 引导学员注意操作中的细节并思考。</td><td>观看视频</td><td>10</td></tr>
</table>

教学阶段 （116分钟）	示范留置导尿术 1. 完整流程操作，中途不停顿，操作完后再行讲解。 2. 操作前的准备工作（包括物品环境及患者准备）。 3. 留置尿管操作过程。 4. 妥善固定尿管。	实操演示	15
	提问，予以解答后进入下一环节。	答疑	2
	分组练习 1. 3人为1小组，按编号轮流进行操作及核查、评价。 2. 1名指导教师负责1组学员，教师针对学员实操时错误开展即时反馈。	实时反馈	35
	指导教师抽查2名学员进行完整流程操作。教师和其余学员持核查表对操作者的行为进行记录，操作结束后指出其做得好的地方及需要改进的地方。	同伴互学反馈	14
	每组教师分别对学员进行考核。	技能考核	30
反馈阶段 （10分钟）	复盘，集中反馈共性问题，强调重点。	集中反馈	10
学习效果评价	1. 评价方法：形成性评价（学员练习时反馈）、终结性评价（对课后作业进行评分）。 2. 评价表：见本章第四节。		
课后作业	1. 一周内至少预约练习四次（模拟练习）。 2. 一个月内独立为真实患者导尿一次并完成现场考核，指导教师现场把关。		
专业英语词汇	留置导尿术 indwelling urethral catheterization 导尿管 urethral catheter/Foley catheter 手卫生 hand hygiene	膀胱 bladder 尿道 urethra 球囊 balloon	
参考教学资料	[1] 刘原，刘成玉. 临床技能培训与实践 [M]. 2版. 北京：人民卫生出版社，2021. [2] 姜保国，陈红. 中国医学生临床技能指南 [M]. 3版. 北京：人民卫出版社，2020. [3] 李小寒，尚少梅. 基础护理学 [M]. 6版. 北京：人民卫生出版社，2017.		
教学反思			
知识拓展	1. 2010年中华人民共和国国家卫生和计划生育委员会的《导尿管相关尿路感染预防与控制技术指南（试行）》。 2. 中华现代护理杂志的《导尿管相关尿路感染预防指南的现状分析》。 3. 护理研究杂志的2021版《长期留置导尿管并发症的处理》的解读。		
案例编写	教案作者：刘文娟 作者单位：香港大学深圳医院 联系邮箱：liuwj6@hku-szh.org		

第二节 留置导尿术操作规范

【扫码观看视频】

一、目的

1. 治疗目的：解除尿潴留；手术中或为危重患者监测尿量；泌尿系统疾病手术后留置，便于引流和冲洗，促进伤口愈合；对患神经源性膀胱者，间歇导尿与向膀胱内注射药物；恢复尿道损伤患者的尿道连续性；引出尿液，减轻痛苦等。

2. 诊断目的：留中段尿做细菌培养；测定残余尿量、膀胱容量，以及进行膀胱测压；进行尿道或膀胱造影；尿流动力学测定等。

二、适应证

1. 各种下尿路梗阻所致尿潴留。
2. 进行尿道或膀胱造影。
3. 膀胱疾病的诊断与治疗。
4. 危重患者抢救。
5. 留取未受污染的尿标本做细菌培养。
6. 各类手术前的常规导尿。
7. 膀胱内药物灌注或膀胱冲洗。

三、禁忌证

1. 尿道狭窄及先天性畸形，无法留置导尿者。
2. 急性下尿道感染。
3. 相对禁忌证为严重的全身出血性疾病及女性月经期。

四、操作前准备

1. 操作者准备：洗手、戴口罩。护士操作者进行双人核对医嘱。

2. 用物准备：一次性无菌导尿包（内含无菌手套、导尿管、碘伏棉球、石蜡油棉球、已注水10ml无针注射器等物品）、清洁手套、尿管标识、固定胶布、中单或治疗巾、治疗车（含生活垃圾桶和医疗垃圾桶）、免洗手消毒剂等，必要时备屏风。

3. 患者准备：操作者行初步会阴部清洗，进行膀胱区和会阴体格检查；询问膀胱、尿道疾病史及过敏史（如消毒液、橡胶、硅胶）。了解患者（家属）对导尿的知晓程度，告知实施导尿的目的、原因、方法、可能出现的不适、缓解不适的方法，指导插管时深呼吸等配合方法。

五、操作步骤

1. 携用物至患者床旁，核对患者姓名等信息，确保环境温暖、安全、隐私。

2. 拉床帘遮挡，脱对侧裤腿盖于近侧腿上，对侧肢体盖棉被保暖，铺治疗巾在臀部下方，协助取仰卧屈膝位，双腿外展，暴露会阴。

3. 消毒双手，在治疗车上打开导尿包外层，将弯盘至于患者两腿之间，取出外阴消毒物品，操作者左手戴橡胶手套，右手可戴薄膜手套或不戴手套，持镊子夹取消毒棉球。

4. 初步消毒外阴（每个棉球限用一次）

（1）女性顺序：阴阜、两侧大阴唇、两侧小阴唇、尿道口至肛门。

（2）男性顺序：阴阜、阴茎、阴囊。将方纱覆盖阴茎根部，提起阴茎，暴露尿道口、冠状沟，从尿道口螺旋形向外消毒尿道口、阴茎头及冠状沟。

5. 丢弃第一次消毒用品，脱手套，消毒双手，打开导尿包内层。

6. 戴无菌手套，将无菌巾铺于两腿之间，铺洞巾，将两块巾连接成连续的无菌区域，导尿用物放于两腿之间。

7. 向导尿管球囊内注入生理盐水，检查球囊的完整性。

8. 连接导尿管和集尿袋，润滑导尿管前端。

9. 再次消毒（每个棉球限用一次）

（1）女性顺序：左手持纱布分开小阴唇，按顺序消毒尿道口、左右小阴唇、尿道口。

（2）男性顺序：左手将方纱覆盖阴茎根部，提起阴茎，暴露尿道口，按顺序使用棉球消毒尿道口、阴茎头及冠状沟、尿道口。

10. 导尿

（1）女性：左手拇指及示指分开小阴唇，右手持镊子夹尿管插入4～6cm，见尿后再插入5～7cm。

（2）男性：左手用纱布固定阴茎与腹壁成60°～90°角，右手持镊子夹持尿管，对准尿道口插入20～22cm，见尿液流出后再插入2～3cm。

11. 左手向下固定尿管，右手连接盐水注射器，根据导尿管上注明的球囊容积向球囊内注入等量的生理盐水，向外轻拉导尿管至遇到阻力，证明尿管固定于膀胱内，再向内插入约1cm。

12. 擦净会阴周围消毒液，将男患者的包皮复位，撤去洞巾，整理用物，脱手套，洗手。

13. 取一段9个小格宽的胶布，沿胶布正中剪3小格，根据尿管粗细在已裁剪顶端左右各剪1～1.5小格，上下一致，裁剪后胶布呈H形，中间胶布沿尿管塑形，两边胶布重叠固定于大腿内侧或腹股沟处，固定后尿管经过大腿上方。尿袋悬挂于床边，注明置管日期、更换日期。

14. 对于留取清洁中段尿患者，见尿后，夹闭引流管，松开导尿管及引流袋的接口，使用无菌标本瓶接取中段尿5ml，注意避免污染。盖好标本瓶扣盖后，再连接导尿管及引流袋，打开引流管开关。

六、操作后处理

1. 协助穿好裤子，取舒适卧位，整理床单位。

2. 宣教：尿管挂在床旁，在翻身、上下床时，注意防止尿管受压、打折、牵拉，保持尿管通畅，在留管期间要多喝水，保持每天尿量在2000ml以上，可减少感染风险，下床活动时，尿袋不能高于膀胱，防止尿液反流。

3. 按院感要求进行医疗垃圾分类处理。

4. 洗手，书写并粘贴尿管标识，记录留置时间。

七、并发症及处理

1. 尿道黏膜损伤：选择粗细合适、质地软的导尿管，耐心解释，待患者安静后再进行插管。插管前常规润滑导尿管，以减少插管时的摩擦力。插管时手法宜轻柔，插入速度要缓慢。见尿后延长插入长度，可避免导尿管未进入膀胱时球囊即充液膨胀而压迫、损伤后尿道。导尿所致的黏膜损伤，轻者无须处理或经止血镇痛等对症治疗即可痊愈。

2. 尿路感染

（1）用物必须严格灭菌，插管时严格执行无菌操作，动作轻柔，注意会阴部消毒。

（2）对于不必要留置者，尽量避免留置导尿管，尿失禁者可选用吸水会阴垫或尿套。

（3）应用硅胶和乳胶材料的导尿管代替橡胶导尿管。

（4）用0.1%己烯雌酚无菌棉球作为润滑剂涂擦导尿管或外涂水杨酸，可抑制革兰氏阴性杆菌，预防泌尿系感染。

（5）当尿路感染发生时，必须尽可能拔除导尿管，并根据病情采用合适抗菌药物进行治疗。

3. 出血

（1）防止尿道黏膜损伤的措施均适合于防止尿道出血。

（2）凝血机制严重障碍的患者，导尿术前应尽量予以纠正。

（3）尿道黏膜充血、水肿的患者，选择管径较小的导尿管，充分做好尿道润滑，操作轻柔。

（4）插入导尿管后，第一次引流尿液不超过1000ml，否则可能造成膀胱黏膜出血。

（5）如血尿较为严重，可适当使用止血药。

4. 虚脱

（1）对膀胱高度膨胀且又极度虚弱的患者，第一次引流尿液不应超过1000ml。

（2）发现患者虚脱，应立即取平卧位或头低脚高体位。给予温开水或糖水饮用，并用手指掐压人中、内关、合谷等穴位，或是针刺合谷、足三里等穴位，都有助于急救患者。

（3）如经上述处理无效，应及时建立静脉通道，并立刻开展抢救。

八、注意事项

1. 女性尿道解剖特点：尿道口位于阴蒂下方阴道前庭内，阴道口上方，尿道短、宽、直。

2．男性尿道三个狭窄：尿道内口、膜部和尿道外口。

3．男性尿道两个弯曲：一个弯曲为耻骨下弯，位于耻骨联合下方2cm处，凹向前上方，位置固定，不能改变。另一弯曲为耻骨前弯，位于耻骨联合前下方，凹向后下，在阴茎根与体之间。将阴茎上提时，耻骨前弯可消失变直，以便器械或导尿管顺利插入膀胱。

4．女患者导尿消毒顺序

（1）第一次消毒：阴阜、大阴唇、小阴唇、尿道口经过阴道口直至肛门。

（2）第二次消毒：尿道口、左右小阴唇、尿道口。

5．男患者导尿消毒顺序

（1）第一次消毒：阴阜、阴茎、阴囊、尿道口、阴茎头及冠状沟。

（1）第二次消毒：尿道口、阴茎头及冠状沟、尿道口。

6．固定尿管时应使用高举平台粘贴法，避免压迫皮肤导致局部缺血。

九、相关知识

1．男性尿道解剖结构：男性尿道既管排尿，又司排精，具有双重功能。男性尿道自膀胱颈部的尿道口至尿道外口，长16～22cm。管径平均为5～7mm。可分为阴茎部（海绵体部）、球部、膜部和前列腺部。临床上把前列腺部和膜部称后尿道。

（1）前尿道自尿道口起，至球部止，长约15cm，外面包有尿道海绵体，附着于两个阴茎海绵体浅沟中，这段尿道能活动，因此不易受伤。前尿道的两端膨大，一个位于尿道口，称舟状窝，一个位于尿道球部。

（2）后尿道自尿道膜部起，至膀胱颈部为止，长约4cm；尿道膜部最短，仅约1cm，位于两层三角韧带之间，为横纹肌即外括约肌包围，是最固定又较薄弱的一段。应用尿道器械手法不当容易致其受伤，会阴部受暴力挤压时亦最易受损。尿道前列腺部长约3cm，自三角韧带起，通过整个腺体，至膀胱颈部，为整个尿道最宽阔部分，在这一段尿道的后壁中央，有一个隆起称尿道嵴或精阜，其上正中有一隐窝。隐窝两侧有射精管开口，前列腺小管即开口于精阜两旁之沟中。

2．女性尿道解剖结构：可分为上、中、下三部。

（1）上部的组织结构和膀胱颈部一致。膀胱颈部环状肌和尿道上部环状肌连贯，在颈部特别肥厚，这和男性膀胱颈部之由左右中外层肌纤维交叉组成的括约肌有所不同。女性内括约肌完全由环状平滑肌纤维围绕整个膀胱颈部和尿道上部构成。因此内括约肌在女性特别有力。

（2）中部尿道在平滑肌层之外还有随意环形肌。这一肌层虽然并不十分明显，但也有一些外括约肌作用。

（3）下部尿道即尿道开口部，无肌肉，只有两层三角韧带纤维组织。肛提肌、会阴深层肌肉和三角韧带，对女性膀胱尿液的控制共同发挥辅助作用。

3．尿路感染的临床表现

（1）尿频、尿急、尿痛。

（2）当感染累及上尿路时可有寒战、发热。

（3）尿液检查可有红细胞、白细胞，细菌培养可见阳性结果。

十、相关临床情境及临床思维分析

模拟情境一：女性患者，70岁，粗隆间骨折，卧床3天。主诉：下腹胀痛难忍，排尿困难，现患者烦躁。查体：耻骨联合上膨隆、拒按，根据患者病情给予处理。

临床思维分析：结合病史，考虑尿潴留可能性大，按流程予以留置导尿。

模拟情境二：女性患者，插管过程顺利，插入后无尿液流出或有少量液体引出，什么原因、如何处理？

临床思维分析：是否误入阴道；插尿管前是否排过小便；观察有无尿沉渣，尿管有无堵塞。

模拟情境三：男性患者，留置过程阻力大，疼痛。

临床思维分析：选择的尿管型号是否合适，患者有无前列腺疾病，插管动作是否规范，尿管润滑是否到位，患者是否情绪抵触。

十一、参考资料

[1] 刘原，刘成玉．临床技能培训与实践 [M]．2版．北京：人民卫生出版社，2021.
[2] 姜保国，陈红．中国医学生临床技能指南 [M]．3版．北京：人民卫生出版社，2020.
[3] 李小寒，尚少梅．基础护理学 [M]．6版．北京：人民卫生出版社，2017.

第三节 留置导尿术理论测试题

一、课前测试题

1．男性尿道全长为（　）

A．16～22cm　B．8～12cm　C．20～25cm　D．3～5cm

2．成年女性尿道全长为（　）

A．2～3cm　B．3～5cm　C．7～8cm　D．8～12cm

3．患者叶某，男性，因外伤导致尿失禁，需为患者留置导尿，为使耻骨联合前弯消失，应提起阴茎与腹壁成角度为（　）

A．30°　B．50°　C．90°　D．120°

4．为患者导尿时患者出现头晕、面色苍白、全身冷汗、意识不清的原因是（　）

A．首次导尿过多　B．腹腔内压力突然降低

C．疼痛　D．凝血机制有问题

5.（多选）导尿管的种类包括（　　）

A．单腔导尿管　　B．双腔导尿管

C．三腔导尿管　　D．多头导尿管

二、课后测试题

1．下列不属于留置尿管后出现血尿的原因的是（　　）

A．意识不清患者或者不合作的患者用力牵拉尿管，将尿管未经放出球囊液体而整体拔出，损伤尿道

B．膀胱冲洗时，速度过快，导致气囊对膀胱黏膜产生局部刺激

C．大量快速导尿

D．球囊注水过多

2．女性患者导尿术中，第二次消毒时，首先消毒的部位为（　　）

A．大阴唇　　B．小阴唇　　C．肛门　　D．尿道口

3．与导尿管相关的尿路感染方式是（　　）

A．顺行性感染　　B．逆行性感染

C．自发性感染　　D．医院感染

4.（多选）男性尿路两个生理弯曲包括（　　）

A．耻骨下弯　　B．耻骨前弯

C．耻骨后弯　　D．耻骨上弯

5.（多选）导尿操作常见并发症有（　　）

A．尿道黏膜损伤　　B．尿路感染

C．导尿管拔出困难　　D．球囊破裂

参考答案与解析

一、课前测试题

1．A

【解析】男性尿道起自膀胱的尿道内口，止于阴茎头的尿道外口，长16～22cm，管径0.5～0.7cm，具有排尿和排精的功能。

2．B

【解析】女性尿道仅有排尿功能。较男性尿道短、宽、直。起于尿道内口，在阴道的前方向前下，穿尿生殖膈，终于尿道外口，开口于阴道前庭。全长3～5cm，管径约0.6cm。

3. C

【解析】耻骨前弯是尿道经过耻骨联合下方以后，尿道进入阴茎的悬垂部位，在耻骨联合的前方所形成的弯曲。当阴茎勃起或者人为将阴茎拉直以后，该弯曲可以消失，利用这个生理弯曲消失，可以有利于经尿道的手术操作。

4. A

【解析】对膀胱高度膨胀且又极度虚弱的患者，第一次导尿不应超过1000ml，以免造成虚脱。

5. ABC

【解析】单腔导尿管用于一次性导尿，双腔导尿管用于留置导尿，三腔导尿管用于膀胱冲洗或滴药。

二、课后测试题

1. D

【解析】留置尿管的操作有时在插入长度不足或位置欠佳时就行球囊固定，则易出现尿道损伤出血。操作时不能取得患者的配合，动作过大过快、尿管润滑不够等，有可能导致机械性损伤。留置尿管后，第一次导尿超过1000ml，由于导尿速度过快，尿量过多，腹内压急剧下降，可引起撤退性膀胱出血而出现血尿。

2. D

【解析】再次消毒的顺序是从内向外，从上向下，每个部位一个棉球。

3. B

【解析】导尿管相关尿路感染方式主要是逆行性感染，即病原体沿尿管逆行进入体内；顺行性感染指血源性感染。

4. AB

【解析】男性尿道解剖特点：三个狭窄，尿道内口、膜部和尿道外口；两个弯曲，耻骨下弯、耻骨前弯。

5. ABCD

【解析】留置导尿并发症：尿道黏膜损伤，尿路感染，导尿管拔出困难，球囊破裂。

第四节 留置导尿术操作评价表

适合学员同伴互评

留置导尿术操作核查表

序号	具体操作行为	执行情况 （是√否×部分△）
1	操作者自身准备完善	
2	用物准备齐全	
3	告知导尿目的，取得患者及家属同意及配合	
4	环境准备适宜	
5	核对患者信息	
6	拉床帘遮挡，协助患者褪去裤子，取仰卧屈膝位，双腿外展	
7	消毒双手，打开导尿包外层，弯盘置于患者两腿之间	
8	左手戴手套，初步消毒外阴，每个棉球限用一次	
9	脱手套，消毒双手，戴无菌手套，铺洞巾	
10	将导尿用物放于两腿之间	
11	检查球囊的完整性，连接导尿管和尿袋，润滑导尿管前端	
12	二次消毒	
13	插入导尿管，动作轻柔，切忌强行插入； 女性插入4～6cm，见尿后再插入5～7cm； 男性插入20～22cm，见尿液流出后再插入2～3cm	
14	向球囊内注入生理盐水，向外轻拉导尿管至遇到阻力，再向内插入约1cm	
15	擦净会阴周围消毒液，包皮复位，整理用物，脱手套，洗手	
16	胶布高举平台法固定尿管，悬挂尿袋，注明置管日期、更换日期	
17	协助穿好裤子，取舒适卧位，整理床单位	
18	处理用物，洗手，记录	
19	宣教	

适合教师评价学员

留置导尿术操作评分表

项目	检查内容与评分要点	满分	扣分
核对及告知（13分）	操作者洗手、戴口罩	2	
	护士操作者进行双人核对医嘱	※2	
	用物：一次性无菌导尿包、清洁手套、尿管标识、固定胶布、中单或治疗巾、免洗手消毒剂等。检查包装完整，在有效期内	5	
	明确导尿目的，进行简要体格检查，评估患者疾病史及过敏史	2	
	告知实施导尿的原因、方法，以及可能出现的不适、缓解不适的方法，指导插管时深呼吸等配合方法	2	
操作前准备（7分）	携用物至病床，核对患者姓名等信息	※4	
	检查环境宽敞、明亮，床帘遮挡，温度适宜，适合无菌操作	3	
两次消毒（36分）	脱对侧裤腿盖于近侧腿上，棉被盖住对侧肢体保暖，协助取仰卧屈膝位，双腿外展，暴露会阴部	2	
	在臀部下垫治疗巾	2	
	消毒双手，打开导尿包，将弯盘置于两腿之间，取出外阴消毒物品	2	
	戴手套（左手戴橡胶手套，右手戴薄膜手套）	2	
	按顺序消毒外阴，每个棉球限用一次； 女性：阴阜、大阴唇、小阴唇、尿道口至肛门（每部位2.5分）； 男性：阴阜、阴茎、阴囊，将方纱覆盖阴茎根部，提起阴茎，暴露冠状沟，从尿道口螺旋形向外消毒尿道口、阴茎头及冠状沟（阴阜、阴茎、阴囊每部位2分，暴露尿道口2分，消毒尿道口至冠状沟2分）	※10	
	丢弃第一次消毒用品，脱手套，消毒双手	2	
	打开导尿包内层，戴无菌手套，铺无菌巾和洞巾，放置导尿用物	4	
	检查导尿管球囊的完整性，连接导尿管和集尿袋，润滑导尿管前端	※4	
	第二次消毒，每个棉球限用一次； 女性：分开小阴唇，再次按顺序消毒尿道口、左右小阴唇、尿道口； 男性：无菌纱布包裹阴茎，消毒尿道口、阴茎头及冠状沟、尿道口	※8	

项目	检查内容与评分要点	满分	扣分
插管 （26分）	男性：左手用纱布固定阴茎与腹壁成60°～90°角（3），右手持镊子夹持尿管，插入20～22cm，（3）见尿液流出后再插入2～3cm（3）； 女性：左手拇指及示指固定小阴唇（3），右手持镊子夹尿管插入4～6cm（3），见尿后再插入5～7cm（3）	※9	
	总体要求：插管时嘱患者深呼吸，动作轻柔，切忌强行插入，女性患者若误入阴道应更换尿管，重新插入	4	
	根据导尿管上注明的容积向球囊内注入等量的生理盐水，向外轻拉导尿管至遇到阻力，再往内插入约1cm	4	
	擦净会阴周围消毒液，如为男患者，将包皮复位，整理用物，脱手套，洗手	4	
	取一段胶布，沿胶布正中剪3小格，按需裁剪呈H形，中间胶布沿尿管塑形，两边胶布重叠固定于大腿内侧或腹股沟处，固定后尿管经过大腿上方，尿袋悬挂于床边，注明置管日期、更换日期	※5	
操作后处理 （10分）	协助穿好裤子，取舒适卧位，整理床单位	2	
	宣教：①尿管挂在床旁，在翻身、上下床时，注意防止尿管受压、打折、牵拉，保持尿管通畅；②在留管期间要多喝水，保持每天尿量在2000ml以上，可减少感染风险；③下床活动时，尿袋不能高于膀胱，防止尿液反流	※4	
	处理用物，洗手，贴好尿管标识，做好记录	4	
操作评价 （8分）	操作过程：严格遵守无菌技术操作原则	※4	
	操作熟练、轻巧、动作流畅	2	
	与患者沟通语言恰当，态度和蔼	2	
计分	实际得分	100	
备注	※表示关键项目 如果考生成功完成所有关键项目且得分超过85分，则通过此考核； 如果考生没有顺利完成所有关键步骤，或得分低于85分，则需要补考		

评分人：　　　　　　　　　　　　　　　　　　　　评分日期：

第三十章

静脉采血

(Venous Blood Sampling)

第一节 静脉采血教学教案

总体教学设计				
课程名称	静脉采血			
授课教师		职称		专业	
辅助教师		职称		专业	
学情分析	**教学对象**：住院医师规范化培训医师（一年级）。 **学习基础**：一年级住培医师已经完整接受了在校期间的理论学习，对静脉采血相关基础知识相对扎实，通过临床见习及实习，已经接触过静脉采血操作，部分教学对象已有初步的临床实践经验。 **学习特点**：教学对象的理论知识扎实，学习自主性较强，有积极、主动的学习意愿，但实际临床经验较少，缺乏规范化操作的相关知识及临床思维。 **学习需求**：本技能课程资源包适用于住培医师或其他需要规范静脉采血操作流程的学习者。静脉采血技术是临床医生获取患者实验室检验结果的重要手段，是临床工作中最基本及最不可或缺的操作技能。实习过程可以提供临床实践经验，但操作者的操作能力参差不齐，缺乏同质化的规范操作培训及临床思维能力培养。模拟教学对规培医师按操作标准流程进行静脉采血前准备、实施静脉采血操作、操作后管理及提升临床思维能力十分重要，不仅能培养及建立规范的操作行为，也可以使原有的缺乏规范化的操作行为得到纠正，从而更好保证患者的医疗安全。静脉采血技术仅为静脉穿刺系列课程的一部分。				
教学需求分析	临床上大部分疾病的诊断、疾病的转归和治疗效果的评价均需通过实验室检验结果来评估、确诊及评价，静脉采血操作技术是获取实验室检验标本的直接手段，而正确、规范地进行血液标本的采集是保证实验室检验结果准确的必要条件。 通过课前的教学需求问卷调查，得知目标学员在静脉穿刺评估及准备、静脉采血穿刺、采血管采血顺序、采血量及采血过程中异常情况、并发症的处理等方面存在较大的学习需求。学员在止血带的使用、皮肤消毒范围及时间、静脉穿刺的手法、采血顺序及采血量等方面的正确率均低于50%。目前学员进入规培阶段，临床操作的规范化及临床思维能力尚较欠缺，教学重点在于引导学员从实习生到住培医师的角色转换，加强临床技能的规范化模拟培训，强调临床技能的实际应用及提高临床思维能力，使学员能将此项技能操作更好地应用于临床工作。				
师生比	1∶6		授课学时	3学时（135分钟）	
授课时间			授课地点		

学习目标	（一）知识认知目标（knowledge） 1．正确叙述静脉采血的评估要点。 2．准确阐述正确的采血顺序和采血量。 3．正确叙述静脉采血操作过程中的注意事项。 （二）动作技能目标（skill） 1．独立、规范地演示静脉采血操作技术。 2．及时、正确地处理静脉采血操作异常情况及并发症。 （三）情感价值目标（attitude） 1．在临床实际工作中能与患者进行有效沟通，树立爱伤观念。 2．形成更加积极、严谨的学习态度和专业素养。
教学重点及教学方法	教学重点 1．静脉采血的评估要点及采血顺序。 2．正确的穿刺方法及采血过程中异常情况的处理。 3．静脉采血规范化操作流程。 教学方法 1．将静脉采血的评估及采血顺序纳入技能培训课的重点讲解内容中，通过课前的自学PPT对静脉采血评估相关知识的学习、正课时PPT讲解、小组练习时设置不同的情境模拟案例等形式，加强学员对评估要点及采血顺序的掌握。 2．正课过程中通过观看视频、PPT讲解及设置单项技能练习站等教学手段，强化学员正确的穿刺方法及对异常情况的处理的掌握。 3．提前发放学习资源包给学员，学员预习操作相关视频及操作规范，使其对规范化操作有一定的掌握及直观印象，技能培训课时教师通过对重点步骤的拆解、强化练习、分小组练习、同伴互助练习、评价，以及现场指导、点评、随机考核等手段，培训学员全面、正确地掌握规范化操作流程。
教学难点及教学方法	教学难点：静脉采血过程中并发症的处理。 教学方法：通过真实视频案例及PPT讲解结合的方式，讲解静脉采血相关并发症的处理，让学员能最大程度沉浸在临床工作场景中，对静脉采血并发症有更加深刻的印象。
学员易错点	1．采血时机及穿刺静脉选择不恰当。 2．消毒的范围和方法不正确。 3．采血过程中止血带的使用时间过长。 4．静脉采血管采血的先后顺序及采血量不正确。
课程思政元素/案例及融合方法	1．在学员操作前与学员构建虚拟协议，强调将模拟手臂当成临床真实的患者，操作过程应动作轻柔，及时沟通，做好人文关怀。 2．在分步骤强化练习过程中设置学员相互扎止血带环节，且扎止血带时间在1分钟以上，让学员感受患者采血过程中扎止血带时的真实感受。 3．在小组练习及现场操作演练案例中设置患者紧张、焦虑，甚至对相关检验存在质疑等情况，引导学员在操作过程中对患者做出相应的反应，树立学员人文关怀及爱伤观念。 4．总结反馈阶段，教师根据学员总体情况，对学员人文关怀方面优点及需改善的方面进行反馈评价，强调人文关怀的重要性。
总体教学策略	课前自学、课前测试、课前学情调查、情境模拟教学、多媒体教学、刻意练习、分组练习、同伴互学、随机考核、复盘与反馈、启发式教学、合作式学习。

<table>
<tr><td rowspan="15">主要教学
内容与时间分配</td><td colspan="2">教学环节</td><td>内容</td><td>时间（分钟）</td></tr>
<tr><td rowspan="5">1</td><td rowspan="5">导课阶段
（10分钟）</td><td>破冰环节</td><td>3</td></tr>
<tr><td>提出教学目标</td><td>2</td></tr>
<tr><td>构建虚拟协议及介绍模拟配置</td><td>2</td></tr>
<tr><td>课程简介</td><td>1</td></tr>
<tr><td>视频导入</td><td>2</td></tr>
<tr><td rowspan="5">2</td><td rowspan="5">正课阶段
（104分钟）</td><td>讲解重点步骤及强化练习</td><td>53</td></tr>
<tr><td>观看全流程操作视频</td><td>7</td></tr>
<tr><td>小组练习全流程操作</td><td>26</td></tr>
<tr><td>总结与答疑</td><td>5</td></tr>
<tr><td>现场操作演练</td><td>13</td></tr>
<tr><td rowspan="4">3</td><td rowspan="4">总结与反馈
（21分钟）</td><td>学员反馈</td><td>5</td></tr>
<tr><td>教师反馈及总结</td><td>10</td></tr>
<tr><td>布置课后作业</td><td>2</td></tr>
<tr><td>课堂测试、课程评价</td><td>4</td></tr>
<tr><td>教师准备</td><td colspan="4">1．教师获院级及以上师资认证，接受过专项培训并取得授课资格。
2．至少参加1次集体备课，初次授课应在课前进行试讲。
3．开课前1周，预定教学场地，向培训部提供用物清单（包括核查表、评分表电子版）。
4．认真阅读教案，明确教学目标。
5．根据教学对象课前测试情况做好学情分析，确定本次技能课程的重点和难点，需要拓展的知识点。
6．向学员发送课前信，安排课前学习任务，预习相关理论知识、操作视频等资料。
7．开课前1天确定课程包是否完整，再次阅读教案，复习流程。
8．开课前半小时到培训地点，检查用物及资料是否齐全、教室布置是否合理，调试多媒体设备，试播PPT和视频等。</td></tr>
<tr><td>学员准备</td><td colspan="4">1．课前信
（1）本次技能模拟培训的主要内容简介。
（2）一般信息：授课教师、参加人员、时间、地点、学时、教学目标。
（3）需要准备和注意的事宜。
2．课前学习资源
（1）静脉采血操作规范、操作视频、操作核查表。
（2）《静脉血液标本采集指南》（WS/T 611—2020）。
（3）《临床微生物实验室血培养操作规范》（WS/T 503—2017）（选学）。
（4）人民卫生出版社，姜保国、陈红主编《中国医学生临床技能操作指南》，第十四章。
（5）人民卫生出版社，李小寒、尚少梅主编《基础护理学》第七版，第十五章。
3．完成课程要求
（1）技能培训课前3天完成在线课前测试，成绩在合格以上。
（2）参加技能培训课程并完成课堂测试，成绩在合格以上。
（3）准时参加自主训练课，每位同学完成4次及以上全流程操作演示。
（4）课程结束3周内以小组为单位提交静脉采血操作视频。
（5）课程结束1个月后，进行全员操作考核，85分以上者通过考核，85分以下者需强化练习并补考，直至通过考核。最终考核成绩中理论知识占10%、操作考核成绩占90%。</td></tr>
</table>

场地准备

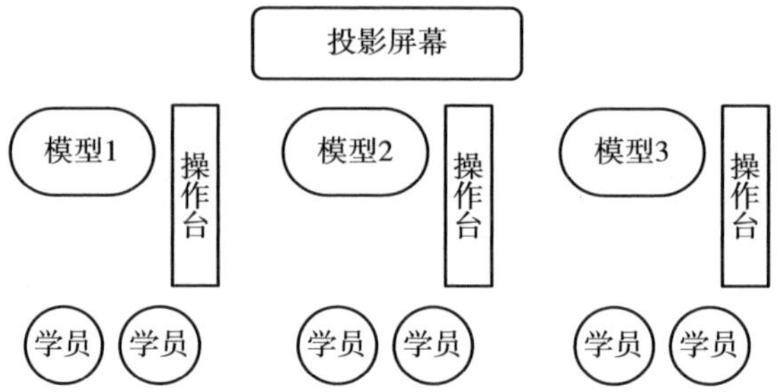

	序号	模型/设备/物品/资料名称	品规或相应要求	数量
用物清单 —— 以6名学员分3组为例	1	外科口罩	常规	若干
	2	手臂练习模型	能抽取出红色模拟血液	3个
	3	治疗车	常规	3辆
	4	采血管	黄色、灰色采血管	各4管
			紫色、绿色采血管	各7管
			蓝色、黑色采血管	各10管
	5	采血条码（均为同一患者）	肝肾功能、感染八项	4张
			血常规	3张
			血型	4张
			凝血四项	4张
			凝血四项、D-二聚体定量	3张
	6	碘伏	0.5%	3瓶
	7	无菌棉签	常规	9包
	8	治疗盘	常规	3个
	9	医嘱单	常规，或使用PDA代替	3张/个
	10	注射器	5ml、10ml	各3个
	11	一次性采血针	蝶翼针	12个
	12	输液贴	常规	6包
	13	一次性治疗巾	常规	3张
	14	止血带	常规	3条
	15	清洁手套	常规	3盒
	16	免洗手消毒剂	或洗手液	3瓶
	17	计时器	常规	3个
	18	配套试管架	常规	3个
	19	弯盘	常规（非考试必须，仅用于学员操作练习时放置采血针）	3个

用物清单 —— 以6名学员分3组为例	20	垃圾桶	生活垃圾、医疗垃圾桶、锐器盒	各3个
	21	模拟情境 （全流程操作练习案例）	A4	各3份
	22	静脉采血操作核查表	A4（双面）	12份
	23	静脉采血操作评分表	A4（双面）	2份
模拟情境	**模拟情境一**（全流程操作练习案例） 张女士，50岁，因急性阑尾炎入院。患者2年前曾行右乳癌改良根治术，术后右上肢轻度水肿。拟行急诊手术治疗，术前需完善血常规、血型、肝肾功能、感染八项、凝血四项等检查。患者入院后心情十分紧张、焦虑，请使用注射器为患者采集血液标本。 **模拟情境二**（全流程操作练习案例） 张女士，50岁，阑尾炎术后第三天出现左下肢肿痛。血管彩超提示：左下肢静脉血栓形成。予低分子肝素钠规范治疗后，准备复查凝血四项及D-二聚体定量。患者对疼痛十分敏感，请使用蝶翼针为患者采集血液标本。 **模拟情境三**（现场操作演练案例） 张女士，50岁，因急性阑尾炎入院。于急诊完善CT、血常规及C反应蛋白等检查，随后收入普外科。需完善肝肾功能、感染八项、凝血四项及血型等检查。患者1年前因尿毒症开始行透析治疗，左手有动静脉瘘，请为患者采集血液标本。			

详细教学设计

阶段分配	教学内容	教学方法	时间（分钟）
导课阶段 （10分钟）	1．告知座位安排，课程纪律和后勤相关信息：手机调成静音、休息时间、洗手间位置等。 2．破冰。教师及学员自我介绍，学员分组。	互动教学 PPT讲解	3
	提出教学目标。		2
	制定虚拟协议及创立安全的空间 1．使用模拟环境和操作模型教学虽无法做到完全真实，但仍希望学员能沉浸于此次模拟练习，把模拟手臂当成真实的患者手臂，在操作过程中注意做好人文关怀，并按照临床实践标准完成此次学习。 2．相互尊重，不贴标签或针对个人的表现进行点评，只针对共性问题进行分析和总结，帮助学员提升自我能力，构建轻松、积极、主动的学习氛围。		1
	介绍模拟配置 1．模拟配置：每组配置3个模拟手臂及采血所需要的用物。 2．注意事项：爱惜操作模型。		1
	课程简介：课程时长为3个学时135分钟，主要包括5大模块：重点内容讲解及强化练习，小组操作练习，总结与答疑，学员现场实操演练，以及总结与反馈等。		1
	视频导入并提出问题 1．视频中护士的操作是否规范？ 2．我们的操作是否完全符合操作规范和行业标准？ 3．遇到视频中的情况，我们是否具备足够的应急能力？	视频导入	2

正课阶段 （104分钟）	重点步骤讲解及强化练习 1．讲解操作前准备的重点，包括告知与评估、操作者准备及物品准备。其中物品准备重点讲解采血条码的粘贴、采血顺序及采血量。 2．第一站操作练习：使用PPT展示3个案例，要求学员对案例1中的患者进行静脉采血操作前告知、评估并选择穿刺部位，最后对真空采血管进行排序；将案例2及案例3中多个真空采血管进行正确排序。 **案例1**：李先生，60岁，既往尿毒症，每周一、三、五规律透析，左手有动静脉造瘘，有青霉素过敏史，有晕血史，现为结肠癌术后第二天，患者出现寒战高热，最高体温41℃，3小时前静脉滴注葡萄糖氯化钠注射液1000ml，医嘱予采集外周血培养、血常规、降钙素原、DIC七项、肝肾功能、红细胞沉降率等检验。请对患者进行采血前告知、评估并选择穿刺部位，正确排列采血管顺序。 **案例2**：李先生，60岁，入院拟行甲状腺癌手术，现完善术前检查，需使用一次性采血针（蝶翼针）为患者采血，请将下列采血管正确排序。 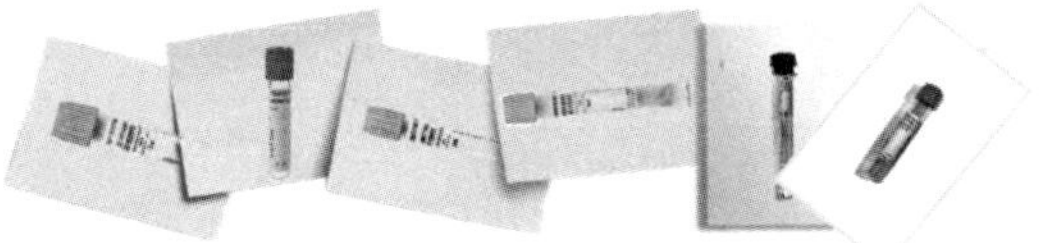 **图30-1　采血管颜色从左到右分别为：蓝、灰、紫、黄、黑、绿** **案例3**：李先生，60岁，入院拟行甲状腺癌手术，现完善术前检查，需使用一次性采血针（蝶翼针）为患者采血，请将下列采血管正确排序。 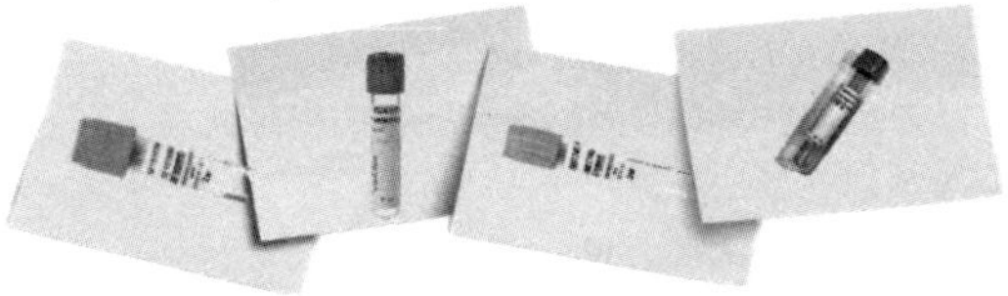 **图30-2　采血管颜色从左到右分别为：蓝、灰、紫、绿** 3．讲解操作过程中注意事项，包括身份核查、止血带的使用、皮肤消毒等。 4．第二站操作练习（融入思政元素） （1）学员分组在同伴的手臂上练习扎止血带，选择穿刺点后，松开止血带，再按规范进行消毒。同组学员根据静脉采血操作核查表中“第8～11项”进行核查。 （2）体验：要求在学员第二次扎止血带，准备消毒时，同伴按下计时器，计时超过1分钟后放松止血带，同伴分享被扎止血带时的感受及可以改进的地方。操作结束后组内角色互换练习。	PPT讲解 多媒体教学 启发式教学 互动法 刻意练习	53

正课阶段（104分钟）	5．讲解操作过程中静脉穿刺手法、静脉穿刺过程中异常情况的处理及摇匀采血管的手法。 6．第三站操作练习：指导学员在模型手臂上分别使用一次性采血针（蝶翼针）和注射器完成静脉穿刺并固定针头，两种工具各至少练习1次。同组学员根据操作核查表中“第12～13项”进行核查。穿刺前操作学员已完成操作前准备、戴好手套并做好穿刺部位皮肤消毒。操作结束后组内角色互换练习。练习前教师需强调注意事项：①做好自身防护，及时处理采血针，以免发生针刺伤；②爱惜操作模型，将模拟手臂当成临床真实的患者。 7．讲解操作后宣教与处置：操作后宣教包括正确按压穿刺点，穿刺点血肿或淤青的处理，采血过程中患者发生晕厥的处理（知识拓展），以及操作后患者、操作者及血标本处置。	PPT讲解 多媒体教学 启发式教学 互动法 刻意练习	（53）
	观看全流程操作视频。	多媒体教学	7
	小组全流程操作练习 1．引入模拟情境一、二，学员两两一组，同组学员分别得到不同的情境模拟案例并根据案例要求进行静脉采血全流程操作。同组学员充当SP，同时使用操作核查表进行核查。全流程操作结束后小组内进行评价反馈。评价反馈结束后学员交替角色操作练习。 2．教师组间巡视，及时纠错，必要时进行纠错演示。	刻意练习 反馈法	26
	总结与答疑。	PPT讲解	5
	现场操作演练 1．告知操作演练目的，降低学员学习心理负荷。 2．以自愿为原则选出1名“操作演示者”，教师屏幕投屏情境模拟三案例，教师充当SP，配合考核。 3．学员阅读题卡1分钟，在模型上行操作演示，限8分钟。 4．其余学员使用操作核查表对操作者进行评价。 5．教师在充当SP的同时使用操作评分表对学员的操作进行打分。	模拟考核	13
总结与反馈（21分钟）	学员自评及反馈 1．被抽取为随机考核的操作者快速对自我表现进行主观评价，提出优点和改进点，明确差距与问题。 2．说出操作演练的感受和想法。 3．至少列出1点觉得做得比较好的地方和可以做得更好的地方。 4．其余学员对比操作者模拟操作，结合操作评分表，快速补充、说出做得好的及可以做得更好的地方。	学员自评 互评 反馈法	5
	教师反馈及总结 1．结合评分表逐条对比操作者模拟操作进行评价：肯定学员做得好的方面，特别强调人文关怀方面；针对需要提升的方面提出意见，陈述事实，避免贴标签，造成学员心理负荷。 2．指出所有学员评价结果是否正确。 3．综合课程中所有学员在模拟练习中的表现给出优点和改善反馈，再次给予指导、建议，促进学员进一步改进。 4．总结课程内容。 5．答疑解惑。 6．鼓励学员将所学应用在临床实际工作中，感谢参与课程。	反馈法 激励 总结	10
	课后作业布置及课后知识延伸。		2
	课堂测试（3分钟）及课程评价（现场完成）。		4

学习效果评价	1. 评价方法：课堂理论知识测试占10%，操作考核成绩占90%。 2. 评价表：见本章第四节。
课后作业	1. 3周内以小组为单位上交静脉采血操作视频。 2. 参与课后自主训练，进行考勤记录，指导教师全程跟踪指导操作。建议每位同学进行至少4次完整的全流程操作。 3. 课后知识延伸，案例思考 （1）患者女性，60岁，因发热、咳嗽3天入院。患者既往行右乳腺癌根治术，因尿毒症长期于门诊进行血液透析。诊断：肺炎。入院后行血常规、C反应蛋白、肝肾功能、离子组合等静脉采血项目，该患者应如何选择静脉穿刺部位？ （2）患者男性，45岁，肛周脓肿术后第一天，发热，体温达39.0℃，予复方氯化钠注射液500ml静脉滴注，随后急查血培养、血常规及C反应蛋白，标本送检后30分钟，检验科回报危急值，提示该患者血红蛋白结果为49g/L。查患者术前一天的血红蛋白为135g/L。作为该患者的管床医生应该如何处理？考虑是什么？
专业英语词汇	静脉血 venous blood 标本采集 specimen collection 血培养 blood culture
参考教学资料	[1] 中华人民共和国国家卫生健康委员会. 静脉血液标本采集指南: WS/T 611—2020 [S/OL]. (2020-04-30) [2024-12-31]. http://www.nhc.gov.cn/wjw/s9492/202004/31b4fa14ee174bb1999142525ceba608.shtml. [2] 姜保国, 陈红. 中国医学生临床技能操作指南 [M]. 3版. 北京: 人民卫生出版社, 2020. [3] 李小寒, 尚少梅. 基础护理学 [M]. 7版. 北京: 人民卫生出版社, 2022. [4] 刘原, 刘成玉. 临床技能培训与实践 [M]. 2版. 北京: 人民卫生出版社, 2021. [5] 中华人民共和国国家卫生健康委员会. 临床微生物实验室血培养操作规范: WS/T 503—2017 [S/OL]. (2017-11-10) [2024-12-31]. http://www.nhc.gov.cn/fzs/s7852d/201711/7c2032d29a7043af805cf3a79c5eda92.shtml. [6] Michael L Wilson. 血培养和其他诊断工具检测菌血症 [EB/OL]. (2024-06-13) [2024-07-04]. https://www.uptodate.com/contents/zh-Hans/detection-of-bacteremia-blood-cultures-and-other-diagnostic-tests.
教学反思	
知识拓展	
案例编写	教案作者：黄葵梅 作者单位：深圳市罗湖区人民医院 联系邮箱：450143062@qq.com

第二节 静脉采血操作规范

【扫码观看视频】

一、目的

1. 获取静脉血液标本进行血常规、血生化、血培养等各项实验室检查，以协助疾病的诊断、治疗及治疗效果的观察。

2. 获取静脉血液标本进行输血前血液交叉配对检查。

二、适应证

需要留取静脉血液标本的各种血液实验室检查。

三、禁忌证

1. 绝对禁忌证为穿刺部位有感染者。

2. 相对禁忌证为有明显出血倾向者。

四、操作前准备

1. 操作者准备

（1）戴口罩、帽子，流动水下六步洗手法洗手。

（2）了解患者静脉采血项目，静脉采血的并发症及预防和处理措施。

（3）评估穿刺部位及患者准备是否符合采血要求。

2. 用物准备

（1）治疗车上层：治疗盘、0.5%碘伏、无菌棉签、PDA（或医嘱单）、一次性真空采血管及采血条码、一次性采血针（或注射器）、一次性治疗巾、止血带、清洁手套、免洗手消毒剂，按需备无菌输液贴，试管架。

（2）治疗车下层：生活垃圾桶、医疗垃圾桶、锐器盒。

（3）评估所有用物外包装及有效期是否完好且在有效期内。

（4）每种采血管各可多备一根，以便采血管真空失效时紧急替换。

3. 患者准备

（1）告知患者操作目的、方法、操作过程，以及可能存在的风险。

（2）告知注意事项，并取得患者的配合，穿刺过程中需保持合适的体位、肢体不随意活动。

（3）评估患者当前有无不适、三史（既往史、过敏史、晕针晕血史）、当天的输液情况等。

（4）评估有无生理影响因素，如饮食（最后一次进食、饮酒时间）、运动、情绪及衣物、穿着等。告知患者采血前应平静休息至少5分钟，避免情绪激动，穿着袖口较松的上衣。

（5）评估患者穿刺部位皮肤的状况、静脉充盈度及血管壁弹性等，告知患者皮肤、静脉血管的评估情况，以及即将选择的穿刺部位。

（6）评估患者心理状态及生理需求，鼓励患者表达对操作的担忧和疑虑，询问患者是否需要如厕。

4. 环境准备：环境清洁、安静、光线适宜，符合无菌操作原则（操作前30分钟内未进行卫生打扫），保护患者隐私。

五、操作步骤

1．向患者做自我介绍。

2．携带PDA（或医嘱单）及用物至患者床旁，使用PDA（或医嘱单），采用两种以上方法核对患者信息，如姓名、性别、年龄、住院号、诊疗卡、身份证等信息。患者信息核对无误后，用PDA（或医嘱单）核对采血条码上姓名、采血项目是否一致。若为昏迷患者，则与患者家属或其照顾者核对，确保被采血者为患者本人。

3．快速手消毒，戴手套。

4．协助患者取舒适、安全、符合采血要求的体位。如对体位无特殊要求，一般取卧位，以防在采血过程中患者发生晕厥，特别是有晕针晕血史者。

5．垫治疗巾：暴露患者前臂和上臂，上臂稍外展，将一次性治疗巾置于穿刺部位下。

6．第一次扎止血带：在穿刺点的近心端约6cm处以倒“A”字形扎止血带。扎止血带时间不可超过1分钟，如超过1分钟，应松开止血带2分钟后再重新绑扎。

7．选择穿刺点：嘱患者握拳，选择充盈、粗直、弹性良好的静脉，避开静脉瓣、关节部位及瘢痕严重和有硬结的部位。

8．松止血带，嘱患者松拳，快速手消毒。

9．第一次消毒皮肤：以穿刺点为中心，自内向外螺旋式消毒皮肤，直径大于5cm，消毒剂与皮肤保持接触至少30秒，充分待干。同时告知患者消毒后肢体不可随意活动，以免污染穿刺部位。

10．准备穿刺用物：采血针、棉签或输液贴等。

11．第二次扎止血带及消毒皮肤，方法同第一次，注意避免跨越无菌区。

12．进针前再次核对患者信息与采血管患者信息是否相符。

13．嘱患者握拳。

14．静脉穿刺

（1）平行去除针套并检查针尖斜面有无倒钩、毛刺。

（2）一手拇指于穿刺点下方2.5～5.0cm固定穿刺部位皮肤，一手持采血针针柄。

（3）进针前告知患者即将进行静脉穿刺，适当安抚患者，让患者尽量放松，避免紧张。

（4）在预定穿刺点穿刺，针头斜面向上，以20°～30°角快速刺入皮肤。

（6）见到回血后再沿静脉方向进针少许，固定针头（可用无菌输液贴固定）。

15．血液流入第一根采血管或注射器时松开止血带。

16．采血

（1）一次性采血针（蝶翼针）采血：将采血管连接到一次性采血针上，等待采血管真空耗竭、血流停止后从采血针上拔出采血管，按采血顺序重复上述采血过程正确采集血标本。

（2）注射器采血：缓慢匀速回抽针栓杆直到活塞达到所需血液标本总采血量处，勿过度用力抽拉针栓。

17．嘱松拳，拔出最后一根采血管后，迅速拔针。使用注射器采血时，松拳后迅速拔出注射器针头。

18．用无菌棉签或输液贴覆盖穿刺点，嘱沿血管走向，用2～3横指按压穿刺部位，直至出血停止。

19．使用注射器采血时，按采血顺序将注射器针头刺入真空采血管，使血液自行流入采血管，直到采血管真空耗竭，血流停止。不宜拔除真空采血管的胶塞及对注射器针栓施加压力将血标本注入。转注血液至血培养瓶时，需先用75%的乙醇消毒血培养瓶塞，无须更换注射器针头，可直接注入血培养瓶，以减少污染。

20．将采血针或注射器带针头弃于锐器盒，撤去用物。

21．按需摇匀：轻柔颠倒180°，摇匀6～8次。

22．脱手套，快速手消毒。

六、操作后处理

1．交代注意事项

（1）告知患者按压穿刺点至少5分钟，其间不可放松按压。

（2）如感到头晕或按压穿刺点5分钟后仍有出血、血肿增大等，立即按铃告诉医护人员。

2．再次核对患者手腕带上姓名及住院号。

3．整理床单位，协助患者取舒适体位，快速手消毒。

4．返回处置室处置用物，流动水下洗手。

5．联系送检：常规检验项目2小时内将静脉血标本送检，急查项目15分钟内送检，其他有特殊要求的检验项目按要求在规定时间内送检。

七、并发症及处理

1．晕厥

（1）如患者在采血过程中出现晕厥，宜立即停止采血并拔出采血针，将患者置于平卧位，解开衣领，观察症状是否缓解。有条件者应立即予测量血压、血糖、吸氧等处理。

（2）如疑为低血糖者予口服葡萄糖，并观察患者意识及脉搏、呼吸、血压等生命体征是否恢复，同时应做好患者的心理护理。

（3）如患者生命体征不稳定，宜立即呼叫急救人员，进一步抢救处理。

2．穿刺点血肿或淤青

（1）嘱患者在拔针后沿血管走向按压穿刺点至少5分钟，凝血功能异常者适当延长时间，直至出血停止。不宜曲肘按压，否则可增加出血、淤血、疼痛等风险的发生。

（2）对于已形成的血肿或淤青，24小时内可给予冷敷止血，避免该侧肢体提拎重物；24小时后可热敷以促进淤血吸收。

（3）如在正确按压止血的前提下，出现血肿或出血持续时间超过5分钟，应及时评估患者的凝血功能并对症处理。

3．疑似动脉、神经损伤时的处理

（1）误穿动脉：在采血过程中，如穿刺部位快速形成血肿或采血管快速充盈，应怀疑穿刺到动脉，立即终止采血并拔出采血针，按压采血部位5～10分钟，直至出血停止。如需要，可在其他部位进行静脉穿刺。

（2）误穿神经：在采血过程中，如患者感到在穿刺部位近端或远端有放射性的电击样疼痛、麻刺感或麻木感，应怀疑穿刺到神经，立即终止采血并拔出采血针止血。如需要，可在其他部位进行静脉穿刺。必要时可请专科医生对患者神经损伤程度进行评估及处理。

（3）做好解释安慰工作。

八、注意事项

1．严格执行查对制度及无菌技术操作原则。

2．采血前患者准备

（1）饮食：采血前不宜改变饮食习惯，24小时内不宜饮酒。如有需要空腹采血的项目，如空腹血糖、空腹胰岛素、空腹C肽、肝肾功能等，应至少禁食8小时，以12～14小时为宜，但不宜超过16小时，空腹期间可少量饮水。

（2）运动和情绪：采血前24小时不宜剧烈运动，采血前安静休息至少5分钟。采血当天避免情绪激动。

（3）穿着：不宜穿着袖口紧的上衣，否则可能增加采血后出血和血肿的发生风险。

（4）体位：门诊患者一般采用坐位采血，病房患者采用卧位采血。若体位对检测结果有明显影响，应遵循医嘱要求的体位进行采血，如醛固酮检测要在起床前卧位抽血，起床后活动4小时立位抽血。

3．采血时机

（1）一般宜在上午7：00～9：00。

（2）对采血时间有特殊要求者，应严格按照要求采血。如血培养的标本在寒战或发热初起时、抗生素应用之前采集最佳；血液疟原虫检查的最佳采血时间为寒战发作时；促肾上腺皮质激素及皮质醇的生理分泌均有昼夜节律性，常规采血时间点为8：00、16：00和24：00；女性性激素、药物浓度监测、口服葡萄糖耐量试验等均应严格按照医嘱时间执行。

（3）输液患者宜在输液结束3小时后采血，输注成分代谢缓慢且严重影响检测结果（如脂肪乳剂）者宜在下次输注前采血；紧急情况下必须在输液时采血，宜在输液的对侧肢体或同侧肢体输液点的远端采血，并告知检验人员。

4．血液标本的采集顺序及注意事项

（1）常规采血顺序：血培养瓶→柠檬酸钠抗凝采血管（蓝色管）→红细胞沉降率管（黑色管）→含有促凝剂和/或分离胶的血清采血管（红、橙、黄色管）→含有或不含分离胶的肝素抗凝采血管（绿色管）→含有或不含分离胶的EDTA抗凝采血管（紫色管）→葡萄糖酵解抑制采血管（灰色管）。采血顺序顺口溜："一个男（蓝）人，很黑（黑），过红（红）绿（绿）灯，要听指（紫）挥（灰）"。简记："培养蓝黑红绿紫灰"。

（2）使用注射器采血，血液从注射器转注至真空采血管中的顺序与使用真空采血系统的采集顺序相同。转注时不宜拔除真空采血管的胶塞及对注射器针栓施加压力，应由血液自行流入采血管，直到血流停止，以确保正确的血液与添加剂比例，并减少溶血的发生。

（3）采用一次性采血针采血时，如无须抽取血培养，则应先采集干燥管（红色或黄色管），再注入枸橼酸钠抗凝采血管（蓝色管）。因为采用一次性采血针时，采血针末端软管内的空气会进入第一支真空采血管，减少其采血量，影响添加剂和血液的比例，故建议将干燥管排在第一位，即使采血量减少，对实验结果影响最小。若仅采集枸橼酸钠抗凝采血管（蓝色管），应在蓝色管前添加一个蓝色管或干燥管预充管道并废弃第一支采血管，以减少采血针套管内空气对采血量的影响。第一支采血管目的是用于预充采血组件的管路，无须完全充满。

（4）采集血培养瓶（选学部分）：如采用一次性采血针采血应先抽需氧瓶，再抽厌氧瓶，因为采血针套管内前段有空气，故先抽需氧瓶，以减少空气对检验结果的影响。如使用注射器采血并且已经抽取足够接种需氧瓶和厌氧瓶的血量，则先注入厌氧瓶，再注入需氧瓶，因为最后的血样往往含有空气。如果血量不足，则应先保证需氧瓶血量。血培养采集的消毒要求详见《WS/T 503—2017临床微生物实验室血培养操作规范》。

5．采血量

（1）真空采血管：采血管真空耗竭、血流停止后，从采血针或注射器上拔出采血管，以确保采血量的充足，以及正确的血液与添加剂比例。

（2）血培养瓶：一般成人需采集8～10ml或按说明书采集；婴幼儿及儿童采血量不应超过患儿总血量的1%，具体采血量参考说明书。儿童通常仅需采需氧瓶。

6．穿刺静脉的选择

（1）不宜选择足踝处的静脉，因可能会导致静脉炎、局部坏死等并发症。

（2）其他不宜选择的静脉：乳腺癌根治术后的同侧上肢的静脉，化疗药物注射后的静脉，血液透析患者动静脉造瘘侧手臂的血管，穿刺部位有皮损、炎症、结痂、瘢痕的静脉。

（3）特殊情况只能从静脉留置管中采血时，对于凝血功能检测宜弃去最初的5ml或6倍管腔体积的血液；对于其他检测宜弃去最初的2倍管腔体积的血液。通常情况下，外周静脉留置针应弃去不少于2ml的血液；中心静脉导管（CVC）、经外周静脉穿刺置入中心静脉导管（PICC）、中长线导管、输液港（PORT）等静脉导管容积通常为1～2ml，故建议弃去不少于2～4ml的血液。

7．粘贴采血条码时，需要将条码正对着采血管刻度粘贴，不可遮挡采血管刻度。根据采血条码上的采血管颜色选择正确的采血管。

8．身份核查的方法及时机

（1）核查方法：使用PDA扫描患者手腕带条码或使用医嘱单核对患者信息，如姓名、住院号等；使用PDA扫描采血管条码或使用医嘱单核对患者信息与采血管信息是否相符。

（2）核查时机：评估时、操作前、进针前（操作中）及操作结束时。

（3）总结：两种方法，四次核对。

九、相关知识

1．血液标本无法正常采集时的处理

（1）轻微调整进针位置。如采血针刺入静脉过深，可略微抽出。如穿刺不够，可将采血针向静脉中略推入。不宜在不明静脉走向时盲目探查。

（2）如已穿刺成功，采集中途血流突然停止，考虑血管壁贴附针孔，可旋转采血针半周。

（3）怀疑真空采血管真空度不足时，及时更换采血管。

2. 标本溶血的预防

（1）消毒后穿刺部位充分自然干燥。

（2）不可穿过原有血肿的部位采血。

（3）尽量避免使用注射器采血。如使用注射器采血，应确保针头牢固地安装在注射器上以防出现泡沫；采血时避免过度用力抽拉针栓；将血液从注射器转注至真空采血管时，不宜对注射器针栓施加压力。

（4）轻柔颠倒，混匀含有添加剂的标本。

3. 职业暴露的处理

（1）被污染的锐器刺伤后需立即挤出污血，并用大量流水冲洗伤口，再行消毒处理和包扎。

（2）第一时间将职业暴露事件报告医疗机构中分管职业防护的部门，对刺伤进行危害评估，必要时进行暴露后预防性治疗。

4. 医疗废物处理

（1）拔针后及时将采血针弃入锐器盒中。如使用注射器采血，禁止回套针帽或弯曲、折断、剪断针头，也不宜从注射器上卸下针头，以免发生职业暴露。应直接将注射器带针头弃入锐器盒。

（2）将消毒和止血所用的棉球、棉签、纱布等物弃入医疗垃圾桶。

十、相关临床情境及临床思维分析

模拟情境一：患者女性，60岁，因“发热、咳嗽3天”入院。诊断：肺炎。患者既往行右乳腺癌根治术，因尿毒症长期于门诊进行血液透析。入院后医嘱予行血常规、C反应蛋白、肝肾功能、离子组合等静脉采血项目。

临床思维分析：明确穿刺静脉选择的原则，根据患者的病情、既往史等选择合适的采血部位和静脉，并按正确的采血顺序采集血液标本。

模拟情境二：患者男性，45岁，肛周脓肿术后第一天，发热，体温达39.0℃。予复方氯化钠注射液500ml静脉滴注，随后急查血培养、血常规及C反应蛋白，标本送检后30分钟，检验科回报危急值，该患者血红蛋白结果为49g/L，查患者术前一天的血红蛋白为135g/L。

临床思维分析：评估静脉输液对血标本检测结果可能产生的影响，必要时复查相关指标。

模拟情境三：张女士，50岁，因急性阑尾炎入院。患者2年前曾行右乳癌改良根治术，术后右上肢轻度水肿。拟行急诊手术治疗，术前需完善血常规、血型、肝肾功能、感染八项、凝血四项等检查。患者入院后心情十分紧张、焦虑，请使用注射器为患者采集血液标本。

临床思维分析：根据患者病情、既往史及心理状态等做好评估、解释及安慰（人文关怀），选择合适的采血部位及正确的采血顺序采集血液标本，注意注射器采血与蝶翼针采血的区别。

模拟情境四：张女士，50岁，阑尾炎术后第三天出现左下肢肿痛。血管彩超提示：左下肢静脉血栓形成。予低分子肝素钠规范治疗后，准备复查凝血四项及D-二聚体定量。患者对疼痛十分敏感，请使用蝶翼针为患者采集血液标本。

临床思维分析：使用蝶翼针单采柠檬酸钠抗凝采血管时需注意采血针末端软管内的空气对采血量的影响，操作过程中关注患者心理状态及情绪变化，及时做好人文关怀。

模拟情境五：张女士，50岁，因急性阑尾炎入院。于急诊完善CT、血常规及C反应蛋白等检查，随后收入普外科。需完善肝肾功能、感染八项、凝血四项及血型等检查。患者1年前因尿毒症开始行透析治疗，左手有动静脉瘘，请为患者采集血液标本。

临床思维分析：明确穿刺静脉选择的原则，评估患者病情、既往史等选择合适的采血部位和静脉，并按照采血顺序正确采集血液标本。

十一、参考资料

[1] 李小寒，尚少梅. 基础护理学 [M]. 7版. 北京：人民卫生出版社，2022.

[2] 中华人民共和国国家卫生健康委员会. 静脉血液标本采集指南：WS/T 611—2020 [S/OL]. (2020-04-30) [2024-12-31]. http://www.nhc.gov.cn/wjw/s9492/202004/31b4fa14ee174bb1999142525ceba608.shtmL.

[3] 姜保国，陈红. 中国医学生临床技能操作指南 [M]. 3版. 北京：人民卫生出版社，2020.

[4] 刘原，刘成玉. 临床技能培训与实践 [M]. 2版. 北京：人民卫生出版社，2021.

[5] 中华人民共和国国家卫生健康委员会. 临床微生物实验室血培养操作规范：WS/T 503—2017 [S/OL]. (2017-11-10) [2024-12-31]. http://www.nhc.gov.cn/fzs/s7852d/201711/7c2032d29a7043af805cf3a79c5eda92.shtmL.

[6] Michael L Wilson. 血培养和其他诊断工具检测菌血症 [EB/OL]. (2024-06-13) [2024-07-04]. https://www.uptodate.com/contents/zh-Hans/detection-of-bacteremia-blood-cultures-and-other-diagnostic-tests.

第三节 静脉采血理论测试题

一、课前测试题

1. 静脉采血时应合理选择血管，选择静脉的标准是（　）

A. 粗、直、弹性好的静脉　　B. 表浅静脉

C. 深静脉　　D. 肉眼可见即可

2. 影响溶血的因素，不包括（　）

A. 皮肤消毒时，消毒剂未充分待干

B．从周围有血肿的静脉采血
C．含添加剂的采血管，采集血液后未及时、轻柔颠倒混匀标本
D．采血项目过多

3．下列关于采血前患者的一般准备，不正确的是（ ）
A．需空腹采血的项目，应至少禁食8小时，空腹期间可少量饮水
B．采血前24小时不宜剧烈运动，采血前宜静息至少5分钟
C．采血体位对检测结果无任何影响，患者可以随意选择体位，舒适即可
D．不宜穿着袖口紧的上衣，否则可能导致采血后出血和血肿的发生风险增加

4．（多选）对采血时间有特殊要求的检测项目包括（ ）
A．血培养
B．促肾上腺皮质激素及皮质醇
C．女性性激素
D．糖化血红蛋白检测

5．（多选）静脉采血时应避免哪些情况（ ）
A．避免在静脉输液、输血的同侧肢体进行采血
B．尽量避开局部红肿、存在炎性反应的区域
C．避免在乳腺癌根治术后患者的同侧肢体、血透患动静脉造瘘侧肢体采血
D．避免在血肿部位、有血栓形成的静脉处采血

二、课后测试题
1．以下关于采血顺序正确的是（ ）
A．血培养瓶→蓝管（或黑管）→绿管→紫管→黄管（或红管）
B．血培养瓶→黄管（或红管）→绿管→紫管→蓝管（或黑管）
C．血培养瓶→蓝管（黑管）→黄管（红管）→绿头管→紫头管
D．只抽蓝管和紫管，采血顺序为：紫管→蓝管

2．下列关于静脉穿刺手法，错误的是（ ）
A．左手拇指于穿刺点下方2.5～5.0cm固定穿刺部位皮肤
B．右手持采血针，针头斜面向上
C．针头与皮肤成角度为45°～50°
D．见到回血后再沿静脉方向进针少许

3．静脉采血止血带的使用错误的是（ ）
A．在穿刺点近心端约6cm处扎止血带
B．第二次扎止血带时，应避免跨越无菌区
C．止血带使用的时间不可超过3分钟，如超过3分钟，应松开止血带，2分钟后再重新绑扎

D．止血带使用的时间不可超过1分钟，如超过1分钟，应松开止血带，2分钟后再重新绑扎

4.（多选）下面关于静脉采血并发症的处理，正确的是（　）

A．采血过程中，患者突发晕厥，立即停止抽血，协助患者平卧，测量生命体征及血糖情况

B．如静脉穿刺导致大面积皮下出血，应立即给予热敷

C．如疑似动脉、神经损伤，嘱患者稍作忍耐，加快采血速度，采足血量后拔针

D．若采血过程中发现患者出现低血糖症状，应立即拔针，予口服糖水，观察患者意识及生命体征

5.（多选）静脉采血前消毒穿刺处皮肤消毒范围及消毒剂作用时间不得少于（　）

A．5cm　　B．8cm　　C．30秒　　D．15秒

参考答案与解析

一、课前测试题

1．A

【解析】穿刺静脉宜选择血管充盈、粗直、弹性良好的静脉，避开静脉瓣、关节部位。

2．D

【解析】预防标本溶血注意事项包括：消毒后穿刺部位自然干燥；不可穿过血肿部位采血；如使用注射器采血，宜确保针头牢固地安装在注射器上以防出现泡沫；使用注射器时避免过度用力抽拉针栓；采血后轻柔颠倒混匀含有添加剂的标本。故选D。

3．C

【解析】若采血项目对体位无要求，患者可选择坐位或卧位等舒适体位。若体位对某些检测项目的检测结果有明显影响，则需遵循要求的体位进行采血，如醛固酮检测要在起床前卧位抽血，起床活动4小时后立位抽血。故C错误。

4．ABC

【解析】血培养：寒战或发热初起时、抗生素应用之前采集最佳。促肾上腺皮质激素及皮质醇：生理分泌有昼夜节律性，常规采血时间点为8：00、16：00和24：00。女性性激素：生理周期的不同阶段有显著差异，采血日期需遵循医嘱，采血前与患者核对生理周期。糖化血红蛋白反映的是患者最近3个月的平均血糖数值，在抽血时间上并无特殊要求。因此答案选ABC。

5．ABCD

【解析】静脉采血应避免在静脉输液、输血的同侧肢体进行。不宜选择乳腺癌根治术后同侧上肢的静脉、化疗药物注射后的静脉、血液透析患者动静脉造瘘侧手臂的血管，以及穿刺部位有皮损、炎症、结痂、瘢痕的血管，避免在血肿部位、有血栓形成的静脉处采血，故ABCD均正确。

二、课后测试题

1．C

【解析】采血顺序：血培养瓶→柠檬酸钠抗凝采血管（蓝色管）→红细胞沉降率管（黑色）→血清采血管（包括含有促凝剂和/或分离胶）（红、橙、黄色管）→含有或不含分离胶的肝素抗凝采血管（绿色管）→含有或不含分离胶的EDTA抗凝采血管（紫色管）→葡萄糖酵解抑制采血管（灰色管），故A、B错误，C正确。若只采集紫色管及蓝色管，为减少空气及含抗凝剂采血管中的抗凝影响，可在蓝色采血管前增加一支蓝色采血管充当伪管，采血后弃去第一支采血管，被弃去的采血管用于预充采血组件的管路，无须完全充满，若直接将蓝色管置于紫色管后采血，可能导致采血针针头被紫色管胶塞携带的抗凝剂污染而影响检验结果，故D错误。

2．C

【解析】静脉采血穿刺角度以20°～30°角为宜，故选C。

3．C

【解析】在采血部位上方5.0～7.5cm的位置绑扎止血带，故A正确；第二次扎止血带时，因穿刺部位皮肤已消毒一次，因此应注意避免跨越穿刺无菌区，故B正确；止血带使用时间不宜超过1分钟，如需超过1分钟，宜松开止血带，2分钟后再重新绑扎，故C错误，D正确。

4．AD

【解析】采血过程中患者发生晕厥，应立即停止采血，将患者置于平卧位，松开衣领；如疑似患者为空腹采血低血糖可予以口服糖水，观察患者意识恢复情况及脉搏、呼吸、血压等生命体征，故AD正确。静脉穿刺导致大面积皮下出血，24小时内应冷敷止血，24小时后方可热敷，故B错误。怀疑动脉或神经损伤，应立即终止采血并拔出采血针，按压采血部位5～10分钟，直至出血停止，及时对患者神经损伤程度进行评估及处理，故C错误。

5．AC

【解析】以穿刺点为圆心，以圆形方式自内向外进行消毒，消毒范围直径5cm，消毒2次。消毒剂发挥作用需与皮肤保持接触至少30秒，待自然干燥后穿刺，可防止标本溶血及灼烧感。故选AC。

第四节 静脉采血操作评价表

适合学员同伴互评

静脉采血操作核查表

序号	操作行为概要	执行情况（是√否×部分△）
1	核对医嘱	
2	操作者戴口罩、帽子，洗手	

序号	操作行为概要	执行情况 （是√否×部分△）
3	向患者自我介绍，核对患者身份（2种以上方法）	
4	与患者沟通，告知患者操作目的、方法及配合事项，取得患者同意；评估患者病情、既往史、过敏史、晕针晕血史、有无生理性影响因素、穿刺部位皮肤及血管情况等	
5	协助患者取舒适体位	
6	环境符合无菌操作，保护隐私	
7	用物准备齐全，所有用物外包装完好且在有效期内	
8	核对患者及采血条码信息（2种以上方法）	
9	快速手消毒，戴清洁手套，暴露采血部位，垫治疗巾	
10	在穿刺点的近心端约6cm处以倒“A”字形扎止血带，选择合适的静脉后松止血带，快速手消毒	
11	皮肤消毒：消毒棉签保持竖直向下，以穿刺点为中心，由内向外螺旋式消毒皮肤，消毒范围大于5cm×5cm，消毒剂与皮肤保持接触至少30秒，充分待干，准备穿刺用物	
12	再次扎止血带，时间不超过1分钟，二次消毒皮肤	
13	穿刺前再次核对采血管信息	
14	告知患者即将穿刺并适当安抚，嘱患者握拳	
15	一手固定皮肤，一手持采血针，针头斜面向上，在预定穿刺点以20°～30°角快速刺入皮肤，见到回血，再沿静脉方向进针少许，固定针头	
16	血液流入第一根采血管或注射器时松开止血带	
17	采血顺序正确、足量（等待采血管真空耗竭、血流停止），采足血量后迅速拔针并妥善止血	
18	使用注射器采血时避免过度用力抽拉针栓，将血液从注射器转注至真空采血管中，顺序与一次性采血针的采集顺序相同，转注时，不可对注射器针栓施加压力，无须更换注射器针头	
19	将加有添加剂的采血管轻柔颠倒180°，摇匀6～8次	
20	弃置针头，撤去用物，脱手套，快速手消毒	
21	交代注意事项，再次核对并执行医嘱	
22	整理床单位，快速手消毒，分类处理用物，流动水洗手，及时送检标本	
23	操作过程中关心爱护患者，良好沟通，关注患者需求，不违反无菌原则	

适合教师评价学员

静脉采血操作评分表

项目	检查内容与评分要点	满分	扣分
操作前准备（24分）	核对医嘱	2	
	戴口罩，戴帽子，洗手	3	
	向患者自我介绍	2	
	核对患者信息（使用2种以上的方法，如姓名、住院号等）	2	
	告知操作目的和方法、操作配合事项（1），取得患者同意（1）	2	
	回顾患者病情及既往史（1）、过敏史、晕针晕血史（1）、饮食、运动情况（1），评估穿刺部位皮肤及血管情况（1）	4	
	评估环境符合无菌操作，注意保护隐私	2	
	物品准备齐全（5）：0.5%碘伏、无菌棉签、真空采血管、采血条码、一次性采血针（或注射器）、治疗巾、止血带、手套等。检查外包装均无破损且在有效期内（2）	7	
消毒（25分）	再次核对患者及采血条码信息	2	
	快速手消毒（1），戴手套（1）	2	
	协助患者取舒适体位（1），暴露采血部位（1），垫治疗巾（1）	3	
	在穿刺点近心端约6cm处以倒“A”字形扎止血带（2），选择合适的静脉（2），松止血带（2）	6	
	快速手消毒	1	
	蘸取消毒液棉签保持垂直向下（1），以穿刺点为中心由内向外螺旋式消毒（2），消毒范围直径大于5cm（2），充分待干（1）	6	
	再次扎止血带（2）和皮肤消毒（3）	5	
穿刺（19分）	穿刺前核对患者与采血管信息是否相符	2	
	告知患者即将穿刺（1），嘱握拳（1）。检查针尖有无倒刺（1）	3	
	一手固定穿刺部位皮肤（2），一手持采血针针柄，针尖斜面向上（2），以20°～30°角快速刺入皮肤并成功穿刺（4），固定针头（2）	10	
	穿刺过程不污染穿刺部位（2），不污染针头（2）	4	
抽取标本（10分）	血液流入第一根采血管或注射器时松止血带	2	
	采血或转注至采血管的顺序正确	3	
	连接采血管后等待采血管真空耗竭，血流停止，保证采血量充足（2）。最后一根采血管（或用注射器）采足血量后，嘱松拳（1）	3	
	迅速拔针（1），正确指导患者按压穿刺点：沿血管方向用2～3横指按压穿刺部位（1）	2	

项目	检查内容与评分要点	满分	扣分
操作后处理及整体评价（22分）	立即将采血针或注射器（连带针头）弃于锐器盒，撤去用物	2	
	及时轻柔颠倒含有添加剂的采血管180°，摇匀6～8次	2	
	脱手套（1），快速手消毒（1）	2	
	交代注意事项：按压穿刺部位5分钟以上，直至出血停止（2）；有头晕、出血、血肿等不适，及时按铃呼叫等（2）	4	
	操作后核对核患者及采血管信息（2），执行医嘱（1）	3	
	协助患者取舒适卧位（1），整理床单位（1），快速手消毒（1）	3	
	处置用物，流动水洗手	2	
	2小时内将静脉血标本送检，急查项目15分钟内送检	2	
	操作过程中关心爱护患者，良好沟通，关注患者需求	2	
计分	实际得分	100	
备注	合格标准：85分以上		

评分人：　　　　　　　　　　　　　　　　评分日期：

第三十一章

静脉输液

(Intravenous Infusion)

第一节 静脉输液教学教案

总体教学设计				
课程名称	静脉输液			
授课教师		职称		专业	
辅助教师		职称		专业	
学情分析	教学对象：住院医师规范化培训医师（一年级）。 学习基础：临床上静脉输液为基础操作，是必须掌握的基础技术，住培医师在进行临床实习时已经有了一定的经验。 学习特点：静脉输液操作虽然在临床上十分常见，但对患者存在一定的创伤，操作的流畅程度和患者的体验在一定程度上决定了患者对医务人员的印象。静脉输液在临床工作中主要为护士的工作，住培医师往往少有机会能在真实患者上进行演练，故模拟教学对培训医护人员按标准流程进行静脉输液准备、实施、操作后管理十分必要。 学习需求：接受规范系统的静脉治疗课程，住培医师可全面了解静脉输液的原理、流程、操作规范、注意事项等，在今后的临床实际工作中可帮助合理安排输液的项目、顺序，也有助于识别相关并发症和不良反应，如静脉输液操作不当常引起穿刺口或者血管沿路处的红肿热痛，当与其他疾病鉴别。因此，进行静脉输液培训对于住培医师来说具有重要的意义。			
教学需求分析	静脉输液是一种常见的治疗方法，通过将药物或营养溶液直接注入体内静脉，以达到快速、有效的治疗效果。正确的静脉输液操作不仅可以保证药物的有效吸收和治疗效果，还能减少并发症的发生，提高治疗的安全性。为了确保安全和正确地进行静脉输液，医务人员需要接受相关的培训，目的是提高对静脉输液的理解和掌握，使其能够熟练、安全地进行静脉输液操作。静脉输液技能课程仅为静脉治疗系列课程的一部分。			
师生比	1∶8	授课学时	3学时（135分钟）	
授课时间		授课地点		
学习目标	（一）知识认知目标（knowledge） 1. 理解静脉输液的定义、目的。 2. 掌握静脉输液的不良反应。 （二）动作技能目标（skill） 1. 掌握密闭式静脉输液的操作流程。 2. 正确运用输液速度计算公式。 （三）情感价值目标（attitude） 培养科学严谨的工作态度，优化服务意识，关心体贴患者，体现爱伤观念。			

教学重点及教学方法	**教学重点**：静脉输液的操作技术、不良反应及注意事项。 **教学方法** 1．理论授课：通过多媒体课件、实物演示等方式，向学员介绍静脉输液技术的操作流程、注意事项和不良反应等知识。 2．实践操作：在教师指导下，学员进行静脉输液的模拟操作，掌握实际操作技巧和注意事项，加深对理论知识的理解和记忆。 3．小组讨论：学员分组进行讨论，分享学习心得和操作经验，互相纠正错误，进一步提高操作技能和理论知识水平。 4．教师点评：教师对学员的操作和理论知识进行点评和指导，帮助学员发现不足之处，提高操作技能和理论知识水平。 5．复习巩固：通过课后作业、复习笔记等方式，学员巩固学习成果，加深对理论知识和操作技能的理解和记忆。
教学难点及教学方法	**教学难点** 1．进针角度和穿刺手法。 2．分析穿刺失败的原因。 3．输液故障的排除方法。 4．静脉输液法的操作细节，特别是静脉针的正确使用和注意事项。 **教学方法** 1．精讲、课件、观看录像，深入浅出地讲授重要知识点。观看教学视频和示教，使学员了解静脉输液的一般步骤和操作流程，重点强调操作中的安全意识和无菌观念。同时，结合临床案例，讲解常见并发症的预防和处理方法，让学员了解静脉输液的重要性和必要性。 2．通过示教、复盘逐渐突破难点。在教师的指导下，学员通过实践操作逐渐掌握静脉输液的技巧和方法。针对难点问题，教师进行重点示范和指导，并组织学员进行回顾练习，加深学员对知识点的理解和记忆。同时，通过小组讨论和互动交流，鼓励学员互相学习、互相帮助，提高团队协作能力。
学员易错点	1．跨越无菌区。 2．消毒范围不够。 3．忘记松止血带。
课程思政元素/案例及融合方法	1．在学员操作前与学员构建虚拟协议，强调将模拟手臂当成临床真实的患者，操作过程应动作轻柔，及时沟通，做好人文关怀。 2．在分步骤强化练习过程中设置学员相互扎止血带的环节，互相扎止血带时间在1分钟以上，让学员感受患者采血过程中扎止血带时的真实感受。 3．在小组练习及现场操作演练案例中设置患者紧张、焦虑，甚至对相关检验存在质疑等情况，引导学员在操作过程中对患者作出相应的反应，树立学员人文关怀及爱伤观念。 4．总结反馈阶段，教师根据学员总体情况，对学员人文关怀方面优点及需改善的方面进行反馈评价，强调人文关怀的重要性。
总体教学策略	改良Peyton教学法、多媒体教学、启发式教学、混合式教学、合作式学习、刻意性练习、复盘。

主要教学内容与时间分配	教学环节		内容	时间（分钟）
	1	导入阶段（20分钟）	导入	20
	2	教学阶段（95分钟）	静脉输液的概念、原理	5
			案例导入	5

<table>
<tr><td rowspan="5">主要教学
内容与时间分配</td><td rowspan="4">2</td><td rowspan="4">教学阶段
（95分钟）</td><td>教师示范</td><td>20</td></tr>
<tr><td>小组讨论</td><td>10</td></tr>
<tr><td>自主合作探索练习操作</td><td>50</td></tr>
<tr><td>课堂小结，布置作业</td><td>5</td></tr>
<tr><td>3</td><td>反馈阶段
（20分钟）</td><td>现场考核、反馈</td><td>20</td></tr>
<tr><td>教师准备</td><td colspan="4">1. 教师获院级及以上师资认证，接受过专项培训并取得授课资格。
2. 至少参加1次集体备课，初次授课应在课前进行试讲。
3. 开课前1周，预定教学场地，向培训部提供用物清单（包括核查表、评分表电子版）。
4. 认真阅读教案，明确教学目标。
5. 批阅学员知识测试结果及学情调查情况，根据结果做出相应的教学调整，修改好正课课件，确定本次技能教学目标、教学过程中的重点和难点，以及需要拓展的知识点。
6. 向学员发送课前信，安排课前学习任务，预习相关理论知识、操作视频等资料。
7. 开课前1天确定课程包是否完整，再次阅读教案，复习流程。
8. 开课前半小时到培训地点，检查用物及资料是否齐全、教室布置是否合理，调试多媒体设备，试播PPT和视频等。</td></tr>
<tr><td>学员准备</td><td colspan="4">1. 课前信
（1）本次技能操作模拟培训的主要内容简介。
（2）一般信息：授课教师、参加人员、时间、地点、学时、教学目标。
（3）需要准备和注意的事宜。
2. 课前学习资源
（1）人民卫生出版社，李小寒、尚少梅主编《基础护理学》第七版，第十四章。
（2）静脉输液规范操作视频。
3. 完成课程要求
（1）完整参加课程。
（2）完成课后作业。</td></tr>
<tr><td>场地准备</td><td colspan="4">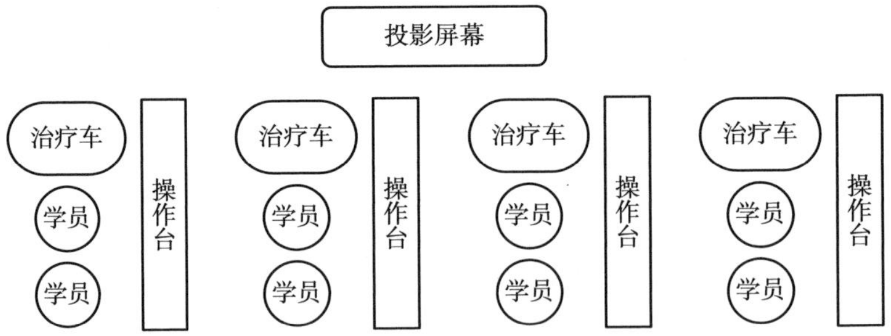
</td></tr>
<tr><td rowspan="6">用物清单
——
以8名学员
分4组为例</td><td>序号</td><td>模型/设备/物品/资料名称</td><td>品规或相应要求</td><td>数量</td></tr>
<tr><td>1</td><td>电脑</td><td>播放教案</td><td>1台</td></tr>
<tr><td>2</td><td>投影仪</td><td>常规</td><td>1台</td></tr>
<tr><td>3</td><td>移动护理车</td><td>带生活垃圾桶、医疗垃圾桶、锐器盒、免洗手消毒剂</td><td>4辆</td></tr>
<tr><td>4</td><td>胸表</td><td>带秒针，或秒表</td><td>4块</td></tr>
<tr><td>5</td><td>氯化钠注射液</td><td>0.9%，250ml</td><td>20袋</td></tr>
</table>

用物清单 —— 以8名学员分4组为例	6	一次性输液器	普通型、无针型	各20个
	7	止血带	橡胶	4个
	8	消毒液	安尔碘	4瓶
	9	胶布	医用，窄	4卷
	10	棉签	常规	若干
	11	垫巾	无菌	8张
	12	输液贴	常规	20个
	13	输液架	常规	4个
模拟情境	**模拟情境一** 患者，女，60岁，退休，有3年脑梗史，因“症状加重”入院。给予0.9%氯化钠250ml静脉滴注，输液治疗。 **模拟情境二** 患者，男，10岁，学员，因“支气管肺炎”住院。入院后予以完善相关检查，给予0.9%氯化钠250ml静脉滴注，合并抗感染输液治疗。 **模拟情境三** 患者，男，46岁，以“外伤后头痛，腹痛，左下肢疼痛不适4小时”为主诉入院。患者于4小时前不慎从高约3米处摔下，伤后觉下腹部持续性钝痛，头皮外伤，左下肢疼痛并出血。给予0.9%氯化钠250ml静脉滴注，输液治疗。 **模拟情境四** 患者，男，58岁，主诉“突发左侧肢体乏力”。患者于1天前无明显诱因出现吐词不清伴右侧肢体乏力，表现为左上肢握拳不能，左下肢不能站立，伴有头晕、胸闷、气促等其他不适。给予0.9%氯化钠250ml静脉滴注，输液治疗。			

详细教学设计

阶段分配	教学内容	教学方法	时间（分钟）
导入阶段（20分钟）	互相介绍，破冰。	互动法	3
	带领学员观看操作视频，熟悉操作。	视频播放法	12
	以提问和回答问题的过程引入本堂课的课程内容 1. 你害怕打针吗？ 2. 你讨厌打针吗？ 3. 你有一针不进再来第二针的经历吗？	课堂教学 互动法	5
教学阶段（95分钟）	以模拟情境导入静脉输液的概念。 模拟情境：产科病房收治了一名患者小李，停经48天，在停经40天左右出现呕吐，后逐渐加重，不能进食，呕吐物有胆汁和咖啡渣样物，有明显脱水症状，准备给予补液。 1. 提出问题：为什么药液能够进入静脉内？（得出结论：患者入院后要收集病史，评估其皮肤情况、脱水类型、心肺功能及有关检查，以作为合理输液的依据。） 2. 使用示意图简单介绍静脉输液的原理、概念。（观察示意图明确静脉输液的原理，明确概念。）	课堂教学 图片演示	5

教学阶段 （95分钟）	案例引导：评估患者局部皮肤状况，发现手臂有硬结。 1．应选择皮肤健康的区域，没有硬结、炎症、破损处作为静脉输液部位。 2．对比手臂和手背静脉，如何选择穿刺静脉？（选择粗、直、弹性好的静脉。）	图片演示	5
	教师示范 1．先全程演示再分步演示，给学员示范规范、正确的操作程序，说明各步骤具体要求。 2．抽取一位学员，教师示范，学员跟随操作。 3．演示完成后设置提问环节，予以解答后进入下一个阶段。	改良 Peyton 教学	20
	小组讨论 1．展示一张穿刺失败的图片，询问学员发生这个问题的原因及他们的感想。 2．衔接、引出输液故障排除技术，播放相关视频。 3．现场示范如何处理穿刺失败、溶液不滴、茂菲滴管内液面过高或过低，茂菲滴管内液面自行下降等输液故障的情况。	视频演示 启发式教学 头脑风暴	10
	自主合作，探究、练习操作 1．2人为一组，A操作，B持评分表进行核对、提醒，完成后依次轮替。 2．操作学员可看提示，但教师应鼓励学员不看提示。 3．教师对学员实操进行即时反馈。	模拟练习 刻意性练习	50
	课堂小结，布置作业。	教学反馈	5
反馈阶段 （20分钟）	现场考核、反馈 1．指导教师负责抽考，每组抽考1人。 2．其他学员也持评分表进行评分，指导教师主持操作完成后的反馈。（经过小组练习，引导学员自己从中总结出一些问题，巩固新学习的知识点。）	查漏补缺	15
	总结汇报：引导学员总结课程内容，分享收获。	复盘及反馈	5
学习效果评价	1．评价方法：作业反馈、考核反馈、临床实际操作反馈。 2．评价表：见本章第四节。		
课后作业	1．理论作业（课后1天内提交） （1）简述周围静脉输液的操作要点。 （2）说出常见输液故障的处理方法。 （3）输液反应中最常见和最严重的是什么？ 2．实操作业（选择性，课外进行）：为真实患者完成一次完整的静脉输液操作。操作时教师必须在旁一对一指导，注意反馈的形式和时机。		
专业英语词汇	静脉输液 intravenous (IV) infusion 静脉留置针 intravenous cannula needle 静脉输液袋 IV bag 处方 prescription	生理盐水 normal saline 葡萄糖 glucose, dextrose 输液速度 infusion rate	
参考教学资料	[1] 李小寒，尚少梅．基础护理学 [M]．7版．北京：人民卫生出版社，2022. [2] 中华人民共和国国家卫生健康委员会．WS/T433—2023 静脉治疗护理技术操作标准 [EB/OL]．(2023-08-29) [2023-08-31]．http://www.nhc.gov.cn/wjw/pj1/202309/596da87e29c247086531ca226485cdf2.shtml.		

教学反思	
知识拓展	1．药品的配置。 2．留置针输液的冲封管操作及相关知识。 3．常见输液反应的处理。 4．输液泵的使用。
案例编写	教案作者：王爽 作者单位：香港大学深圳医院 联系邮箱：1014175279@qq.com

第二节 静脉输液操作规范

【扫码观看视频】

一、目的

1．补充血容量，维持血压，改善微循环。
2．补充水分及电解质，维持酸碱平衡。
3．解毒，控制感染，利尿，治疗相关疾病。
4．补充营养，供给热能，促进组织修复。

二、适应证

1．严重烧伤、大出血、休克等患者。
2．脱水、酸碱平衡紊乱患者，如腹泻、剧烈呕吐、大手术后者。
3．各类中毒患者。
4．各种感染、脑及组织水肿，以及各种需经静脉输入药物治疗的患者。
5．慢性消耗性疾病，不能经口进食及胃肠道吸收障碍如昏迷、口腔疾病等患者。

三、禁忌证

全身皮肤破损严重，无法进行钢针或留置针穿刺的患者。

四、操作前准备

1．操作者准备：衣衫整洁，修剪指甲，戴口罩、帽子。

2．医嘱处理（如为护士操作）：双人核对医嘱、患者、药物、执行单、输液瓶签，严格执行查对制度。

3．用物准备：治疗卡、治疗盘、弯盘、药品、一次性输液器、0.5%碘伏、无菌棉签、胶布、输液贴、垫巾、止血带、免洗手消毒剂、带秒针的胸表、治疗车（含生活垃圾桶、医疗垃圾桶、锐器盒）。

4．治疗室准备：洗手，在治疗室内查对医嘱，检查药液及输液器，将输液器插入输液袋内，关闭调节器，放置于软包装液体架上。再次洗手。

5．病房内查对：携用物至患者床旁，查对患者床头卡及腕带，操作前查对（床号、姓名、药名、剂量、时间、用法、浓度），自我介绍。

6．环境评估：病室环境，空气清新，温湿度适宜。

7．患者评估

（1）患者身体状况、年龄、诊断、并发症、意识、合作程度、是否需要大小便。

（2）置管部位血管的条件、血管的完整性、穿刺部位周围的情况、预期穿刺部位皮肤的条件、静脉穿刺和置管史。

（3）用药种类、疗程、频率，药液的性质（pH、渗透压、疗效、不良反应），患者过敏史。

8．根据评估情况选择输液针的种类。

9．告知

（1）向患者解释静脉输液的目的、方法，告知患者所输注的药物及注意事项，减轻患者的焦虑，以取得配合。

（2）解释静脉针的作用、注意事项、保留的时间，输液过程中可能发生的不良反应。

10．协助患者取舒适体位，摆放输液架。

11．选择合适的静脉，充分暴露穿刺部位。

五、操作步骤

1．查对医嘱：再次核对患者手腕带和床头卡、药物名称、剂量、浓度、有效期等。

2．备物至床旁，核对患者。挂输液袋于输液架上，准备胶布或输液贴。

3．第一次排气：抬高并倒置茂菲氏滴管，打开调节器，当液平面到达其1/2 ～ 2/3时，迅速转正茂菲氏滴管，缓慢排尽输液管内气体至输液器乳头处，检查输液管中有无气泡。

4．铺垫巾，准备止血带，再次检查血管充盈度。在穿刺部位上方6 ～ 8cm处按倒“A”字扎止血带。

5．用碘伏消毒皮肤两次，消毒范围直径不小于5cm，注意避免跨越无菌区，待干。

6．二次核对患者。

7．第二次排气：缓慢排尽输液管内气体至针头处。去除头皮针针套。

8．嘱患者握拳，紧绷皮肤，持针针尖斜面向上，并与皮肤呈15° ～ 30°角，沿静脉走向进针，见回血后将针头再平行送入少许，穿刺速度宜慢。

9．松止血带，嘱患者松拳，松调节器。

10．确认液体滴入通畅，患者无不适后，用输液贴固定针柄、针眼处和头皮针软管。

11．脱手套，快速洗手。

12．根据医嘱、患者年龄、病情、药物性质调节滴速。

13．如使用输液泵或注射泵，需观察至少3分钟，确认仪器按设定的速率正常运行后方可离开。

六、操作后处理

1. 再次核对，操作者签名。

2. 询问患者感受，协助患者取舒适体位，将呼叫器置于易取处，做好健康宣教。

3. 正确处理用物（医疗垃圾，治疗盘、弯盘等）。

4. 洗手，挂巡回卡，记录。

5. 定时巡视患者，注意观察穿刺部位皮肤、血管情况，导管回血是否明显，输液是否通畅。

6. 查对医嘱，确认输液完毕后轻揭输液贴，关闭输液器，拔针，指导患者按压针眼处3～4分钟。

7. 正确处理锐器及医疗废物。

七、并发症及处理

静脉炎的预防、识别及处理。

1. 保持穿刺口清洁干燥，如果敷料的完整性受损或者变得潮湿、有渗出液或血液、存在穿刺部位感染的症状和体征，应立即对穿刺部位进行护理和更换敷料。

2. 透过完整的敷料观察或者触摸导管与皮肤连接处有无红肿及触痛。当穿刺口或血管出现红、肿、热、痛等静脉炎征象时，必须拔除。

3. 如果患者主诉穿刺口或者血管沿路疼痛，及时处理。

八、注意事项

1. 严格执行无菌操作及查对制度。

2. 注意保护和合理使用静脉，抢救时用大静脉、双通道。

3. 临时配制需合理安排输液顺序。

4. 加强巡视，勤观察。

5. 若使用条形胶布，采用高举平台法固定延长管或输液管，防止其来回移动或压迫对皮肤造成损伤。

九、相关知识

1. 静脉输液原则：输入溶液的种类及量应根据患者的水、电解质及酸碱平衡紊乱的程度来决定。一般遵照“先晶后胶”“先盐后糖”“宁酸勿碱”的原则。

2. 已知每分钟滴数与输液总量，计算输液所需的时间公式如下。

$$\text{输液时间（分）}=\frac{\text{液体总量（ml）}\times\text{滴系数（滴/ml）}}{\text{滴数（滴/分）}}$$

3．已知输液总量与计划所用输液时间，计算每分钟滴数的公式如下。

$$\text{滴数（滴/分）} = \frac{\text{液体总量（ml）} \times \text{滴系数（滴/ml）}}{\text{输液时间（分）}}$$

十、相关临床情境及临床思维分析

产科病房收治了一名患者小李，停经48天，在停经40天左右出现呕吐，后逐渐加重，不能进食，呕吐物有胆汁和咖啡渣样物，有明显脱水症状。给予250ml生理氯化钠溶液补液，10分钟后患者诉液体不滴。

临床思维分析：发现液体不滴后首先需要排除常见原因，如液体已打完、体位影响、输液管折叠、输液器故障等。之后再排查与病情或针头、血管相关的问题，如针头滑出血管外、针头斜面紧贴血管壁、针头阻塞、压力过低、静脉痉挛等，并进行相应处理。

十一、参考资料

李小寒，尚少梅．基础护理学 [M]．7版．北京：人民卫生出版社，2022.

第三节　静脉输液理论测试题

一、课前测试题

1．静脉输液的物理原理是（　）

A．空气的大气压和液体静压

B．液体的压强

C．静脉负压

D．液体的压力

2．静脉穿刺的进针角度为（　）

A．10° ～ 20°

B．15° ～ 30°

C．35° ～ 40°

D．60° ～ 70°

3．静脉输液的皮肤消毒范围直径不得小于（　）

A．2cm

B．3cm

C．4cm
D．5cm

4.（多选）下列哪些方法可提高静脉穿刺的成功率（　　）
A．扎止血带
B．使用静脉显示仪
C．同部热敷
D．同部外涂血管扩张剂

5.（多选）关于静脉输液的正确做法，以下选项中正确的是（　　）
A．静脉输液前，应彻底清洁皮肤，减少感染风险
B．应根据患者的具体情况调节输液速度，避免输液过快或过慢
C．输液结束后立即拔针，防止血液回流
D．静脉输液可随意更换药物种类，不需医嘱

二、课后测试题

1．护士巡视病房，发现患者静脉输液的溶液不滴，挤压时感觉输液管有阻力，松手时无回血，此种情况可能是（　　）
A．针头阻塞
B．针头滑出血管外
C．静脉痉挛
D．针头斜面紧贴血管壁

2．输液过程中发现溶液不滴，初步判断为针头阻塞，正确的处理方法是（　　）
A．抬高输液架，增加压力
B．更换针头重新穿刺
C．用注射器抽吸药液后冲洗针头
D．调整针头位置

3．一次性静脉输液钢针可保留的时间为（　　）
A．单次给药后拔除
B．4小时
C．1天
D．8小时

4.（多选）关于静脉输液时应注意的事项，以下正确的说法是（　　）
A．在进行静脉输液之前，应确认液体的种类和量、输液速度，以及患者的身份
B．输液中如果发现有气泡，可以轻轻敲打输液瓶或输液管，以确保气泡排出

C．在输液的过程中，不需要监测患者的生命体征，因为静脉输液是一个安全的过程
D．针对有过敏史的患者，在开始输液前，应进行药物过敏试验

5.（多选）下列关于静脉输液并发症的描述中，哪些是正确的（　）
A．输液过快可能导致患者发生输液性肺水肿
B．静脉炎是静脉输液可能引起的一种并发症，其特点包括输液部位红、肿、热、痛
C．静脉输液不会引起过敏反应，因为是直接进入血管
D．输液过程中应定期换侧输液，以减少局部并发症的风险

参考答案与解析

一、课前测试题

1．A

【解析】静脉输液的物理原理是空气的大气压和液体静压，压强、负压和液体的压力都不是使液体下流的本质原因。

2．B

【解析】根据静脉输液规范，静脉穿刺的进针角度为15°～30°。

3．D

【解析】根据静脉输液规范，静脉输液的皮肤消毒范围是以穿刺点为中心，螺旋形消毒直径不小于5cm，才能达到无菌操作要求。

4．ABCD

【解析】静脉输液必须扎止血带，如果摸不到静脉可以适当进行局部拍打。如果天气寒冷，影响血流可以热敷。使用血管扩张剂也可以使静脉更清晰，使用静脉显示仪可以降低失误率。

5．AB

【解析】进行静脉输液前，医护人员应当对注射部位进行彻底清洁，以乙醇棉球轻轻擦拭皮肤消毒，可以减少局部及系统性感染的风险，这是静脉输液前准备的标准操作过程，故A项正确。静脉输液的速度是根据患者的年龄、体重、疾病状况，以及所使用药物的性质共同决定的。医生通常会根据患者的具体情况设定输液速度，以确保治疗效果的同时，避免输液速度不当导致的不良反应，故B项正确。输液结束后，关闭调节器，揭去输液贴后拔针，故C项不正确。

二、课后测试题

1．A

【解析】压力过低时，滴速会逐步变慢；针头脱出不会导致不滴；静脉痉挛会导致其他表现；针头斜面紧贴血管壁有回血。

2．B

【解析】针头阻塞不可以强行冲洗，容易造成血栓或者血管破裂。

3．A

【解析】根据《静脉治疗护理技术操作标准》，一次性静脉输液钢针可用于单次给药，腐蚀性药物、刺激性药物不应使用一次性静脉输液钢针，可知本题选A。

4．ABD

【解析】A项正确，在执行静脉输液前进行这些检查，是为了确保安全和正确执行医嘱，避免医疗错误。B项正确，输液过程中如果存在气泡，可能会导致气栓，影响患者健康，故须确保输液系统中无气泡，或者及时排出气泡。C项错误，在输液的过程中，需要密切监测患者的生命体征，以便及时发现可能出现的不良反应或并发症。D项正确，对于有药物过敏史的患者，在输液前进行过敏试验，是为了预防可能出现的过敏反应，是一种常见的预防措施。

5．ABD

【解析】A项正确，输液过快可能会超过心脏和肺的负荷能力，导致液体在肺部积聚，引起肺水肿。B项正确，静脉炎是静脉输液较为常见的并发症，其主要症状包括输液部位的红、肿、热、痛。C项错误，静脉输液同样有可能引起过敏反应，特别是当输液中含有某些过敏原时。D项正确，定期换侧输液，可以避免长时间在同一部位输液引起的局部组织压力过大、受损或静脉炎等并发症。

第四节 静脉输液操作评价表

适合学员同伴互评

静脉输液操作核查表

序号	操作行为概要	执行情况 （是√否×部分△）
1	双人核对，严格执行查对制度	
2	评估患者身体状况及是否需要如厕	
3	选择置管部位，尊重患者的意愿	
4	告知患者用药种类、疗程、频率及药液的性质	
5	告知患者静脉输液的注意事项、可能会发生的并发症	
6	查对医嘱、患者、药液，检查输液管并排气至输液管乳头	
7	准备输液贴	
8	戴手套，选择静脉，在穿刺点上方以倒“A”字形扎止血带	
9	消毒皮肤2次，待干	
10	打开输液器包装，排气至头皮钢针保护套	
11	去除头皮钢针保护套	

序号	操作行为概要	执行情况（是√否×部分△）
12	再次核对，紧绷皮肤，持针以15°～30°角进针，穿刺速度宜慢	
13	见回血后将针头再平行送入少许	
14	松拳，松止血带，打开输液调节器，确定输液通畅	
15	粘贴输液贴，固定输液管	
16	脱手套，快速洗手	
17	根据医嘱、患者年龄、病情、药物性质调节滴速	
18	再次核对，操作者签名	
19	询问患者感受，协助患者取舒适体位，做好健康宣教	
20	按医疗废物处理条例处置用物，手卫生，执行签名	
21	定时巡视患者	

适合教师评价学员

静脉输液操作评分表

项目	检查内容与评分要点	满分	扣分
评估（7分）	自我介绍（1），核对患者（1），态度和蔼，语言恰当（1）	3	
	评估患者年龄、病情、意识、穿刺部位的皮肤、血管及肢体活动度、过敏史	4	
准备工作（13分）	充分沟通，使患者理解操作目的、方法、注意事项、配合要点（1），嘱输液前排尿或排便，协助患者取合适体位，暴露穿刺部位（1）	2	
	操作者准备：着装符合要求、洗手	4	
	用物准备：治疗盘、弯盘、药品、一次性输液器、瓶贴、0.5%碘伏、无菌棉签、胶布、输液贴、垫巾、止血带、带秒针的胸表（每项0.5分，扣完为止），包装完整，处于有效期内（2）	7	
静脉穿刺（44分）	核对并检查药物，转抄医嘱，倒贴于输液袋	3	
	消毒瓶口两遍待干	2	
	检查输液器，将输液器插入输液袋内，关闭调节器，放置于软包装液体架上	3	
	备物至床旁，再次核对患者，备胶布或输液贴	3	
	初次排气，倒置茂菲氏滴管，待其液平面达1/2～2/3时转正，将药液排至输液器乳头处，无液体排出，检查输液管中有无气泡，并妥善放置（排气不成功扣5分）	10	
	铺垫巾，再次检查血管充盈度，在穿刺点上方6～8cm（2），以倒“A”字方式扎止血带（方法错误扣2分）	4	
	以穿刺点为中心，使用0.5%碘伏从内向外螺旋式消毒皮肤2次（跨越无菌区扣2分），直径大于5cm，自然待干	4	
	再次核对药液及患者	4	

项目	检查内容与评分要点	满分	扣分
静脉穿刺（44分）	二次排气，将药液从针头排出，排尽空气（2），嘱患者握拳（1）	3	
	针尖斜面向上，15°～30°角进针，见回血后再平行进入少许，松拳、止血带，打开调节器（持针方法、穿刺方法错误各扣2分）	6	
	观察液体滴入是否通畅，患者有无不适	2	
操作后处理（26分）	妥善固定输液贴，调节滴速	3	
	再次核对，签名	4	
	交代注意事项，处理用物，洗手，记录	4	
	输液过程中巡视患者，观察患者有无不适反应、输液速度、液体剩余量	5	
	轻揭输液贴，关闭输液器，拔针，指导患者使用无菌干棉签或输液贴按压穿刺点3～4分钟，再次核对	5	
	活动肢体，舒适卧位，用物处理，记录	5	
终末质量（10分）	安全意识及查对制度	5	
	交流技巧及操作结果	5	
计分	实际得分	100	
备注	合格标准：80分以上		

评分人：　　　　　　　　　　　　　　　　　　　评分日期：

第三十二章

动脉穿刺采血

(Artery Puncture and Blood Collection)

第一节　动脉穿刺采血教学教案

<table>
<tr><th colspan="5">总体教学设计</th></tr>
<tr><td>课程名称</td><td colspan="4">动脉穿刺采血</td></tr>
<tr><td>授课教师</td><td></td><td>职称</td><td></td><td>专业</td></tr>
<tr><td>辅助教师</td><td></td><td>职称</td><td></td><td>专业</td></tr>
<tr><td>学情分析</td><td colspan="4">教学对象：住院医师规范化培训医师（一年级）。
学习基础：教学对象已完成动脉穿刺采血相关的理论知识学习并观看动脉穿刺操作视频，理论知识扎实，但对于动脉穿刺采血模拟，练习次数少及临床实践经验不足；在技能知识储备方面，需完成洗手、穿戴无菌手套、皮肤消毒、无菌操作等基本技能的温习。
学习特点：住培医师在临床工作中少有动脉穿刺采血的机会，缺乏实践经验。学员有积极主动的学习态度，渴望提高临床技能。
学习需求：临床上动脉穿刺采血是一种常见的采血操作技术，用于获取动脉血样进行血气分析或血标本检测，为临床诊断与治疗提供依据，是临床医生必须掌握的基本操作技能之一。本技能课程适用于住院医师规范化培训一年级医师或其他需要规范动脉穿刺采血操作流程的学员。模拟教学对培训临床医生按标准流程进行动脉穿刺准备、实施动脉穿刺采血操作、操作后送检及管理十分必要。</td></tr>
<tr><td>教学需求分析</td><td colspan="4">通过课前知识问卷调查了解学员对动脉穿刺采血相关的理论知识学习情况，如动脉穿刺采血的目的、适应证和禁忌证，动脉穿刺采血的常见风险和并发症，动脉穿刺采血的相关解剖知识等。问卷调查本科阶段和实习阶段动脉穿刺采血知识及技能培训情况，包括培训时长、培训方式、考核方式、培训次数、观看动脉穿刺操作视频或教师现场操作示范次数、动脉穿刺采血模拟练习或临床实践次数和技能观摩次数等。开展前序课程效果评价，包括学员满意度、学习目标实现程度、临床实践需求等。进行学习环境及需求评估，包括学习障碍、促进因素和强化因素等。</td></tr>
<tr><td>师生比</td><td colspan="2">1∶6</td><td>授课学时</td><td>3学时（135分钟）</td></tr>
<tr><td>授课时间</td><td colspan="2"></td><td>授课地点</td><td></td></tr>
<tr><td>学习目标</td><td colspan="4">（一）知识认知目标（knowledge）
1. 列举动脉穿刺采血的适应证、禁忌证和并发症。
2. 叙述动脉穿刺采血的操作流程及注意事项。
（二）动作技能目标（skill）
1. 依据临床情境在模型或标准化患者身上选择合适的动脉穿刺采血部位。
2. 按照标准流程展示Allen试验。
3. 正确实施动脉穿刺采血（桡动脉、股动脉）。
（三）情感价值目标（attitude）
树立学员正确的无菌观念，关注患者感受与需求，及时安抚患者。</td></tr>
</table>

<table>
<tr><td>教学重点及教学方法</td><td colspan="4">教学重点一：动脉穿刺采血的适应证和禁忌证。
教学方法
案例导入、互动讨论：了解学员对动脉穿刺采血的适应证和禁忌证，并用分组竞答的方式回顾理论知识，教师予以归纳总结。使用临床并发症图片展示临床案例场景，引导学员分组讨论分析可能的发生原因。
教学重点二：Allen试验。
教学方法
1. PPT教学：教师PPT讲解Allen试验的目的。
2. 视频教学：视频演示Allen试验的流程，展示阴性、阳性表现。
3. 同伴互学：教师引导学员两人一组，相互在同伴身上实施Allen试验。
教学重点三：动脉穿刺采血的操作步骤。
教学方法
1. 课前预习：学员课前观看动脉穿刺采血的操作视频。
2. 课堂展示：教师通过PPT展示及现场操作示范讲解操作步骤。
3. 刻意练习：教师组织学员三人一组，一人口述操作步骤，一人在动脉穿刺模型上进行技能操作，一人持核查表核查操作，三人进行角色轮换，多次反复训练。
4. 游戏强化：将操作步骤写入不同卡片，六人为一组将卡片按正确步骤进行排序。</td></tr>
<tr><td>教学难点及教学方法</td><td colspan="4">教学难点：按照标准流程在模型上独立、规范地操作动脉穿刺采血（桡动脉），特别是使用普通注射器进行动脉穿刺采血的手法，以及单人操作时如何一手按压、一手进行标本采集后处理。
教学方法
1. 教师示范教学：展示正确手法。
2. 同伴互学、刻意练习：学员轮流练习，强化操作技能。同伴互学，用核查表进行反馈。</td></tr>
<tr><td>学员易错点</td><td colspan="4">1. 违反无菌操作原则。
2. 穿刺未成功，反复多次穿刺。
3. 按压未到位，穿刺部位肿胀淤青。
4. 凝血功能差的患者多次穿刺，未延长按压时间。
5. 穿刺时固定手法不当，导致针头滑脱。</td></tr>
<tr><td>课程思政元素/案例及融合方法</td><td colspan="4">让学员树立正确的无菌观念，并关注患者感受与需求，及时安抚患者，特别是在讲解及视频播放阶段强调人文关怀和无菌观念的重要性。在练习阶段及时纠正学员不当行为。</td></tr>
<tr><td>总体教学策略</td><td colspan="4">改良Peyton教学法、刻意性练习、掌握性学习、多媒体教学、互动法、启发式教学、同伴互学等方法。</td></tr>
<tr><td rowspan="9">主要教学内容与时间分配</td><td colspan="2">教学环节</td><td>内容</td><td>时间（分钟）</td></tr>
<tr><td rowspan="4">1</td><td rowspan="4">课程引入（5分钟）</td><td>破冰、互相介绍</td><td>1</td></tr>
<tr><td>引入课程主题</td><td>1</td></tr>
<tr><td>明确学习目标</td><td>1</td></tr>
<tr><td>学员分组</td><td>2</td></tr>
<tr><td rowspan="4">2</td><td rowspan="4">知识讲解（20分钟）</td><td>回顾动脉穿刺采血的重要理论知识点</td><td>5</td></tr>
<tr><td>同伴互学，练习Allen试验</td><td>5</td></tr>
<tr><td>导师提供案例，小组讨论分析反馈</td><td>5</td></tr>
<tr><td>观看完整动脉穿刺采血操作视频</td><td>5</td></tr>
</table>

<table>
<tr><td rowspan="7">主要教学
内容与时间分配</td><td>3</td><td>全过程演示
（10分钟）</td><td>全过程操作演示</td><td>10</td></tr>
<tr><td rowspan="3">4</td><td rowspan="3">分解示教
（35分钟）</td><td>准备</td><td>6</td></tr>
<tr><td>实施</td><td>24</td></tr>
<tr><td>整理</td><td>5</td></tr>
<tr><td>5</td><td>完整流程
分组练习
（45分钟）</td><td>每组学员轮流进行全流程的操作练习</td><td>45</td></tr>
<tr><td>6</td><td>随堂测试
（15分钟）</td><td>抽考2位学员完成随堂测试、导师反馈</td><td>15</td></tr>
<tr><td>7</td><td>课程总结
（5分钟）</td><td>总结和感谢学员参与课程</td><td>5</td></tr>
<tr><td>教师准备</td><td colspan="4">1．教师获院级及以上师资认证，接受过专项培训并取得授课资格。
2．至少参加1次集体备课，初次授课应在课前进行试讲。
3．开课前1周，预定教学场地，向培训部提供用物清单（包括核查表、评分表电子版）。
4．认真阅读教案，明确教学目标。
5．根据教学对象课前测试情况做好学情分析，确定本次技能课程的重点和难点，需要拓展的知识点。
6．向学员发送课前信，安排课前学习任务，预习相关理论知识、操作视频等资料。
7．开课前1天确定课程包是否完整，再次阅读教案，复习流程。
8．开课前半小时到培训地点，检查用物及资料是否齐全、教室布置是否合理，调试多媒体设备，试播PPT和视频等。
9．组织学员签到，发放《动脉穿刺采血操作核查表》，引导学员分组就座。</td></tr>
<tr><td>学员准备</td><td colspan="4">1．课前信
（1）本次技能操作模拟培训的主要内容简介。
（2）一般信息：授课教师、参加人员、时间、地点、学时、教学目标。
（3）需要准备和注意的事宜。课程当天穿着干净工作服，提前10分钟到达教室。
2．课前学习资源
（1）线上观看动脉穿刺采血的操作视频。
（2）完成课前测试题，并通过测试。
3．完成课程要求
（1）完整参加课程。
（2）其他相关考勤考核要求。</td></tr>
<tr><td>场地准备</td><td colspan="4">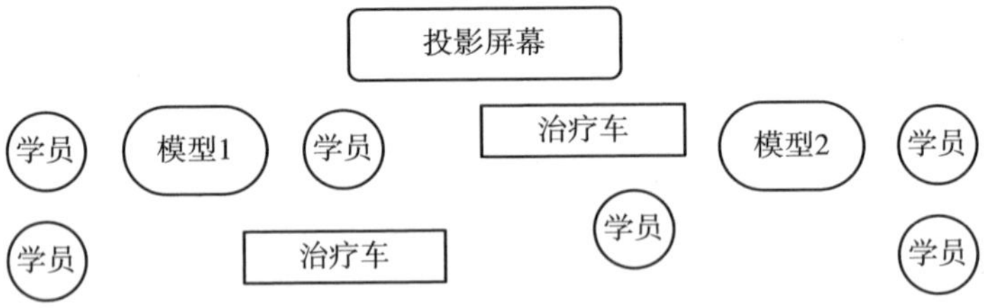
</td></tr>
</table>

	序号	模型/设备/物品/资料名称	品规或相应要求	数量
用物清单 —— 以6名学员分2组为例	1	动脉穿刺模型	可触摸到动脉搏动，穿刺动脉可抽出红色模拟血液	2个
	2	操作台（桌子）	放置动脉穿刺模型	2张
	3	治疗车	含免洗手消毒剂、锐器盒、带盖医疗垃圾桶、带盖生活垃圾桶	2套
	4	治疗盘	内含0.5%碘伏1瓶、棉签10包	2套
	5	注射器	2ml，或动脉血气针	10支
	6	肝素钠注射液	2ml（模拟）	10支
	7	砂轮	常规	2个
	8	橡胶塞	无菌	4个
	9	垫枕	10cm×15cm×3cm	2个
	10	垫巾	常规	2包
	11	医用无菌手套	S、M、L码	各2盒
	12	无菌纱布	常规	1盒
	13	电脑、激光笔	运行正常	1套
	14	投影仪	运行正常	1台
	15	麦克风（必要时）	运行正常	2个
	16	座椅	常规	8张
	17	动脉穿刺采血考核评分表	见附件	8份
	18	动脉穿刺采血操作核查表	见附件	8份
模拟情境	患者，男，42岁，因“反复咳痰喘1个月，呼吸困难1天”入院。为进一步明确诊断，请为患者做动脉血气分析。			

详细教学设计

阶段分配	教学内容	教学方法	时间（分钟）
课程引入（5分钟）	介绍（导师、学员、环境、课程时间、心理安全建设等）。	案例分析 互动教学	1
	引入课程主题。		1
	明确学习目标。		1
	分组：6名学员平均分成2组，每组对应1个模型单元。		2
知识讲解（20分钟）	回顾动脉穿刺采血的重要理论知识点，采用互动教学了解学员对动脉穿刺采血了解程度，并用分组竞答的方式回顾理论知识，教师予以归纳总结。	PPT讲解	5
	练习Allen试验 1. 教师PPT讲解Allen试验的目的。 2. 视频演示Allen试验的流程。 3. 视频展示阴性、阳性表现。 4. 采用同伴互学法，教师引导学员两人一组，相互在同伴身上实施Allen试验。	PPT讲解 视频演示 同伴互学	5

知识讲解 （20分钟）	导师提供模拟情境，小组讨论分析反馈：综合评价患者病情，做出实施动脉穿刺采血的合理决策。可使用案例分析法、展示临床并发症图片，学员分组讨论分析可能的发生原因，给出实施动脉穿刺采血的合理决策，小组反馈，教师予以归纳总结。	分组讨论	5
	观看完整动脉穿刺采血操作视频。	视频演示	5
全过程演示 （10分钟）	导师进行全过程操作演示（不讲解）。	示范教学 启发式教学 改良 Peyton	5
	演示模型的功能与使用流程。		2
	演示普通注射器与动脉采集器的不同。		2
	使用卡片做游戏，小组成员将全过程排序。		1
分解示教 （35分钟）	操作前准备 1. 核对医嘱、患者身份。 2. 评估。 3. 告知：动脉采血的目的和配合方法。 4. 物品准备。	示范教学 刻意练习 多媒体教学 混合式教学 改良 Peyton	6
	操作实施 1. 再次核对、摆体位。 2. 穿刺点定位。 3. 消毒、进针。 4. 采血。此阶段展示两种情况。 （1）使用普通2ml注射器：提前使用肝素浸润注射器，见回血后，固定皮肤的手同时固定针栓，另一手缓缓回抽采血，采血至需要量后拔针。 （2）使用动脉采集器：采血前将针栓调整到预设位置（1.5～2.0ml），见回血后停止进针，待动脉血自动充盈采血器至预设位置后拔针（视频动画展示）。 6. 拔针。		24
	操作后处理。		5
完整流程 分组练习 （45分钟）	每组学员编为1、2、3号，轮流进行全流程的操作练习。 1. 利用《动脉穿刺采血操作评价表》来观察学员操作质量。 2. 学员间相互观察、评价并反馈。 3. 教师观察学员表现，发现问题及时给予正确指导。	刻意练习 同伴互学 直接反馈 改良 Peyton	45
随堂测试 （15分钟）	1. 抽考2位学员完成随堂测试。 2. 每位学员抽取一个临床情境案例，学员根据患者情况综合评价后，合理实施动脉穿刺采血操作要求。 （1）能够结合实际案例，综合评价患者做动脉穿刺采血的必要性和风险，选择合适穿刺方式，独立完成操作。 （2）鼓励实操学员说出操作感受及对案例的理解。 （3）鼓励学员找出自己操作中表现良好的方面，同时也审视还可以做得更好的方面。 （4）教师给予正面、积极的反馈。	案例模拟 评分反馈	15

<table>
<tr><td>课程总结
（5分钟）</td><td>1．对学员的表现给予评价：给予学员正面、积极的评价，提出可行的改进建议。
2．询问学员有无疑问，进行解答。
3．围绕教学目标做课程总结。
4．布置课后学习任务。</td><td>互动讨论
归纳总结</td><td>5</td></tr>
<tr><td>学习效果评价</td><td colspan="3">1．评价方法：自我评价、同伴互评、教师评价。
2．评价表：见本章第四节。</td></tr>
<tr><td>课后作业</td><td colspan="3">1．请学员以小组为单位查阅相关资料完成以下学习任务，并于课后1周内提交学习报告。
（1）桡动脉、肱动脉、股动脉、足背动脉的具体穿刺点定位及穿刺时的注意事项。
（2）血气分析的正常值、异常值及临床意义。
（3）临床技能培训中心开放练习时间为一周，要求每人最少抽空来练习1～2次，每组至少提交1个动脉采血视频作业。
2．在72小时内完成课后测试（在线发送）。
3．鼓励学员来临床技能培训中心强化练习，强调动脉穿刺采血需要反复练习，避免技能退化。通过基于胜任力的考核，可以在教师的指导下为真实患者进行动脉穿刺采血操作。</td></tr>
<tr><td>专业英语词汇</td><td colspan="3">动脉穿刺 arterial puncture
标本采集 specimen collection
动脉血气分析 arterial blood gas analysis</td></tr>
<tr><td>参考教学资料</td><td colspan="3">[1] 医师资格考试指导用书专家编写组. 2023临床执业医师资格考试实践技能指导用书 [M]. 北京: 人民卫生出版社, 2022.
[2] 姜保国, 陈红. 中国医学生临床技能操作指南 [M]. 3版. 北京: 人民卫生出版社, 2020.
[3] 彭刚艺, 刘雪琴. 临床护理技术规范 (基础篇) [M]. 2版. 广州: 广东科技出版社, 2013.
[4] 陈翔, 吴静. 湘雅临床技能培训教程 [M]. 2版. 北京: 高等教育出版社, 2019.
[5] JBI Recommended Practice. Arterial Blood Gases: Arterial Puncture Sampling [DB/OL]. 2021 [2024-12-31]. The JBI EBP Database. JBI-RP-4085-1.
[6] Arthur C Theodore. Arterial blood gases [EB/OL]. (2023-07-10) [2023-11-09]. https://www.uptodate.com/contents/arterial-blood-gases.
[7] 金艳鸿, 孙红, 李春燕, 等.《成人动脉血气分析临床操作实践标准 (第二版)》解读 [J]. 中国护理管理, 2022, 22 (11): 1601-1606.</td></tr>
<tr><td>教学反思</td><td colspan="3"></td></tr>
<tr><td>知识拓展</td><td colspan="3">在掌握了基本的动脉穿刺采血后，可以进一步拓展学习以下内容。
1．动脉血气分析：了解动脉血气分析的原理、临床应用和解读结果。学习如何提取动脉血样本，分析动脉血气参数（如pH、氧合指数、二氧化碳分压等）及如何解读结果，从而更好地理解患者的酸碱平衡和氧合状态。
2．血流动力学监测：学习如何使用血流动力学监测设备，如动脉压力监测仪和中心静脉压力监测仪，以实时监测患者的血压、心率、心排血量等指标。学员应该了解不同监测设备的适应证、操作方法和数据解读，以便更好地评估和管理患者的循环功能。
3．感染控制和危险因素管理：学习如何预防和控制动脉穿刺相关的感染。包括正确的无菌操作技术采血、穿刺点位的观察和护理等。此外，还应了解动脉穿刺采血相关的并发症和风险因素，并学习如何监测和管理这些风险。</td></tr>
<tr><td>案例编写</td><td colspan="3">教案作者：黄雀兰、周敏
作者单位：深圳市儿童医院
联系邮箱：1484478826@qq.com</td></tr>
</table>

第二节 动脉穿刺采血操作规范

【扫码观看视频】

一、目的

动脉穿刺采血是用于动脉采集血标本，用于各项诊断与治疗的措施。

二、适应证

1. 进行动脉血气分析：用于评估患者的氧合、二氧化碳排出和酸碱平衡状态。
2. 危重病患者监测：重症监护病房（ICU）中的患者，需要密切监测动脉血气情况。
3. 心血管疾病评估：对于心衰、心肌梗死等疾病，动脉穿刺采血提供关键的生理参数。
4. 肺功能评估：用于评估呼吸功能，尤其是在急性呼吸衰竭时。
5. 监测治疗效果：用于监测氧疗、呼吸机治疗或药物治疗的效果。

三、禁忌证

1. Allen试验阳性者禁止经同侧桡动脉穿刺。

2. 周围皮肤炎症或动脉痉挛及血栓形成者，如既往手术干预、先天性或获得性畸形、烧伤、动脉瘤、支架、动静脉瘘及血管移植物等。

3. 有出血倾向者，血小板计数$<50\times10^9$/L。当INR$\geqslant3$和/或APTT$\geqslant100$秒时，应避免重复动脉穿刺。

四、操作前准备

1. 操作者准备

（1）核对患者信息：姓名、住院号（门诊号）、医嘱。

（2）记录患者吸氧浓度及体温。

（3）戴口罩、帽子，洗手。

2. 用物准备（以血气分析为例）

（1）2ml注射器（使用肝素冲洗后完全排去肝素，无气泡残留）、无菌橡胶塞1个。或准备动脉采血器套件。

（2）常用消毒液：2.5%碘酊和75%乙醇，0.5%聚维酮碘（碘伏），或安尔碘皮肤消毒剂（任选其一）。

（3）无菌物品：消毒棉签、消毒棉球或无菌纱布若干、无菌手套、治疗巾。

（4）其他：免洗手消毒剂、检验单（血气分析）、体温计、笔、弯盘、胶布1卷、小垫枕1个、冰盒1个或冰桶1只，治疗车（下层放生活垃圾桶、医疗垃圾桶、锐器盒）。

3. 患者准备

（1）向患者解释动脉穿刺采血的目的、操作过程及可能的风险。

（2）告知需要配合的事项，主要是在穿刺时保持相应的肢体稳定。
（3）操作前安静休息10～20分钟。
（4）根据采血部位调整舒适体位。
（5）暴露采血部位（桡动脉、股动脉）。
4. 评估环境温度适宜、安静整洁、光线适中，适宜操作。

五、操作步骤

（一）Allen试验

1. 操作者面对患者，嘱患者将手平伸、手掌向上，操作者双手同时按压患者的桡动脉和尺动脉。
2. 患者反复用力握拳、张开手指5～7次，直至手掌变白。
3. 松开尺侧尺动脉的压迫，继续对桡动脉压迫。
4. 观察手掌颜色变化
（1）若手掌颜色在10秒内迅速恢复红润，则试验为阴性，表示尺动脉对手掌部的血液供应通畅，此时可进行桡动脉穿刺。
（2）若手掌颜色在10秒以上仍无法恢复正常，则试验为阳性，提示尺桡动脉间侧支循环不良，不宜进行桡动脉穿刺。
5. 同法可检测桡动脉对手掌的血液供应情况。
6. 目前临床常采用血氧饱和度监测代替颜色改变的判断，以减少误判。

（二）桡动脉穿刺采血

1. 穿刺部位选择：Allen试验评估穿刺部位侧支循环，选择合适的穿刺部位。穿刺点选择在桡侧腕关节近端2cm动脉搏动明显处（或桡骨茎突近端约1cm处）。
2. 患者取坐位或平卧位，手腕下放小垫枕，前臂外展，手掌稍背伸，暴露穿刺部位。
3. 使用皮肤消毒剂消毒穿刺部位皮肤2～3遍，消毒范围不小于5cm。
4. 穿刺
（1）洗手，戴无菌手套，以左手示指和中指在穿刺部位相距约1cm处轻轻按压，以固定要穿刺的动脉。
（2）右手执肝素化注射器或动脉采血器，在两指间垂直或与动脉走向呈约45°角、逆血流方向穿刺。
（3）见血液涌入注射器时，固定注射器，直至采集到足够用于检测的动脉血标本（0.5～2.0ml，根据血气分析设备要求确定采血量）。用无菌干棉球或纱布按压穿刺部位，拔出注射器。
（4）按压5～10分钟，直至完全止血。

（三）股动脉穿刺采血

1．患者取仰卧位，下肢外展外旋，暴露穿刺部位。

2．穿刺点选择在腹股沟韧带中点下方动脉搏动明显处。

3．使用皮肤消毒剂消毒患者穿刺部位皮肤2～3遍，消毒范围5～10cm。

4．穿刺：操作者洗手，戴无菌手套，将左手示指和中指置于股动脉搏动最强处，稍用力固定皮肤（示指、中指略分开约0.5cm），然后在示指与中指之间搏动最强处垂直穿刺。

5．后续操作同桡动脉穿刺。

六、穿刺后处理

1．操作后标本处理：穿刺成功后，观察注射器中有无气泡，若有气泡，则将其排出，然后密封注射器，轻轻摇晃，使血液和抗凝剂充分混合，避免剧烈震荡。

2．帮助患者取舒适体位，询问需求，整理床单位。

3．整理用物，按废物分类正确处置。

4．穿刺后观察穿刺部位是否有出血、肿胀或疼痛，观察采血部位远端肢体末梢的颜色和动脉搏动情况，对比双侧肢体是否有差异。

5．血气标本处理

（1）10分钟内送检：若送检时间超过15分钟，可将标本置于含冰水混合物的冰桶中，但要避免标本与冰块直接接触。

（2）申请单上填写患者的体温、吸入氧浓度。

七、注意事项

1．严格无菌操作。

2．若穿刺未成功，勿反复在同一部位穿刺。

3．拔针后需彻底按压，随时观察穿刺部位是否肿胀淤青，及时处理。

4．对于凝血功能差的患者，勿反复在同一部位穿刺，并适当延长按压时间。

5．穿刺时避免固定手法不当，防止针头滑脱。

6．如抽出暗红色血液，表示误入静脉，应立即拔出穿刺针，压迫穿刺点3～5分钟。

7．正确对待特殊的采血对象

（1）对血液呈高凝状态的患者，确认穿刺成功后应该迅速回抽血液，以防血液凝固而阻塞针头，造成穿刺失败。

（2）对凝血功能障碍的患者，宜选择足背动脉采血。

（3）对心律不齐、循环差、血压低的患者，宜选择股动脉穿刺采血以提高穿刺成功率。

八、并发症及处理

（一）感染

1. 临床表现

（1）穿刺部位皮肤有红、肿、热、痛，严重者有脓肿形成，个别患者会出现全身症状，如高热等。

（2）血液培养有细菌生长。

2. 预防措施

（1）穿刺时严格遵守无菌原则，遵守操作规程。若怀疑有污染，应立即采取相应措施。

（2）穿刺前认真选择血管，避免在已出现破溃、感染、硬结、皮肤病等情况的部位穿刺。

（3）采血后局部用无菌纱布加压止血5～10分钟。

3. 处理措施：已发生感染者，除对症处理外，还应进行抗感染治疗。

（二）皮下血肿

1. 临床表现

（1）患者穿刺点周围皮肤苍白、毛孔增大、皮下肿大、边界清楚。

（2）严重者穿刺点周围皮肤青紫，肿块边界不清，水肿加剧。

（3）患者肢体局部疼痛、灼热、活动受限。

2. 预防措施

（1）加强穿刺技能的训练，熟练掌握穿刺技能，掌握进针的角度和深度，缓慢进针，防止穿破动脉后壁引起出血。

（2）避免在同一部位反复穿刺而增加对动脉的损伤，造成出血不止。

（3）穿刺成功后局部加压止血5～10分钟，对于凝血机制障碍者及老年人，应适当延长按压时间，直到不出血为止。若未能止血或开始形成血肿，重新按压直至完全止血，避免直接使用加压包扎代替按压止血。局部按压无效时，应给予加压包扎处理。

（4）严重凝血机制障碍者应避免动脉穿刺。

3. 处理措施

（1）血肿发生24小时内，可采用局部冷敷使血管收缩，有利于止血。

（2）血肿发生24小时后，采用热敷或烤灯促进局部血液循环，利于血肿吸收。或给予50%硫酸镁湿敷，使血肿消退，减轻疼痛。

（3）内服或外用活血化瘀的中成药，以消除血肿。

（4）如血肿较轻，应观察肿胀范围有无扩展，若肿胀局限，不影响血流，可暂不用特殊处理；若肿胀加剧应立即按压穿刺点。

（三）假性动脉瘤形成

1．临床表现

（1）危重病患者或呼吸功能障碍患者，每天需要多次抽取动脉血进行血气分析，部分患者经过反复、多次动脉穿刺，血液通过穿刺处进入周围组织而形成血肿，继而血肿机化后其表面被内皮覆盖。因此，假性动脉瘤是一种由内皮覆盖的血肿。

（2）假性血管瘤易活动，血管表浅、管壁薄、突出皮肤表面。

（3）局部肿块并伴“膨胀性”搏动，肿块处可触及收缩期细震颤，可闻及收缩期杂音。若按压肿块近侧动脉，可见肿块缩小，且紧张度减低并停止搏动。

2．预防措施

（1）避免在同一部位重复穿刺，以免局部瘢痕形成后，血管壁弹性降低而出血。

（2）做好宣教工作。行动脉穿刺后可采用温度为60～70℃的湿毛巾局部热敷，每天1次，时间为20分钟，防止假性动脉瘤的形成。

3．处理措施

（1）避免瘤体受摩擦，引起破裂出血。如足背动脉假性动脉瘤形成，应穿宽松的软鞋。

（2）若假性动脉瘤较大且影响功能，可采用手术直接修补，效果较好。

（四）误刺神经

1．临床表现：穿刺时患者若出现肢体麻木或剧烈疼痛，提示有可能刺到周围神经。

2．预防措施：加强个人业务素质，熟悉动脉穿刺血管的解剖位置，掌握血管的走行及深度，尽量做到一针见血，减少对神经刺激。

3．处理措施：立即拔出针头，更换部位重新穿刺。

（五）动脉痉挛

1．临床表现：血管痉挛时远侧动脉搏动减弱或消失，肢体可出现麻木、发冷、苍白等缺血症状，而局部无大出血或张力性血肿现象，长时间血管痉挛可导致血管栓塞。

2．预防措施

（1）做好患者的解释工作，消除恐惧等不良心理，使其放松。

（2）热敷局部血管。

3．处理措施

（1）若出现动脉痉挛，但穿刺针头确定在血管内，可暂停抽血，待血流量渐进增加后，再行抽血。

（2）若穿刺未成功，则拔针，暂停穿刺，待痉挛解除后再行动脉穿刺。

（六）血栓形成

1．临床表现

（1）较少见，主要发生在股动脉穿刺时。

（2）患者主诉穿刺侧肢体疼痛、无力。查体可见穿刺侧皮肤青紫或苍白，皮温下降，穿刺远端动脉搏动减弱或消失。

2．预防措施

（1）避免同一部位反复穿刺。

（2）拔针后，压迫穿刺点的力度要适中，应做到穿刺处既不渗血，血流又保持通畅。压迫时以指腹仍感到有动脉搏动为宜。

3．处理措施：若有血栓形成，可行尿激酶溶栓治疗或请血管专科治疗。

（七）穿刺处大出血

1．临床表现：穿刺针孔处有大量的血液流出，严重者出现面色苍白、出冷汗、血压下降等症状。

2．预防措施：穿刺后按压穿刺点5～10分钟，并嘱患者勿过早活动穿刺肢体。

3．处理措施

（1）如患者出现穿刺口大出血，立即让患者平躺于床上，操作者戴无菌手套，用无菌敷料将明胶海绵按压在穿刺点处，直到不出血为止。

（2）出血量大的患者需要适当输入血制品。

（八）骨筋膜室综合征

1．临床表现：因穿刺针管径较粗，拔针后按压方法不当，极易造成动脉出血不止，而位置较深的动脉位于骨筋膜室内，大量出血使室内容积增加、压力增大，从而造成骨筋膜室综合征的一系列病理改变。

（1）疼痛：早期因穿刺部位和损伤程度不同而各有差异，随着病情发展，疼痛加剧，甚至出现持续性、难以忍受的剧痛。但当筋膜间室内压力进一步上升，导致感觉神经纤维缺血、缺氧麻痹时，疼痛反而减退或消失。

（2）肿胀：血管受挤压导致肢体发凉，皮肤发亮，有光泽，张力增高，肌肉变硬，局部广泛压痛。被动牵拉受累区远端肢体时，产生剧烈疼痛。

（3）运动和感觉功能障碍：受累神经支配区的感觉异常，表现为感觉过敏、减退或消失。

2．预防措施

（1）尽量避免反复穿刺位置较深的动脉。

（2）选择合适的穿刺针，管径太粗者易造成血管损伤出血。

（3）拔针后加压止血直到确认无出血为止。

（4）应避免对严重凝血机制障碍者行动脉穿刺。

3．处理措施：早期手术是治疗的关键。手术包括彻底切开减压、血肿清除及血管修复，有神经损伤或粘连者应一并修复，如能早期诊断及处理，预后较好。

（九）穿刺失败

1．临床表现：动脉穿刺时回抽无鲜红的血液。

2．预防措施

（1）心理护理。对患者做好解释工作，消除恐惧等不良心理，以取得配合。同时操作者应进行自身心理状态的调整，以良好的心态进行操作。

（2）熟悉动脉穿刺血管的解剖位置，掌握血管的走行及深度。要有良好的基本功和熟练的操作技术。

3．处理措施：确定针头没有在动脉内时，应立即拔针并重新更换针头，另选动脉进行采血，不能来回多次进针或退针。

九、相关知识

熟悉血气分析正常值、异常值及临床意义。通过动脉血气分析可监测有无酸碱平衡失调、缺氧和二氧化碳潴留，判断急、慢性呼吸衰竭的程度，为诊断和治疗呼吸衰竭、调节酸碱平衡失调、改善机械通气参数提供可靠依据，对吸氧浓度和药物治疗具有一定的指导作用。

十、相关临床情境及临床思维分析

患者，男，42岁，因“反复咳痰喘1个月，呼吸困难1天”入院。为进一步明确诊断，请为患者做动脉血气分析。

临床思维分析：明确是否存在呼吸衰竭、酸碱平衡失调等情况，以指导初步临床治疗。

十一、参考资料

[1] 医师资格考试指导用书专家编写组. 2023临床执业医师资格考试实践技能指导用书[M]. 北京：人民卫生出版社，2022.

[2] 姜保国，陈红. 中国医学生临床技能操作指南[M]. 3版. 北京：人民卫生出版社，2020.

[3] 彭刚艺，刘雪琴. 临床护理技术规范（基础篇）[M]. 2版. 广州：广东科技出版社，2013.

[4] 陈翔，吴静. 湘雅临床技能培训教程[M]. 2版. 北京：高等教育出版社，2019.

[5] JBI Recommended Practice. Arterial Blood Gases: Arterial Puncture Sampling [DB/OL]. 2021 [2024-12-31] The JBI EBP Database. JBI-RP-4085-1.

[6] Arthur C Theodore. Arterial blood gases [EB/OL]. (2023-07-10) [2023-11-09]. https://www.uptodate.com/contents/arterial-blood-gases.

[7] 金艳鸿，孙红，李春燕，等.《成人动脉血气分析临床操作实践标准（第二版）》解读[J]. 中国护理管理，2022，22（11）：1601-1606.

第三节 动脉穿刺采血理论测试题

一、课前测试题

1. 动脉采血时首选的穿刺部位是（ ）

A. 桡动脉 B. 肱动脉 C. 股动脉 D. 颞浅动脉

2. 关于Allen试验的描述，错误的是（ ）

A. 检查手掌的侧支循环

B. 手掌颜色在10秒内恢复提示尺动脉血供良好

C. 需要同时按压尺动脉、桡动脉阻断血流

D. 手掌颜色在20秒内恢复提示尺动脉血供良好

3. 以下动脉穿刺进针角度正确的是（ ）

A. 经桡动脉采血进针角度为30°～45°

B. 经足背动脉采血进针角度为30°～45°

C. 经股动脉采血进针角度为30°～45°

D. 经头皮动脉采血进针角度为30°～45°

4. 动脉血采集记录信息内容不包括（ ）

A. 氧疗方式 B. 体温

C. 氧浓度 D. 采集时间

5. 患者给氧方式或吸氧浓度发生改变时，应至少等多长时间再进行动脉采血（ ）

A. 3～5分钟 B. 5～10分钟

C. 15～20分钟 D. 20～30分钟

二、课后测试题

1. 对桡动脉穿刺点的描述，错误的是（ ）

A. 距腕横纹一横指 B. 距手臂内侧0.5～1cm

C. 以桡骨茎突为基点，向尺侧移动1cm D. 桡骨茎突近端约1cm处

2. 股动脉的血管特点不包括（ ）

A. 位置表浅、易于触及 B. 管径粗大、搏动感强

C. 股动脉缺乏腿部侧支循环 D. 股动脉压力大，难以按压止血

3．关于动脉血标本的运送，错误的是（　）

A．采血后10分钟内送检，不能超过15分钟完成送检

B．采血后将标本固定在冰盒上（或放在冰桶中）送检，但避免标本直接接触冰块。

C．不能及时完成送检时应在2～8℃低温保存

D．标本运送中避免震荡

4．关于采集动脉血气标本，以下说法正确的是（　）

A．标本里有空气时，应先回抽再排气

B．标本凝固不影响血气结果

C．拔针后按压穿刺部位3～5分钟

D．可用加压包扎替代按压止血

5．如果血气标本不能及时送检，下列说法错误的是（　）

A．会造成pH、PO_2偏低

B．会造成$PaCO_2$、血乳酸偏高

C．应将标本在0～4℃中低温保存，可以与冰块直接接触

D．运送过程中避免标本剧烈震荡

参考答案与解析

一、课前测试题

1．A

【解析】动脉采血时首选的穿刺部位是桡动脉。

2．D

【解析】Allen试验检查时，手掌颜色在3～10秒内恢复提示尺动脉血供良好，可以经桡动脉穿刺，因此答案选择D。

3．A

【解析】经桡动脉采血进针角度为30°～45°；经足背动脉采血进针角度为15°；经股动脉采血进针角度为90°；经头皮动脉采血进针角度为20°～30°，因此答案选择A。

4．A

【解析】动脉血采集后要记录患者体温、氧浓度，标注采集时间，尽快送检，因此答案选择A。

5．D

【解析】若患者给氧方式或吸氧浓度发生改变，在进行动脉采血前至少等待20～30分钟，以达到稳定状态，保证结果的准确性。

二、课后测试题

1．B

【解析】桡动脉穿刺点在掌横纹上1～2cm动脉搏动最明显处（桡骨茎突近端约1cm处），

因此答案选择B。

2．A

【解析】股动脉的特点包括：位置较深，管径粗大，易于穿刺，穿刺采血可能损伤神经，容易误采静脉血，可能发生假性动脉瘤，不存在侧支循环，股动脉压力大止血相对困难。

3．C

【解析】常规情况下应该在10分钟内送检，如遇路途较远，15分钟内未能及时送检，可将血标本在0～4℃低温保存。

4．C

【解析】标本内有气泡时，应立即充分排气，封闭动脉采集器；标本采集后应立即使血液与抗凝剂混匀，避免血液凝固，影响检测结果；避免使用加压包扎代替止血。

5．C

【解析】如果血气标本不能及时送检，应将标本在0～4℃中低温保存，避免与冰块直接接触，以免导致溶血。

第四节 动脉穿刺采血操作评价表

适合学员同伴互评

动脉穿刺采血操作核查表

序号	具体操作行为	执行情况 （是√否×部分△）
1	核对医嘱	
2	着装整洁，洗手，戴帽子、口罩	
3	主动自我介绍、核对患者信息、告知操作目的，取得配合	
4	了解患者的病情，评估穿刺动脉情况（经桡动脉采血时应进行Allen试验），解释操作目的及相关注意事项	
5	确认环境安全，温度、湿度适宜，光线适中	
6	用物准备齐全，检查物品有效期	
7	选择穿刺采血点，取合适体位 桡动脉采血：手腕下放小垫枕，穿刺点为桡侧腕关节上2cm动脉搏动明显处（或桡骨茎突近端约1cm处）； 股动脉采血：仰卧位，下肢外展外旋位，穿刺点为腹股沟韧带中点下方动脉搏动明显处	
8	以穿刺点为中心，同心圆向外消毒，直径不小于5cm，消毒2～3遍	
9	戴无菌手套（或消毒手指），固定穿刺处皮肤	

序号	具体操作行为	执行情况 （是√否×部分△）
10	逆血流方向，缓慢插入血气针（进针角度桡动脉约45°，股动脉90°）	
11	吸取至所需血量，或手动抽取合适量的动脉血	
12	迅速拔针，针头插入橡胶塞，使血液与抗凝剂充分混匀，避免剧烈震荡	
13	无菌纱布压迫穿刺点至少5分钟，观察穿刺部位是否有出血、肿胀或疼痛，观察采血部位远端肢体末梢颜色及皮温	
14	记录吸氧浓度、体温及采血时间，立刻送检。如不能在15分钟内完成检测，则应将标本置于含冰水混合物的冰桶中，避免标本直接接触冰块（可口述）	
15	协助患者取舒适体位，告知相关注意事项	
16	整理用物，按垃圾分类正确处置	
17	操作者洗手，记录穿刺后穿刺部位是否有出血、肿胀或疼痛，观察采血部位远端肢体末梢的颜色和动脉搏动情况，对比双侧肢体是否有差异	
18	操作规范，认真细致，爱护患者，语言文明，良好沟通，保护隐私	
19	全程遵守无菌操作原则	

适合教师评价学员

动脉穿刺采血操作评分表

项目	检查内容与评分要点	满分	扣分
操作前准备（22分）	核对医嘱，查看采血目的	2	
	着装整洁（2），仪表端庄，举止大方，主动自我介绍（2）	4	
	了解患者的病情、心理状态、必要时行Allen试验（3），解释该项操作的目的及相关事项（1），征得患者同意，取得配合（1）	5	
	评估环境温湿度适宜（1）、安静整洁（1），光线适中（1）	3	
	洗手，戴帽子、口罩（头发、鼻孔不外露）	3	
	用物准备：检验单（血气分析）、体温计、0.5%碘伏、棉签、弯盘、动脉采血器套件（或注射器、肝素钠注射液、橡胶塞）、垫枕、治疗巾、无菌手套、笔（每漏一项扣0.5分）	5	
实施（65分）	选择穿刺采血点（2），取合适体位（2） 桡动脉采血：手腕下放小垫枕，穿刺点为桡侧腕关节上2cm动脉搏动明显处（或桡骨茎突近端约1cm处）（4） [或股动脉采血：仰卧位，下肢外展外旋位，穿刺点为腹股沟韧带中点下方动脉搏动明显处（4）]	8	
	以穿刺点为中心，螺旋状向外消毒，直径不小于5cm，消毒2～3遍	10	
	戴无菌手套（或用棉签和消毒液消毒左手示指、中指）	5	
	左手示指及中指固定穿刺动脉	5	

项目	检查内容与评分要点	满分	扣分
实施（65分）	右手持血气针从两指间或从示指侧面，逆血流方向（进针角度为桡动脉约45°、股动脉90°），缓慢进针	10	
	见回血时，左手固定针头，血液自动进入注射器至所需用量，或者右手抽取需用量的动脉血	10	
	迅速拔去针头，立即将针头插入橡胶塞，使血液与抗凝剂充分混匀，避免剧烈震荡	7	
	使用无菌纱布压迫穿刺点至少5分钟（3），观察穿刺部位是否有出血、肿胀或疼痛，观察采血部位远端肢体末梢颜色，对比双侧肢体是否有差异（2）	5	
	在检验申请单填写患者吸氧浓度、体温，记录采血时间，立即送检	5	
操作后处理（10分）	协助患者取舒适体位，告知相关注意事项	4	
	整理用物，按垃圾分类正确处置	4	
	操作者洗手，做好记录（穿刺后穿刺部位是否有出血、肿胀或疼痛，观察采血部位远端肢体末梢的颜色和动脉搏动情况，对比双侧肢体是否有差异）	2	
医学人文素养（3分）	操作规范，认真细致，有体现爱护患者的动作，语言文明，良好沟通，注意保护隐私	3	
计分	实际得分	100	
无菌原则	全过程中任何步骤违反无菌原则，每一处扣10分	（0）	
备注	合格标准：80分以上		

评分人：　　　　　　　　　　　　　　　　评分日期：

第三十三章

皮内注射给药法

(Intradermal Injection)

第一节 皮内注射给药法教学教案

总体教学设计				
课程名称	皮内注射给药法			
授课教师		职称		专业	
辅助教师		职称		专业	
学情分析	**教学对象：**住院医师规范化培训医师（一年级）。 **学习基础：**教学对象已经完成临床实习，具备一定的临床知识，在临床上接触皮内注射给药的患者后，对该技能有初步认识。 **学习特点：**教学对象有积极的主动学习意愿，可在模拟情境下使用模型进行刻意练习。 **学习需求：**该项技能操作是患者治疗中常见的操作，属于最基础的技术，虽然临床中本项操作常由护士完成，但住培医师也应掌握本项操作技能。			
教学需求分析	皮内注射给药法是临床诊疗过程中常用的技术操作，掌握好此项技术能保证病患的治疗及时、准确、有效而优质地完成。由于此技术是侵入性的操作，存在损伤的风险，需要在模拟环境下培养学员规范操作的能力，并通过刻意练习掌握操作的方法和技巧。			
师生比	1∶10	授课学时	3学时（135分钟）	
授课时间		授课地点		
学习目标	（一）知识认知目标（knowledge） 1. 描述皮内注射的目的、部位、药液配制方法、注射手法和注意事项。 2. 讲述皮试结果的观察要点。 （二）动作技能目标（skill） 1. 在模型上按皮内注射的正确流程完整实施皮内注射操作。 2. 练习皮内注射的手法。 3. 正确做到注射给药的安全与规范要求，如注射完毕后的观察和废弃物处理。 （三）情感价值目标（attitude） 1. 树立学员正确的无菌观念和爱伤观念，对生命的尊重与责任感，建立医患互动的医德观念。 2. 增强住培医师应对突发情况的自信心。			
教学重点及教学方法	教学重点 1. 皮内注射法的目的。 2. 皮内注射法注射的部位、定位方法。 3. 皮内注射法注射的进针角度和注意事项。 4. 物品准备。			

教学重点及教学方法	教学方法 1．通过案例引导学生学习皮内注射法的目的，教师示范教学，展示正确手法。 2．借助PPT展示解剖图片、局部模型、视频等，通过刻意练习学会操作要领。 3．同伴互学：学员之间相互提醒，结合案例，准备需要的用物。 4．启发式教学：探讨除了物品准备，还应该做哪些准备（如患者和环境怎样准备）。
教学难点及教学方法	教学难点 1．从密封瓶和安瓿内抽取药物的方法（本教案以配置青霉素皮试为例）。 2．皮试结果的判断和后续处理。 3．绷紧与固定皮肤的手法。 教学方法 1．借助PPT展示图片、局部模型、视频等，通过刻意练习学会操作要领。 2．教师示范教学，展示正确手法。 3．学员通过直观视觉感受和刻意练习学会操作要领，学员之间模拟患者，互相模拟诊治，来体会患者的真实感受。
学员易错点	1．手持注射器的手法及进针角度错误。 2．药液的抽吸方法错误。 3．绷紧皮肤的手法与进针角度错误。
课程思政元素/案例及融合方法	1．操作熟练、动作轻柔：操作过程中尽可能减少“病患”的不适感，增加患者的满意度，促进医患的和谐。 2．通过学员之间的医患角色互换，加强其共情能力。 3．在同伴的肢体练习消毒、绷紧皮肤和部位选择的操作，以获得病患最真实的体验，包括：感觉消毒液的冰凉、异味，注射手法如何可以更轻柔等。
总体教学策略	启发性教学、视频演示、教师示范教学、小组讨论，同伴互学、刻意练习、互动法。

主要教学内容与时间分配

教学环节		内容		时间（分钟）
1	导入阶段（5分钟）	分组和签到，相互介绍		2
		环境和课程介绍、学员心理安全确认		1
		确认教学目的，反馈课前测试中的问题		1
		课堂操作中的安全管理和防护宣教		1
2	教学阶段 边看边练（120分钟）	通过模拟情境案例引入，确认用物准备、操作目的、部位、方法和注意事项		10
		完整视频演示皮内注射		10
		学员交替角色进行5个站点的练习	站点1：操作前的准备	10
			站点2：药液的配置方法	15
			站点3：皮内注射的方法	10
			站点4：皮试结果的判断	5
			站点5：全流程练习	30
		课堂中讨论（采用引导的方式让学员发现操作中的易错点）		5
		学员再次针对各自的易错点重复练习		10
		教师选定学员操作演示并反馈		15
3	反馈阶段（10分钟）	讨论反馈、总结		8
		布置课后作业、完成评价表		2

<table>
<tr><td>教师准备</td><td colspan="4">1. 教师获院级及以上师资认证，接受过专项培训并取得授课资格。
2. 至少参加1次集体备课，初次授课应在课前进行试讲。
3. 开课前1周，预定教学场地，向培训部提供用物清单（包括核查表、评分表电子版）。
4. 认真阅读教案，明确教学目标。
5. 根据教学对象课前测试情况做好学情分析，确定本次技能课程的重点和难点，需要拓展的知识点。
6. 向学员发送课前信，安排课前学习任务，预习相关理论知识、操作视频等资料。
7. 开课前1天确定课程包是否完整，再次阅读教案，复习流程。
8. 开课前半小时到培训地点，检查用物及资料是否齐全、教室布置是否合理，调试多媒体设备，试播PPT和视频等。
9. 主讲教师与辅助教师再次确认课堂流程及各自任务。
10. 组织签到，发放核查表，引导住培医师分组就座。</td></tr>
<tr><td>学员准备</td><td colspan="4">1. 课前信
（1）本次技能操作模拟培训的主要内容简介。
（2）一般信息：授课教师、参加人员、时间、地点、学时、教学目标。
（3）需要准备和注意的事宜。
2. 课前学习资源
（1）人民卫生出版社，李小寒，尚少梅主编《基础护理学》第七版。
（2）操作视频和操作流程。
3. 完成课程要求
（1）完整参加课程。
（2）完成课前测试。</td></tr>
<tr><td>场地准备</td><td colspan="4">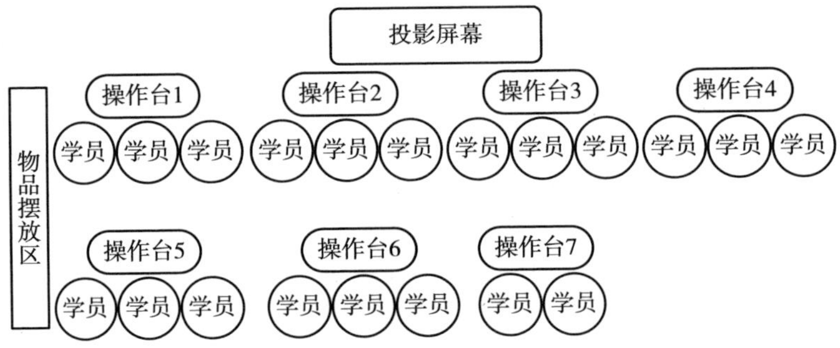
</td></tr>
<tr><td rowspan="10">用物清单
——
以20名学员分7组为例</td><td>序号</td><td>模型/设备/物品/资料名称</td><td>品规或相应要求</td><td>数量</td></tr>
<tr><td>1</td><td>模拟人</td><td>模拟人与学员配比1∶3</td><td>7个</td></tr>
<tr><td>2</td><td>操作台</td><td>放置模型</td><td>7个</td></tr>
<tr><td>3</td><td>基础治疗盘</td><td>常规</td><td>7个</td></tr>
<tr><td>4</td><td>无菌棉签</td><td>20根/包</td><td>7包</td></tr>
<tr><td>5</td><td>无菌纱布</td><td>6cm×8cm</td><td>7包</td></tr>
<tr><td>6</td><td>安尔碘</td><td>50ml</td><td>7瓶</td></tr>
<tr><td>7</td><td>75%乙醇</td><td>100ml</td><td>7瓶</td></tr>
<tr><td>8</td><td>砂轮</td><td>常规</td><td>7个</td></tr>
<tr><td>9</td><td>启瓶器</td><td>常规</td><td>7个</td></tr>
</table>

用物清单 —— 以20名学员分7组为例	10	弯盘	常规	7个
	11	无菌治疗盘（注射用）	常规	7个
	12	生理盐水	10ml	20支
	13	肾上腺素	1mg（模拟标签）	7支
	14	青霉素	80万单位（模拟标签）	20支
	15	医嘱卡	A4纸	7张
	16	治疗卡	A5纸	7张
	17	免洗手消毒剂	常规	7瓶
	18	无菌治疗巾	常规	7包
	19	注射器	1ml、5ml	各20支
	20	锐器盒	常规	7个
	21	医疗垃圾桶/生活垃圾桶	配黄色垃圾袋和黑色垃圾袋	7套
	22	口罩/帽子	常规	各20个
模拟情境	**模拟情境一** 患者，女，22岁，因风湿性关节炎门诊就诊。医嘱：长效青霉素240万单位肌内注射，注射前需完成青霉素皮试。 **模拟情境二** 患者，女，25岁，因干咳伴午后低热就诊。医嘱：完善结核菌素PPD试验。			

详细教学设计

阶段分配	教学内容	教学方法	时间（分钟）
导入阶段（5分钟）	教师、学员互相介绍。学员分组，分为7组，每组2～3名学员，1个模型。	互动法	2
	环境和课程介绍 1. 教室位置、室内物品布局、洗手间位置和其他注意事项。 2. 了解学员预习程度，确认学员是否课前完成观看视频。		0.5
	学员心理安全性建立 1. 学员操作演示，形成性评价。 2. 鼓励积极参与。不佳行为不会被外传，消除学员紧张感。		0.5
	确认教学目标 1. 了解学员预习程度，确认学员课前是否观看视频。 2. 反馈课前测试的集中问题，带着问题开展教学。 3. 确认教学目标：学员知晓本课程需要达到的标准。	反馈法	1
	安全管理、防止针刺伤：指导连接、分离针头的正确手法。	示范教学	1

教学阶段 （120分钟）	相关理论讲解和共性实操部分演示	PPT授课，确认用物准备、操作目的、部位、方法和注意事项。	PPT授课	10
		教师演示皮内注射法中基本的操作，学员每人手持一个注射器同步实操 1．介绍注射器与针头的结构。 2．持注射器的正确手法。 3．自安瓿内抽吸药液的手法。 4．自密封瓶内抽吸药液的手法（分步骤）：消毒瓶塞、抽药、拔针、排尽空气、保持无菌。 5．强调注意事项：无菌技术原则。	示范教学	
	皮内注射实操	引入模拟情境一。	案例导入	10
		播放完整视频演示皮内注射法。	视频教学	
		学员分组分站点练习。 小组分工：A学员操作、B学员演绎SP、C学员持核查表，教师指导，操作结束后互换角色轮流练习。		
		站点1：操作前的准备。	刻意练习 Peyton教学法	10
		站点2：药液的配置方法。		15
		站点3：皮内注射的方法。		10
		站点4：皮试结果的判断。		5
		站点5：全流程练习。		30
		课堂中讨论：排出空气困难的原因、如何固定皮肤、如何把控进针角度（采用引导的方式让学员发现操作中的易错点）。	讨论法	5
		再次练习，带着讨论中的问题，针对学员各自存在的易错点在反复练习中进行纠正。	刻意练习	10
	学员操作演示	引入模拟情境二。教师选定和鼓励优秀学员操作演练并反馈。操作结束，学员说3个优点，再说3个需要改进的优化点。采用形成性评价的方式，对操作学员进行反馈。	反馈法	15
反馈阶段 （10分钟）	学员反馈自己和同伴的优点和可改进之处。		反馈法 互动法	2
	教师反馈 1．学员行为优点和可改进之处。 2．回顾教学目标是否达成。			2
	总结和感谢学员参与课程。			2
	学员完成课程评价表。			2
	布置课后作业。		与学员互动	2
学习效果评价	1．评价方法：课前、课后理论测验、技能操作模拟评价和考核。 2．评价表：见本章第四节。			
课后作业	1．以小组为单位自主模拟练习。 2．布置课后考核试卷（通过在线电子问卷形式），要求1天内完成。			

专业英语词汇	注射给药法 injection administration 皮内注射法 intradermal injection, iD 皮试 skin test 纯蛋白衍生物 purified protein derivative, PPD	安瓿 ampule 青霉素 penicillin 结核菌素 tuberculin
参考教学资料	[1] 李小寒, 尚少梅. 基础护理学 [M] . 7 版 . 北京: 人民卫生出版社, 2022. [2] 姜保国, 陈红 . 中国医学生临床技能操作指南 [M] . 3 版 . 北京: 人民卫生出版社, 2020.	
教学反思		
知识拓展		
案例编写	教案作者：涂楚云 作者单位：深圳市第二人民医院 联系邮箱：513037991@qq.com	

第二节 皮内注射给药法操作规范

【扫码观看视频】

一、目的

皮内注射给药法是将少量药液或生物制品注射于表皮与真皮之间的方法。

二、适应证

1. 进行药物过敏试验，以观察有无过敏反应。
2. 预防接种。
3. 局部麻醉的起始步骤。

三、禁忌证

1. 绝对禁忌证：对该药物过敏。

2. 相对禁忌证：应避免在发热、疾病恢复期行疫苗接种。若局部有各种皮损、炎症、硬结或瘢痕位于皮肤处，注射时需避开。

四、操作前准备

1. 操作者准备：注射前操作者须洗手，戴口罩、帽子，保持衣帽整洁。

2. 用物准备：基础治疗盘（配药用）、生理盐水（或其他溶媒）、无菌棉签、无菌纱布、安尔碘、75%乙醇、砂轮、启瓶器、弯盘、无菌治疗盘（注射用）、注射用药、医嘱卡、治疗卡、免洗手消毒剂、无菌治疗巾、注射器（1ml、5ml）、锐器盒、医疗垃圾桶、生活垃圾桶、口罩、帽子。

3．患者准备：注射部位必须进行常规消毒，并保持其无菌。

4．环境准备：环境清洁、光线明亮。

五、操作步骤

1．核对患者信息，解释操作目的，取得患者配合。

2．使用安尔碘消毒瓶口。

3．抽吸药物，精确配置符合浓度要求的皮试液。

4．将操作车推至患者床旁，再次核对患者信息。

5．选择注射部位，检查皮肤有无破损、感染或红疹等（以药物过敏试验为例，选择前臂下段内侧或上臂三角肌下缘）。

6．用75%乙醇消毒皮肤，待干。

7．排尽空气，第三次核对患者信息。

8．进针。左手绷紧皮肤，右手持注射器，调整针尖斜面使针尖斜面向上与皮肤成5°角，近乎平行进入皮内。待针头斜面完全进入皮内后，左手拇指固定针栓，右手推注药液0.1ml，使局部形成一圆形隆起的皮丘，皮丘的皮肤变白、毛孔变大，同时观察及询问患者有无不适。

9．注射完毕，迅速拔出针头，勿按压。

10．15～20分钟后观察结果，并记录。

六、操作后处理

1．用物、垃圾分类处理。

2．再次查对患者和医嘱信息，关注患者的感受，询问有无不适。

3．做好健康宣教。

4．皮试结果判读。

七、操作并发症预防及处理

（一）疼痛

1．原因

（1）患者精神紧张、恐惧。

（2）进针与皮纹垂直，皮内张力大，阻力大，推注药物使皮纹发生机械断裂而产生疼痛。

（3）药物浓度过高，推注速度过快或推药速度不均匀，使皮肤游离神经末梢受到药物刺激，引起局部痛觉。或操作者操作手法欠熟练。

（4）注射时消毒剂随针头进入皮内，刺激引起疼痛。

2．临床表现：注射部位疼痛，推注药物时加重。有时伴全身疼痛反应，如肌肉收缩、呼吸加快、出汗、血压下降，严重者出现晕针、虚脱。疼痛程度在完成注射后逐渐减轻。

3. 预防及处理

（1）注重心理护理，向患者说明注射的目的，取得患者配合。

（2）原则上选用无菌生理盐水作为溶媒。

（3）准确配制药液，避免药液浓度过高对机体产生刺激。

（4）改进皮内注射方法：如在皮内注射部位的上方，嘱患者用一手环形握住穿刺侧前臂，在针刺点近端约2cm处用拇指按压，待药液注入，至局部直径约0.5cm的皮丘形成，拔出针头后，方将按压之手松开，能有效减轻皮内注射疼痛。

（5）可选用神经末梢分布较少的部位进行注射。如选取前臂掌侧下段做皮试，亦能减轻疼痛。

（6）熟练掌握注射技术，准确注入药量（通常是0.1ml）。

（7）待消毒剂干燥后进行注射。

（8）对剧烈疼痛者，给予镇痛药对症处理；发生晕针或虚脱者，按晕针或虚脱处理。

（二）局部组织反应

1. 原因

（1）药物本身对机体的刺激，导致局部组织发生炎症反应（如疫苗注射）。

（2）药液浓度过高、推注药量过大。

（3）违反无菌操作原则，使用已污染的注射器、针头。

（4）皮内注射后，患者搔抓或揉按局部皮丘。

（5）机体对药物敏感性高，局部发生变态反应。

2. 临床表现：注射部位有红肿、疼痛、瘙痒、水疱、溃烂、破损及色素沉着等表现。

3. 预防及处理

（1）避免使用对组织刺激性较强的药物。

（2）正确配制药液，推注药液剂量准确，避免因剂量过大而加重局部组织反应。

（3）严格执行无菌操作。

（4）让患者了解皮内注射的目的，不可随意搔抓或揉按局部皮丘，如有异常可随时告知医护人员。

（5）详细询问药物过敏史，避免使用可引发机体过敏的药物。

（6）对已发生局部组织反应者，对症处理，预防感染。局部皮肤瘙痒者，嘱患者勿抓挠，用5%碘伏溶液外涂。局部皮肤有水疱者，先用5%碘伏溶液消毒，再用无菌注射器将水疱内液体抽出。注射部位出现溃烂、破损者，外科换药处理。

（三）过敏性休克（严重过敏反应）

1. 原因

（1）注射前未询问患者的药物过敏史。

（2）患者对注射的药物发生速发型变态反应（过敏反应）。

2. 临床表现：过敏可表现出多系统症状。喉头水肿和肺水肿可引起胸闷、气急、呼吸困难；周围血管扩张而导致有效循环血量不足，表现为面色苍白、出冷汗、口唇发绀、脉搏细弱、血压下降、烦躁不安；脑组织缺氧可表现为意识丧失、抽搐、大小便失禁等；皮肤过敏症状有荨麻疹、恶心、呕吐、腹痛及腹泻等。

3．预防及处理

（1）皮内注射前必须仔细询问患者有无药物过敏史，如有过敏史者则停止该项试验。有其他药物过敏史或变态反应疾病史者应慎用。

（2）在皮试观察期间，嘱患者不可随意离开。注意观察患者有无异常不适反应，正确判断皮试结果，结果为阳性者不可使用（破伤风抗毒素除外，可采用脱敏注射）。

（3）注射盘内备有0.1%盐酸肾上腺素、尼可刹米、洛贝林注射液等急救药品，另备氧气、吸痰器等。

（4）一旦发生过敏性休克，立即组织抢救。

八、注意事项

1．严格执行查对制度和无菌操作制度。

2．做药物过敏试验前应详细询问患者的用药史、过敏史及家族史。

3．做药物过敏试验消毒皮肤时忌用碘酊、碘伏。

4．进针深度以针尖斜面能全部进入皮内为宜。

5．为患者做药物过敏试验前，要备好急救药品。

6．药物过敏试验结果如为阳性反应，告知患者或家属，不能再用该种药物，并记录在病历上。

7．如皮试结果不能确认或怀疑假阳性，应采取对照试验。方法为更换注射器及针头，在对侧前臂相应部位注入0.1ml生理盐水，20分钟后对照观察反应。

8．严密观察患者。首次注射后须观察30分钟，注意局部和全身反应，倾听患者感受，并备好肾上腺素注射液与注射器，做好抢救工作的准备，以防发生意外。使用青霉素治疗过程中要继续严密观察反应，按时巡视。

9．PPD皮试的注意事项

（1）严格检查药品质量，包括对药品的颜色、澄清度、有效期、包装质量等进行检查。

（2）未用的PPD皮试液应冷藏。

（3）有发热（体温37.5℃以上）及其他严重疾病时，不宜做此试验。

（4）不可热敷、按揉、抓挠注射部位，以保证PPD活性，避免感染。

（5）做好记录，密切观察患者反应。注射后48小时观察反应，72小时判断结果，记录试验结果、操作者、观察者和观察时间。

（6）结核菌素试验阳性仅表示曾有过结核菌感染，并不表示其现在一定患病。

九、相关知识

1．做药物过敏试验消毒皮肤时，忌用含碘消毒剂消毒，以免着色影响对局部反应的观察及与碘过敏反应相混淆。

2．皮试液浓度选择及相关结果判读

（1）常用皮试液浓度配置：青霉素200～500IU/ml，破伤风抗毒素150IU/ml，普鲁卡因溶液0.25%（2.5mg/ml），细胞色素C 0.75mg/ml，链霉素2500IU/ml，头孢菌素类药物500μg/ml。

（2）青霉素阳性反应表现：局部皮丘隆起，并出现红晕硬块，直径超过1cm，红晕周围有伪足、痒感，严重时可出现过敏性休克。在观察反应的同时，应询问有无胸闷、气短、发麻等过敏症状。阳性者不可用药，并在医嘱单或门诊病历上注明过敏。如出现过敏性休克，按过敏性休克抢救。

（3）PPD试验结果判断：根据试验部位的皮肤情况进行判断。无红晕、无硬结，或硬结直径＜5mm为阴性（−）；硬结直径在5～9mm为弱阳性（＋）；硬结直径为10～19mm为中度阳性（＋＋）；硬结直径≥20mm或虽＜20mm但局部出现水疱、坏死或淋巴管炎为强阳性（＋＋＋）；注射20～36小时内，注射区皮肤发红且较软，72小时反应消退者为假阳性。

3．过敏性休克的抢救措施

（1）立即停药，肌内注射0.1%肾上腺素0.5ml（小儿剂量酌减），协助患者平卧。

（2）症状如不缓解，可每5～15分钟肌内注射肾上腺素0.5ml，直至脱离危险期。

（3）给予氧气吸入，改善缺氧症状。

（4）呼吸受抑制时，立即进行人工呼吸，并肌内注射尼可刹米、洛贝林等呼吸兴奋剂。有条件者可插入气管导管，喉头水肿引起窒息时，应尽快施行气管切开。

（5）视情况将地塞米松5～10mg或琥珀酸钠氢化可的松200～400mg加入5%～10%葡萄糖溶液500ml内，静脉滴注；应用抗组胺类药物，如肌内注射盐酸异丙嗪25～50mg或苯海拉明40mg。

（6）静脉滴注10%葡萄糖溶液或平衡溶液扩充血容量。如血压仍不回升，可酌情加入多巴胺或去甲肾上腺素静脉滴注。

（7）如为链霉素引起的过敏性休克，可同时应用钙剂，即静脉推注10%葡萄糖酸钙或稀释1倍的5%氯化钙溶液，使链霉素与钙离子结合，从而减轻或消除链霉素的毒性。

（8）若心搏骤停，则立即进行复苏抢救。如施行体外心脏按压、气管内插管人工呼吸等。

（9）密切观察病情，记录患者呼吸、脉搏、血压、神志和尿量等变化；不断评价治疗与护理的效果，为进一步处理提供依据。

十、相关临床情境及临床思维分析

模拟情境一：患者，女，22岁，因风湿性关节炎门诊就诊。医嘱：长效青霉素240万单位肌内注射，注射前需完成青霉素皮试。

模拟情境二：患者，女，25岁，因干咳伴午后低热就诊。医嘱：完善结核菌素PPD试验。

模拟情境三：患者，男，54岁，因明日拟行“腹腔镜胆囊切除术”。行青霉素皮试2分钟后患者出现心慌、胸闷、喉头发紧、呼吸困难，此刻该如何处理？

临床思维分析：患者行青霉素皮内注射时出现心慌、胸闷、喉头发紧、呼吸困难等症状，为青霉素过敏的表现。立即停药，肌内注射0.1%肾上腺素0.5ml，协助患者平卧，心电监护、给予氧气吸入，补液。密切观察病情，记录患者呼吸、脉搏、血压、神志和尿量等变化，同时排除异物梗阻等其他急症，视情况应用激素类药物或抗组胺药物。症状如不缓解，可每5～15分钟肌内注射肾上腺素0.5ml，直至脱离危险期。

十一、参考资料

[1] 李小寒，尚少梅．基础护理学 [M]．7版．北京：人民卫生出版社，2022.
[2] 姜保国，陈红．中国医学生临床技能操作指南 [M]．3版．北京：人民卫生出版社，2020.

第三节　皮内注射给药法理论测试题

一、课前测试题

1．皮内注射过程中，下列错误的步骤是（　）
A．无菌操作　B．75%乙醇消毒皮肤
C．拔针后用无菌棉签按压针眼　D．进针角度呈5°刺入

2．配制青霉素试验液宜用（　）
A．生理盐水　B．苯甲醇
C．注射用水　D．糖盐水

3．药物过敏试验的常用注射部位为（　）
A．臀大肌　B．上臂三角肌
C．前臂掌侧下段　D．臀小肌、臀中肌

4．青霉素皮试液的剂量0.1ml含青霉素（　）
A．2IU　B．10IU
C．50IU　D．200IU

5．停止使用青霉素注射液后需要重新皮试的最长期限是（　）
A．1天　B．2天
C．3天　D．4天

二、课后测试题

1.（多选）抢救过敏性休克患者的措施包括（　　）

A. 立即停药

B. 平卧、保暖，送抢救室

C. 氧气吸入

D. 立即注射肾上腺素 1mg

E. 密切观察病情

2.（多选）行皮内注射皮试时，应注意（　　）

A. 患者对药物过敏时，应禁止皮试

B. 皮试液现用现配，剂量要准确，并准备肾上腺素等抢救药品

C. 皮试结果阳性时，应告知医师、患者及家属

D. 忌用碘类消毒剂消毒皮肤

E. 只需观察患者有无全身不良反应

3.（多选）进行药物过敏试验的皮内注射操作时，应向患者告知的内容是（　　）

A. 用药目的及不良反应

B. 指导患者不可用手按压注射局部

C. 注射后需观察，如有不适立即告知

D. 有可能出现的不良反应

E. 病情许可，进食后再做皮试

4.（多选）皮内注射法的目的是（　　）

A. 药物过敏试验

B. 预防接种

C. 局部麻醉的先驱步骤

D. 注射肾上腺素

E. 注射胰岛素

5.（多选）下列哪些情况需要做青霉素皮试（　　）

A. 初次用药者

B. 停药 72 小时以上

C. 青霉素试剂更换批号

D. 有青霉素过敏史

E. 使用过其他抗生素后使用青霉素

参考答案与解析

一、课前测试题

1. C

【解析】 按压会把药液挤压出皮肤，不能保证标准剂量，影响结果的判断。

2. A

【解析】 生理盐水最接近人体的体液渗透压，可以减少假阳性的发生。

3. C

【解析】 前臂掌侧下段部位表浅，利于观察和判断。

4．C

【解析】青霉素皮试液配置要求为青霉素200～500IU/ml，即每0.1ml溶液含青霉素20～50IU。

5．C

【解析】停药3天后身体对药物可能出现不同的接受情况，有可能出现过敏情况。

二、课后测试题

1．ACDE

【解析】病情变化时不适合搬运，有条件的宜就地抢救。

2．ABCD

【解析】碘类消毒剂消毒皮肤影响结果的判断。皮试时应观察患者局部反应及全身反应。

3．ABCDE

【解析】以上均为需向患者告知的内容。注射后要有一定的观察时间；空腹进行皮试时晕针发生的概率增大，故可在进食后行皮试。

4．ABC

【解析】肾上腺素、胰岛素的注射一般选用肌内、皮下注射。

5．ABCE

【解析】有青霉素过敏史的患者有可能引起严重的过敏反应；更换抗生素后需按规范进行皮试，前一种药物的皮试结果不可代替当次结果。

第四节　皮内注射给药法操作评价表

适合学员同伴互评

皮内注射给药法操作核查表

序号	操作行为概要	执行情况 （是√否×部分△）
1	环境准备符合要求	
2	操作者准备规范	
3	用物准备齐全	
4	核对患者信息	
5	解释操作目的	
6	消毒瓶口，抽吸药物	
7	选择注射部位	
8	消毒皮肤，待干	

9	排尽空气，再次核对患者信息	
10	左手绷紧皮肤，针尖斜面向上，以5°角刺入皮肤	
11	平行进入皮内，待针头斜面完全进入后，固定并推注药液	
12	局部形成一圆形隆起的皮丘，皮肤变白、毛孔变大	
13	观察及询问患者有无不适	
14	迅速拔出针头，处理垃圾	
15	核对患者信息	
16	健康宣教	
17	观察结果并记录	

适合教师评价学员

皮内注射给药法操作评分表

项目	具体操作行为及评分细则	满分	扣分
操作前准备（15分）	环境准备符合要求，清洁明亮	2	
	操作者洗手，戴口罩、帽子，保持衣帽整洁	3	
	用物准备齐全：治疗盘、注射用药、生理盐水、无菌棉签、无菌纱布、安尔碘、75%乙醇、砂轮（或启瓶器）、弯盘、医嘱卡、治疗卡、治疗巾、注射器、免洗手消毒剂等，均在有效期内，包装完好无污染	5	
	核对患者及医嘱信息，询问过敏史，解释操作目的，取得患者配合	5	
实施（60分）	使用安尔碘消毒药液瓶口	5	
	抽吸药物，配置成浓度精确的皮试液	10	
	选择注射部位为前臂下段内侧或上臂三角肌下缘，查看皮肤情况	10	
	用75%乙醇棉签消毒皮肤，待干	10	
	排尽空气，再次核对患者信息	5	
	左手绷紧皮肤，右手持注射器，针尖斜面向上	5	
	针尖与皮肤成5°角刺入，然后转成平行进入皮内	5	
	待针头斜面完全进入皮内后，左手拇指固定针栓，右手推注0.1ml药液，使局部形成一圆形隆起的皮丘，皮肤变白、毛孔变大	10	
操作后处理（25分）	观察及询问患者有无不适	10	
	注射完毕，迅速拔出针头，弃入锐器盒	5	
	再次核对患者信息，做健康宣教，指导患者切勿按摩	5	
	15～20分钟后观察结果，并记录	5	
计分	实际得分	100	
备注	合格标准：85分以上		

评分人：　　　　　　　　　　　　　　评分日期：

第三十四章

血糖监测（毛细血管血糖监测）

(Capillary Blood Glucose Monitoring)

第一节 血糖监测（毛细血管血糖监测）教学教案

总体教学设计				
课程名称	血糖监测（毛细血管血糖监测）			
授课教师		职称		专业
辅助教师		职称		专业
学情分析	教学对象：住院医师规范化培训医师（一年级）。 学习基础：教学对象对糖尿病有一定程度的理论认知，通过临床见习及实习，实际接触过糖尿病管理工作。 学习特点：一年级住培医师对过低及过高血糖的并发症理解不深，或未接触过相关患者，缺乏足够的病例分析经验，难以将理论知识与实际案例融会贯通，进行准确判断和分析。传统的住培培训以单项技能操作练习为主，接触案例演练的机会较少，教学对象较难掌握应急情况下血糖监测的正确处置流程。 学习需求：血糖监测是评估糖尿病患者血糖控制情况的一种方法，在各个专科均为临床实践所需的重要基本技能。但该操作受到的重视程度较低，住培医师往往难以接触到其标准化训练，模拟教学对其进行血糖监测培训很有必要，以培养其指导患者制定、调整治疗方案，以及指导患者合理使用降糖药物或注射胰岛素的能力。			
教学需求分析	糖尿病是我国较为常见的一种疾病，血糖监测是糖尿病管理中的重要环节，其结果有助于评估糖尿病患者糖代谢情况，反映降糖治疗的效果并指导对其治疗方案的调整。对一年级住培医师来说，部分学员对糖尿病管理的理论知识储备少、实践机会不足，需要通过强化和专项学习，掌握这一常见病管理的操作技能。 本临床技能课程通过组织有临床带教经验的师资授课，讲授血糖监测的原则、注意事项、操作流程等知识，让学员掌握操作中的“三查八对”等原则，并指导其注意无菌操作，做好患者的人文沟通与宣教。			
师生比	1 : 12	授课学时	3学时（135分钟）	
授课时间		授课地点		
学习目标	（一）知识认知目标（knowledge） 1. 正确分析血糖监测结果。 2. 准确识别低血糖、糖尿病酮症酸中毒的典型症状。 3. 根据血糖结果正确实施健康宣教。 （二）动作技能目标（skill） 1. 按照标准流程独立、规范地进行血糖监测。 2. 正确实施挤压指尖血的动作。			

<table>
<tr><td>学习目标</td><td colspan="4">（三）情感价值目标（attitude）
1. 树立正确的无菌观念。
2. 理解患者的疼痛感受，进行良好的医患沟通。
3. 认识血糖监测的重要性，培养自主健康管理的意识。</td></tr>
<tr><td>教学重点及教学方法</td><td colspan="4">教学重点一：血糖监测结果分析。
教学方法
应用图示法、表格法、引导性讲授等进行理论知识教学，运用刻意练习、案例演练等方式开展培训实操。
教学重点二：按照标准流程独立、规范地进行血糖监测。
教学方法
1. 通过视频演示和“饥饿时会出现什么状况”等问题来导入课程，调动学员兴致。
2. 根据“先理解后记忆”的成人学习理论，用提问互动式教学来引导学员做好相关知识储备。可选用的引导问题包括但不限于：血糖控制标准是多少？如何检查血糖仪是否有效？如何成功采集手指血？低血糖危急状况的表现为何，以及如何应对？
3. 练习环节采用改良Peyton教学法，分步骤讲解、演示，鼓励学员加强刻意练习。
4. 运用思维导图、流程图等辅助教学工具精炼讲解关键内容。</td></tr>
<tr><td>教学难点及教学方法</td><td colspan="4">教学难点：低血糖、糖尿病酮症酸中毒典型症状识别和处理。
教学方法
1. 采用流程图、指南等多元化教学资料，方便学员加强记忆。
2. 设置案例情境，让学员通过模拟实际场景，提高对低血糖和糖尿病酮症酸中毒的识别和分析能力。
3. 通过课后作业的方式，学员提交练习操作视频，教师以此了解学员的学习进度和掌握程度，及时发现并解决学员的学习问题。</td></tr>
<tr><td>学员易错点</td><td colspan="4">1. 皮肤消毒剂使用错误（应使用75%乙醇消毒皮肤，学员错误使用0.5%碘伏）。
2. 从手指根部捋到指尖部压下，挤压手法欠缺。</td></tr>
<tr><td>课程思政元素/案例及融合方法</td><td colspan="4">1. 引导学员树立职业防护意识和无菌观念，进行良好的医患沟通，理解患者的疼痛感受。
2. 认识到血糖监测的重要性，培养自主健康管理意识。
3. 在练习阶段让学员互做SP，让学员体验患者感受并互相反馈，纠正不当行为。</td></tr>
<tr><td>总体教学策略</td><td colspan="4">改良Peyton教学法、融合互动式教学、PPT教学、视频教学、示范式教学、同伴互学、情境模拟教学等教学方法。</td></tr>
<tr><td rowspan="10">主要教学内容与时间分配</td><td colspan="2">教学环节</td><td>内容</td><td>时间（分钟）</td></tr>
<tr><td rowspan="3">1</td><td rowspan="3">课程导入（5分钟）</td><td>破冰，分组</td><td rowspan="3">5</td></tr>
<tr><td>案例导入，引入课程主题</td></tr>
<tr><td>明确学习目标</td></tr>
<tr><td rowspan="2">2</td><td rowspan="2">知识讲解（30分钟）</td><td>回顾血糖监测的重要理论知识点</td><td>10</td></tr>
<tr><td>糖尿病并发症的症状及处理流程</td><td>20</td></tr>
<tr><td rowspan="2">3</td><td rowspan="2">讲解演示（30分钟）</td><td>梳理血糖监测操作全流程</td><td>6</td></tr>
<tr><td>分解示教，讲解操作细节</td><td>24</td></tr>
<tr><td>4</td><td>分组练习（30分钟）</td><td>3人一组，分角色轮换操作</td><td>30</td></tr>
</table>

<table>
<tr><td rowspan="2">主要教学内容与时间分配</td><td>5</td><td>现场演练
（30分钟）</td><td>现场情境模拟2个案例，每组抽取一位学员演练（自评-互评-教师点评）</td><td>30</td></tr>
<tr><td>6</td><td>总结反馈
（10分钟）</td><td>评价、答疑、总结，布置课后作业</td><td>10</td></tr>
<tr><td>教师准备</td><td colspan="4">1．教师获院级及以上师资认证，接受过专项培训并取得授课资格。
2．至少参加1次集体备课，初次授课应在课前进行试讲。
3．开课前1周，预定教学场地，向培训部提供用物清单（包括核查表、评分表电子版）。
4．认真阅读教案，明确教学目标。
5．根据教学对象课前测试情况做好学情分析，确定本次技能课程的重点和难点，需要拓展的知识点。
6．向学员发送课前信，安排课前学习任务，预习相关理论知识、操作视频等资料。
7．开课前1天确定课程包是否完整，再次阅读教案，复习流程。
8．开课前半小时到培训地点，检查用物及资料是否齐全、教室布置是否合理，调试多媒体设备，试播PPT和视频等。</td></tr>
<tr><td>学员准备</td><td colspan="4">1．课前信
（1）本次技能操作模拟培训的主要内容简介。
（2）一般信息：授课教师、参加人员、时间、地点、学时、教学目标。
（3）需要准备和注意的事宜。
2．课前学习资源
（1）中华医学会糖尿病学分会《中国2型糖尿病防治指南（2020年版）》。
（2）浙江大学出版社，王惠琴、金静芬主编《护理技术规范与风险防范流程》，315～319页。
（3）广东科技出版社，彭刚艺、刘雪琴主编《临床护理技术规范（基础篇）》第二版。
（4）血糖监测全流程操作视频。
3．完成课程要求
（1）课程结束时可说出血糖监测的手指采血要点、不同人群血糖控制目标和血糖监测时间点适用范围。
（2）课后每组至少提交2个操作练习的视频，每人提交1个血糖异常处置流程的口述视频。
（3）课后3天内完成课后测试题。
（4）1周内要求学员前往临床技能培训中心练习1～2次。并鼓励学员来临床技能培训中心强化练习，熟练掌握后择机在临床中实践。</td></tr>
<tr><td>场地准备</td><td colspan="4">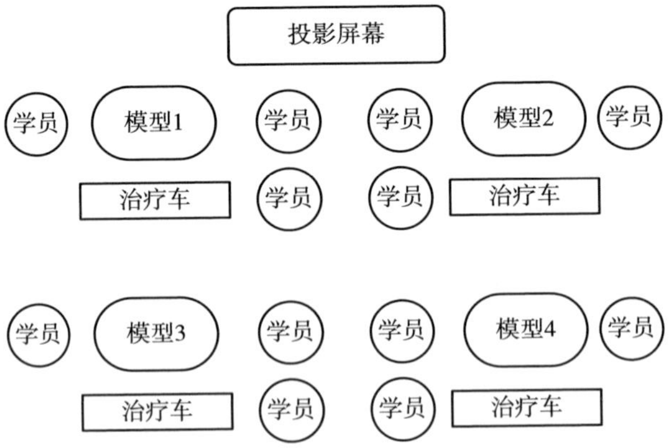
</td></tr>
</table>

<table>
<tr><td rowspan="10">用物清单
——
以12名学员分4组为例</td><td>序号</td><td>模型/设备/物品/资料名称</td><td>品规或相应要求</td><td>数量</td></tr>
<tr><td>1</td><td>治疗车</td><td>含免洗手消毒剂、锐器盒、医用垃圾桶（黄色垃圾袋，带盖）、生活垃圾桶（黑色垃圾袋，带盖）</td><td>4台</td></tr>
<tr><td>2</td><td>操作台</td><td>放置手臂模型</td><td>4个</td></tr>
<tr><td>3</td><td>手臂模型</td><td>血糖监测用手臂模型</td><td>4个</td></tr>
<tr><td>4</td><td>相关文书</td><td>含血糖监测医嘱单、治疗单、患者信息</td><td>4份</td></tr>
<tr><td>5</td><td>血糖监测仪</td><td>常规，含电池</td><td>4个</td></tr>
<tr><td>6</td><td>血糖监测试纸</td><td>识别码与血糖仪匹配</td><td>20片</td></tr>
<tr><td>7</td><td>采血针</td><td>一次性使用</td><td>20个</td></tr>
<tr><td>8</td><td>乙醇</td><td>75%</td><td>4瓶</td></tr>
<tr><td>9</td><td>棉签</td><td>常规</td><td>10包</td></tr>
<tr><td>模拟情境</td><td colspan="4">模拟情境一
患者，男，42岁，IT职业。半年前诊断2型糖尿病，一直用饮食控制、加强运动等方式控制血糖，近日因血糖控制不佳入院。（额外信息：监测餐后血糖5.9mmol/L。）
模拟情境二
患者，男，36岁，商业经理，平日应酬多，有啤酒肚。既往2型糖尿病病史2年余，规律服药，血糖控制一般。近日因腹痛收住院，入院后诊断为急性胰腺炎。今日需完善空腹腹部超声检查，患者在检查前自觉心慌、有冷汗。（额外信息：监测空腹血糖2.7mmol/L。）
模拟情境三
患者，女，88岁。1天前无明显诱因下腹痛，初为间断隐痛，洗澡后发展为持续性胀痛，腹痛位置在下腹左侧、中侧、右侧，活动性，疼痛剧烈难忍，无恶心、呕吐、腹泻，无发热、胸闷、气促，无头晕、头痛。既往高血压20余年，血压最高190/90mmHg，目前规律口服替米沙坦、氨氯地平降压治疗，血压控制一般。发现血糖高2年，口服达格列净降糖治疗，血糖控制较好。发现高脂血症20余年，饮食控制治疗，具体控制不详。（额外信息：监测随机血糖为23.7mmol/L。）
模拟情境四
患者，女，38岁。1天前受凉后发热就诊，有咳嗽、咳痰。今晨完善住院检查。（额外信息：监测空腹血糖为16.1mmol/L。）
模拟情境五
患者，女，68岁。既往2型糖尿病病史10余年，规律服药，血糖控制良好，近2～3天腹泻，3～5次/天，黄色、稀糊状，150～200ml/次，今晨因突发晕厥就诊。（额外信息：监测随机血糖为2.3mmol/L。）</td></tr>
</table>

详细教学设计			
阶段分配	教学内容	教学方法	时间（分钟）
课程导入 （5分钟）	破冰、分组：介绍导师、学员、环境、课程时间，做好学员心理安全建设，将12名学员平均分成4组，每组3人。	互动式教学 案例教学	5
	案例导入，引出课程主题 1. 引入模拟情境五（暂不告知学员随机血糖数值）。 2. 讨论患者发病原因及下一步应该如何处理。		
	明确学习目标：了解学员预习程度，告知学员完成课程要求。		
知识讲解 （30分钟）	血糖监测的重要理论知识点回顾 1. 血糖监测目的、血糖控制标准。 2. 血糖监测时间点。 3. 血糖监测设备。 4. 指尖毛细血管采血要点、血糖监测注意事项。	PPT讲解 互动式教学 现场演练 视频演示	10
	糖尿病并发症的症状及处理流程 1. 低血糖反应症状及处理流程。 2. 高血糖反应（酮症酸中毒等）症状及处理流程。	PPT讲解 流程图讲授 讨论式教学	20
讲解演示 （30分钟）	血糖监测操作全流程梳理 1. 核对医嘱、准备用物、评估患者。 2. 选择手指、消毒。 3. 设备开机，识别试纸编码。 4. 使用一次性采血针扎指腹侧面，吸足血量。 5. 等待8秒左右，认读结果。 6. 患者宣教，整理用物。	改良Peyton 讨论式教学	6
	分解示教，讲解操作细节：主讲教师将血糖监测操作全流程拆解，分步骤演示，遇到操作难点及易错点时进行提问、讨论等互动式讲解。	改良Peyton 同伴互学	24
分组练习 （30分钟）	分3人一组，分为A、B、C角（操作者、提示者或核查者、SP），轮换操作，每人至少练习3次。 练习后进行自评、互评，必要时指导教师进行指导和点评。	改良Peyton 直接反馈 同伴互学	30
现场演练 （30分钟）	现场情境模拟演练：每组学员在课程提供的5个模拟情境中选择3个案例。	改良Peyton 同伴互学 核查法	30
	小组点评 1. 鼓励学员分享操作后的感受及对案例的理解。 2. 鼓励学员找出自己表现良好的方面，同时也审视自己还可以改进的地方。 3. 教师给予学员积极反馈。		
总结反馈 （10分钟）	1. 对学员的表现给予评价。 2. 询问学员有无疑问。 3. 围绕教学目标做课程总结。 4. 布置课后学习任务。	互动式教学 总结复盘	10

学习效果评价	1．评价方法 （1）核查表——课堂练习时核查表反馈和操作后即时师生反馈。 （2）理论测试——课后理论测试评价学员知识掌握情况。 2．评价表：见本章第四节。
课后作业	1．学员以小组为单位完成2个视频作业，提交至指导教师处。 （1）血糖监测操作视频。 （2）血糖异常紧急处置流程口述视频。 2．在3天内完成课后测试。
专业英语词汇	1型糖尿病 Type 1 diabetes mellitus, T1DM 2型糖尿病 Type 2 diabetes mellitus, T2DM 糖尿病自我管理教育和支持 diabetes self-management education and support, DSMES 自我血糖监测 self-monitoring of blood glucose, SMBG 糖耐量异常 impaired glucose tolerance, IGT 空腹血糖受损 impaired fasting glucose, IFG
参考教学资料	[1] 中华医学会糖尿病学分会. 中国2型糖尿病防治指南 (2020年版) [J]. 中华糖尿病杂志, 2021, 13 (4): 315-409. [2] 王惠琴, 金静芬. 护理技术规范与风险防范流程 [M]. 杭州: 浙江大学出版社, 2010. [3] 彭刚艺, 刘雪琴. 临床护理技术规范 (基础篇) [M]. 2版. 广州: 广东科技出版社, 2013. [4] 中华医学会糖尿病学分会. 中国血糖监测临床应用指南 (2021年版) [J]. 中华糖尿病杂志, 2021, 13 (10): 936-948.
教学反思	
知识拓展	
案例编写	教案作者：叶凤丽 作者单位：北京大学深圳医院 联系邮箱：2621609761@qq.com

第二节 血糖监测（毛细血管血糖监测）操作规范

【扫码观看视频】

一、目的

监测患者机体血糖水平，反映饮食控制、运动治疗和药物治疗效果，为临床治疗方案的确定和调整提供参考依据。

二、适应证

糖尿病患者等需要观察血糖波动情况的患者。

三、禁忌证

无绝对禁忌证。

四、操作前准备

1. 操作者准备：着装整洁，洗手，戴口罩、帽子。

2. 用物准备：治疗车、治疗单或记录本、治疗盘、血糖监测仪、血糖监测试纸、采血针、棉签、75%乙醇、记录笔、锐器盒、弯盘、污物桶（2个）、免洗手消毒剂。

3. 患者准备

（1）核对：床号、姓名、监测时间段。

（2）评估：患者病情、饮食情况、合作能力（确认患者是否处于空腹或餐后状态）。评估指尖皮肤是否清洁，有无水肿、硬结、感染等。

（3）告知：监测血糖的目的、方法及目前需监测的频次。根据测得的血糖结果告知患者血糖控制标准。

五、操作步骤

1. 卫生手消毒。

2. 携带血糖监测相关物品至床旁，协助患者选取舒适体位。再次核对患者信息，选择合适的穿刺手指。

3. 使用棉签蘸取75%乙醇，以穿刺点为中心由内向外环形消毒待穿刺手指，待干。

4. 准备测试血糖仪。将试纸条插入血糖仪当中，血糖仪自动开机，当血糖仪显示条码号时，核对试纸识别码并校正。

5. 当血糖仪屏幕显示“滴血”字样时，进行皮肤穿刺，弃去第1滴血液，将第2滴血液置于试纸上指定区域（测试区需完全被血充满）。屏幕显示倒数读秒时移开血糖仪。指导患者按压穿刺处1～2分钟。

6. 待血糖仪屏幕显示结果，告知患者血糖值及血糖控制标准，根据血糖监测情况进行宣教。

六、操作后处理

1. 整理用物和床单位，相关垃圾按医疗废物处置规定分类处理。

2. 操作后再次进行手消毒，核对、记录监测血糖值。

七、并发症及处理

（一）疼痛

1. 临床表现：采血部位疼痛，呈刺痛。

2. 预防措施

（1）采血前告知患者并进行心理护理，消除其紧张心理，取得患者的配合。

（2）采血需在皮肤消毒剂干燥后进行。

（3）将采血针紧靠手指侧面采血，切勿在指尖或指腹采血。

（4）调节好采血针头刺入深度。

3. 处理措施

（1）评估疼痛程度，合理运用缓解或消除疼痛的方法。

（2）适当运用心理护理方法，分散患者注意力。

（二）出血

1. 临床表现：采血后少量血液自针刺部位流出。

2. 预防措施

（1）选择合适采血部位并合理轮换采血部位。

（2）采血完毕后局部按压1～2分钟。对凝血功能障碍者，适当延长按压时间。

3. 处理措施

（1）评估手指皮肤情况，选择合适部位。

（2）评估患者凝血功能，对功能障碍者延长按压手指时间。

（3）采用合理的采血方法，避免用力挤血和按摩。

（三）感染

1. 临床表现：采血部位红、肿、热、痛，局部压痛明显。

2. 预防措施

（1）血糖监测人员必须接受专业培训，做好无菌操作。

（2）采血前进行有效卫生手消毒，同时有效消毒拟采血部位皮肤。

（3）针头一人一用一废弃。

（4）采血部位避免过于靠近指甲、甲沟，以免增加感染危险。

3. 处理措施

（1）针刺导致的局部感染，可外涂0.5%聚维酮碘。必要时采用物理疗法等方案，促进感染部位愈合。

（2）感染严重者，视情况使用抗菌药物控制感染。

八、注意事项

1. 取出试纸后应随手盖紧试纸盒盖，以防试纸盒受潮失效。

2. 检测用的试纸条须与血糖仪试纸号匹配，否则无法得到准确的血糖值。每启用一盒新的试纸，校正试纸号。瓶装血糖试纸开启3个月后不能再使用。

3. 彻底清洁并晾干采血部位后方可针刺采血，残留水分和乙醇可能稀释血样，影响检测结果。

4. 采血时要避免穿刺太浅或过分挤压。穿刺浅会使血量不足，导致测量结果偏低或测不出；而过分挤压会使组织液混入到血样，同样会影响测量结果。

5. 对末梢循环差的患者采血时，形成一小滴血样的技巧：先让患者摩擦双手，轻轻甩一甩，手指下垂，从手指根部捋到指尖部，手指按压，局部皮肤发红，针刺后轻轻按一下，便会形成一小滴血样。

6. 血糖结果异常，与临床症状不相符时，可采取以下措施。

（1）重复检测一次。

（2）采取其他干预措施。

（3）必要时复检静脉生化血糖。

7. 掌握血糖危急值报告值

（1）当血糖值≤3.9mmol/L，评估患者有无饥饿、心慌、手抖、出冷汗、意识障碍等，立即按照低血糖处理流程给予处理。

（2）当血糖值≥16.7mmol/L时，容易诱发酮症酸中毒。评估患者有无头痛、恶心、呕吐等高血糖症状，应立即给予胰岛素等相关治疗。

九、相关知识

1. 血糖监测时间点及其适用范围

（1）餐前：血糖水平很高或有低血糖风险时。

（2）餐后2小时：空腹血糖已获良好控制，但糖化血红蛋白仍不能达标者，或需要了解饮食和运动对血糖影响者。

（3）睡前：注射胰岛素的患者（特别是晚餐前注射）。

（4）夜间：胰岛素治疗已接近达标，但空腹血糖仍高者，或疑有夜间低血糖者。

（5）其他：出现低血糖症状时或剧烈运动前后。

2. 血糖控制标准及低血糖参考标准（表34-1）。

表34-1　血糖控制标准及低血糖参考标准　（单位：mmol/L）

	正常成年人	糖尿病患者
空腹血糖	3.9～6.1	4.4～7.0
餐后血糖	3.9～7.8	＜10
低血糖	＜2.8	＜3.9

十、相关临床情境及临床思维分析

患者黎某，女，68岁。既往患2型糖尿病10余年，规律服药，血糖控制良好，近2～3天腹泻，3～5次/天，黄色、稀糊状，每次150～200ml，今晨因突发晕厥就诊。

案例附加检查结果：监测随机血糖为2.3mmol/L。

临床思维分析示例（应用SBAR交接模式）如下。

1．现状（situation）“患者出现了什么状况？”：老年女性突发晕厥。

2．背景（background）“既往有无类似情况发生？既往史？控制如何？”：既往2型糖尿病病史10余年，规律服药，血糖控制良好。

3．评估（assessment）“目前有何异常？考虑什么疾病？”：近2～3日腹泻，3～5次/天，黄色、稀糊状，150～200ml/次。考虑脱水、低血糖、电解质紊乱或其他情况。

4．建议（recommendation）“建议进一步检查？治疗？”：监测随机血糖，如低血糖予以补充；补液；抽血评估内环境，调节水电解质失衡情况；查腹泻原因，按因给予适当治疗。

十一、参考资料

[1] 中华医学会糖尿病学分会. 中国2型糖尿病防治指南 (2020年版) [J]. 中华糖尿病杂志, 2021, 13 (4) : 315-409.

[2] 王惠琴, 金静芬. 护理技术规范与风险防范流程 [M]. 杭州: 浙江大学出版社, 2010.

[3] 彭刚艺, 刘雪琴. 临床护理技术规范 (基础篇) [M]. 2版. 广州: 广东科技出版社, 2013.

[4] 中华医学会糖尿病学分会. 中国血糖监测临床应用指南 (2021年版) [J]. 中华糖尿病杂志, 2021, 13 (10) : 936-948.

第三节　血糖监测（毛细血管血糖监测）理论测试题

一、课前测试题

1．血糖试纸开启后，多长时间后不能再使用（　）

A．1个月　　B．3个月　　C．半年

D．1年　　E．无具体规定

2．正常成年人低血糖标准（　）

A．＜3.9mmol/L　　B．＜2.8mmol/L　　C．＜4.4mmol/L

D．＜6.1mmol/L　　E．＜10mmol/L

3．正常成年人空腹血糖正常值（　）

A．3.9～6.1mmol/L　　B．4.4～7.0mmol/L　　C．3.9～7.8mmol/L

D．＜10mmol/L　　E．＞3.9mmol/L

4.（多选）血糖监测时间点包括（　　）

A．餐前　　B．餐后2小时　　C．睡前

D．夜间　　E．出现低血糖症状时

5.（多选）When monitoring blood sugar，which of the following statements are true（　　）

A．Expired test paper can not be used

B．Any blood glucose test paper is suitable for the same blood glucose meter

C．Blood collection needles can be reused

D．Use alcohol to disinfect patient's fingers

E．Test paper should be stored for easy access

二、课后测试题

1．监测血糖前，应正确评估血糖试纸，其内容不包括（　　）

A．检查试纸有效期

B．检查试纸开启时间

C．检查试纸是否暴露在潮湿或高温环境中

D．检查试纸与血糖仪代码是否一致

E．检查血糖仪是否性能良好

2．监测血糖前，血糖监测仪器的检测不包括（　　）

A．性能　　B．批号

C．电量　　D．清洁状况

E．试纸有效期

3．以下关于血糖监测操作流程，叙述不正确的是（　　）

A．要评估患者合作程度

B．要告知患者测量的目的、意义和方法

C．要检查试纸储存环境

D．扎指腹侧面，可多次吸取血样

E．要记录血糖值

4.（多选）监测血糖时，以下说法正确的是（　　）

A．测血糖前，确认血糖仪上的号码和试纸号码一致

B．患者手指消毒必须在乙醇干透后再实施采血

C．避免试纸发生污染

D．血糖仪的放置地点无限制

E．血糖仪不能放入冰箱

5.（多选）When monitoring blood sugar，which of the following statements are wrong（ ）

A. When the patient's peripheral circulation is poor，the patient's fingers can be squeezed

B. Bottled test paper should not be used for more than 6 months after opening

C. The test paper number must be consistent with the glucose meter code

D. The test strip should only be removed before use

E. Blood collection needles are disposable

参考答案与解析

一、课前测试题

1. B

【解析】瓶装血糖试纸开启3个月后不能再使用。

2. B

【解析】正常成年人低血糖标准为＜2.8mmol/L。

3. A

【解析】正常成年人空腹血糖正常值为3.9～6.1mmol/L。

4. ABCDE

【解析】血糖监测时间点包括：餐前（血糖水平很高或有低血糖风险时），餐后2小时（空腹血糖已获良好控制，但糖化血红蛋白仍不能达标者；需要了解饮食和运动对血糖影响者），睡前（注射胰岛素，特别是晚餐前注射的患者），夜间（胰岛素治疗已接近达标，但空腹血糖仍高者；疑有夜间低血糖者），随机（出现低血糖症状时，剧烈运动前后）。

5. AD

【解析】监测血糖的相关说法正确的是：过期的试纸不能使用，针头不能重复使用，用乙醇消毒手指，血糖仪试纸必须与血糖仪编码一致，存放要求密闭、干燥。

二、课后测试题

1. E

【解析】监测血糖前，应正确评估血糖试纸，其内容包括：血糖试纸与血糖仪配套使用，检查试纸有效期、开启时间、是否暴露在潮湿或高温环境中、与血糖仪代码是否一致。

2. E

【解析】监测血糖前，应检测血糖监测仪器的性能、批号、电量、清洁状况。

3. D

【解析】关于血糖监测操作流程，叙述正确的是：要评估患者合作程度，要告知患者测量的目的、意义和方法，要检查试纸储存环境，正确挤压手，扎指腹侧面、一次性吸足血量，告知监测结果及宣教，记录血糖值。

4. ABCE

【解析】监测血糖时，说法正确的是：测血糖前，确认血糖仪上的号码和试纸号码一致，患者手指消毒必须在乙醇干透后再实施采，避免试纸发生污染，血糖仪室内常温放置，不能放入冰箱。

5．AB

【解析】监测血糖时说法正确的是：纸号必须与血糖仪编码一致，测试条只应在使用前取出，瓶装试纸开封后使用时间不得超过3个月，当患者的外周循环不良时，患者的手指按规范挤压。采血针头一次性使用。

第四节　血糖监测（毛细血管血糖监测）操作评价表

适合学员同伴互评

血糖监测（毛细血管血糖监测）操作核查表

序号	具体操作行为	执行情况 （是√否×部分△）
1	操作者着装规范，洗手，戴口罩、帽子	
2	核对医嘱	
3	准备用物齐全，均处于有效期内	
4	检查血糖仪功能及状态	
5	核对患者信息	
6	评估患者病情、饮食情况、指尖皮肤情况	
7	告知监测血糖的目的、方法及目前需监测的频次	
8	卫生手消毒	
9	再次核对患者信息	
10	选择合适的穿刺手指	
11	消毒待穿刺手指，待干	
12	核对试纸条码号并校正	
13	当屏幕显示“滴血”字样时，进行皮肤穿刺采血	
14	弃去第1滴血液	
15	将第2滴血液置于试纸上指定区域	
16	倒数读秒时移开血糖仪	
17	指导患者按压穿刺处1～2分钟	
18	告知患者血糖结果及其血糖控制范围	
19	操作后手消毒，核对、记录监测结果	
20	整理用物和床单位	

适合教师评价学员

血糖监测（毛细血管血糖监测）操作评分表

项目	检查内容与评分要点	满分	扣分
操作前准备（27分）	操作者规范着装，洗手，戴口罩、帽子	3	
	核对医嘱	3	
	准备用物：治疗单（或记录单）、治疗盘、血糖监测仪、匹配的血糖监测试纸、一次性指尖采血针头、75%乙醇、棉签、锐器盒、弯盘、污物桶（2个）、记录笔、免洗手消毒剂，以上物品均在有效期内	3	
	检查血糖仪功能完好，处在备用状态	3	
	携物品至患者床旁，核对患者床号、姓名、血糖监测时间段	5	
	评估患者病情、饮食情况、合作能力，确认患者是否处于空腹或餐后状态，查看指尖皮肤是否清洁，有无水肿、硬结、感染等	5	
	告知监测血糖的目的、方法及目前需监测的频次	5	
采血检测（52分）	卫生手消毒	3	
	再次核对患者信息	3	
	选择末梢循环好、皮肤薄的手指指尖拟穿刺采血	5	
	使用棉签蘸取75%乙醇，以穿刺点为中心由内向外环形消毒待穿刺手指，待干	5	
	试纸条插入血糖仪，血糖仪开机，当血糖仪显示条码号时，核对试纸条码号并校正	5	
	当屏幕显示“滴血”字样时，进行皮肤穿刺采血	3	
	弃去第1滴血液	5	
	将第2滴血液置于试纸上指定区域（测试区需完全被血充满）	5	
	倒数读秒时移开血糖仪，指导患者按压穿刺处1～2分钟	3	
	告知患者血糖结果及其血糖控制范围，根据血糖情况进行宣教	10	
	再次手消毒	2	
	操作后核对，记录监测结果	3	
整体评价（21分）	操作后协助患者整理用物和床单位	3	
	操作熟练、轻拿轻放，操作顺序无颠倒	5	
	有无菌意识（操作过程中违反无菌原则不给分）	5	
	注意人文关怀，操作中关注患者的反应	3	
	沟通时有礼貌、态度良好，仪容仪表自然	2	
	完成操作后进行物品复原，废物处理正确（若操作环境未清理干净或丢弃不当，不给分）	3	

项目	检查内容与评分要点	满分	扣分
计分	实际得分	100	
备注	合格标准：80分及以上为合格		

评分人：　　　　　　　　　　　　　　　　评分日期：